DAS LEHRBUCH DER ANATOMIE

ANATOMIE

KOLORIEREN • BESCHRIFTEN • BESTIMMEN

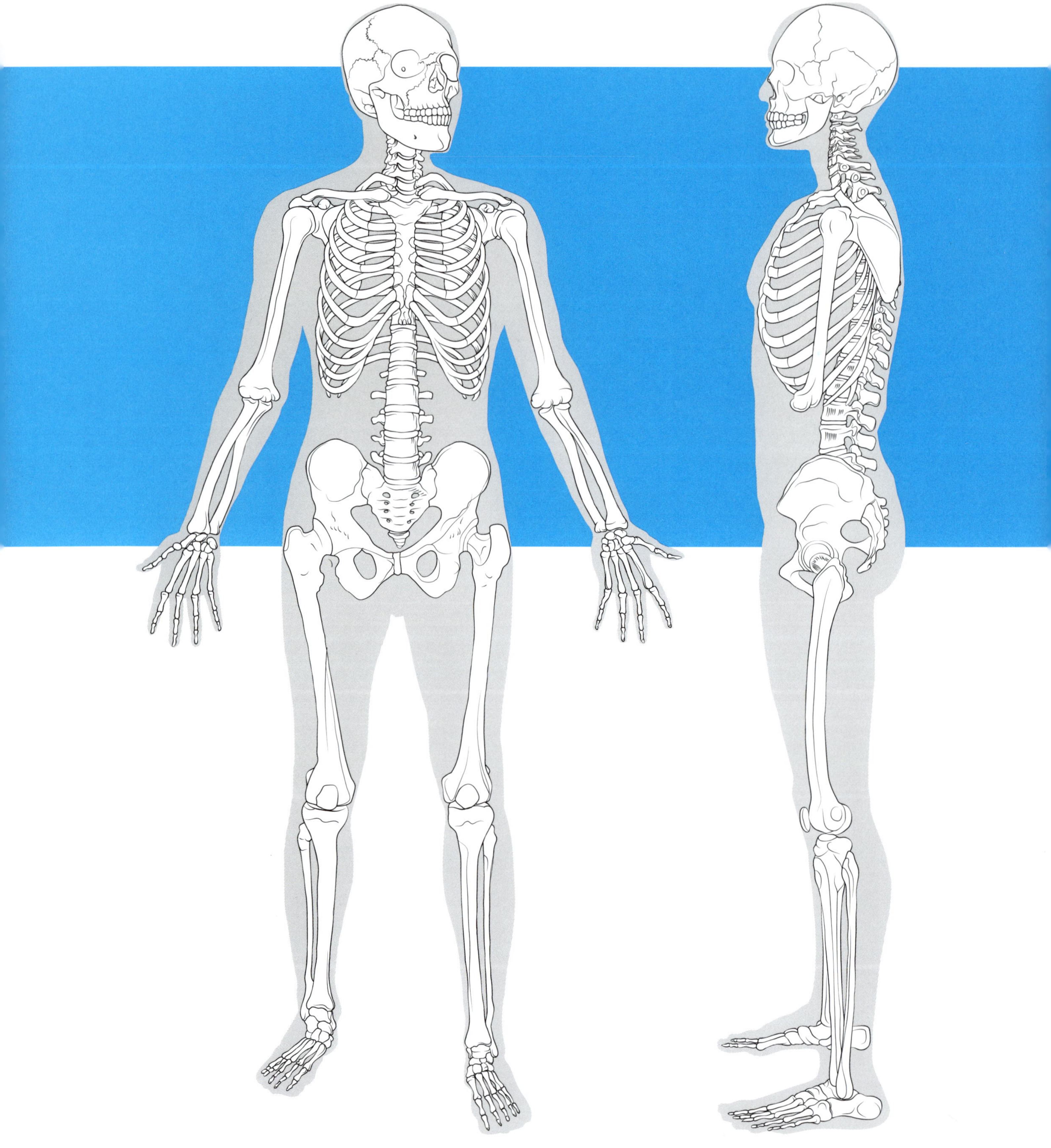

DAS LEHRBUCH DER ANATOMIE

KOLORIEREN • BESCHRIFTEN • BESTIMMEN

NEUE AUSGABE
erweitert und
aktualisiert

Ken Ashwell

University of New South Wales, Sydney, School of Medical Sciences

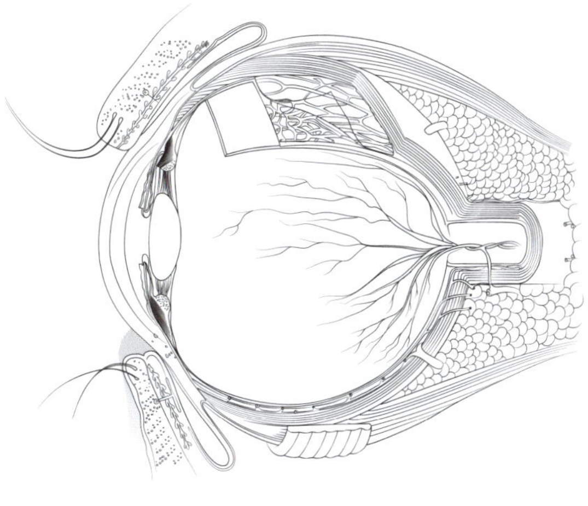

Librero

Abkürzungsverzeichnis

A. = Arteria (die Arterie)
Aa. = Arteriae (die Arterien)
Gl. = Glandula (die Drüse)
Gll. = Glandulae (die Drüsen)
Lig. = Ligamentum (das Band)
Ligg. = Ligamenta (die Bänder)
M. = Musculus (der Muskel)
Mm. = Musculi (die Muskeln)
N. = Nervus (der Nerv)
Nn. = Nervi (die Nerven)
Proc. = Processus (der Knochenfortsatz)
V. = Vena (die Vene)
Vv. = Venae (die Venen)

Titel der Originalausgabe:*The Anatomy Student's Self-test Coloring Book*

Die englische Originalausgabe erschien 2007 bei Global Book Publishing Pty Ltd,
einem Imprint der Quarto Group

Hambakenwetering 8B
5231 DC 's-Hertogenbosch
Niederlande
www.librero-ibp.com

Übersetzung aus dem Englischen und Redaktion: Klaus Kramp, Köln
Satz der deutschsprachigen Ausgabe: Ute Conin, Köln

HERAUSGEGEBEN VON	Ken Ashwell, BMedSc, MBBS, PhD
BEITRÄGE VON	Robin Arnold, MSc Deborah Bryce, BSc, MScQual, Mchiro, CrCertHEd John Gallo, MB, BS(Hons), FRACP, FRCPA Rakesh Kumar, MB, BS, PhD Peter Lavelle, MB, BS Karen McGhee, BSc Michael Roberts, MB, BS, LL B(Hons) Emeritus Professor Frederick Rost, BSc(Med), MB, BS, PhD, DC P(London), DipRMS Elizabeth Tancred, BSc, PhD Dzung Vu, MD, MB, BS, DipAnat, GradCertHEd Phil Waite, BSc(Hons), MBChB, CertHEd, PhD
GRAFIKEN VON	Mike Gorman, Thomson Digital, Glen Vause, Medical Artist Ltd (www.medical-artist.com)

Printed in Huizhou, Guangdong, China. TT/Dec/2025

ISBN 978-90-8998-622-1

MIX
Papier | Fördert gute Waldnutzung
FSC® C016973

Inhalt

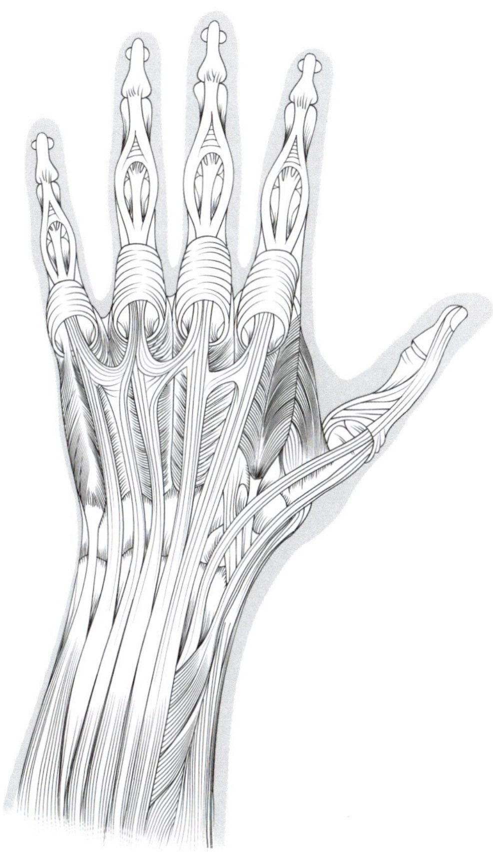

Einführung

Die inneren Strukturen und Funktionen unseres Körpers üben auf viele Menschen eine große Faszination aus. Allerdings sehen wir davon nur wenig auf der Hautebene, wo Knochenvorsprünge und Weichgewebe dicht an der Oberfläche liegen. Forscht man jedoch unter der Haut, um herauszufinden, wie Gewebe und Organe miteinander verwoben sind und ihre täglichen Aufgaben erfüllen, erhält man Einblick in eine außergewöhnliche Innenwelt, die wir in unserem Alltag oft als gegeben hinnehmen. Jeder, der die Gelegenheit hat, sich mit der menschlichen Anatomie zu befassen, wird dabei einige faszinierende Erkenntnisse gewinnen, die er sein ganzes Leben lang bewahren wird, unabhängig vom Beruf.

Alle Anatomiestudenten benötigen drei Hauptwerke: i) ein umfassendes Lehrbuch, ii) einen erstklassigen Atlas und, besonders wichtig, iii) ein Buch wie das vorliegende, um anatomische Kenntnisse zu überprüfen und zu verfestigen. Die Stärke eines Übungsbuches zum Kolorieren und Beschriften wie dieses liegt darin, dass es aktives Lernen erfordert. Gemeint ist damit die dynamische Beschäftigung des Lernenden mit dem Thema in der Form, dass deklaratives Wissen und dreidimensionale Kenntnisse über Form, Position und Beziehungen zwischen Strukturen fortlaufend abgerufen und getestet werden. Das ist etwas, das man sich weder durch rein passives Lesen eines Lehrbuches aneignen kann noch durch das bloße Ansehen von Illustrationen in einem Atlas oder Computerprogramm.

Studenten sollten die anatomischen Zeichnungen in diesem Buch farbig ausmalen, wobei möglichst Rot für Arterien, Blau für Venen, Gelb für Nerven und Grün für Lymphbahnen verwendet werden sollte. Durch das Kolorieren von Strukturen prägen sich deren Formen und Beziehungen im Gedächtnis ein. Das Beschriften jeder Struktur (in Deutsch und/oder Latein) und die Überprüfung der Antworten mithilfe der Lösungen unten auf jeder Seite verankern jeden Begriff und dessen Schreibweise nachhaltiger im Gedächtnis, als dies durch die ausschließliche Lektüre eines Lehrbuches möglich ist.

Gliederung des Buchs

Dieses Übungsbuch ist in 16 durchgehend illustrierte Kapitel unterteilt, die jeweils einleitende Informationen enthalten sowie die Strukturen aller Organsysteme und deren Beziehungen zueinander behandeln. Das Erfassen dieser anatomischen Beziehungen ist von wesentlicher Relevanz für eine gute klinische Untersuchung und für das Verständnis von Krankheitsprozessen. Diese überarbeitete und erweiterte Ausgabe weist ergänzende Texte mit Erkrankungen auf, die die medizinische Bedeutung von bestimmten Strukturen verdeutlichen. (Die medizinischen Hinweise, die in diesen Zusatztexten gegeben werden, sind ausschließlich für die Ausbildung gedacht und können ärztliche Beratung nicht ersetzen.)

Dieses Buch wird ein unschätzbares Hilfsmittel für alle diejenigen sein, die sich mit Anatomie im Rahmen ihrer beruflichen Entwicklung beschäftigen, seien es Medizinstudenten, angehende Physiotherapeuten, Ergotherapeuten, Krankenpfleger, Krankenschwestern, Fitnesstrainer oder Ernährungsberater sowie Fachleute im Gesundheitswesen, aber auch ganz allgemein für alle, die neugierig sind zu erfahren, was sich unter ihrer Haut befindet.

Professor Ken Ashwell

Aufbau des Buchs

Dieses Buch wurde für Studenten und in Medizinberufen Tätige zur Bestimmung von Körperteilen und -strukturen konzipiert. Die farbigen Hinweislinien markieren jeden Körperteil eindeutig und ermöglichen so seine genaue Festlegung. Kolorierung und Beschriftung machen Sie mit den einzelnen Körperteilen vertraut.

Zur Kolorierung nutzen Sie am besten Buntstifte oder Gelschreiber (keine Filzstifte) in hellen und dunklen Farben. Wo immer möglich, sollten Sie für gleiche Strukturen die gleichen Farben einsetzen. Anatomischer Konvention gemäß wird Grün für lymphatische Strukturen, Gelb für Nerven, Rot für Arterien und Blau für Venen verwendet.

Mithilfe der Beschriftung der verschiedenen Körperteile können Sie Ihre Kenntnisse testen und durch die unten abgedruckten Antworten überprüfen.

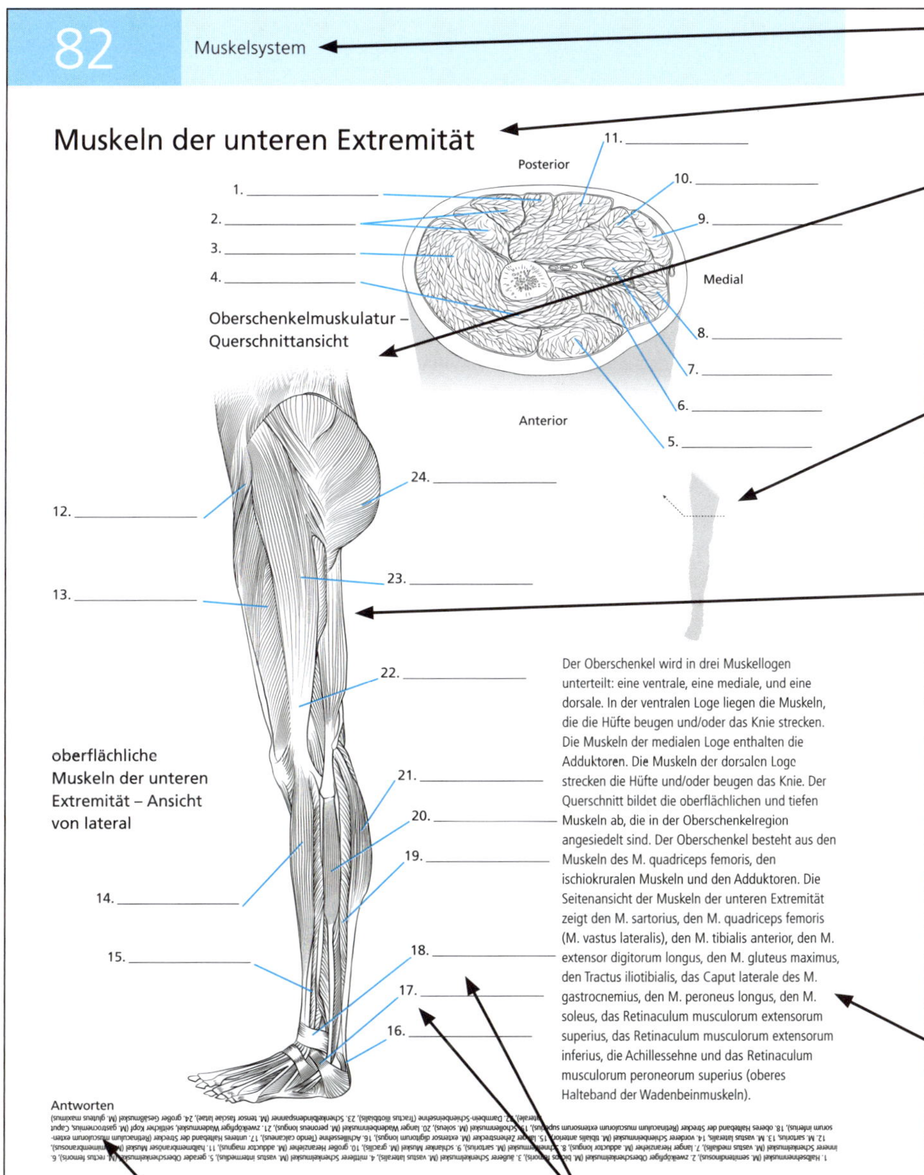

KAPITEL

THEMA

BEZEICHNUNGEN
Bezeichnungen an einer Illustration benennen den jeweils abgebildeten Körperteil und geben seine Ausrichtung und/oder seine Ansicht an.

POSITIONSDIAGRAMME
Positionsdiagramme zeigen die Lage und Ausrichtung einer Schnittabbildung.

ABBILDUNGEN
Abbildungen können ein ganzes Körpersystem, ein einzelnes Organ oder die Mikrostruktur eines Körperteils zeigen. In einigen Fällen wurde ein Teil des Körpers entfernt, um einen anderen Teil besser darstellen zu können; so wurde beispielsweise in einigen Illustrationen der Bauchorgane die Leber hochgeklappt, um die Gallenblase abzubilden.

TEXT
Der Text enthält essentielle Informationen zu einem Körperteil oder -system.

ANTWORTEN
Die Antworten sind in numerischer Reihenfolge auf jeder Seite unten abgedruckt.

BESCHRIFTUNGSZEILEN
Die nummerierten leeren Beschriftungszeilen bieten Platz, um Bezeichnungen einzelner Strukturen einzutragen. Die Nummerierung beginnt zumeist an der linken Seite einer Illustration und verläuft gegen den Uhrzeigersinn.

Überblick über den menschlichen Körper

Körperregionen – Ansicht von vorn

Anatome unterteilen die Körperoberfläche in verschiedene Bereiche. Zum Kopf gehören der Schädel und das Gesicht. Der Rumpf umfasst den Brustkorb, den Bauch und das Becken. Am Beckenboden befinden sich die Leisten- und die Schamregion.

Körperregionen – Ansicht von hinten

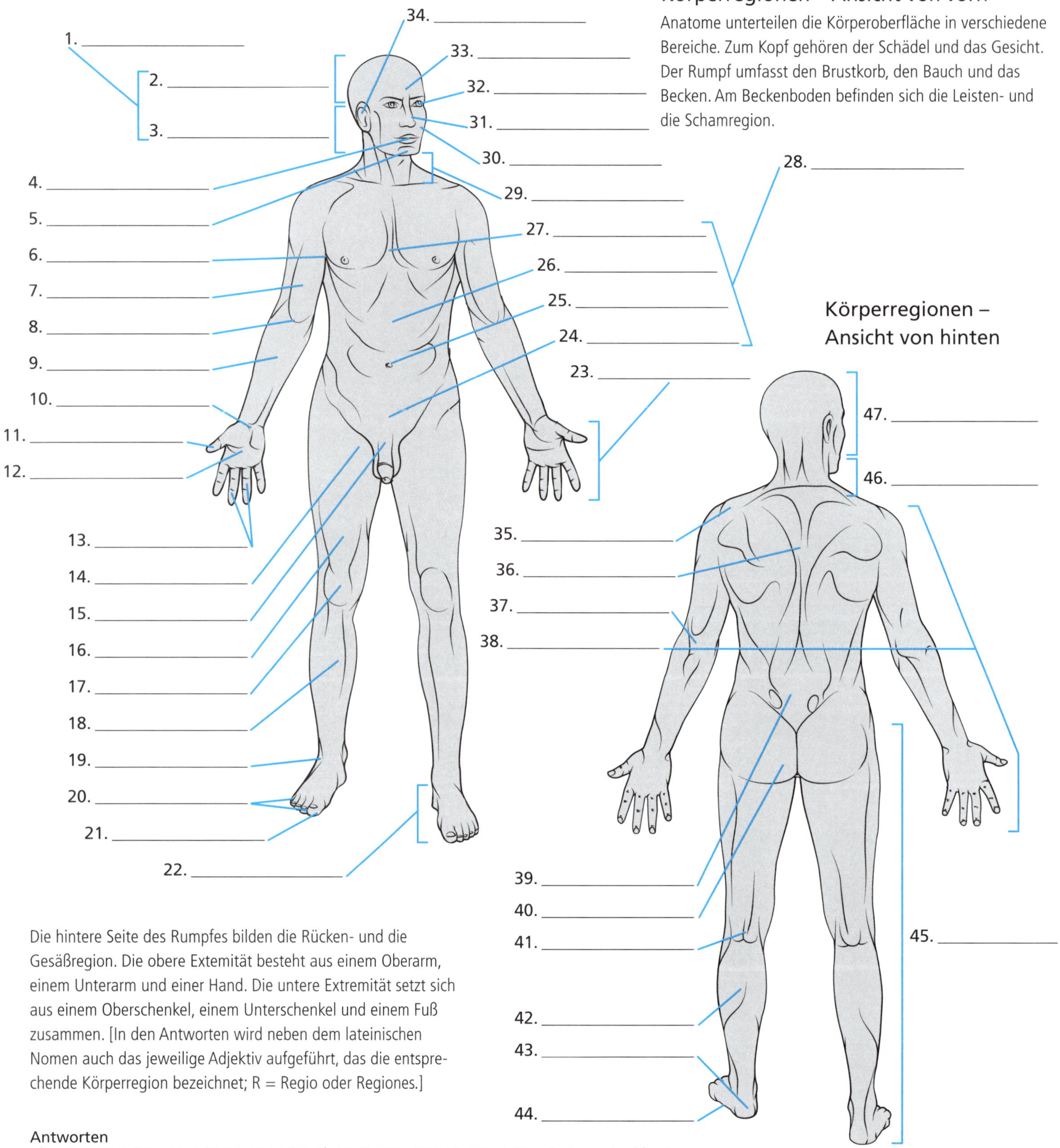

Die hintere Seite des Rumpfes bilden die Rücken- und die Gesäßregion. Die obere Extemität besteht aus einem Oberarm, einem Unterarm und einer Hand. Die untere Extremität setzt sich aus einem Oberschenkel, einem Unterschenkel und einem Fuß zusammen. [In den Antworten wird neben dem lateinischen Nomen auch das jeweilige Adjektiv aufgeführt, das die entsprechende Körperregion bezeichnet; R = Regio oder Regiones.]

Antworten

1. Kopf (Caput, R. capitis), 2. Schädel (Cranium), 3. Gesicht (Facies, R. facialis), 4. Mund (Os, R. oralis), 5. Kinn (Mentum, R. mentalis), 6. Achselhöhle (Axilla, R. axillaris), 7. Oberarm (Brachium, R. brachialis), 8. Ellenbogenbeuge (Fossa cubitalis, R. cubitalis), 9. Unterarm (Antebrachium, R. antebrachialis), 10. Handwurzel (Carpus, R. carpalis), 11. Daumen (Pollex), 12. Hohlhand (Palma, R. palmaris), 13. Finger (Digiti manus), 14. Leiste (Inguen, R. inguinalis), 15. Schambein (Os pubis, R. pubica), 16. Oberschenkel (Femur, R. femoris), 17. Kniescheibe (Patella), 18. Unterschenkel (Crus, R. cruris), 19. Fußwurzel (Tarsus), 20. Zehen (Digiti pedis), 21. Großzehe (Hallux), 22. Fuß (Pes, R. pedis), 23. Hand (Manus, R. manus), 24. Becken (Pelvis), 25. Nabel (Umbilicus, R. umbilicalis), 26. Bauch (Abdomen, R. abdominales), 27. Brustkorb (Thorax, R. thoracicae), 28. Rumpf (Truncus), 29. Hals (Collum, Cervix, R. cervicales), 30. Wange (Bucca, R. buccalis), 31. Nase (Nasus, R. nasalis), 32. Auge (Oculus, R. orbitalis), 33. Stirn (Frons, R. frontalis), 34. Ohr (Auris, R. auricularis), 35. Schulterhöhe (Acromion), 36. Rücken (Dorsum, R. dorsales), 37. Hakenfortsatz (Olecranon), 38. Obere Extremität (Membrum superius), 39. Unterer Rücken (R. lumbalis), 40. Gesäßbacken (Nates, R. glutealis), 41. Kniekehle (Fossa poplitea), 42. Wade (Sura, R. surae), 43. Fersenbein (Calcaneus), 44. Fußsohle (Planta, R. plantaris), 45. Untere Extremität (Membrum inferius), 46. Hals (Collum), 47. Caput

Die Körperhöhlen sind Hohlräume, die die inneren Organe enthalten. Die großen Körperhöhlen sind die Brusthöhle (Cavitas thoracis) und die Bauch-Beckenhöhle (Cavitas abdominis et pelvis) im Rumpf (Truncus) sowie die Schädelhöhle (Cavitas cranii) im Kopf (Caput). Die Brusthöhle beherbergt das Herz (Cor), die Lungen (Pulmones), die Luftröhre (Trachea) und die Speiseröhre (Oesophagus). Die Bauch-Beckenhöhle wird unterteilt in die Bauchhöhle (Cavitas abdominis), in der sich der größte Teil des Verdauungstrakts, die Nieren (Renes) und die Nebennieren (Glandulae suprarenales) befinden, sowie in die darunter liegende Beckenhöhle (Cavitas pelvis), die das Harnsystem und den Mastdarm (Rectum) umschließt. Die Schädelhöhle umfasst das Gehirn (Encephalon) und setzt sich kaudal als Wirbelkanal (Canalis vertebralis) fort.

Körperhöhlen – Sagittalansicht

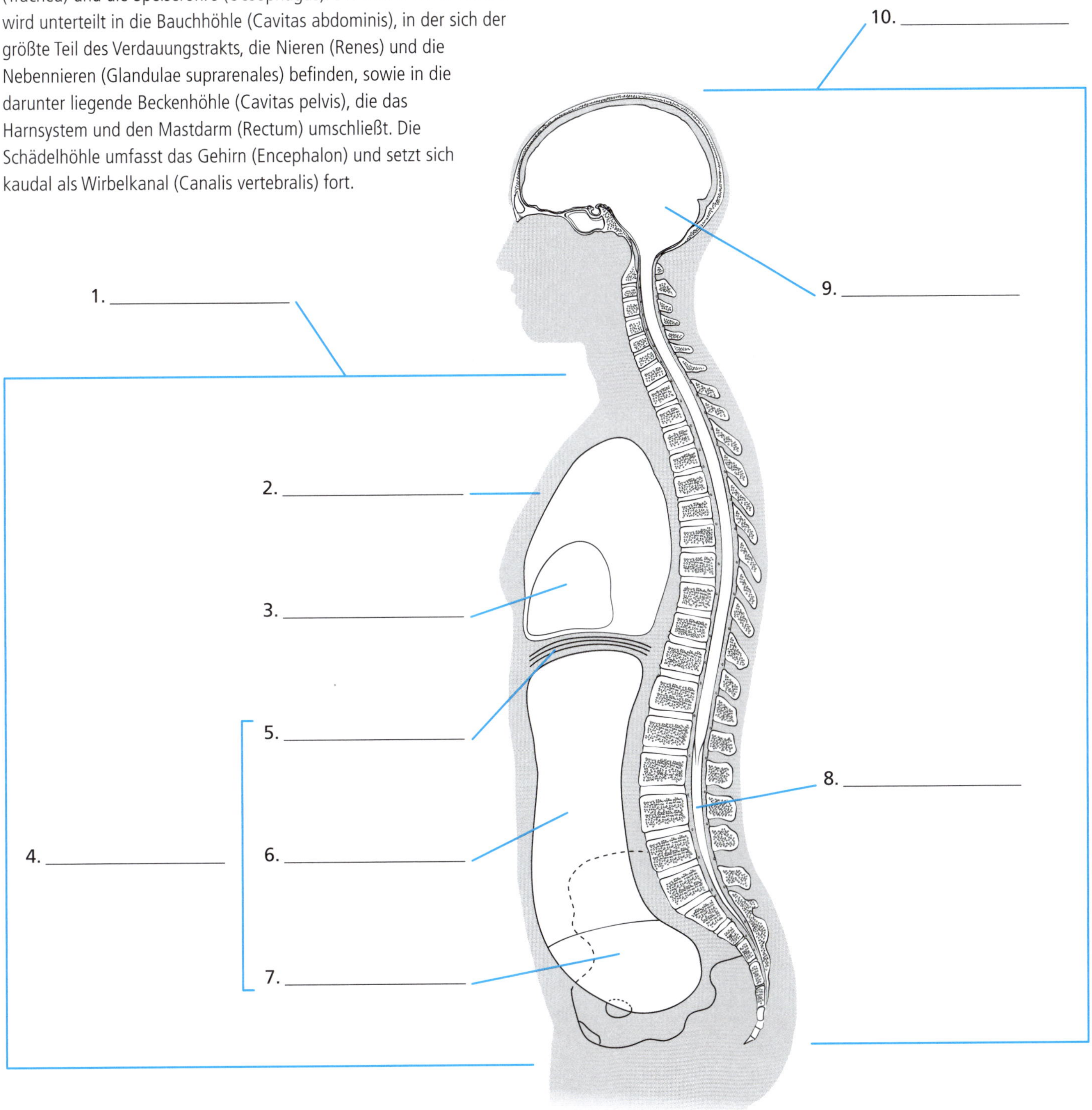

Antworten

1. Rumpf (Truncus), 2. Brusthöhle (Cavitas thoracis), 3. Herzbeutelhöhle (Cavitas pericardiaca), 4. Bauch-Beckenhöhle (Cavitas abdominis et pelvis), 5. Zwerchfell (Diaphragma), 6. Bauchhöhle (Cavitas abdominis), 7. Beckenhöhle (Cavitas pelvis), 8. Wirbelkanal (Canalis vertebralis), 9. Schädelhöhle (Cavitas cranii), 10. Dorsalraum

Richtungsbezeichnungen und anatomische Ebenen

Bestimmte Begriffe bezeichnen die Richtungen innerhalb des Körpers und die Beziehungen des Körpers zu seinen Teilen. Die Körperabschnitte werden in Form von anatomischen Ebenen (ebenen Oberflächen) beschrieben. Dies sind imaginäre Linien, entweder vertikal oder horizontal, die durch einen Körper in anatomischer Normalstellung gelegt werden (das heißt, dass der Körper aufgerichtet ist mit geschlossenen Füßen und nach vorn zeigenden Zehen, wobei sich die Arme seitlich am Körper befinden und die Handflächen nach vorn weisen). Eine Transversalebene verläuft quer durch den Körper von links nach rechts und trennt so obere Bereiche von unteren ab. Eine Frontalebene (Koronalebene) unterteilt den Körper in einen hinteren (posterioren, dorsalen) und einen vorderen (anterioren, ventralen) Abschnitt. Eine Sagittalebene teilt den Körper vertikal in zwei Hälften (eine linke und eine rechte). Die Medianebene ist die Sagittalebene, die senkrecht genau durch die Mitte des Körpers geht. Die Beziehungen eines Körperteils zu einem anderen werden mithilfe von Begriffen gekennzeichnet wie medial (zur Medianebene hin) oder lateral (von der Medianebene weg, seitlich); inferior (unten) oder superior (oben); kranial (kopfwärts) oder kaudal (steißwärts); anterior (vorn, ventral = bauchwärts) oder posterior (hinten, dorsal = rückenwärts); proximal (zum Rumpf hin) oder distal (vom Rumpf weg).

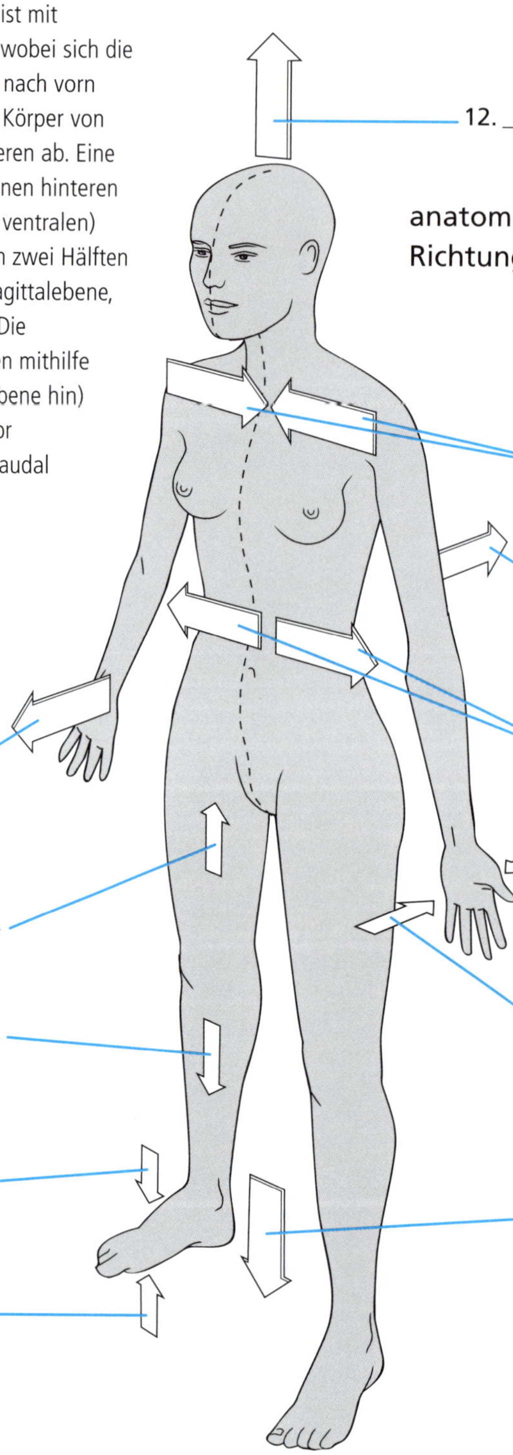

Antworten

1. anterior (vorn), 2. proximalis (rumpfnah), 3. distalis (rumpffern), 4. dorsalis (fußrückenseitig), 5. plantaris (fußsohlenseitig), 6. inferior (unten), 7. palmaris (hohlhandseitig), 8. dorsalis (handrückenseitig), 9. lateralis (von der Medianebene weg, seitlich), 10. posterior (hinten), 11. medialis (zur Medianebene hin, innen), 12. superior (oben)

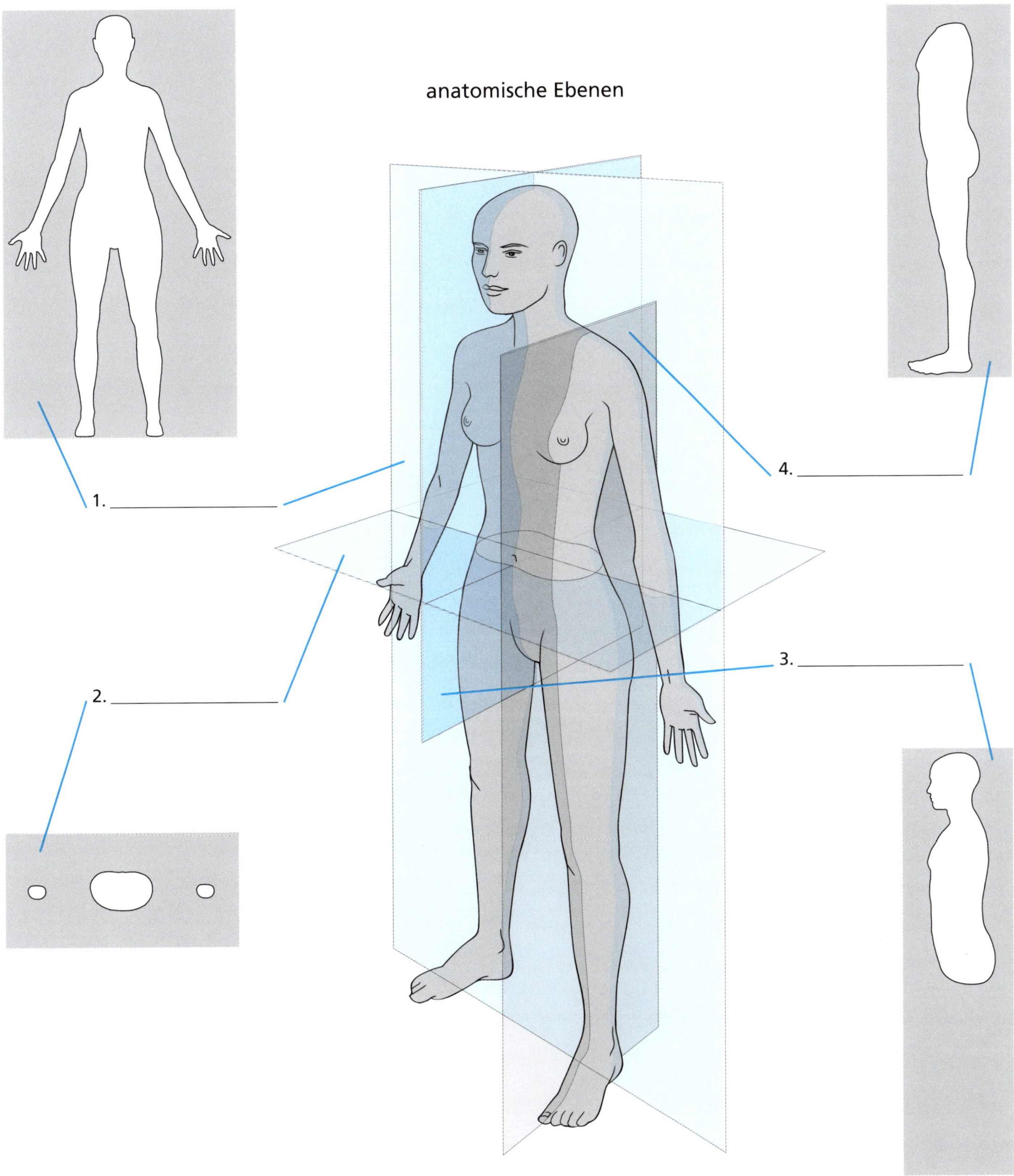

Antworten

1. Frontalebene (Koronalebene), 2. Transversalebene (Horizontalachse), 3. Sagittalebene (Medianebene), 4. parasagittale Ebene

Zellstruktur und Hauptzelltypen

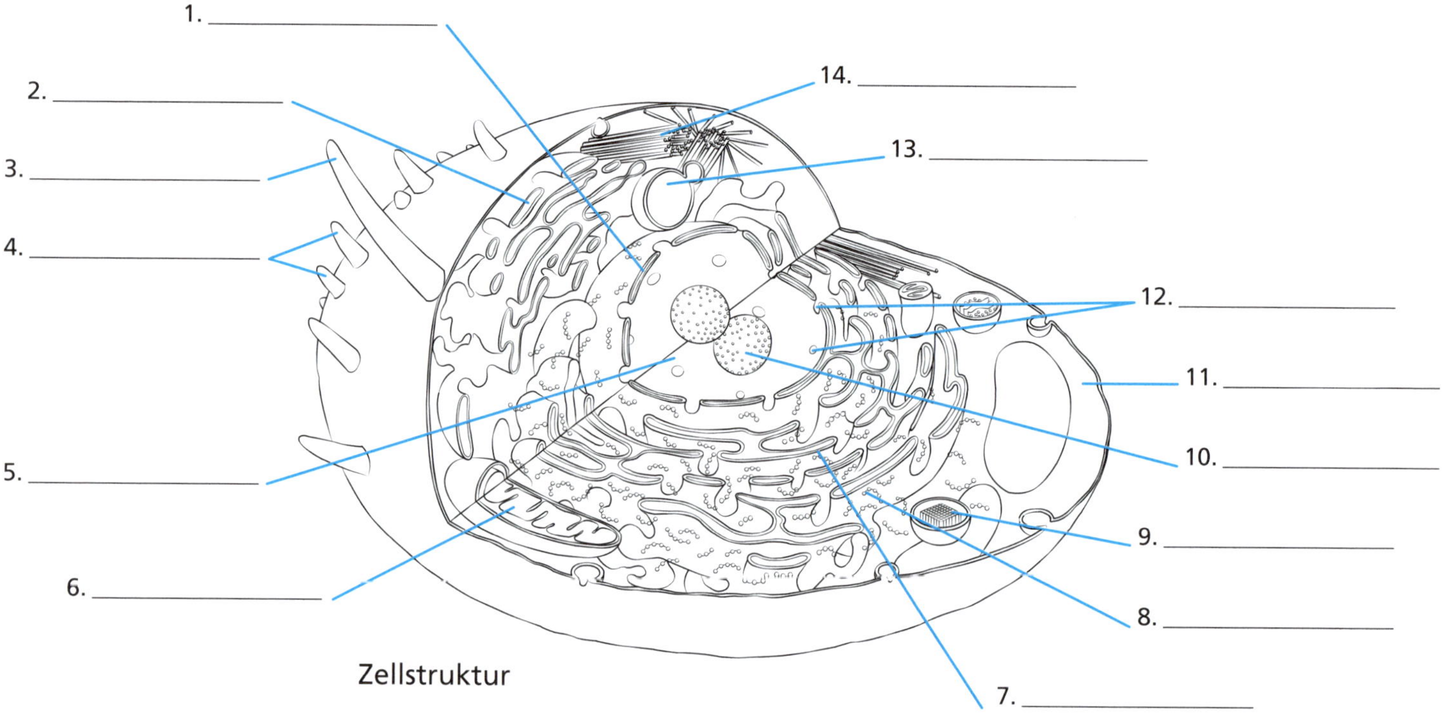

Zellstruktur

Zellen sind die Grundbausteine des menschlichen Körpers. Der Körper eines Erwachsenen besitzt rund 75 Billionen Zellen. Zellen werden von einer Zellmembran umgeben. In der Zellmembran liegt das Zytoplasma, eine Flüssigkeit, die wichtige strukturelle Elemente enthält, die man Zellorganellen nennt, zu denen das raue endoplasmatische Retikulum, die Mitochondrien, der Golgi-Apparat und die Zentriolen gehören. Der Zellkern ist durch eine Kernmembran vom Zytoplasma abgetrennt. Zellen sind spezialisiert, um bestimmte Funktionen auszuführen. Neuronen sind solche spezialisierten Zellen, die Nervenimpulse leiten können. Man unterscheidet bei Neuronen drei Teile: den Zellkörper, baumartig verzweigte Fortsätze (Dendriten), die Erregungen zum Zellkörper transportieren, und einen langgestreckten Fortsatz (Axon), der die Erregungen vom Zellkörper weiterbefördert.

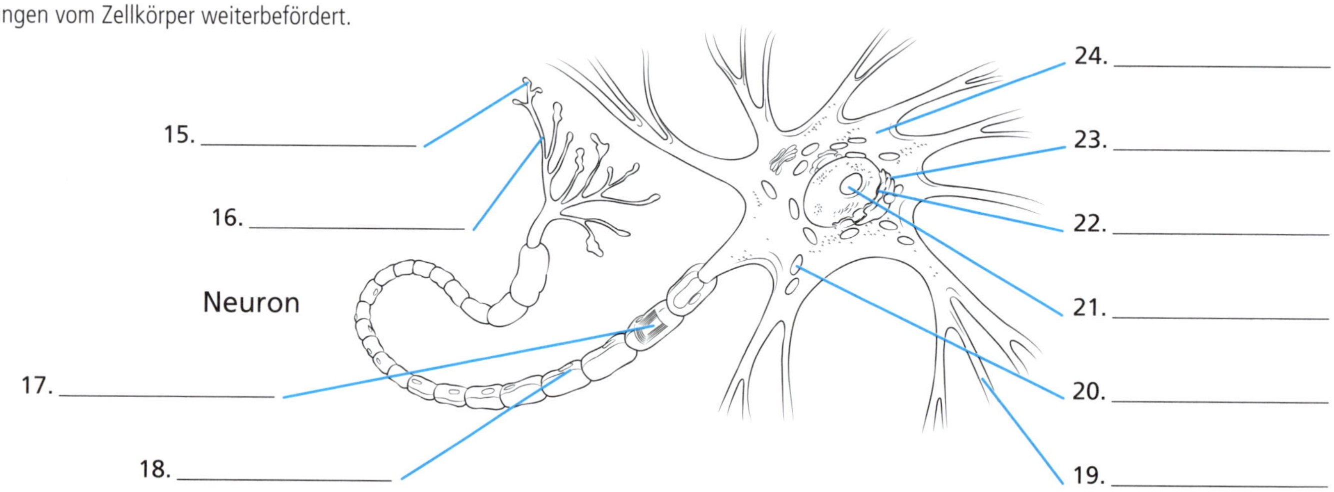

Neuron

Antworten

1. Zellkern (Nucleus), 2. Golgi-Apparat, 3. Cilium, 4. Mikrovilli, 5. Lage des Chromatins, 6. Mitochondrium, 7. endoplasmatisches Retikulum, 8. Ribosom, 9. Peroxisom, 10. Kernkörperchen (Nucleolus), 11. Zytoplasma, 12. Kernporen, 13. Lysosom, 14. Zentriol, 15. Endknöpfchen (Axonterminal), 16. Endverzweigung, 17. Axon, 18. Myelinscheide, 19. Dendrit, 20. Mitochondrien, 21. Nucleolus, 22. Kernmembran, 23. Golgi-Apparat, 24. Zellkörper (Perikaryon)

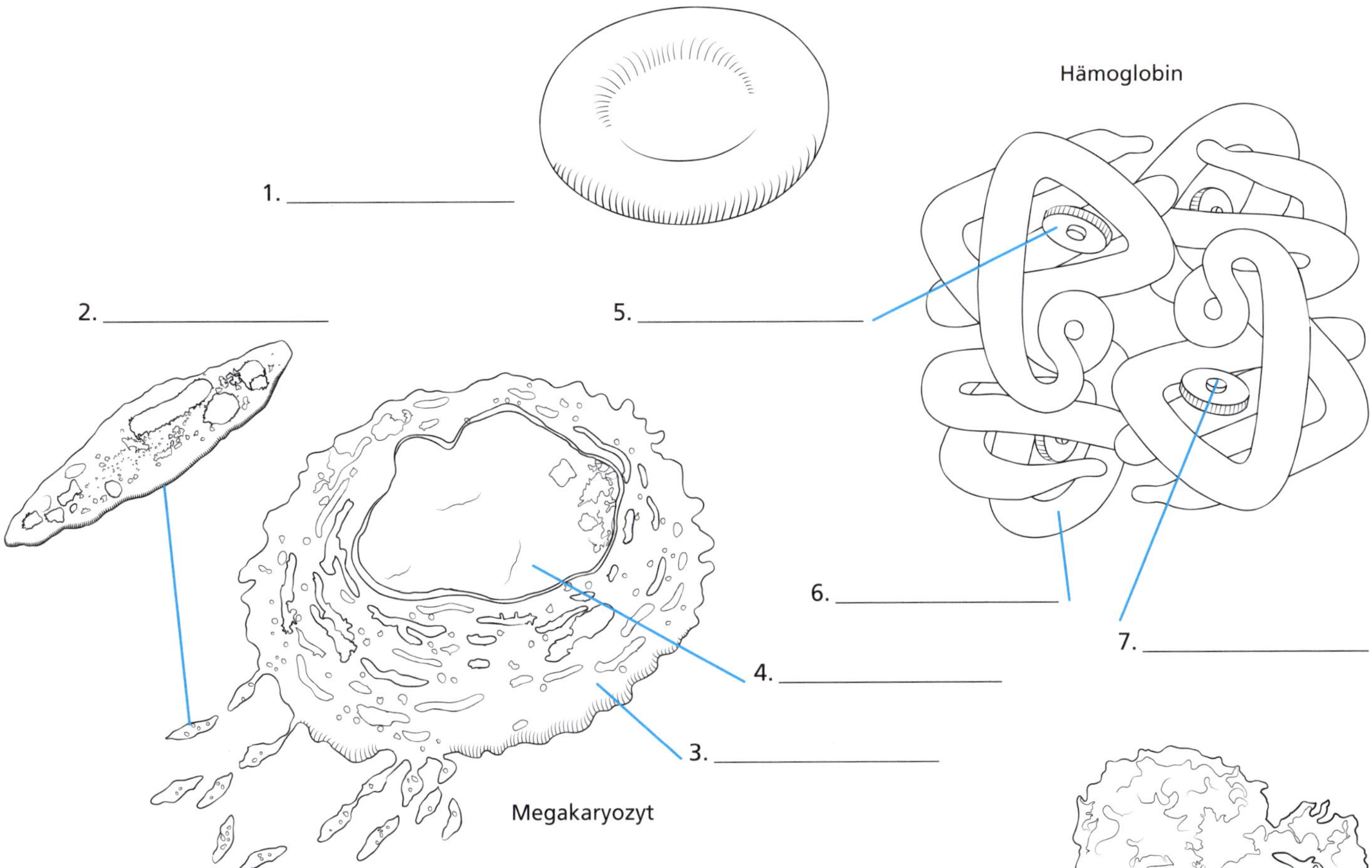

Blutzellen

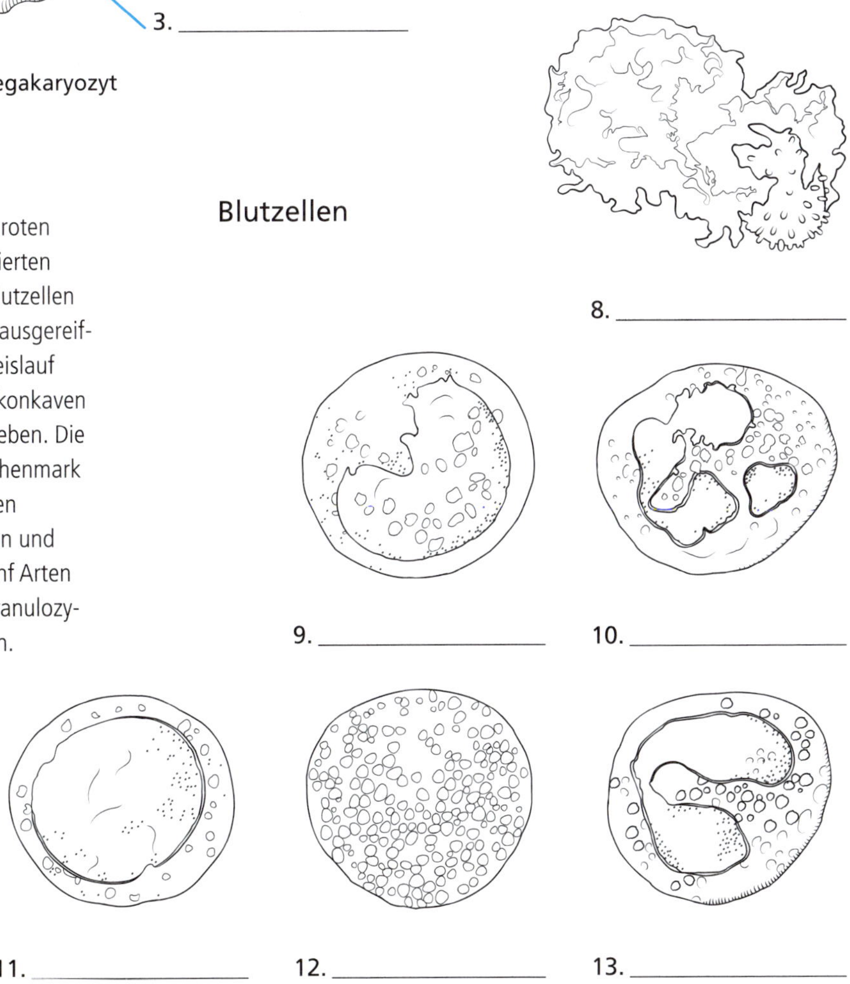

Blut setzt sich aus zwei großen Zelltypen zusammen (den roten und weißen Blutzellen oder Blutkörperchen) und spezialisierten Zellfragmenten, die man Blutplättchen nennt. Die roten Blutzellen (Erythrozyten) sind die zahlreichsten des Körpers. Die voll ausgereifte rote Blutzelle stößt ihren Zellkern aus und ist im Blutkreislauf voller Hämoglobin. Sie hat die Form einer eingedellten, bikonkaven Scheibe. Hämoglobin transportiert Sauerstoff zu den Geweben. Die Leukozyten oder weißen Blutzellen werden im roten Knochenmark (Medulla ossium rubra) oder in den lymphatischen Organen gebildet. Sie dienen der Körperabwehr von Viren, Bakterien und anderen Mikroben sowie Parasiten. Man unterscheidet fünf Arten von Leukozyten: neutrophile Granulozyten, eosinophile Granulozyten, basophile Granulozyten, Monozyten und Lymphozyten. Blutplättchen (Thrombozyten) sind die kleinsten Struktureinheiten des Bluts. Sie entstehen als Zytoplasmaabschnürungen im Knochenmark aus Knochenmarksriesenzellen (Megakaryozyten).

Antworten

1. rote Blutzelle (Erythrozyt), 2. Blutplättchen (Thrombozyt), 3. Zytoplasma, 4. Zellkern, 5. Häme, 6. Strang des Proteins Globin, 7. Eisenion, 8. Makrophage, 9. Monozyt, 10. neutrophiler Granulozyt, 11. Lymphozyt, 12. basophiler Granulozyt, 13. eosinophiler Granulozyt

Gewebe (zelluläre Ebene)

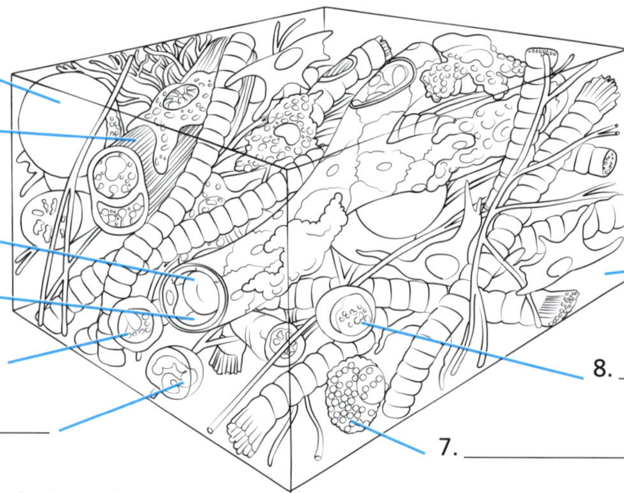

Ein Gewebe ist eine Gruppe oder eine Schicht gleichartig differenzierter Zellen einschließlich der Interzellularsubstanzen, die zusammen eine bestimmte Funktion ausüben. Man unterscheidet vier Haupttypen von Geweben im Körper: Binde- und Stützgewebe (Textus connectivus), Epithelgewebe (Textus epithelialis), Nervengewebe (Textus nervosus) sowie Muskelgewebe (Textus muscularis). Das Binde- und Stützgewebe besteht aus Zellen und Proteinfasern, die in einem Verband angeordnet sind, der die anderen Körpergewebe unterstützt und ihnen Halt gibt. Der Mensch besitzt fünf Arten von Binde- und Stützgewebe: lockeres faserarmes Bindegewebe (einschließlich Fettgewebe), straffes faserreiches Bindegewebe, Knorpelgewebe, Knochengewebe und Blut. Das Epithelgewebe setzt sich aus Zellen zusammen, die sehr dicht aneinanderliegen. Die Zellen sind in fortlaufenden Platten angeordnet, die ein- oder mehrschichtig sind. Das Nervengewebe wird aus zwei Arten von Zellen gebildet: den Neuronen und den Neuroglia. Die Gliazellen, die für gewöhnlich kleiner und zahlreicher sind, stützen und schützen die Neuronen.

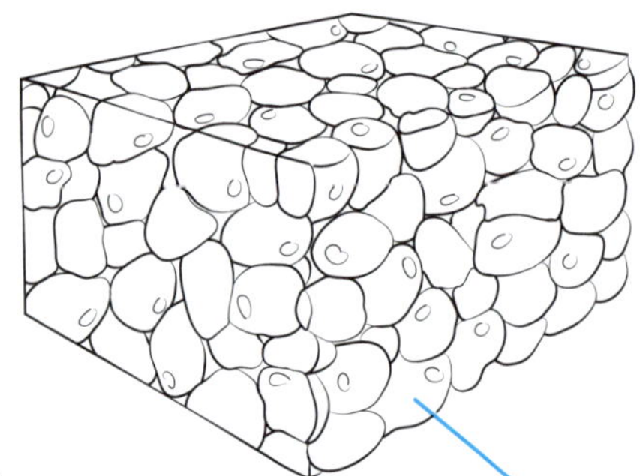

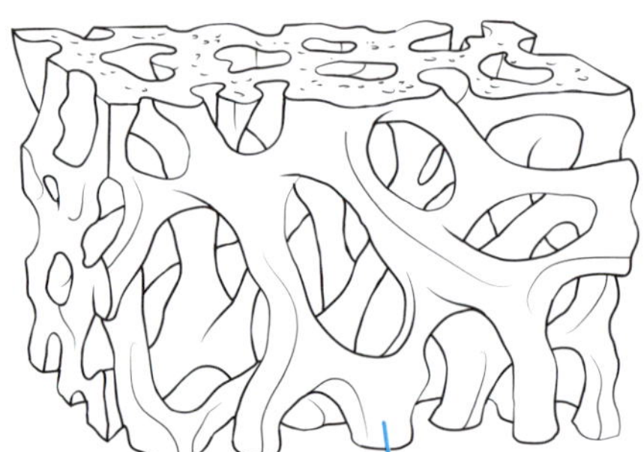

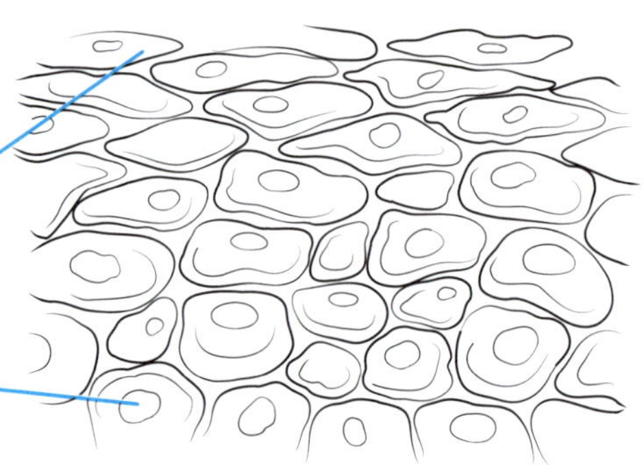

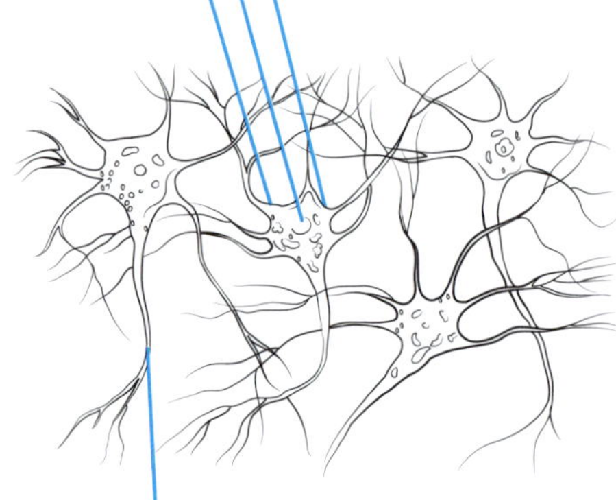

Antworten

1. Fettzelle (Adipozyt), 2. Nerv, 3. rote Blutzelle (Erythrozyt), 4. Kapillare, 5. Lymphozyt, 6. neutrophiler Granulozyt, 7. Mastzelle (Mastozyt), 8. Monozyt, 9. lockeres Bindegewebe, 10. Knochenbälkchen (Spongiosabälkchen), 11. Adipozyt, 12. Plattenepithel, 13. Zylinderepithel, 14. Axon, 15. Zellkörper, 16. Zellkern, 17. Dendrit

Muskelgewebe

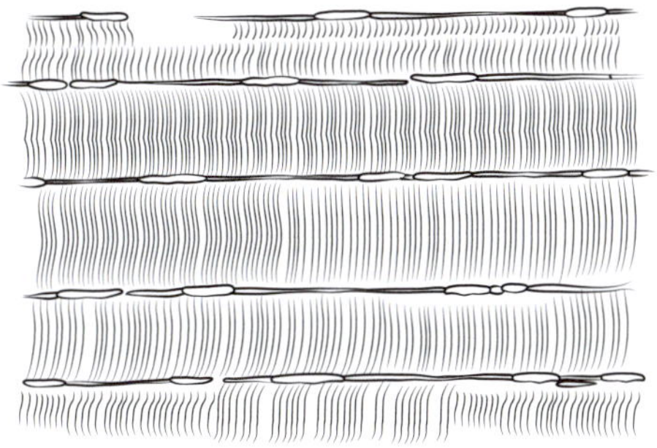

1. ________________

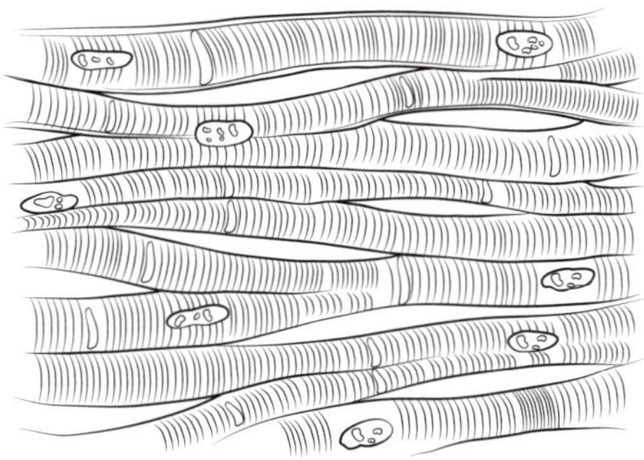

2. ________________

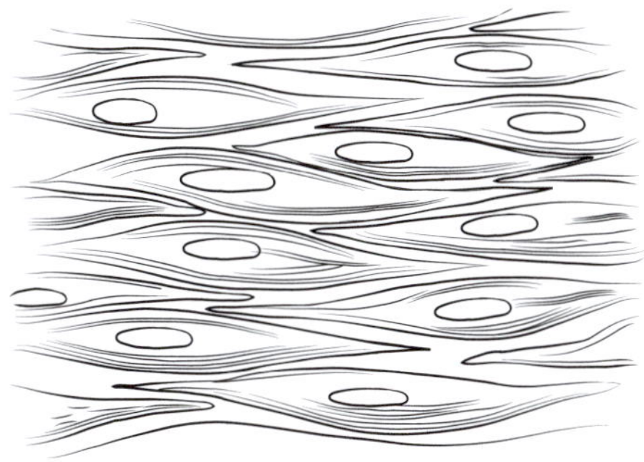

3. ________________

Knorpelgewebe

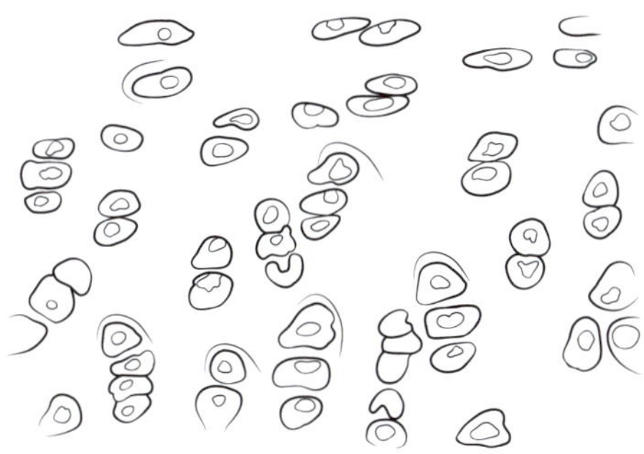

4. ________________

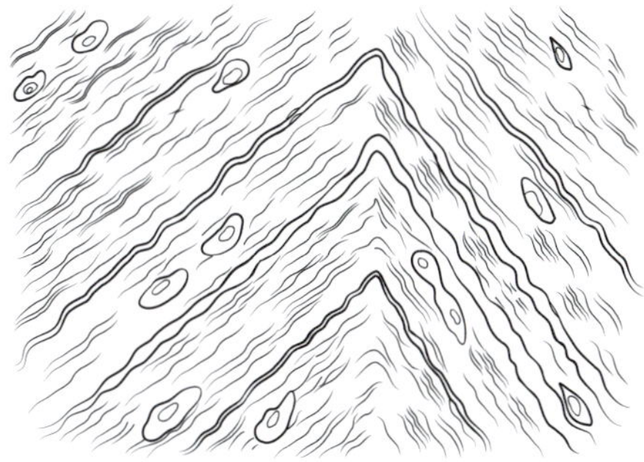

5. ________________

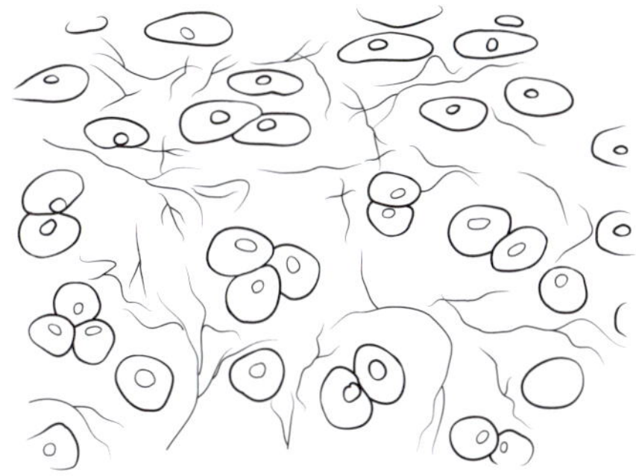

6. ________________

straffes parallelfaseriges Bindegewebe

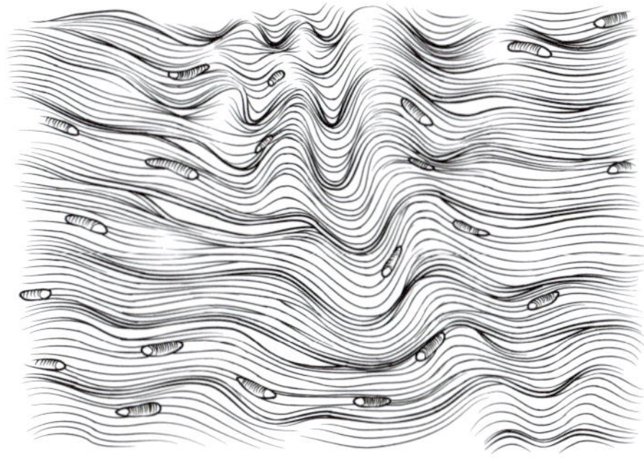

7. ________________

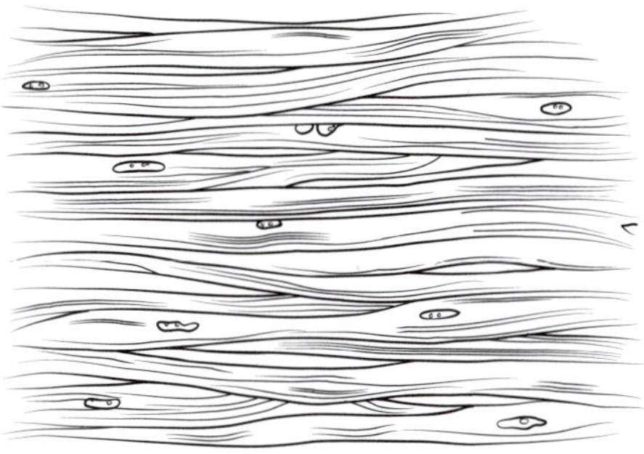

8. ________________

Das Muskelgewebe (Textus muscularis) besteht aus Zellen, die die Fähigkeit zur Kontraktion (Verkürzung) besitzen. Es werden drei Muskelgewebsarten unterschieden: Skelettmuskelgewebe, Herzmuskelgewebe und glattes Muskelgewebe. Die Muskelfibrillen oder Myofibrillen sind beim Skelettmuskelgewebe lang und zylindrisch und parallel zueinander angeordnet und zeigen im Lichtmikroskop eine Querstreifung. Die Herzmuskelzellen sind wie die Muskelzellen quer gestreift, allerdings sind sie miteinander verzweigt. Das glatte Muskelgewebe weist keine Querstreifung auf. Eine Art des straffen faserreichen Bindegewebes ist das straffe parallelfaserige Bindegewebe, das Bänder und Sehnen bildet. Eine andere Art von Bindegewebe, das elastische Bindegewebe, sorgt für das Dehnen. Das Knorpelgewebe wird in drei Arten unterteilt: hyalinen Knorpel, Faserknorpel und elastischen Knorpel. Der hyaline Knorpel überzieht als Gelenkknorpel die Gelenkflächen von Knochen in einem synovialen („echten") Gelenk. Faserknorpel ist Bestandteil einiger anderer Gelenke, die zumeist ein eingeschränktes Maß an Bewegung haben. Der elastische Knorpel ist das harte Material, aus dem das Außenohr geformt ist.

Antworten

1. Skelettmuskelgewebe, 2. Herzmuskelgewebe, 3. glattes Muskelgewebe, 4. hyaliner Knorpel, 5. Faserknorpel, 6. elastischer Knorpel, 7. Sehnengewebe, 8. Bandgewebe

Hautsystem und Hautanhangsgebilde

Die Haut (Integumentum commune) ist ein schützendes Organ, das den Körper überdeckt und sich an Körperöffnungen wie Mund oder Anus mit Schleimhäuten verbindet. Spezialisierte Nervenrezeptoren in der Haut ermöglichen es dem Körper, Schmerz, Wärme und Kälte, Berührung und Druck zu empfinden. Die Haut setzt sich aus zwei Schichten zusammen: der Oberhaut (Epidermis) und der Lederhaut (Dermis). Die tiefsten Schichten der Epidermis werden von der Stachelzellschicht (Stratum spinosum) und der Basalschicht (Stratum basale) gebildet, darüber befinden sich die Körnerzellschicht (Stratum granulosum) und oberflächlich die Hornschicht (Stratum corneum). Die Dermis ist die innere Schicht der Haut und enthält ein Geflecht aus Blutgefäßen und Nerven. Unter der Dermis liegt die Unterhaut (Subkutis), eine Schicht aus Fettzellen. Zwischen die Schichten von Epidermis und Dermis sind spezialisierte Strukturen eingebettet: Haarfollikel, Schweißdrüsen und Talgdrüsen. Haare und Nägel bestehen aus Keratin, einem widerstandsfähigen, harten Protein, das in den tieferen Schichten der Epidermis entsteht.

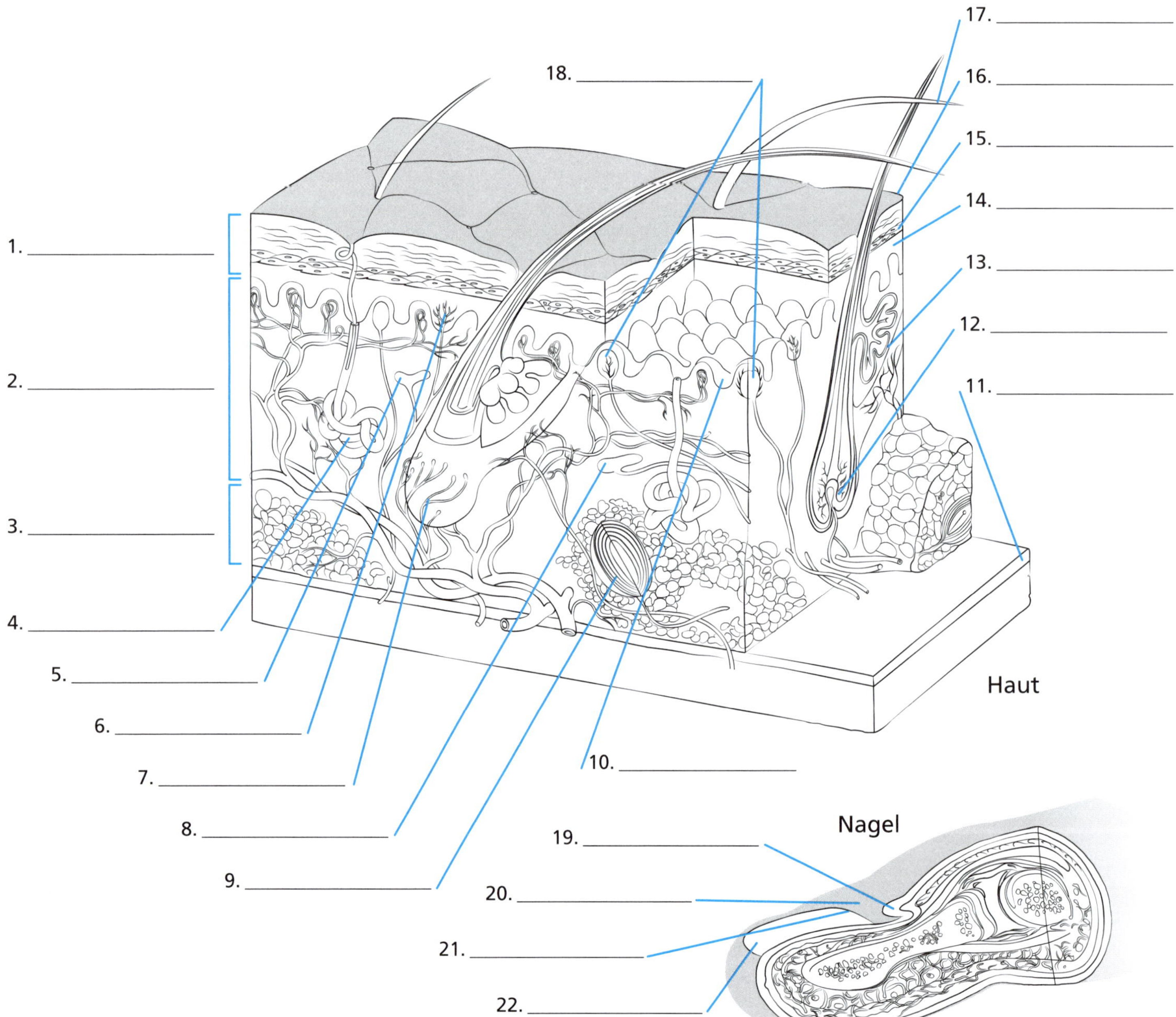

Antworten

1. Epidermis, 2 Dermis, 3. Subkutis, 4. Schweißdrüse (Glandula sudorifera), 5. Ruffini-Körperchen, 6. freie Nervenendigung, 7. Nervenendigung, 8. Krause-Endkolben, 9. Vater-Pacini-Körperchen, 10. Lederhautpapille, 11. Faszie, 12. Haarfollikel, 13. Talgdrüse (Glandula sebacea), 14. Stachelzellschicht (Stratum spinosum), 15. Körnerzellschicht (Stratum granulosum), 16. Hornschicht (Stratum corneum), 17. Haar (Pilus), 18. Meißner-Tastkörperchen, 19. Nagelwurzel, 20. Nagelhäutchen, 21. Nagelmond (Lunula), 22. Nagelplatte

Haar

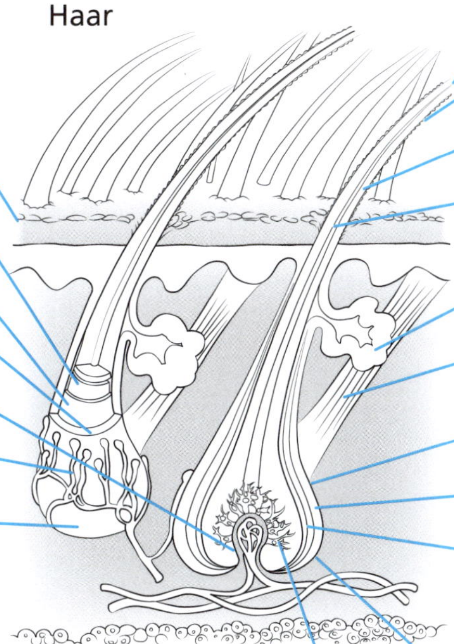

Haare (Pili) bestehen aus Keratin und besitzen eine feine, fadenförmige Struktur, die aus einer Haarwurzel gebildet wird, die in die Haut eingebettet ist, und einem Haarschaft, der aus der Oberhaut herausragt. Die Haarwurzel endet in einer sanften weißlichen Auftreibung, der Haarzwiebel, die sich in einem länglichen Schacht in der Haut befindet, den man Haarfollikel nennt. Kürzeres, flaumiges Haar bedeckt den größten Teil des Körpers, wobei einige Bereiche sehr dicht besetzt sind. Die Kopfschwarte mit dem Haupthaar (Capilli) eines Erwachsenen weist mehr als einhunderttausend Haarfollikel auf. Als Kopfschwarte bezeichnet man die Haut und das Bindegewebe, die das Schädeldach (Calvaria) umschließen. Die Haut wird durch das lockere Bindegewebe und das Pericranium (Periost) am Schädel befestigt.

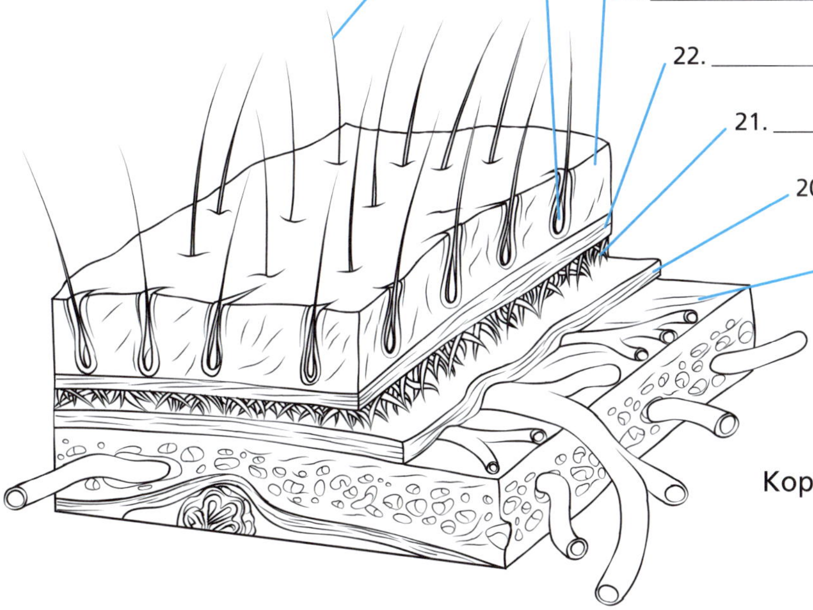

Kopfschwarte

Antworten

1. Epidermis, 2. Oberhäutchen, 3. innere epitheliale Wurzelscheide, 4. äußere epitheliale Wurzelscheide, 5. Haarpapille, 6. Nerv, 7. bindegewebige Wurzelscheide, 8. Melanozyt, 9. Haarzwiebel (Bulbus), 10. innere epitheliale Wurzelscheide, 11. äußere epitheliale Wurzelscheide, 12. bindegewebige Wurzelscheide, 13. Haaraufrichtermuskel (Musculus arrector pili), 14. Talgdrüse (Glandula sebacea), 15. Haarmark (Medulla), 16. Haarrinde (Cortex), 17. Schuppenschicht (Cuticula), 18. Haarschaft, 19. Schädeldach (Calvaria), 20. Pericranium (Periost), 21. lockeres Bindegewebe, 22. Sehnenhaube (Aponeurosis epicranialis), 23. Haut, 24. Haarfollikel, 25. Haare (Pili)

Skelettsystem

Skelettsystem – Ansicht von vorn

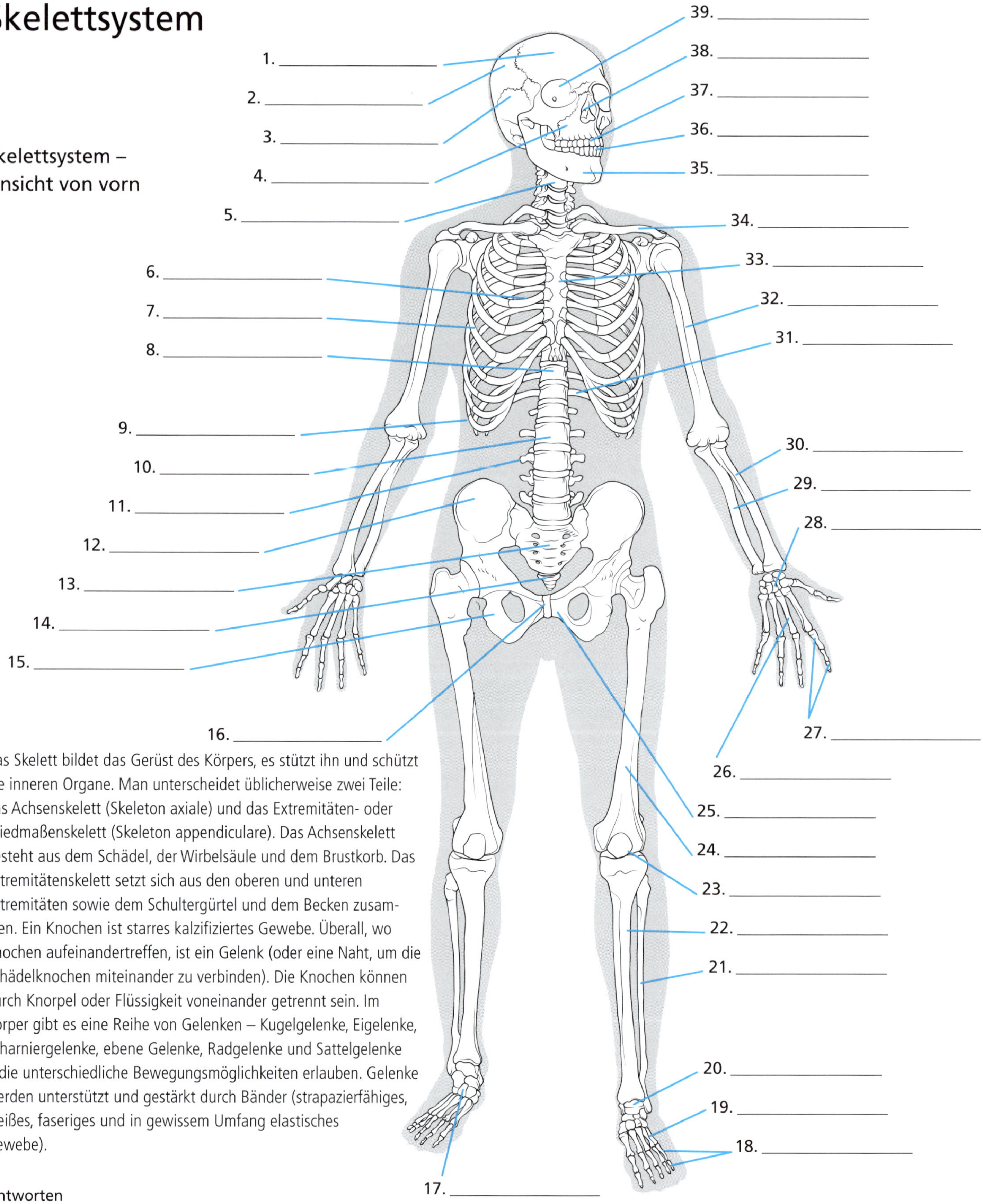

Das Skelett bildet das Gerüst des Körpers, es stützt ihn und schützt die inneren Organe. Man unterscheidet üblicherweise zwei Teile: das Achsenskelett (Skeleton axiale) und das Extremitäten- oder Gliedmaßenskelett (Skeleton appendiculare). Das Achsenskelett besteht aus dem Schädel, der Wirbelsäule und dem Brustkorb. Das Extremitätenskelett setzt sich aus den oberen und unteren Extremitäten sowie dem Schultergürtel und dem Becken zusammen. Ein Knochen ist starres kalzifiziertes Gewebe. Überall, wo Knochen aufeinandertreffen, ist ein Gelenk (oder eine Naht, um die Schädelknochen miteinander zu verbinden). Die Knochen können durch Knorpel oder Flüssigkeit voneinander getrennt sein. Im Körper gibt es eine Reihe von Gelenken – Kugelgelenke, Eigelenke, Scharniergelenke, ebene Gelenke, Radgelenke und Sattelgelenke – die unterschiedliche Bewegungsmöglichkeiten erlauben. Gelenke werden unterstützt und gestärkt durch Bänder (strapazierfähiges, weißes, faseriges und in gewissem Umfang elastisches Gewebe).

Antworten

1. Stirnbein (Os frontale), 2. Scheitelbein (Os parietale), 3. Schläfenbein (Os temporale), 4. Oberkiefer (Maxilla), 5. Halswirbel (Vertebra cervicalis), 6. Rippenknorpel (Cartilago costalis), 7. echte Rippen (Costae verae), 8. Brustwirbel (Vertebra thoracica), 9. falsche Rippen (Costae spuriae), 10. Lendenwirbel (Vertebra lumbalis), 11. Querfortsatz (Processus transversus), 12. Darmbein (Os ilium), 13. Kreuzbein (Os sacrum), 14. Steißbein (Os coccygis), 15. Sitzbein (Os ischii), 16. Schambeinfuge (Symphysis pubica), 17. Fußwurzelknochen (Ossa tarsi), 18. Zehenknochen (Phalanges), 19. Mittelfußknochen (Ossa metatarsi), 20. Sprungbein (Talus), 21. Wadenbein (Fibula), 22. Schienbein (Tibia), 23. Kniescheibe (Patella), 24. Oberschenkelknochen (Os femoris), 25. Schambein (Os pubis), 26. Mittelhandknochen (Ossa metacarpi), 27. Fingerknochen (Phalanges), 28. Handwurzelknochen (Ossa carpi), 29. Elle (Ulna), 30. Speiche (Radius), 31. freie Rippe (12. Rippe), 32. Oberarmknochen (Humerus), 33. Brustbein (Sternum), 34. Schlüsselbein (Clavicula), 35. Unterkiefer (Mandibula), 36. Unterkieferzähne, 37. Oberkieferzähne, 38. vordere Nasenöffnung (Apertura piriformis), 39. Augenhöhle (Orbita)

Skelettsystem – Ansicht von hinten

Skelettsystem – Ansicht von lateral

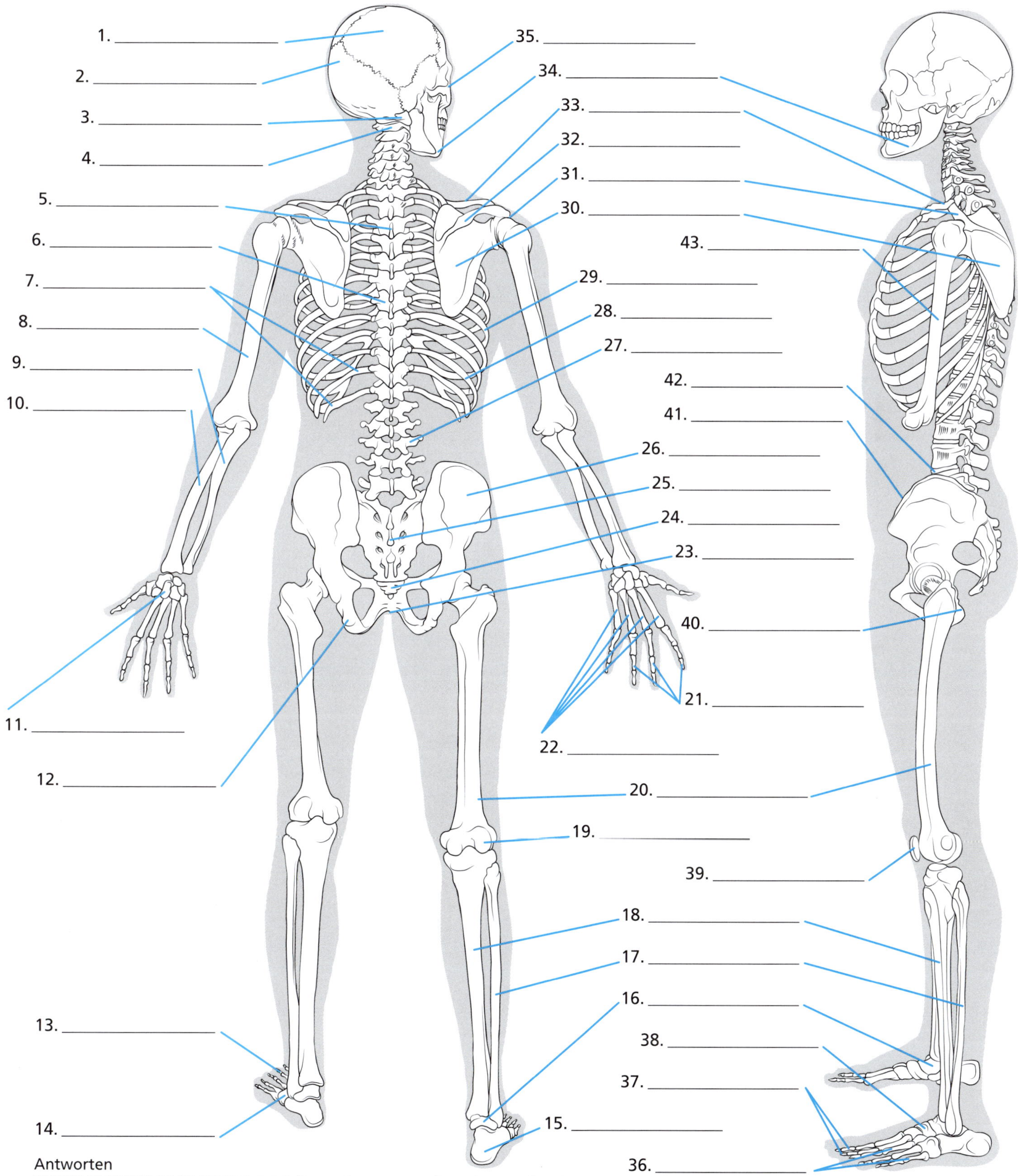

Antworten

1. Scheitelbein (Os parietale), 2. Hinterhauptbein (Os occipitale), 3. Atlas (C1), 4. Axis (C2), 5. Dornfortsatz (Processus spinosus), 6. Brustwirbel (Vertebra thoracica), 7. freie Rippen (11. und 12. Rippe), 8. Oberarmknochen (Humerus), 9. Elle (Ulna), 10. Speiche (Radius), 11. Handwurzelknochen (Ossa carpi), 12. Sitzbeinhöcker (Tuber ischiadicum), 13. Zehenknochen (Phalanges), 14. Mittelfußknochen (Ossa metatarsi), 15. Fersenbein (Calcaneus), 16. Sprungbein (Talus), 17. Wadenbein (Fibula), 18. Schienbein (Tibia), 19. äußerer Gelenkknorren des Oberschenkelknochens (Condylus lateralis femoris), 20. Oberschenkelknochen (Os femoris), 21. Fingerknochen (Phalanges), 22. Mittelhandknochen (Ossa metacarpi), 23. Schambein (Os pubis), 24. Steißbein (Os coccygis), 25. Kreuzbein (Os sacrum), 26. Darmbein (Os ilium), 27. Lendenwirbel (Vertebra lumbalis), 28. falsche Rippen (Costae spuriae), 29. echte Rippen (Costae verae), 30. Schulterblatt (Scapula), 31. Schulterhöhe (Acromion), 32. Schulterblattgräte (Spina scapulae), 33. Schlüsselbein (Clavicula), 34. Unterkiefer (Mandibula), 35. Jochbein (Os zygomaticum), 36. Mittelfußknochen (Ossa metatarsi), 37. Zehenknochen (Phalanges), 38. Kahnbein (Os naviculare), 39. Kniescheibe (Patella), 40. Sitzbein (Os ischii), 41. Darmbeinkamm (Crista iliaca), 42. Zwischenwirbelscheibe (Discus intervertebralis), 43. Humerus

Knochenstruktur

Knochen ist eine Bindegewebsart und wird aus Zellen in einer Matrix gebildet. Zu den Hauptbestandteilen der Matrix gehören anorganische Salze und Kollagenfasern. In der Matrix kommen vier Zelltypen vor: Osteoprogenitorzellen, Osteoblasten, Osteozyten und Osteoklasten. Ein typischer ausgewachsener Röhrenknochen hat einen Schaft im mittleren Bereich, die Diaphyse, und Enden, die man Epiphysen nennt. Im Schaft befindet sich die Knochenmarkshöhle, die das Knochenmark enthält und von Endost ausgekleidet ist, einer Schicht, die reich an Osteoklasten und Osteoprogenitorzellen ist. Der als Metaphyse bezeichnete Teil der Diaphyse geht in die Epiphyse über. Der größte Teil des Knochens wird geschützt und ernährt vom Periost, einer Haut, die von einem Nerven- und Blutgeflecht durchzogen ist.

Knochenstruktur – Querschnittansicht des Oberschenkelkopfes

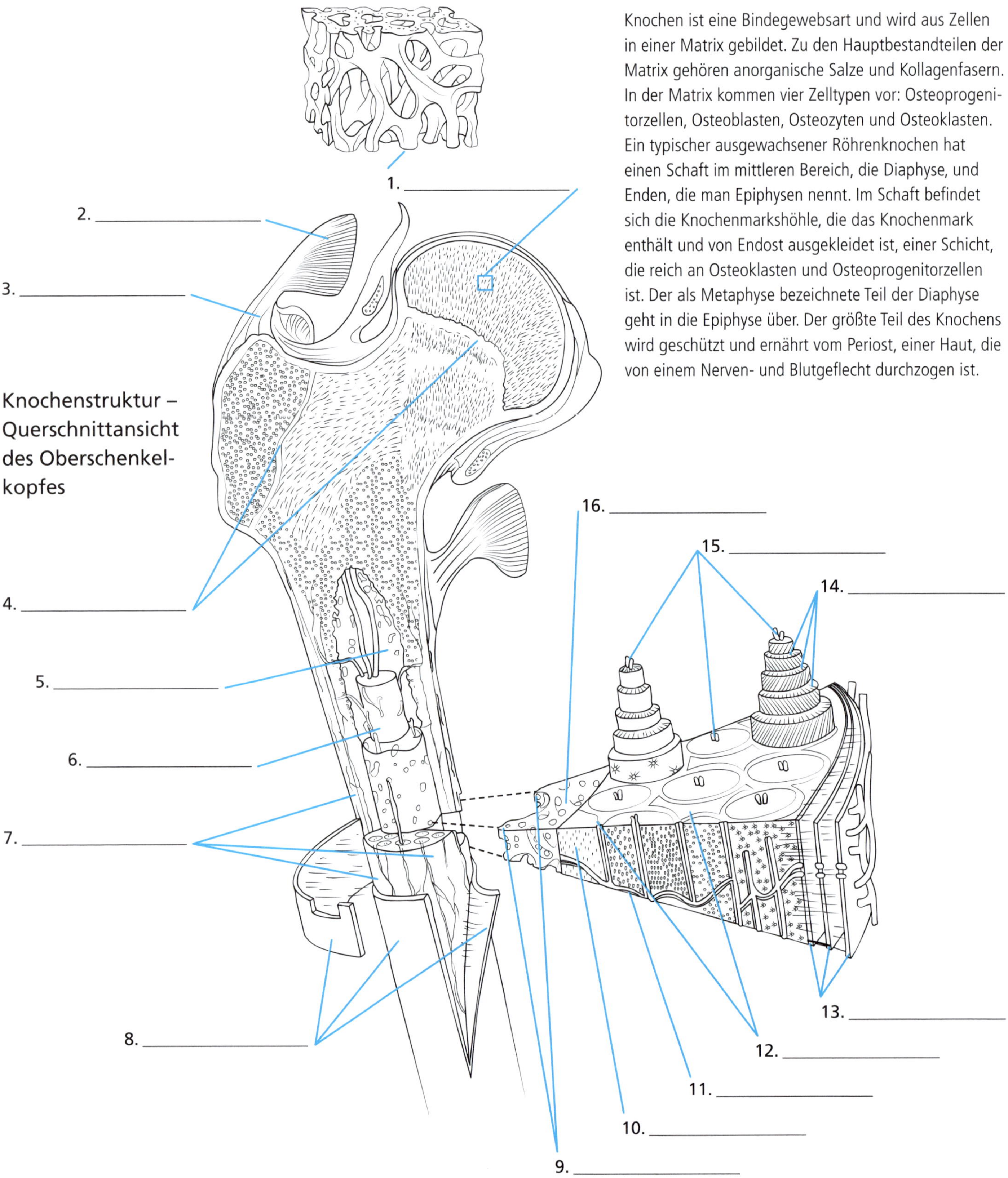

Antworten

1. Spongiosa, 2. Muskel, 3. Sehne, 4. Epiphysenfuge, 5. Knochenmarkshöhle, 6. Knochenmark, 7. Kompakta (Kortikalis), 8. Periost, 9. Endost, 10. innere Generallamelle (Zirkumferenzlamelle), 11. Volkmann-Kanal, 12. Schaltlamellen (interstitielle Lamellen), 13. äußere Generallamelle, 14. Spezialamellen (Osteonlamellen), 15. Havers-Kanal, 16. Knochenbälkchen (Trabekel)

Schädelknochen

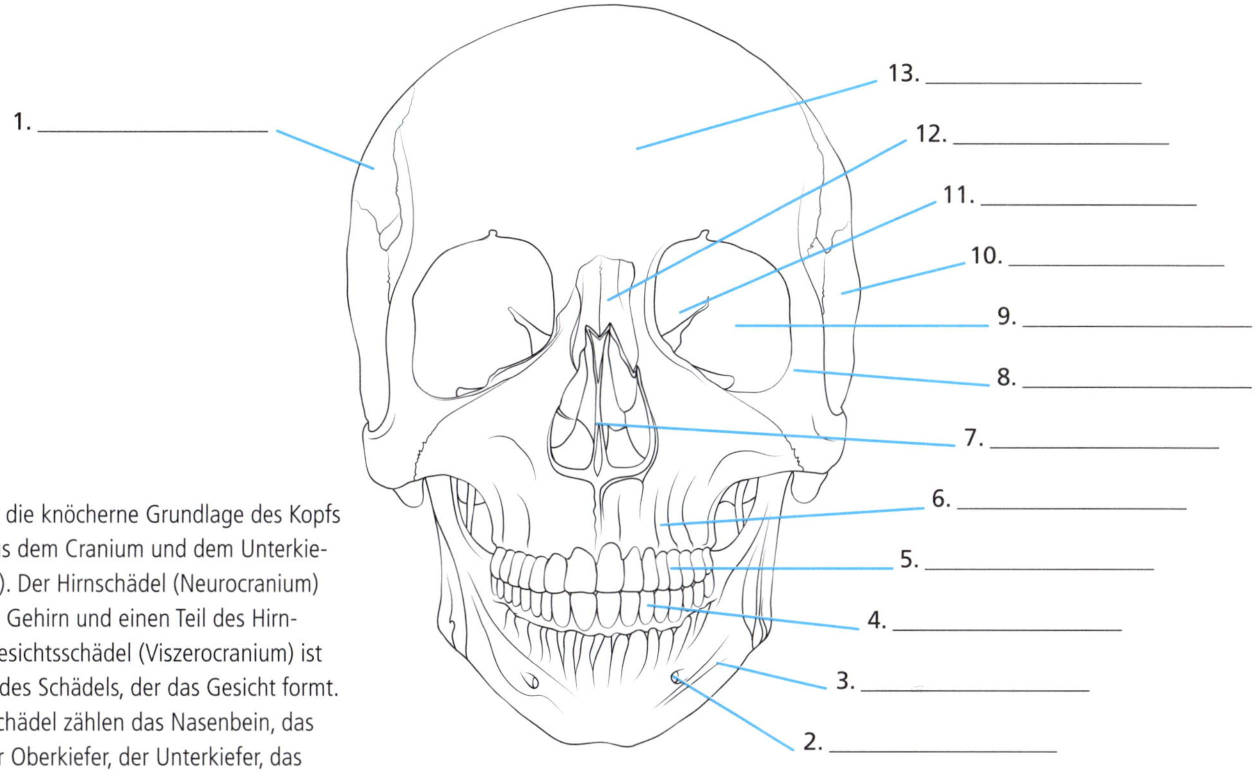

Schädelknochen – Ansicht von vorn

Der Schädel ist die knöcherne Grundlage des Kopfs und besteht aus dem Cranium und dem Unterkiefer (Mandibula). Der Hirnschädel (Neurocranium) umschließt das Gehirn und einen Teil des Hirnstamms. Der Gesichtsschädel (Viszerocranium) ist der untere Teil des Schädels, der das Gesicht formt. Zum Gesichtsschädel zählen das Nasenbein, das Tränenbein, der Oberkiefer, der Unterkiefer, das Gaumenbein, das Pflugscharbein, das zusammen mit dem Siebbein die Nasenscheidewand bildet, und die beiden unteren Nasenmuscheln. Die Rückansicht des Schädels wird vom Hinterhauptbein dominiert, über dem sich links und rechts davon jeweils ein Scheitelbein befindet. Die Schädelknochen sind über den vier Hirnlappen angeordnet und durch Gelenke miteinander verbunden, die man Nähte (Suturen) nennt. Obwohl die Verbindungen zwischen den Schädelknochen als Gelenke klassifiziert werden, sind sie jedoch fest und unbeweglich.

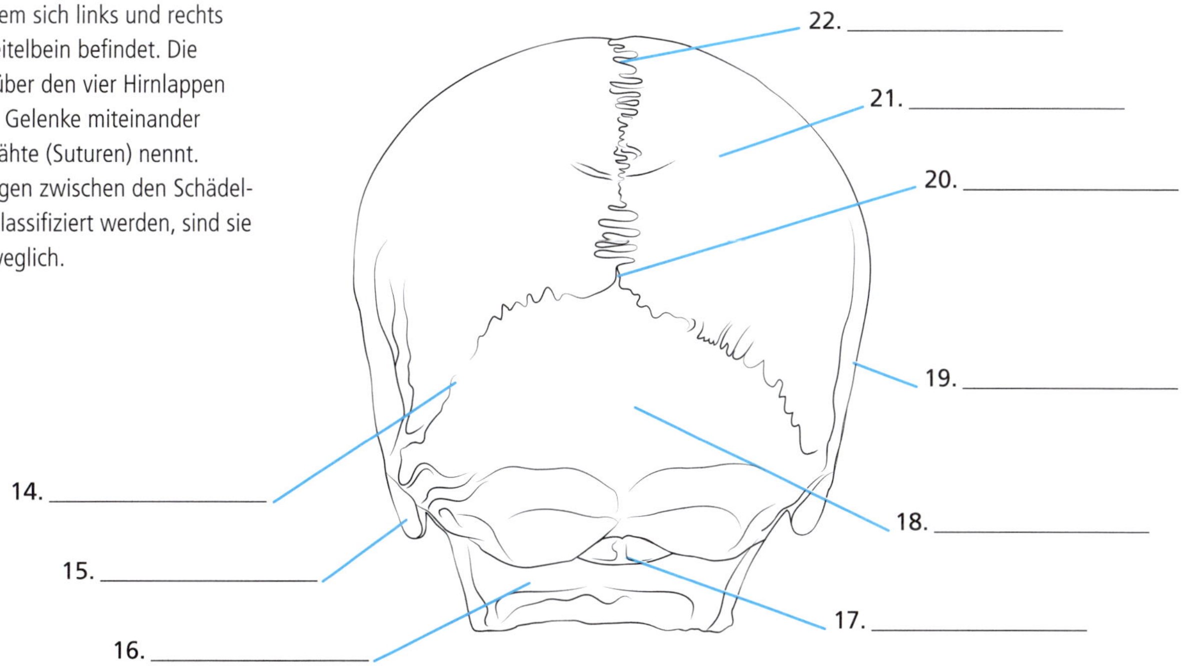

Schädelknochen – Ansicht von hinten

Antworten

1. Scheitelbein (Os parietale), 2. Kinnloch (Foramen mentale), 3. Unterkiefer (Mandibula), 4. Unterkieferzähne, 5. Oberkieferzähne, 6. Oberkiefer (Maxilla), 7. Nasenscheidewand (Septum nasi), 8. Jochbein (Os zygomaticum), 9. großer Keilbeinflügel (Ala major ossis sphenoidalis), 10. Schläfenbein (Os temporale), 11. kleiner Keilbeinflügel (Ala minor ossis sphenoidalis), 12. Nasenbein (Os nasale), 13. Stirnbein (Os frontale), 14. Lambdanaht (Sutura lambdoidea), 15. Warzenfortsatz (Processus mastoideus), 16. Mandibula, 17. äußerer Vorsprung des Hinterhauptbeins (Protuberantia occipitalis externa), 18. Hinterhauptbein (Os occipitale), 19. Os temporale, 20. Lambda, 21. Os parietale, 22. Pfeilnaht (Sutura sagittalis)

Schädelknochen

In einer Seitenansicht tritt die Unterteilung des Schädels in einen größeren eiförmigen Hirnschädel (Neurocranium) und einen kleineren dreieckigen Gesichtsschädel (Viszerocranium) deutlich zutage. Die Augenhöhlen sind pyramidale Hohlräume, die sich auf beiden Seiten des Gesichts dorsal verjüngen. An den Schädelseiten enthalten die beiden Schläfenbeine ein System von Hohlräumen, die jeweils das Mittel- und Innenohr bilden. Eine Sagittalansicht offenbart die Wechselbeziehung zwischen den Knochen des Hirn- und des Gesichtsschädels. Die Schädelknochen umschließen eine Reihe von Hohlräumen. Der größte Hohlraum beherbergt das Gehirn. Die Nasenhöhlen sind Kammern, die mit den Nasennebenhöhlen im Stirnbein, im Siebbein, im Oberkiefer und im Keilbein verbunden sind. Die größten Knochen des Hirnschädels sind das Hinterhauptbein, das Scheitelbein, das Schläfenbein und das Stirnbein.

Schädelknochen – Ansicht von lateral

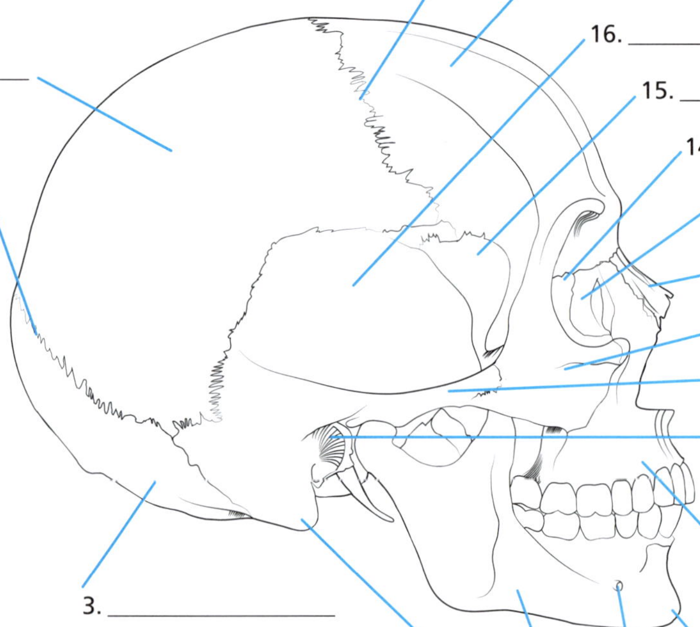

Schädelknochen – Sagittalansicht

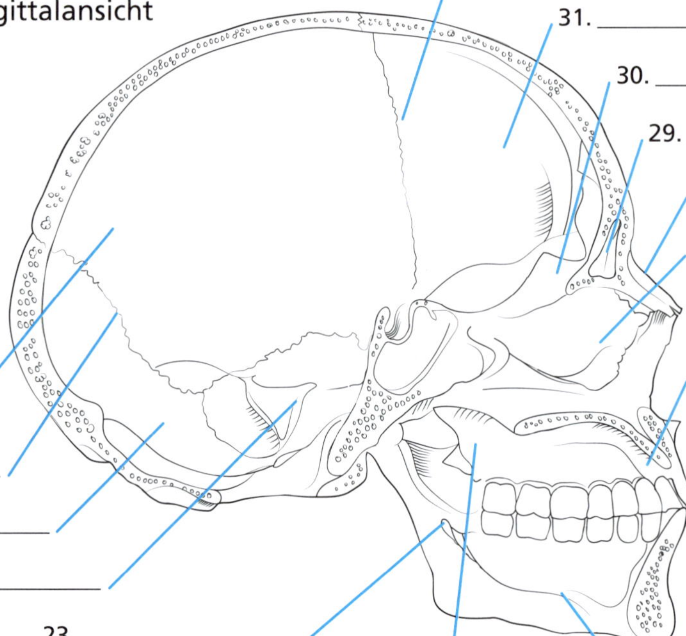

Antworten

1. Scheitelbein (Os parietale), 2. Lambdanaht (Sutura lambdoidea), 3. Hinterhauptbein (Os occipitale), 4. Warzenfortsatz (Processus mastoideus), 5. Unterkiefer (Mandibula), 6. Kinnloch (Foramen mentale), 7. Kinnvorsprung (Protuberantia mentalis), 8. Oberkiefer (Maxilla), 9. äußerer Gehörgang (Meatus acusticus externus), 10. Jochbeinfortsatz des Schläfenbeins (Processus zygomaticus ossis temporalis), 11. Jochbein (Os zygomaticum), 12. Nasenbein (Os nasale), 13. Tränenbein (Os lacrimale), 14. Siebbein (Os ethmoidale), 15. großer Keilbeinflügel (Ala major ossis sphenoidalis), 16. Schläfenbeinschuppe (Pars squamosa ossis temporalis), 17. Stirnbein (Os frontale), 18. Kranznaht (Sutura coronalis), 19. Os parietale, 20. Sutura lambdoidea, 21. Os occipitale, 22. Felsenbein (Pars petrosa ossis temporalis), 23. Unterkieferloch (Foramen mandibulae), 24. Flügelfortsatz, innere Platte (Processus pterygoideus, Lamina medialis), 25. Mandibula, 26. Maxilla, 27. vertikale Knochenlamelle an der Siebplatte (Lamina perpendicularis ossis ethmoidalis), 28. Os nasale, 29. Stirnhöhle (Sinus frontalis), 30. Hahnenkamm (Crista galli), 31. Os frontale, 32. Sutura coronalis

Eine Reihe von Knochen des Hirn- und Gesichtsschädels bilden gemeinsam die Schädelbasis (Basis cranii). Die Schädelbasis enthält eine Anzahl von Löchern (Foramina), durch die das Rückenmark (Medulla spinalis), die Hirnnerven (Nervi craniales) und Blutgefäße (Vasa sanguinea) treten. Das große Loch im Hinterhauptbein, das Hinterhauptloch (Foramen occipitale magnum), ist der Durchgang des Rückenmarks.

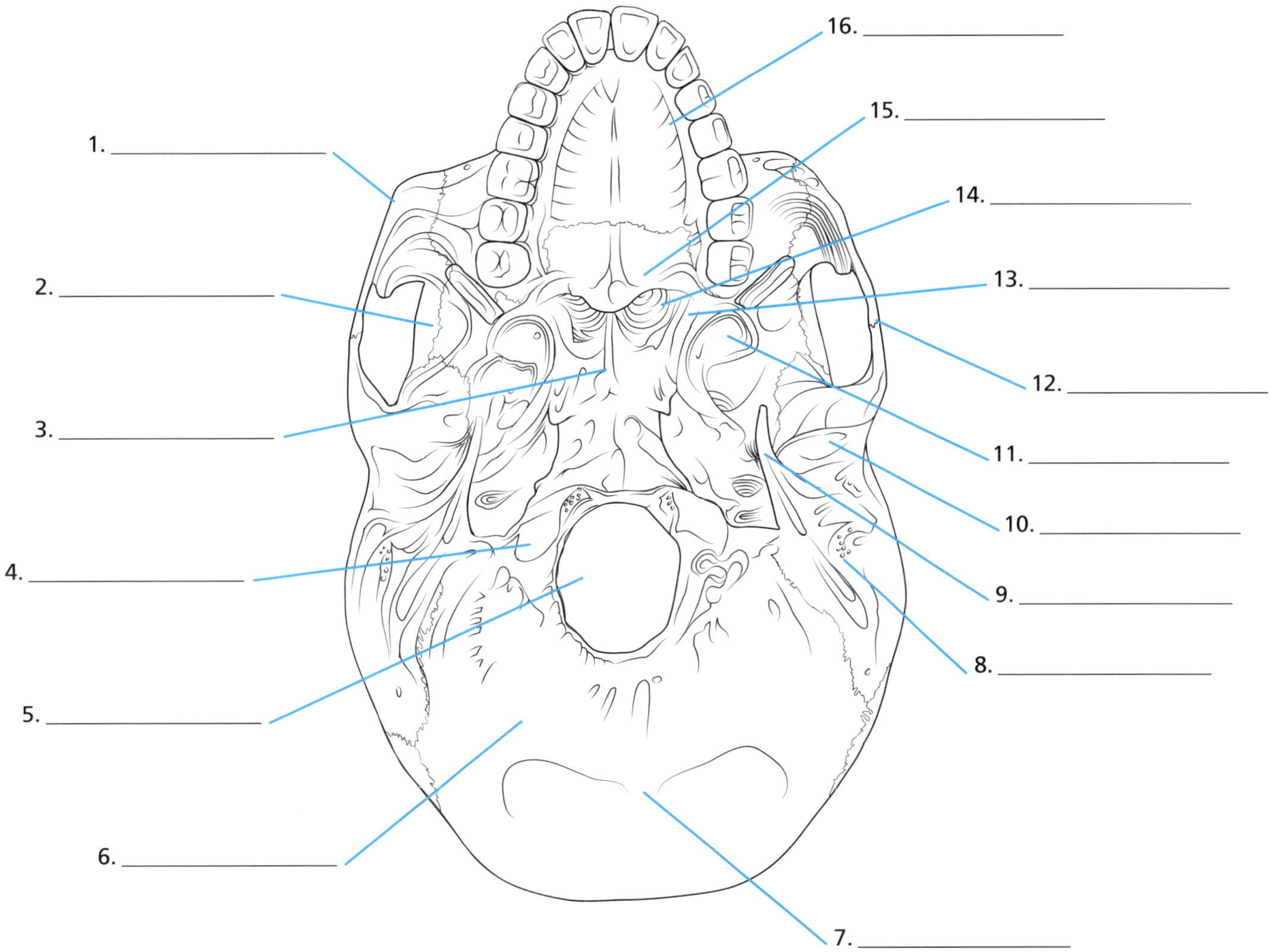

äußere Schädelbasis – Ansicht von unten

Antworten

1. Jochbein (Os zygomaticum), 2. großer Keilbeinflügel (Ala major ossis sphenoidalis), 3. Pflugscharbein (Vomer), 4. Gelenkfortsatz des Hinterhauptbeins (Condylus occipitalis), 5. Hinterhauptloch (Foramen occipitale magnum), 6. Hinterhauptbein (Os occipitale), 7. Hinterhaupthöcker (Protuberantia occipitalis externa), 8. Warzenfortsatz (Processus mastoideus), 9. Griffelfortsatz (Processus styloideus), 10. Unterkiefergrube (Fossa mandibularis), 11. Flügelfortsatz, äußere Platte (Processus pterygoideus, Lamina lateralis), 12. Jochbogen (Arcus zygomaticus), 13. Flügelfortsatz, innere Platte (Processus pterygoideus, Lamina medialis), 14. Choane (Choana, Apertura nasalis posterior), 15. Gaumenbein (Os palatinum), 16. Gaumenfortsatz des Oberkiefers (Maxilla, Processus palatinus)

Knochen des Kopfs und Gesichts

Der Kiefer setzt sich aus zwei Teilen zusammen, dem beweglichen Unterkiefer (Mandibula) und dem starren Oberkiefer (Maxilla). Die Mandibula steht in den Kiefergelenken mit den Schläfenbeinen auf beiden Seiten in gelenkigem Kontakt. Diese Gelenke werden durch eine Kapsel und kräftige Bänder verstärkt. Die Zähne bestehen aus knochenähnlichen Hartsubstanzen und sind im Ober- und Unterkiefer verankert. Die Augenhöhle (Orbita) wird durch das Os frontale (Stirnbein), das Os ethmoidale (Siebbein), das Os lacrimale (Tränenbein), das Os zygomaticum (Jochbein), das Os nasale (Nasenbein), das Os palatinum (Gaumenbein), das Os sphenoidale (Keilbein) und die Maxilla gebildet. Die Knochen, die die äußere Wand und das Dach formen, sind stark und dick, während die der inneren Wände dünn und zerbrechlich sind.

Kieferknochen – Ansicht von lateral

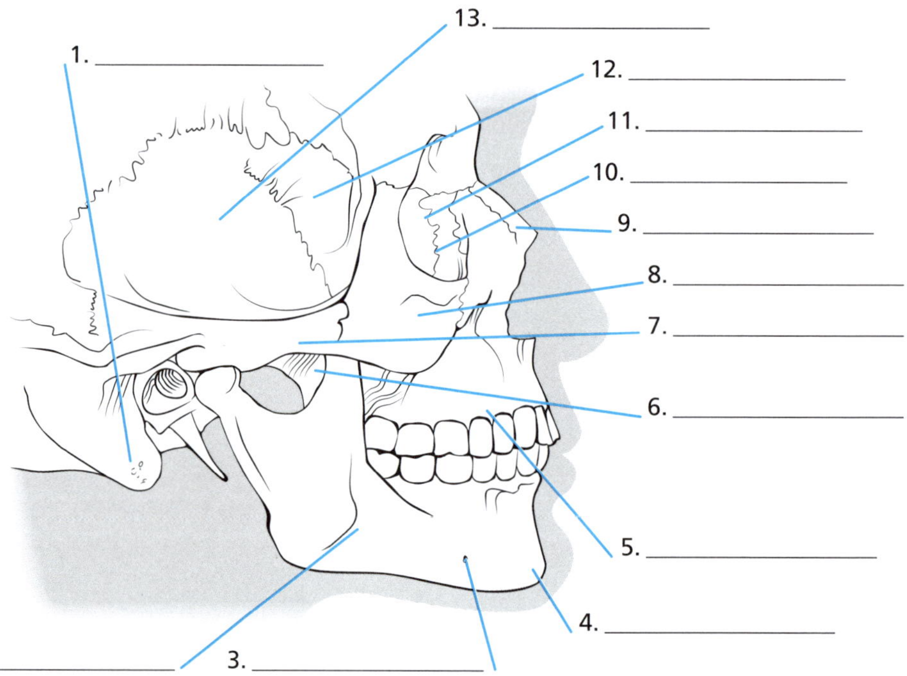

Bänder des Kiefers – Ansicht von lateral

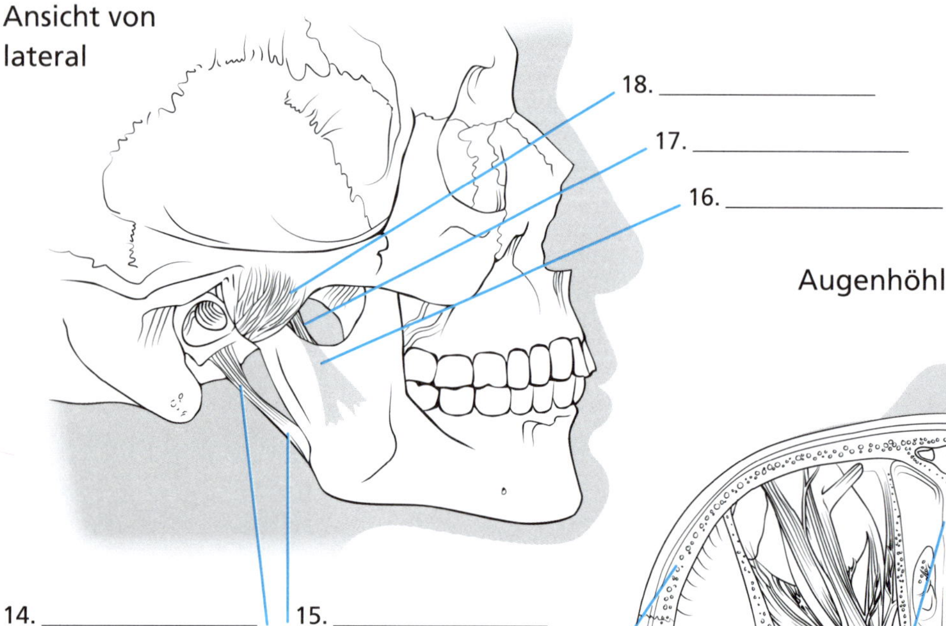

Augenhöhle – Ansicht von oben

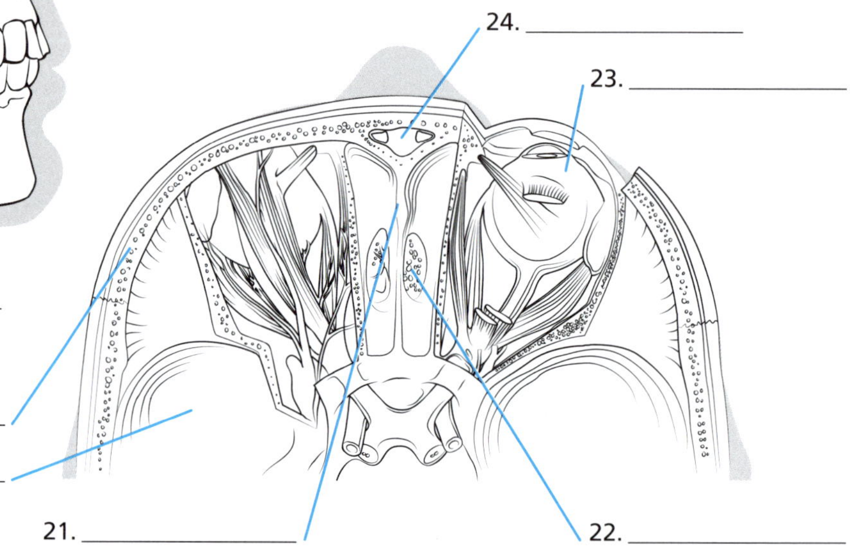

Antworten

1. Warzenfortsatz (Processus mastoideus), 2. Unterkiefer (Mandibula), 3. Kinnloch (Foramen mentale), 4. Kinnvorsprung (Protuberantia mentalis), 5. Oberkiefer (Maxilla), 6. Flügelfortsatz des Keilbeins (Processus pterygoideus ossis sphenoidalis), 7. Jochbeinfortsatz des Schläfenbeins (Processus zygomaticus ossis temporalis), 8. Jochbein (Os zygomaticum), 9. Nasenbein (Os nasale), 10. Tränenbein (Os lacrimale), 11. Siebbein (Os ethmoidale), 12. großer Keilbeinflügel (Ala major ossis sphenoidalis), 13. Schläfenbeinschuppe (Pars squamosa ossis temporalis), 14. Griffelfortsatz (Processus styloideus), 15. Griffelfortsatz-Unterkieferband (Ligamentum stylomandibulare), 16. Knochenschuppe des Unterkiefers (Lingula mandibulae), 17. Keilbein-Unterkieferband (Ligamentum sphenomandibulare), 18. äußeres Band (Ligamentum laterale), 19. Stirnbein (Os frontale), 20. Schläfenbein (Os temporale), 21. Os ethmoidale, 22. Siebplatte (Lamina cribrosa ossis ethmoidalis), 23. Augapfel (Bulbus oculi), 24. Stirnhöhle (Sinus frontalis)

Nasennebenhöhlen – Sagittalansicht

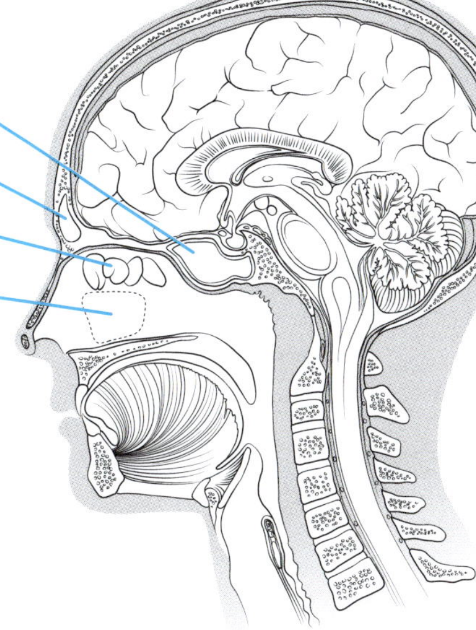

die Knochen des Ohrs

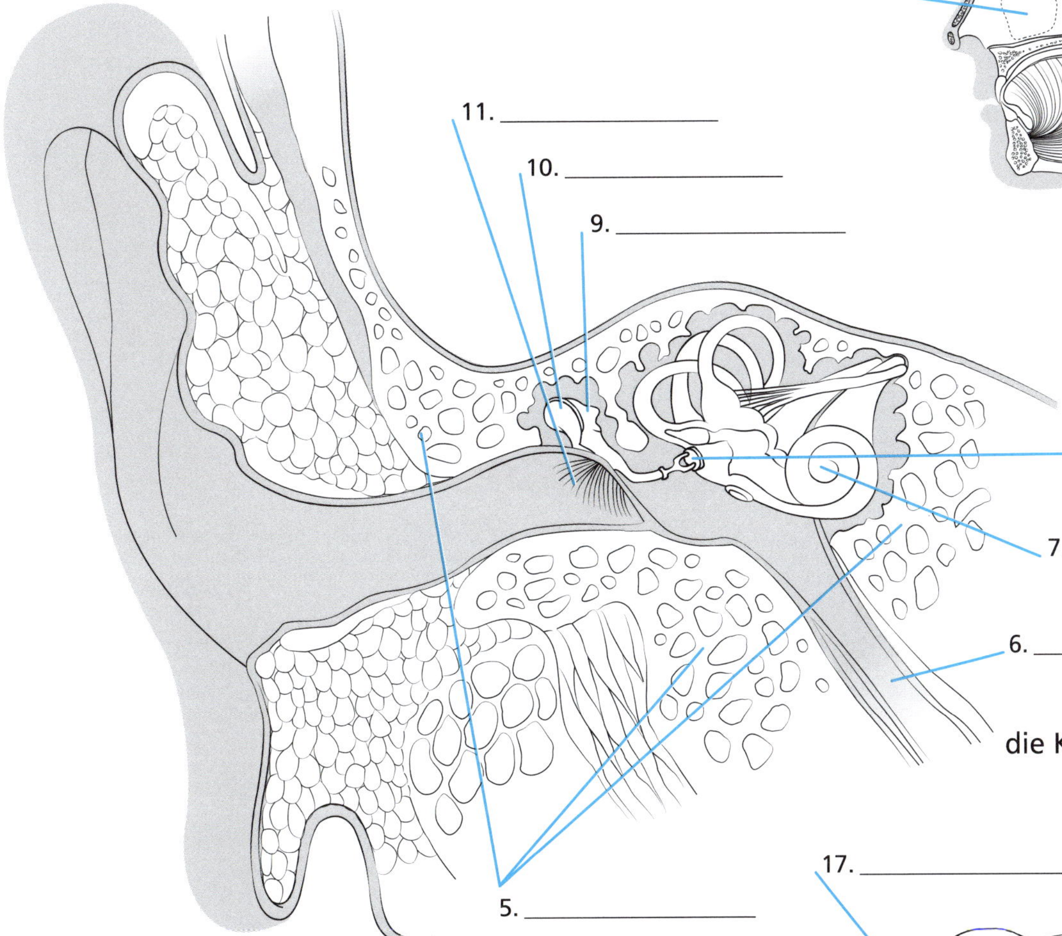

Die Nasennebenhöhlen (Sinus paranasales) sind luftgefüllte Hohlräume, die mit Schleimhaut ausgekleidet sind, und vom Os frontale (Stirnbein), vom Os sphenoidale (Keilbein), vom Os ethmoidale (Siebbein) und vom Oberkiefer (Maxilla) gebildet werden. Bei der Geburt sind die Nasennebenhöhlen nur rudimentär vorhanden, entwickeln sich aber während der Pubertät sehr schnell. Das Os temporale (Schläfenbein) beherbergt das Mittelohr (Auris media) und das Innenohr (Auris interna). Das Mittelohr enthält die Gehörknöchelchen (Ossicula auditoria), eine Kette dreier miteinander verbundener winziger Knochen. Die kleinsten Knochen des menschlichen Körpers werden als Steigbügel (Stapes), Hammer (Malleus) und Amboss (Incus) bezeichnet.

Gehörknöchelchen

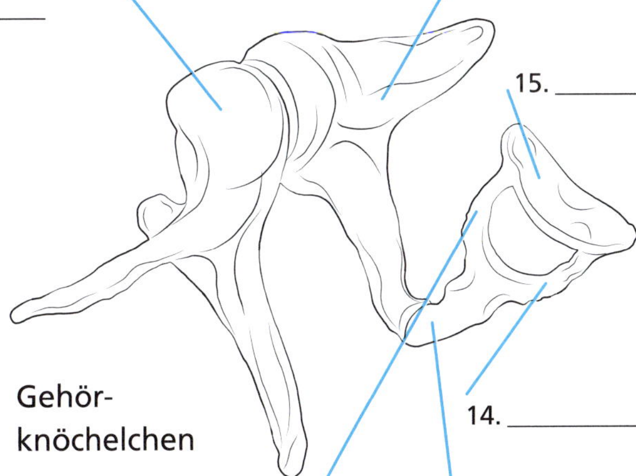

Antworten

1. Keilbeinhöhle (Sinus sphenoidalis), 2. Stirnhöhle (Sinus frontalis), 3. Siebbeinhöhle (Sinus ethmoidalis), 4. Kieferhöhle (Sinus maxillaris), 5. Schläfenbein (Os temporale), 6. Ohrtrompete (Tuba auditiva), 7. Schnecke (Cochlea), 8. Steigbügel (Stapes), 9. Amboss (Incus), 10. Hammer (Malleus), 11. Trommelfell (Membrana tympanica), 12. vorderer Steigbügelschenkel (Stapes, crus anterius), 13. Stapes, 14. hinterer Steigbügelschenkel (Stapes, crus posterius), 15. Steigbügelplatte (Basis stapedis), 16. Incus, 17. Malleus

Wirbelsäule

Die Wirbelsäule (Columna vertebralis) ist das Achsenskelett des menschlichen Körpers und gliedert sich in fünf Abschnitte: die Halswirbelsäule (HWS), die Brustwirbelsäule (BWS), die Lendenwirbelsäule (LWS), das Kreuzbein (Os sacrum) und das Steißbein (Os coccygis). Die Halswirbelsäule wird von sieben Halswirbeln (Vertebrae cervicales) gebildet, die von oben nach unten von 1-7 (C1-C7) nummeriert werden. Die Brustwirbelsäule setzt sich aus zwölf Brustwirbeln (Vertebrae thoracicae, T1-T12) zusammen, die Gelenkflächen für die Rippen an allen Seiten aufweisen. Die Lendenwirbelsäule besitzt fünf Lendenwirbel (Vertebrae lumbales, L1-L5). Das Os sacrum, das unter den Lendenwirbeln liegt, besteht aus fünf miteinander verschmolzenen Kreuzwirbeln (Vertebrae sacrales, S1-S5). Das unterhalb des Kreuzbeins angeordnete Os coccygis hat vier bis fünf verkümmerte Steißwirbel (Vertebrae coccygeae, Co1-Co4). Die Wirbel sind durch Zwischenwirbelscheiben (Bandscheiben) flexibel miteinander verbunden.

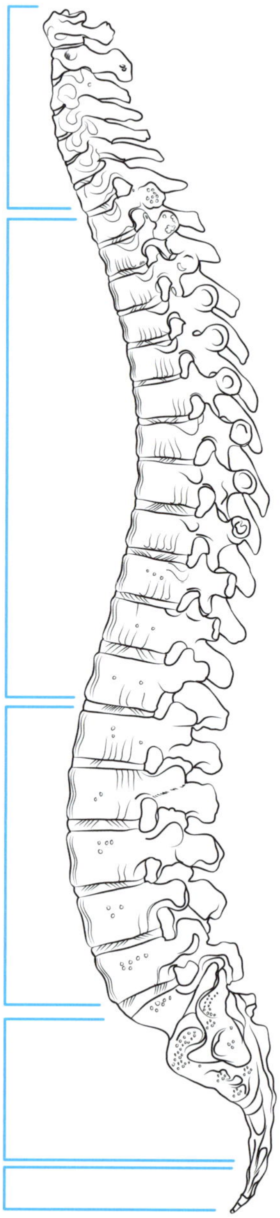

Wirbelsäule – Ansicht von lateral

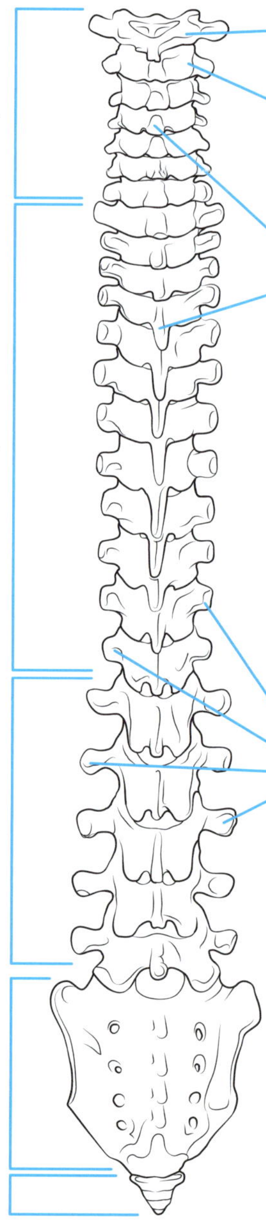

Wirbelsäule – Ansicht von hinten

Antworten

1. Halswirbel (Vertebrae cervicales, C1-C7), 2. Brustwirbel (Vertebrae thoracicae, T1-T12), 3. Lendenwirbel (Vertebrae lumbales, L1-L5), 4. Kreuzwirbel (Vertebrae sacrales, S1-S5), 5. Steißwirbel (Vertebrae coccygeae, Co1-Co4), 6. Halswirbelsäule (C1-C7), 7. Brustwirbelsäule (T1-T12), 8. Lendenwirbelsäule (L1-L5), 9. Kreuzbein (Os sacrum, S1-S5), 10. Steißbein (Os coccygis, Co1-Co4), 11. Querfortsätze (Processus transversi), 12. Dornfortsätze (Processus spinosi), 13. Axis (C2), 14. Atlas (C1)

Halswirbel: Atlas (C1) – Ansicht von oben

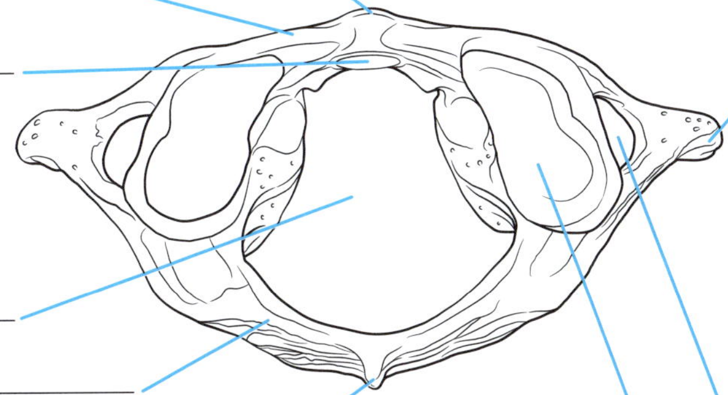

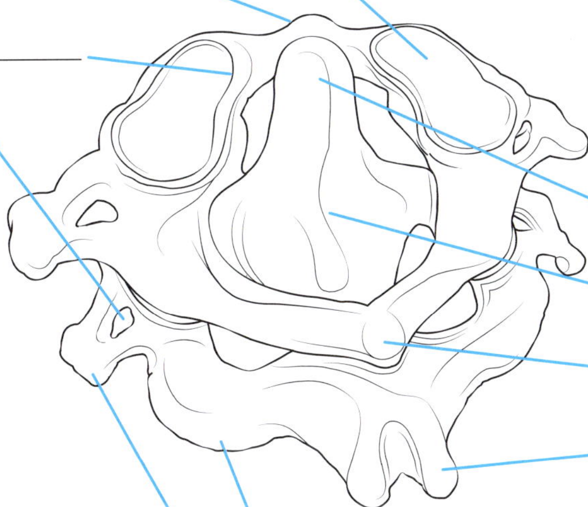

Halswirbel: Atlas (C1) und Axis (C2) – Schrägansicht

Die gleichen Grundelemente finden sich in den meisten Wirbeln (Vertebrae), nämlich ein Wirbelkörper (Corpus vertebrae) und ein Wirbelbogen (Arcus vertebrae), der aus zwei Bogenfüßen (Pediculi arcus vertebrae) und zwei Bogenplatten (Laminae arcus vertebrae) besteht sowie Fortsätze (Processus) aufweist, die über den Bogen hinausragen. Die Wirbelkörper liegen vorn und tragen die Belastung. Sie werden größer je weiter unten sie auf der Wirbelsäule angeordnet sind. Die Pediculi bilden die Seitenwände des Wirbellochs (Foramen vertebrale) für den Wirbelkanal (Canalis vertebralis) und die beiden Laminae die Rückenwände. Der Atlas und der Axis sind spezialisierte Wirbel. Der erste Halswirbel, der Atlas (C1), ist ein knöcherner Ring, der anders als andere Wirbel weder einen Wirbelkörper noch einen Dornfortsatz (Processus spinosus) besitzt. Der Axis (C2) befindet sich unmittelbar unter dem Atlas und verbindet sich dort, wo die beiden Wirbel aufeinandertreffen, mit dem Atlas zu einem Radgelenk, dem Atlantoaxialgelenk.

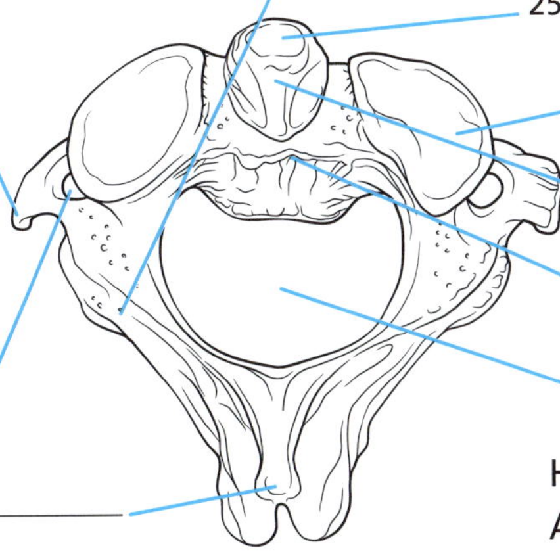

Halswirbel: Axis (C2) – Ansicht von oben

Antworten

1. vorderer Atlashöcker (Tuberculum anterius atlantis), 2. vorderer Atlasbogen (Arcus anterior atlantis), 3. Gelenkgrube für den Dens axis (Fovea dentis), 4. Wirbelloch (Foramen vertebrale), 5. hinterer Atlasbogen (Arcus posterior atlantis), 6. hinterer Atlashöcker (Tuberculum posterius atlantis), 7. obere Gelenkfläche (Facies articularis superior), 8. Querfortsatzloch (Foramen transversarium), 9. Querfortsatz (Processus transversus), 10. Tuberculum anterius atlantis, 11. Arcus anterior atlantis, 12. Foramen transversarium des Axis, 13. Processus transversus des Axis, 14. unterer Gelenkfortsatz (Processus articularis inferior), 15. Dornfortsatz des Axis (Processus spinosus), 16. Tuberculum posterius atlantis, 17. Wirbelkörper des Axis (Corpus vertebrae), 18. Zahn des Axis (Dens axis), 19. Foramen transversarium, 20. Processus spinosus, 21. Foramen vertebrale, 22. Corpus vertebrae, 23. Dens axis, 24. Facies articularis superior, 25. Facies articularis für den Atlas

Wirbelsäule

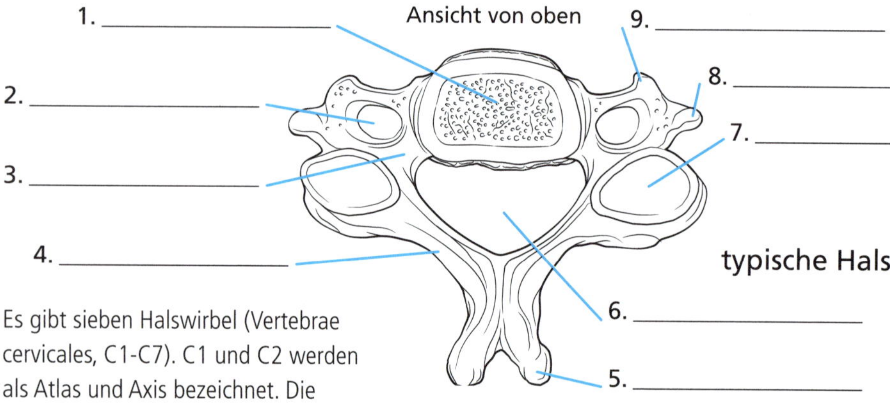

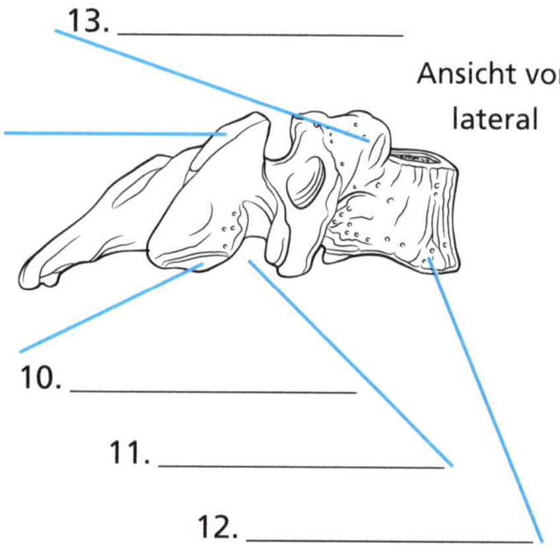

typische Halswirbel

Es gibt sieben Halswirbel (Vertebrae cervicales, C1-C7). C1 und C2 werden als Atlas und Axis bezeichnet. Die übrigen Halswirbel haben die gleiche Struktur wie die meisten anderen Wirbel und besitzen einen Wirbelkörper (Corpus vertebrae) und einen Wirbelbogen (Arcus vertebrae), der aus zwei Bogenfüßen (Pediculi arcus vertebrae) und zwei Bogenplatten (Laminae arcus vertebrae) besteht sowie Querfortsätze (Processus transversi) aufweist, die über den Bogen hinausragen. Zwischen der Halswirbelsäule und der Lendenwirbelsäule liegen die Brustwirbel (Vertebrae thoracicae) der Brustwirbelsäule, die aus zwölf Wirbeln (T1-T12) mit Gelenkflächen für die Rippen an allen Seiten gebildet wird. Die Lendenwirbelsäule (unterer Rücken) setzt sich aus fünf Lendenwirbeln (Vertebrae lumbales, L1-L5) zusammen. Die Lendenwirbel sind die größten Wirbel der Wirbelsäule.

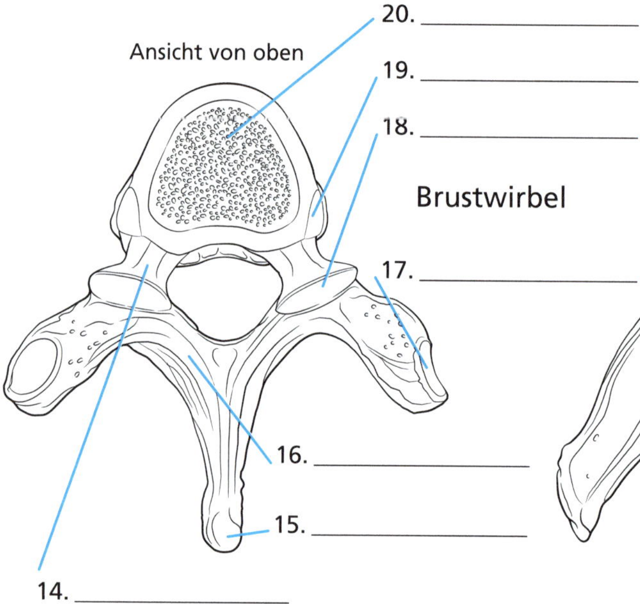

Brustwirbel

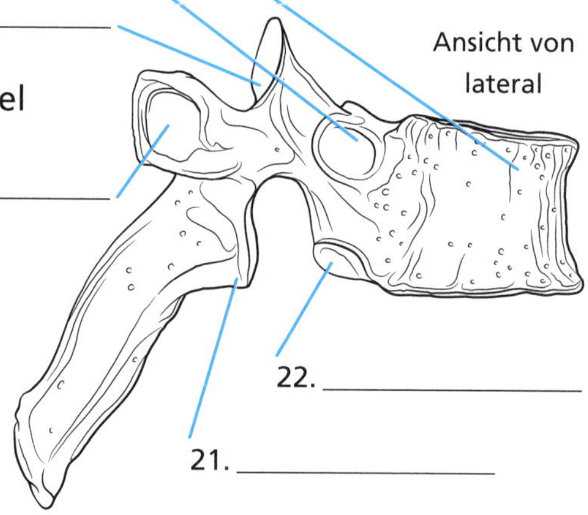

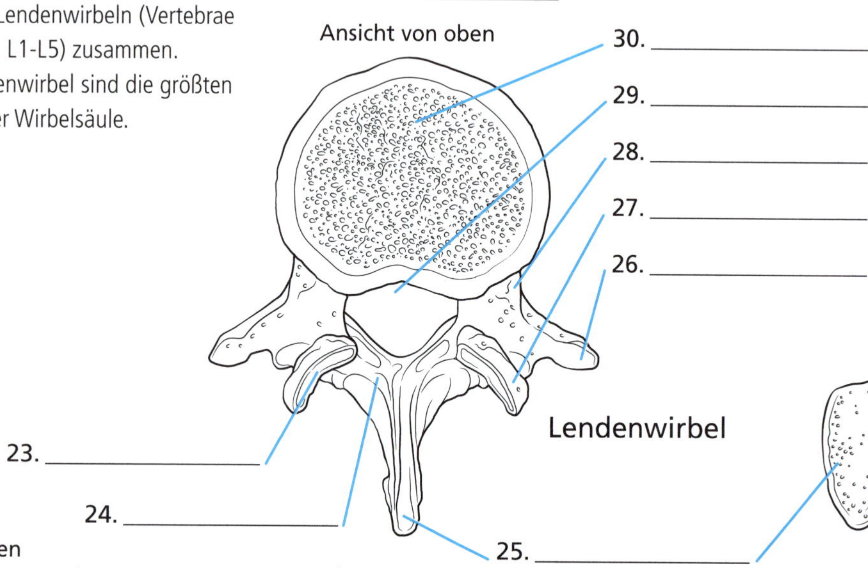

Lendenwirbel

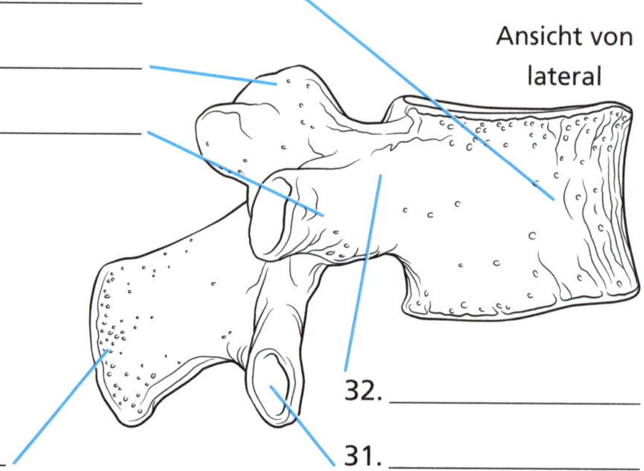

Antworten

1. Wirbelkörper (Corpus vertebrae), 2. Querfortsatzloch (Foramen transversarium), 3. Bogenfuß (Pediculus arcus vertebrae), 4. Bogenplatte (Lamina arcus vertebrae), 5. Dornfortsatz (Processus spinosus), 6. Wirbelloch (Foramen vertebrale), 7. oberer Gelenkfortsatz (Processus articularis superior), 8. hinterer Höcker (Tuberculum posterius), 9. vorderer Höcker (Tuberculum anterius), 10. unterer Gelenkfortsatz (Processus articularis inferior), 11. Spinalnervenrinne (Sulcus nervi spinalis), 12. Corpus vertebrae, 13. Querfortsatz (Processus transversus), 14. oberer Einschnitt am Wirbelbogen (Incisura vertebralis superior), 15. Processus spinosus, 16. Lamina arcus vertebrae, 17. Gelenkgrube des Querfortsatzes für das Rippenhöckerchen (Fovea costalis processus transversi), 18. Processus articularis superior, 19. Gelenkgrube für den Rippenkopf am Wirbelkörperoberrand (Fovea costalis superior), 20. Corpus vertebrae, 21. Processus articularis inferior, 22. Gelenkgrube für den Rippenkopf am Wirbelkörperunterrand (Fovea costalis inferior), 23. Processus articularis superior, 24. Lamina arcus vertebrae, 25. Processus spinosus, 26. Processus transversus, 27. Zitzenfortsatz (Processus mammillaris), 28. Pediculus arcus vertebrae, 29. Foramen vertebrale, 30. Corpus vertebrae, 31. Processus articularis inferior, 32. Pediculus arcus vertebrae

Die Zwischenwirbelscheiben (Bandscheiben) sind biegsame knorpelige Strukturen, die zwischen benachbarten Wirbeln liegen. Jede Zwischenwirbelscheibe (Discus intervertebralis) besteht aus einem inneren Gallertkern (Nucleus pulposus), der von einem äußeren Faserring (Anulus fibrosus) umgeben ist. Die Dicke und Form der Zwischenwirbelscheiben variiert in unterschiedlichen Abschnitten der Wirbelsäule, so sind sie relativ dünn und flach in der Brustwirbelsäule, in der Halswirbelsäule dagegen dicker und in der Lendenwirbelsäule keilförmig. Das Kreuzbein (Os sacrum) befindet sich am unteren Ende der Wirbelsäule und liegt unterhalb der Lendenwirbel und bildet den hinteren Teil des knöchernen Beckens. Beim erwachsenen Menschen ist das Sacrum ein einzelner, gerundeter Knochen, der sich aus fünf ursprünglich getrennten Kreuzwirbeln (S1-S5) entwickelt, die beim Heranwachsenden zu einem Einzelknochen verschmelzen. Das Steißbein (Os coccygis) ist der unterste Teil der Wirbelsäule. Es entsteht durch das Zusammenwachsen von vier Steißwirbeln, ein Prozess, der für gewöhnlich zum Ende des zwanzigsten Lebensjahres hin abgeschlossen ist.

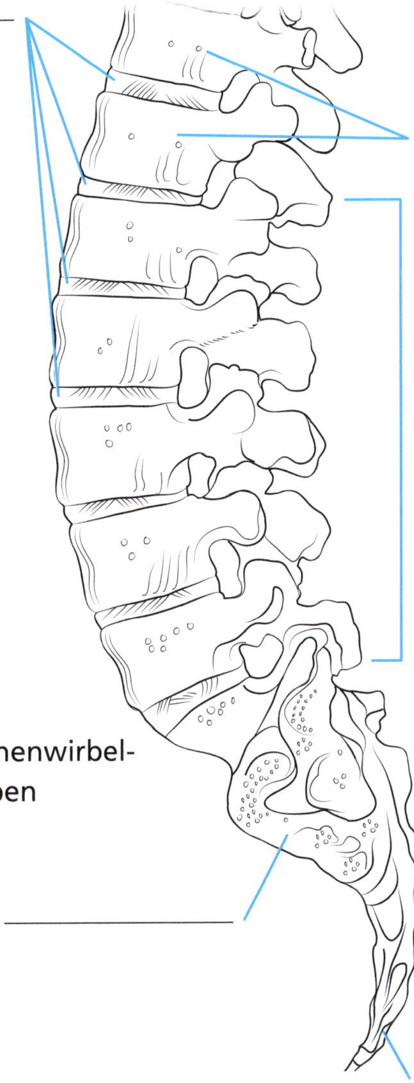

Zwischenwirbelscheiben

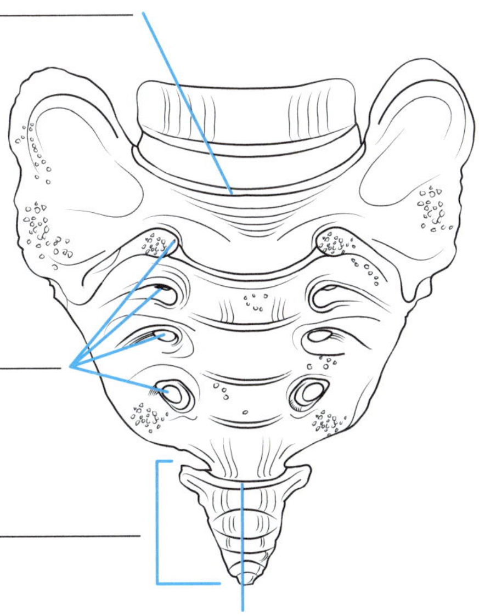

Kreuzbein und Steißbein – Ansicht von vorn

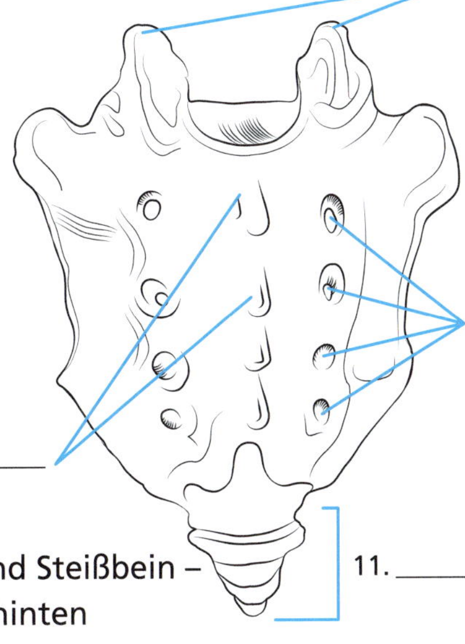

Kreuzbein und Steißbein – Ansicht von hinten

Antworten

1. Zwischenwirbelscheiben (Disci intervertebrales), 2. Kreuzbein (Os sacrum), 3. Steißbein (Os coccygis), 4. Lendenwirbel (Vertebrae lumbales), 5. Brustwirbel (Vertebrae thoracicae), 6. Promontorium (Promontorium ossis sacri), 7. vordere Kreuzbeinlöcher (Foramina sacralia anteriora), 8. Os coccygis, 9. Sakrokokzygealgelenk (Articulatio sacrococcygea), 10. Mittelleiste von Dornfortsatzrudimenten (Crista sacralis mediana), 11. Os coccygis, 12. hintere Kreuzbeinlöcher (Foramina sacralia posteriora), 13. oberer Gelenkfortsatz (Processus articularis superior)

Brustkorb und Schlüsselbein

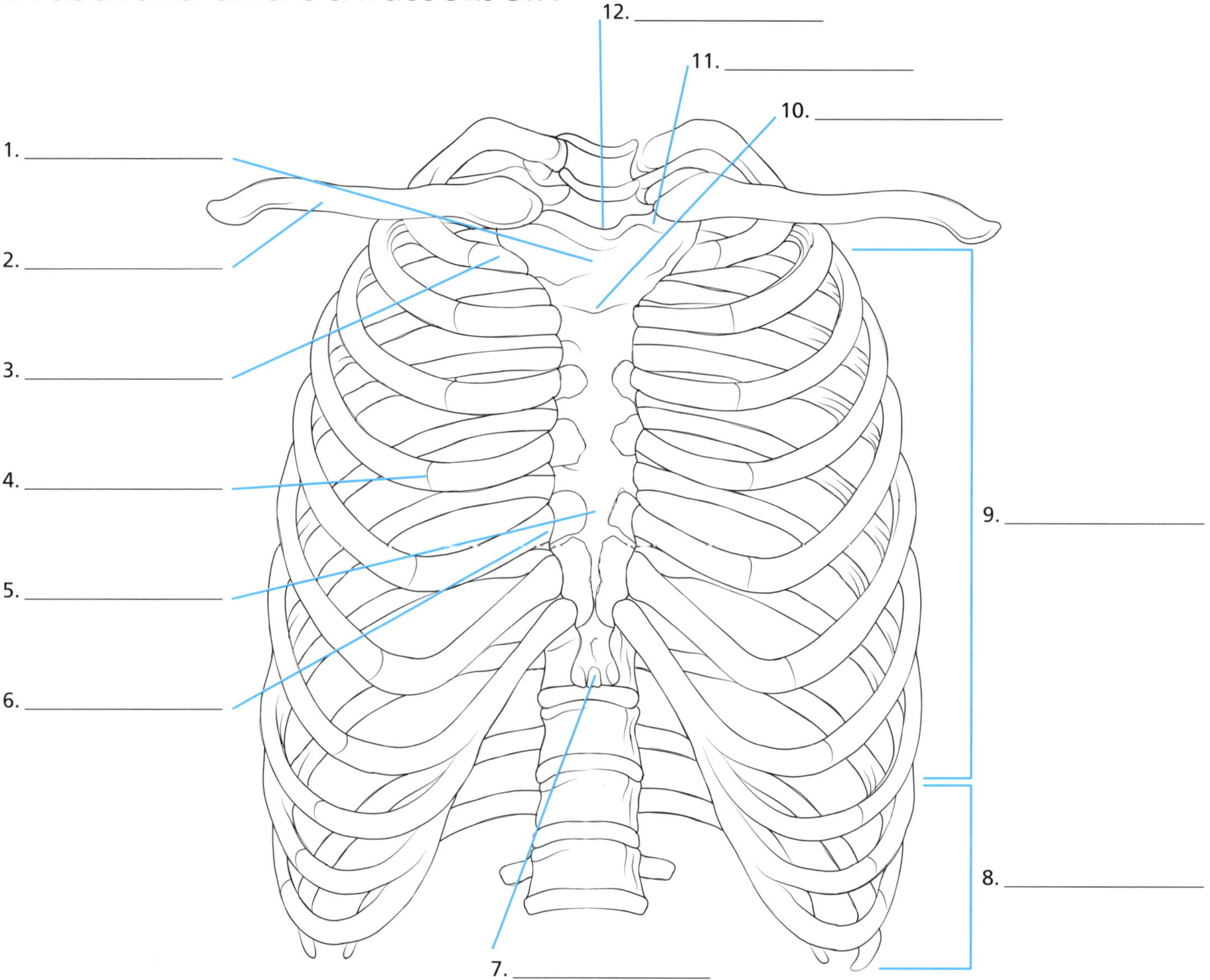

Brustkorb – Ansicht von vorn

Der Brustkorb besteht aus zwölf Rippenpaaren. Die Paare 1-7 werden als „echte Rippen" (Costae verae) bezeichnet, die sich von den Brustwirbeln hinten nach vorn zum Brustkorb erstrecken, wo sie durch Rippenknorpel (Cartilagines costales) direkt mit dem Brustbein (Sternum) verbunden sind. Die Paare 8-10 nennt man „falsche Rippen" (Costae spuriae), und auch sie verlaufen von den rückenseitigen Wirbeln nach vorn, erreichen das Brustbein aber nur indirekt, indem sie sich mit ihren Rippenknorpeln an die siebte Rippe anlegen. Die Paare 11-12 heißen „freie Rippen" (Costae fluctuantes), weil sie weder eine direkte noch indirekte Verbindung zum Sternum haben. Diese beiden Rippenpaare setzen sich nicht bis vorn fort, sondern enden frei in der Muskulatur. Das Schlüsselbein (Clavicula) ist ein paariger, leicht S-förmig gebogener und horizontal angeordneter Knochen oberhalb des Brustkorbs. Die Schlüsselbeine sind zu beiden Seiten mit dem Sternum (Sternoklavikulargelenk) und und der Schulterhöhe (Acromioklaviculargelenk) gelenkig verbunden.

Antworten

1. Brustbeinhandgriff (Manubrium sterni), 2. Schlüsselbein (Clavicula), 3. Rippenknorpel (Cartilago costalis), 4. Gelenke zwischen Rippenknochen und Rippenknorpel (Articulationes costochondrales), 5. Brustbeinkörper (Corpus sterni), 6. Brustbein-Rippen-Gelenke (Articulationes sternocostales), 7 Schwertfortsatz (Processus xiphoideus), 8. falsche Rippen (Costae spuriae, Paare 8-10), 9. echte Rippen (Costae verae, Paare 1-7), 10. Brustbeinwinkel (Angulus sterni), 11. Sternoklavikulargelenk, Brustbein-Schlüsselbein-Gelenk (Articulatio sternoclavicularis), 12. Drosselgrube (Fossa jugularis sterni)

Brustkorb – Ansicht von hinten

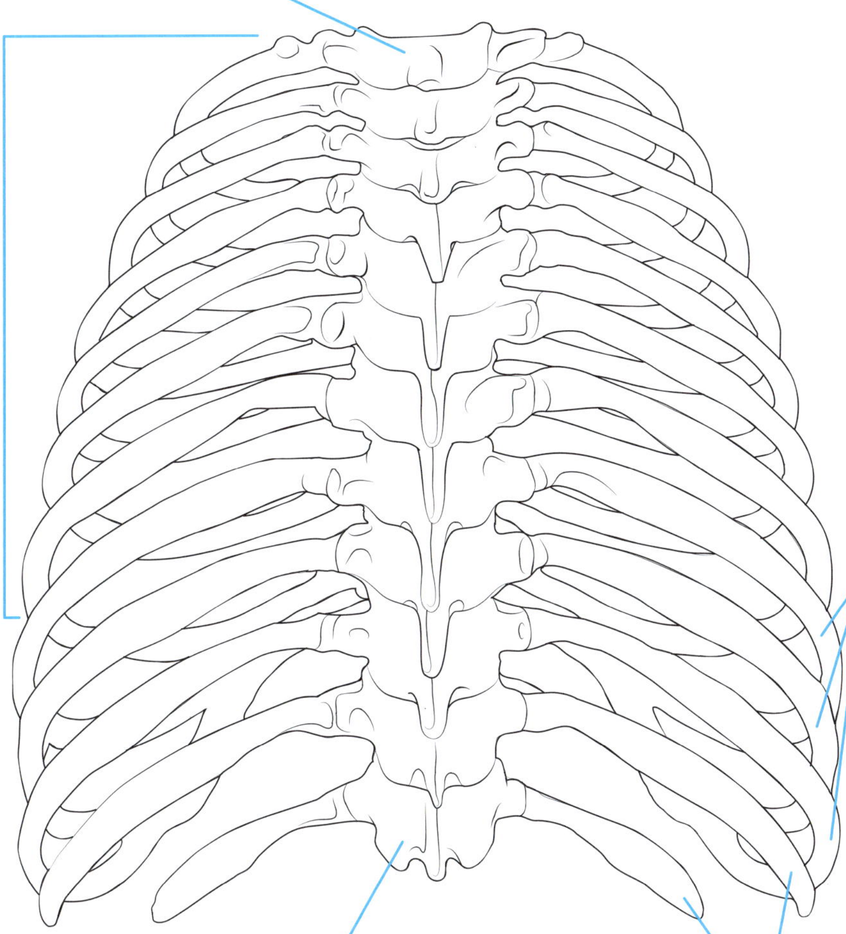

Schlüsselbein – Ansicht von vorn

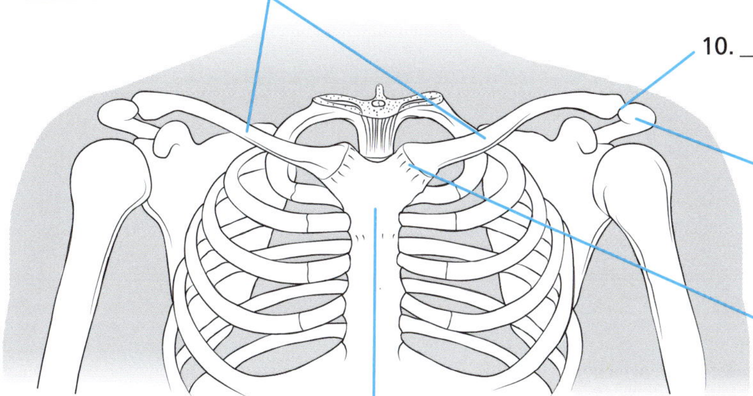

Antworten

1. erster Brustwirbel (T1), 2. echte Rippen (Costae verae, Paare 1-7), 3. unterster Brustwirbel (T12), 4. freie Rippen (Costae fluctuantes, Paare 11-12), 5. falsche Rippen (Costae spuriae, Paare 8-10), 6. Schlüsselbein (Clavicula), 7. Brustbeinhandgriff (Manubrium sterni), 8. Sternoklavikulargelenk, Brustbein-Schlüsselbein-Gelenk (Articulatio sternoclavicularis), 9. Schulterhöhe (Acromion), 10. Acromioklaviculargelenk, Schultereck-Schlüsselbein-Gelenk (Articulatio acromioclavicularis)

Knochen der oberen Extremität

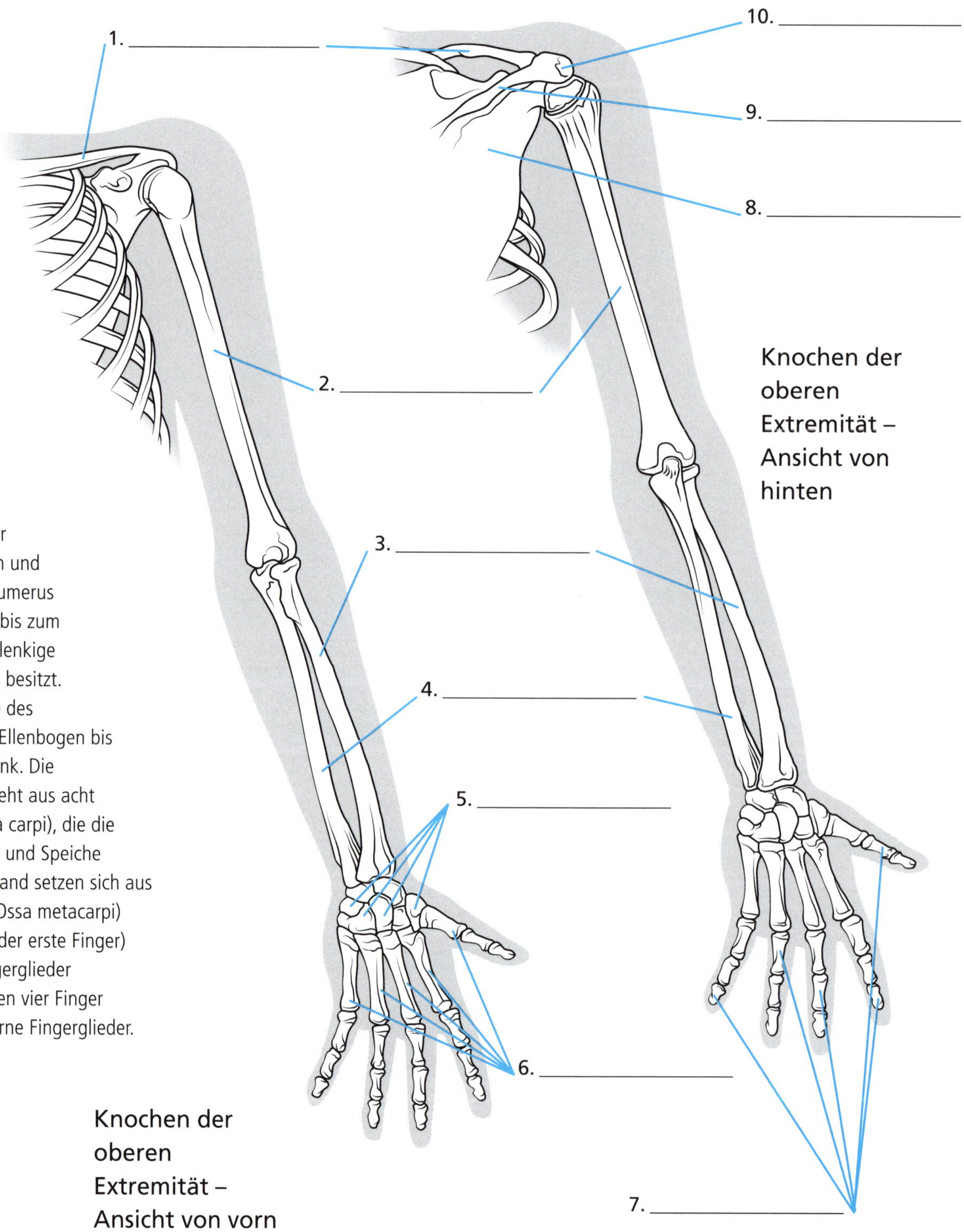

Knochen der oberen Extremität – Ansicht von hinten

Knochen der oberen Extremität – Ansicht von vorn

Die obere Extremität erstreckt sich von der Schulter bis zur Hand. Der Arm ist an der Schulter mit dem Rumpf verbunden und sein Einzelknochen, der Humerus (Oberarmknochen), reicht bis zum Ellenbogen, wo er eine gelenkige Verbindung zur Ulna (Elle) besitzt. Ulna und Radius (Speiche) des Unterarms verlaufen vom Ellenbogen bis zum proximalen Handgelenk. Die Handwurzel (Carpus) besteht aus acht Handwurzelknochen (Ossa carpi), die die Gelenkverbindung zur Elle und Speiche bilden. Die Knochen der Hand setzen sich aus fünf Mittelhandknochen (Ossa metacarpi) zusammen. Der Daumen (der erste Finger) weist zwei knöcherne Fingerglieder (Phalangen) auf, die übrigen vier Finger haben jeweils drei knöcherne Fingerglieder.

Antworten

1. Schlüsselbein (Clavicula), 2. Oberarmknochen (Humerus), 3. Speiche (Radius), 4. Elle (Ulna), 5. Handwurzelknochen (Ossa carpi), 6. Mittelhandknochen (Ossa metacarpi), 7. Fingerknochen (Phalanges), 8. Schulterblatt (Scapula), 9. Schulterblattgräte (Spina scapulae), 10. Schulterhöhe (Acromion)

Der Humerus (Oberarmknochen) der oberen Extremität und die Scapula (Schulterblatt) sind die beiden Hauptbestandteile des Schultergelenks (Articulatio humeri), wobei das Schlüsselbein (Clavicula) dem Gelenk Stabilität verleiht. Die Clavicula und die Scapula bilden den Schultergürtel (Cingulum membri superioris), der die obere Extremität mit dem Rumpf verbindet. Das Schlüsselbein fungiert wie eine knöcherne Verstrebung, die die obere Extremität von der Körpermitte fernhält. Das Schulterblatt ist ein flacher, dreieckiger Knochen, der einen Teil des oberen Rückens bedeckt. Der Humerus und die Scapula formen gemeinsam das höchst bewegliche Schultergelenk. Als dreiachsiges Kugelgelenk ermöglicht das Schultergelenk Bewegungen in nahezu jede Richtung.

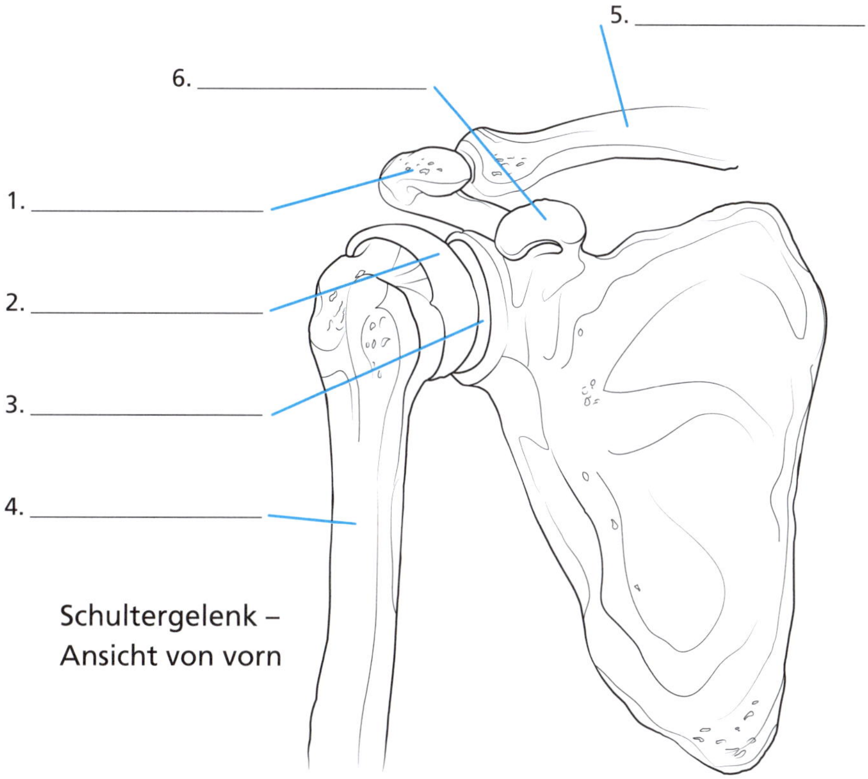

Schultergelenk – Ansicht von vorn

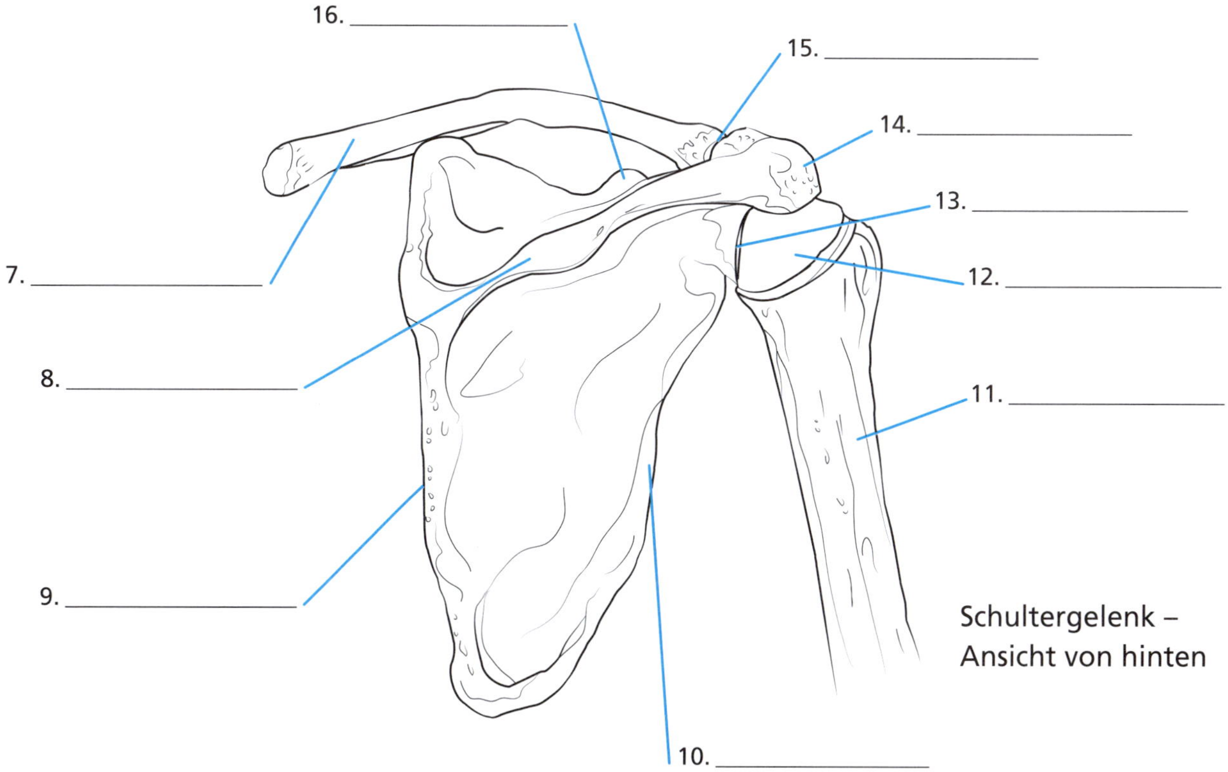

Schultergelenk – Ansicht von hinten

Antworten

1. Schulterhöhe (Acromion), 2. Oberarmkopf (Caput humeri), 3. Gelenkpfanne (Cavitas glenoidalis), 4. Oberarmknochen (Humerus), 5. Schlüsselbein (Clavicula), 6. Rabenschnabelfortsatz (Processus coracoideus), 7. Clavicula, 8. Schulterblattgräte (Spina scapulae), 9. innerer Rand (Margo medialis), 10. äußerer Rand (Margo lateralis), 11. Humerus, 12. Caput humeri, 13. Cavitas glenoidalis, 14. Acromion, 15. Acromioklaviculargelenk, Schultereck-Schlüsselbein-Gelenk (Articulatio acromioclavicularis), 16. Processus coracoideus

Knochen der oberen Extremität

Schultergelenk – Ansicht von oben

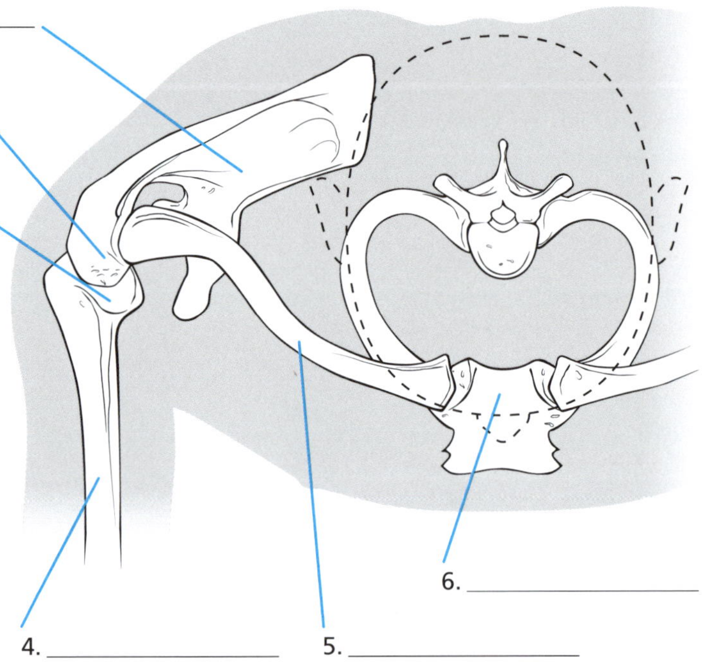

Das äußerst bewegliche Kugelgelenk der Schulter wird dort gebildet, wo der runde Oberarmkopf und die flache Gelenkfläche der Gelenkpfanne aufeinandertreffen. Eine Reihe starker Bänder (Ligamente) halten das Schultergelenk stabil, dazu zählen die glenohumeralen Bänder, die den Humerus (Oberarmknochen) mit dem Schulterblatt (Scapula) verbinden, und das coracohumerale Ligament, das vom Humerus zum Processus coracoideus (Rabenschnabelfortsatz) verläuft. Besondere Stabilität verleihen diesem Abschnitt das coracoakromiale Band, das sich zwischen dem Processus coracoideus und der Schulterhöhe (Acromion) ausspannt, das akromioclavikuläre Ligament, das sich vom Acromion zum Schlüsselbein (Clavicula) zieht, sowie das coracoclavikuläre Band, das zwischen dem Processus coracoideus und der Clavicula liegt. Das quere Band des Humerus (Ligamentum transversum humeri) hält eine der Sehnen des zweiköpfigen Oberarmmuskels (M. biceps brachii) in der Rinne zwischen den beiden Höckern des Humerus.

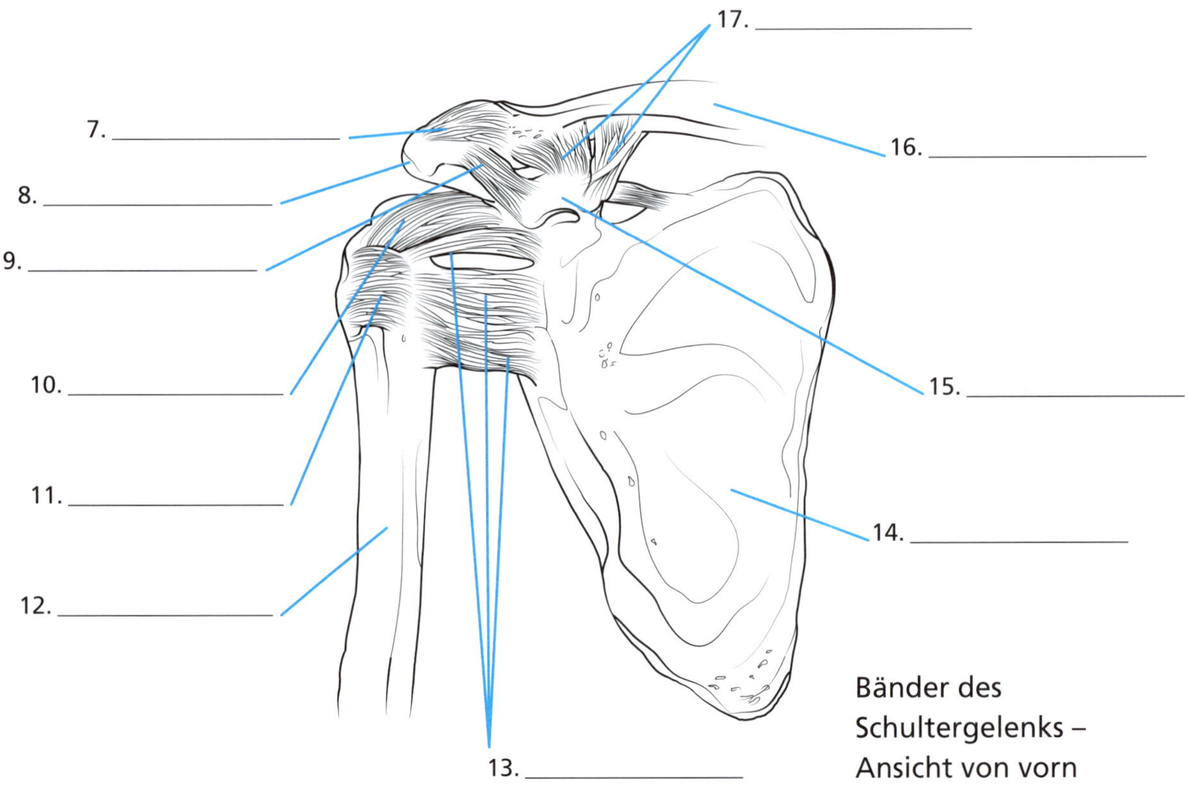

Bänder des Schultergelenks – Ansicht von vorn

Antworten

1. Schulterblatt (Scapula), 2. laterales Ende (Extremitas acromialis), 3. Gelenkpfanne (Cavitas glenoidalis), 4. Oberarmknochen (Humerus), 5. Schlüsselbein (Clavicula), 6. Brustbein (Sternum), 7. akromioklavikuläres Band (Lig. acromioclaviculare), 8. Schulterhöhe (Acromion), 9. Rabenschnabelfortsatz-Schultereckband (Lig. coracoacromiale), 10. coracohumerales Band (Lig. coracohumerale), 11. queres Band des Oberarmknochens (Lig. transversum humeri), 12. Humerus, 13. glenohumerale Bänder (Ligg. glenohumeralia), 14. Scapula, 15. Rabenschnabelfortsatz (Processus coracoideus), 16. Clavicula, 17. Rabenschnabelfortsatz-Schlüsselbeinband (Lig. coracoclaviculare)

Der Humerus (Oberarmknochen) der oberen Extremität besteht aus einem langen zylinderförmigen Schaft, an dessen proximalem Ende sich ein gerundeter Kopf (Caput humeri) befindet, der mit dem Schulterblatt (Sapula) an der Gelenkpfanne artikuliert, um das Schultergelenk (Articulatio humeri) zu bilden. Am distalen Ende des Schafts liegen eine Gelenkrolle und ein kugelförmiges Köpfchen, die gelenkig mit Elle (Ulna) und Speiche (Radius) in Verbindung stehen, um das Ellenbogengelenk (Articulatio cubiti) zu formen. Weitere besondere Merkmale des Oberarmknochens sind die Tuberositas deltoidea, eine Rauigkeit in der Mitte des Oberarmschafts, und der innere und der äußere Obergelenkknorren.

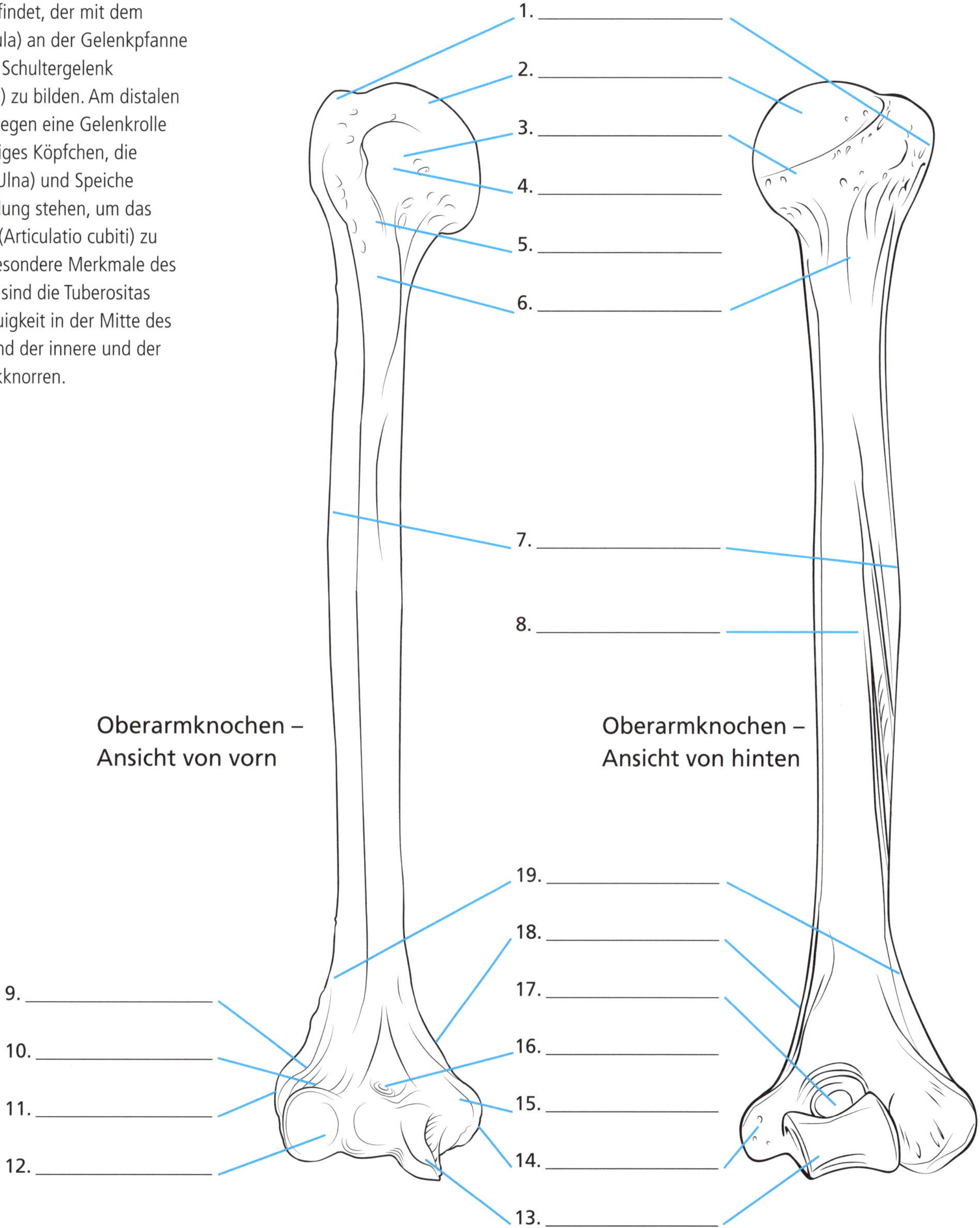

Oberarmknochen – Ansicht von vorn

Oberarmknochen – Ansicht von hinten

Antworten

1. großer Oberarmhöcker (Tuberculum majus), 2. Oberarmkopf (Caput humeri), 3. anatomischer Hals (Collum anatomicum humeri), 4. kleiner Oberarmhöcker (Tuberculum minus), 5. Rinne zwischen den beiden Oberarmhöckern (Sulcus intertubercularis), 6. chirurgischer Hals (Collum chirurgicum humeri), 7. Rauigkeit in der Mitte des Oberarmschafts (Tuberositas deltoidea humeri), 8. Rinne des Speichennervs (Sulcus nervi radialis), 9. Gelenkknorren, äußere Seite (Condylus humeri), 10. Speichenkopfgrube (Fossa radialis), 11. äußerer Obergelenkknorren (Epicondylus lateralis humeri), 12. Oberarmköpfchen (Capitulum humeri), 13. Oberarmrolle (Trochlea humeri), 14. innerer Obergelenkknorren (Epicondylus medialis humeri), 15. Gelenkknorren, innere Seite (Condylus humeri), 16. Kronenfortsatzgrube (Fossa coronoidea), 17. Knochensporngrube (Fossa olecrani), 18. Knochenkamm über dem inneren Obergelenkknorren (Crista supracondylaris humeri medialis), 19. Knochenkamm über dem äußeren Obergelenkknorren (Crista supracondylaris humeri lateralis)

Knochen der oberen Extremität

Der Ellenbogen (Cubitus) ist die bewegliche Verbindung zwischen dem erweiterten distalen Ende des Humerus (Oberarmknochen) und den proximalen Enden von Ulna (Elle) und Radius (Speiche). Es handelt sich dabei um ein Scharniergelenk, das Beugung und Streckung ermöglicht. Die Flexion und Extension finden im Wesentlichen zwischen dem distalen Ende des Humerus und dem proximalen Ende der Ulna statt. Die Gelenkverbindung zwischen Ulna und Radius bildet ein Radgelenk, das eine Drehbewegung der Speiche um die Elle erlaubt. Die Knochen des Ellenbogengelenks (Articulatio cubiti), Humerus, Radius und Ulna, werden von kräftigen faserigen Bändern zusammengehalten. Das ulnare Seitenband verbindet auf der Gelenkinnenseite den Humerus mit der Ulna und dem Olecranon (Hakenfortsatz). Auf der Gelenkaußenseite verläuft das radiale Seitenband vom Humerus zum Radius, wo das Band mit seinen Fasern in das Ringband der Speiche einläuft, das seinerseits den Speichenkopf an der Ulna befestigt.

Ellenbogengelenk – Ansicht von medial

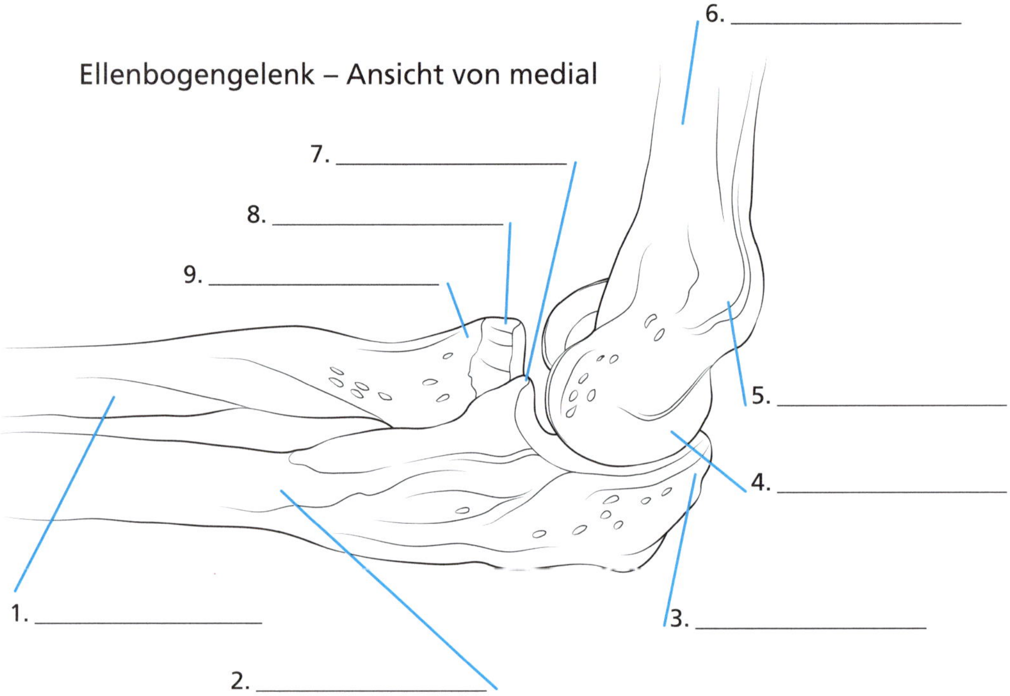

Bänder des Ellenbogens – Ansicht von medial

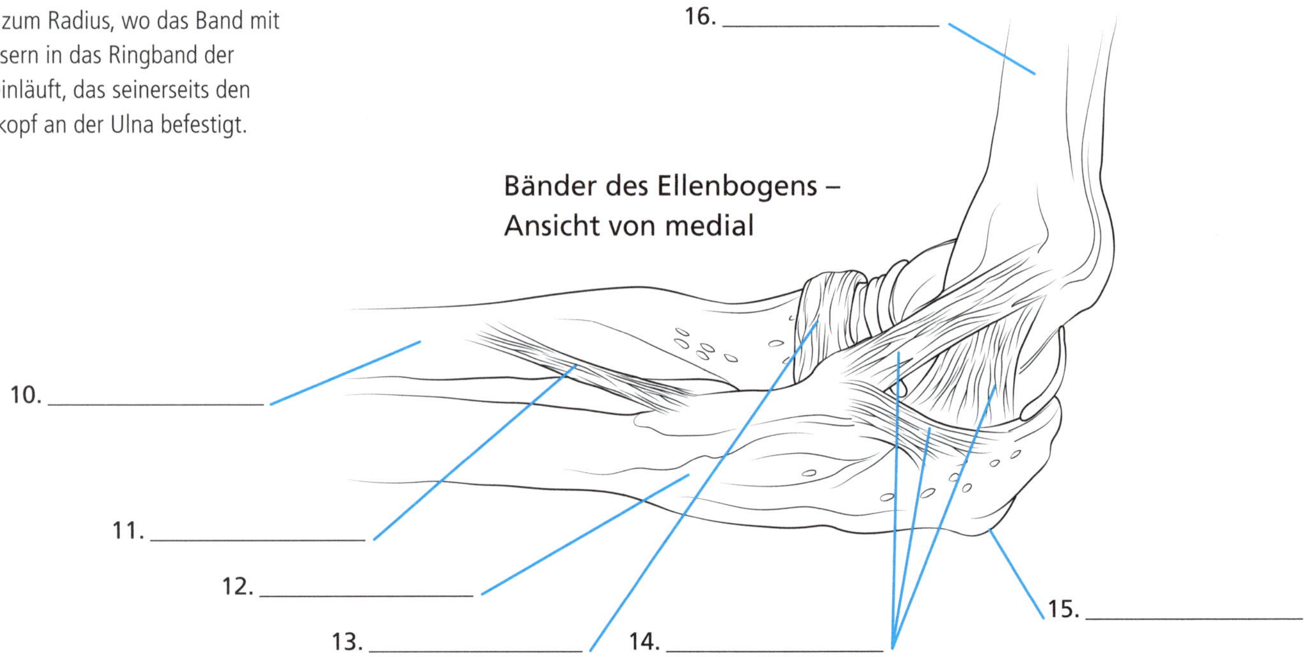

Antworten

1. Speiche (Radius), 2. Elle (Ulna), 3. Hakenfortsatz (Olecranon), 4. Oberarmrolle (Trochlea humeri), 5. innerer Obergelenkknorren (Epicondylus medialis humeri), 6. Oberarmknochen (Humerus), 7. Kronenfortsatz der Elle (Processus coronoideus ulnae), 8. Speichenkopf (Caput radii), 9. Speichenhals (Collum radii), 10. Radius, 11. Chorda obliqua, 12. Ulna, 13. Speichenringband (Lig. anulare radii), 14. Ellenseitenband (Lig. collaterale ulnare), 15. Olecranon, 16. Humerus

Der Radius (Speiche) ist einer der zwei Unterarmknochen. Er liegt daumenseitig und parallel zur Ulna (Elle), um die er sich dreht. Knapp unterhalb des proximalen Endes der Speiche befindet sich eine erhöhte und aufgeraute Fläche, die Tuberositas radii. Am größeren distalen Ende bildet die Speiche einen Teil des Handgelenks. Die Ulna, die kleinfingerseitig gelegen ist, erstreckt sich vom Ellenbogen (Cubitus) bis zum Handgelenk. Der lange Knochen besitzt einen unregelmäßigen Querschnitt und ist am proximalen Ende verdickt, während er am distalen Ende verjüngt ist.

Speiche und Elle – Ansicht von hinten

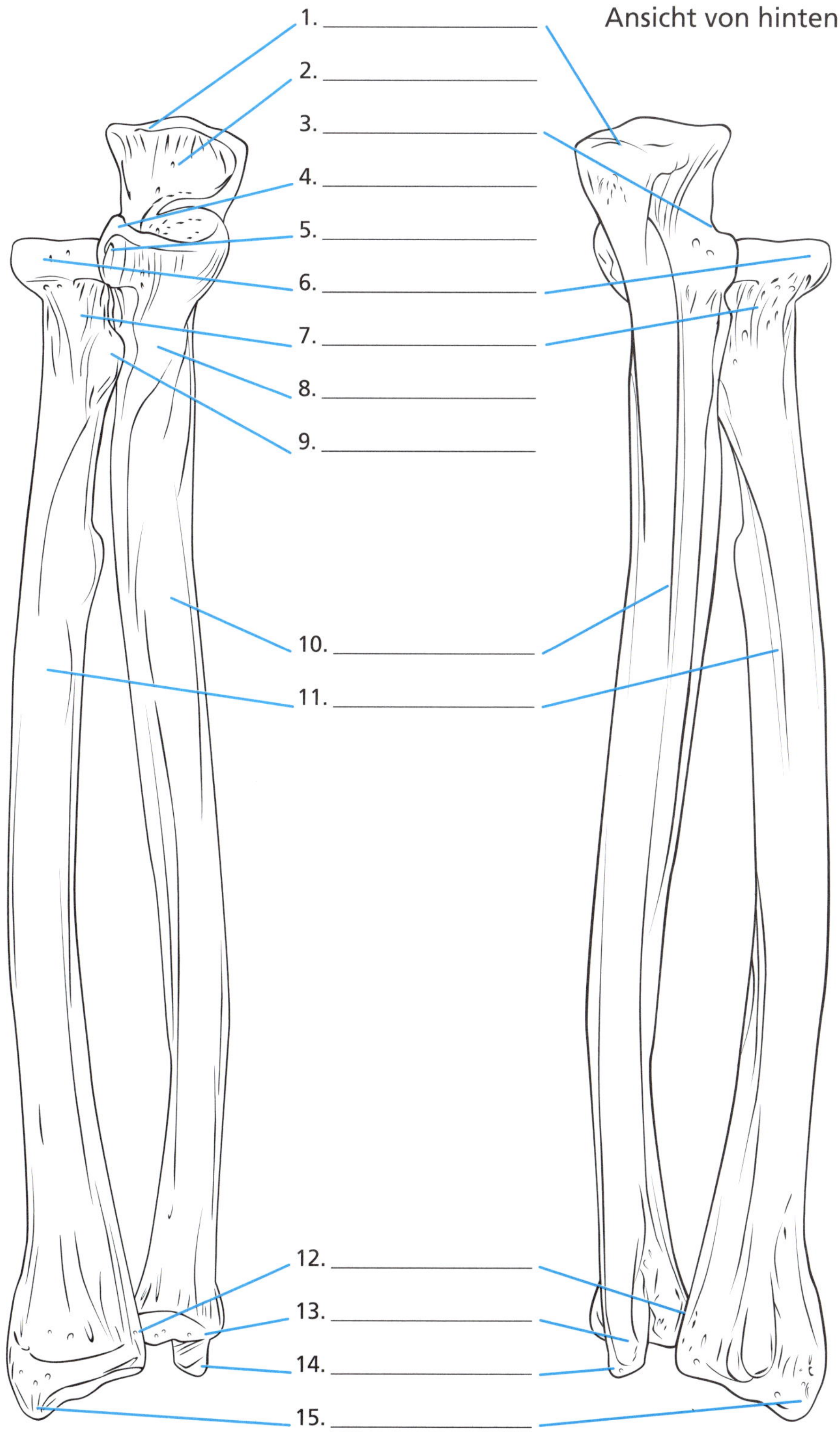

Speiche und Elle – Ansicht von vorn

Antworten

1. Hakenfortsatz (Olecranon), 2. Einschnitt für die Oberarmrolle (Incisura trochlearis), 3. proximales Speichen-Ellen-Gelenk (Articulatio radioulnaris proximalis), 4. Kronenfortsatz der Elle (Processus coronoideus ulnae), 5. Einschnitt für den Speichenkopf (Incisura radialis ulnae), 6. Speichenkopf (Caput radii), 7. Speichenhals (Collum radii), 8. Rauigkeit der Elle (Tuberositas ulnae), 9. Rauigkeit der Speiche (Tuberositas radii), 10. Elle (Ulna), 11. Speiche (Radius), 12. distales Speichen-Ellen-Gelenk (Articulatio radioulnaris distalis), 13. Ellenkopf (Caput ulnae), 14. Griffelfortsatz der Elle (Processus styloideus ulnae), 15. Griffelfortsatz der Speiche (Processus styloideus radii)

Knochen des Handgelenks und der Hand

Die Handwurzel (Carpus) besteht aus acht Handwurzelknochen (Ossa carpi), die eine Gelenkverbindung zwischen der Hand und der Ulna (Elle) sowie dem Radius (Speiche) bilden. Die Hand setzt sich aus einer Handinnenfläche, einem Handrücken, dem Daumen und den Fingern zusammen. Zwischen den Handwurzelknochen des Handgelenks und den Fingerknochen (Phalangen) liegen die fünf Mittelhandknochen (Ossa metacarpi). Jeder der vier Finger (2. bis 5. Finger) besitzt drei Fingerglieder (Grundglied, Mittelglied, Endglied), während der Daumen (1. Finger) lediglich zwei Fingerglieder aufweist (Grundglied und Endglied). Die Mittelhandknochen sind mit den Phalangen durch die Fingergrundgelenke (Metakarpophalangealgelenke) verbunden.

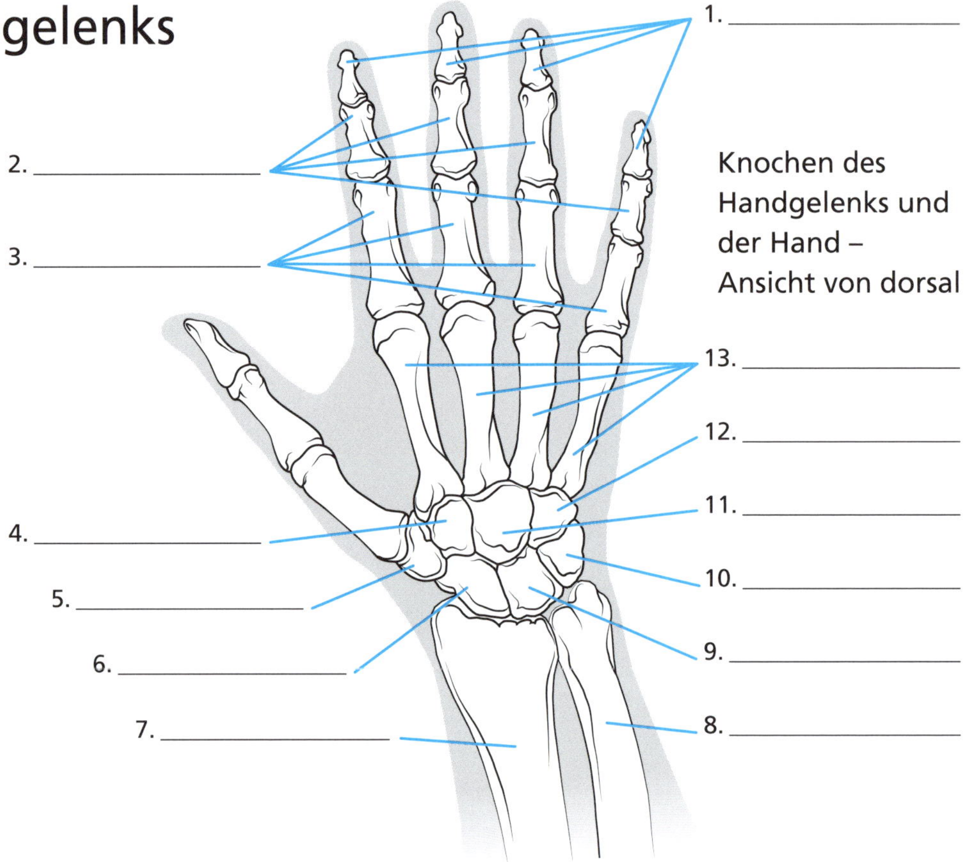

Knochen des Handgelenks und der Hand – Ansicht von dorsal

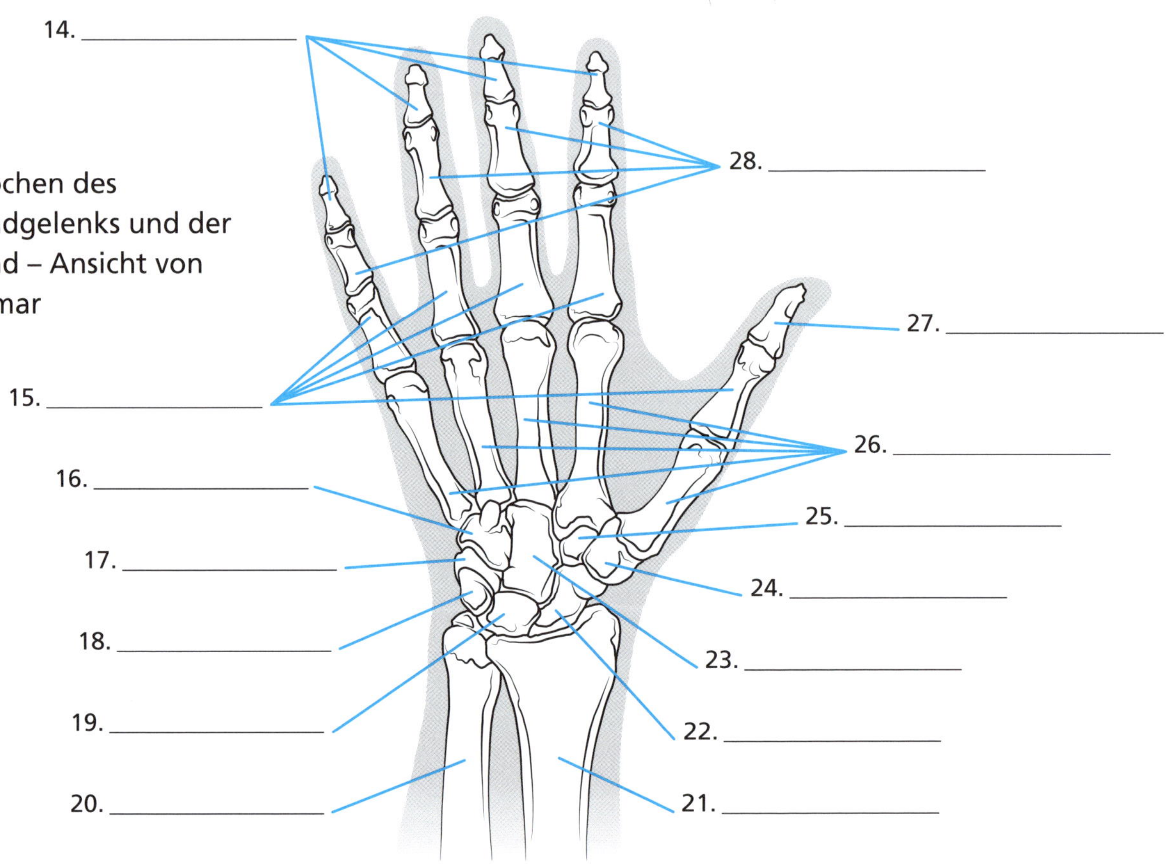

Knochen des Handgelenks und der Hand – Ansicht von palmar

Antworten

1. Fingerendglieder (Phalanges distales), 2. Fingermittelglieder (Phalanges mediae), 3. Fingergrundglieder (Phalanges proximales), 4. Trapezoidbein (Os trapezoideum), 5. Trapezbein (Os trapezium), 6. Kahnbein (Os scaphoideum), 7. Speiche (Radius), 8. Elle (Ulna), 9. Mondbein (Os lunatum), 10. Dreiecksbein (Os triquetrum), 11. Kopfbein (Os capitatum) 12. Hakenbein (Os hamatum), 13. Mittelhandknochen (Ossa metacarpi), 14. Phalanges distales, 15. Phalanges proximales, 16. Os hamatum, 17. Os triquetrum, 18. Erbsenbein (Os pisiforme), 19. Os lunatum, 20. Ulna, 21. Radius, 22. Os scaphoideum, 23. Os capitatum, 24. Os trapezium, 25. Os trapezoideum, 26. Ossa metacarpi, 27. Fingerendglied des Daumens (Phalanx distalis pollicis), 28. Phalanges mediae

Bänder des Handgelenks und der Hand – Ansicht von palmar

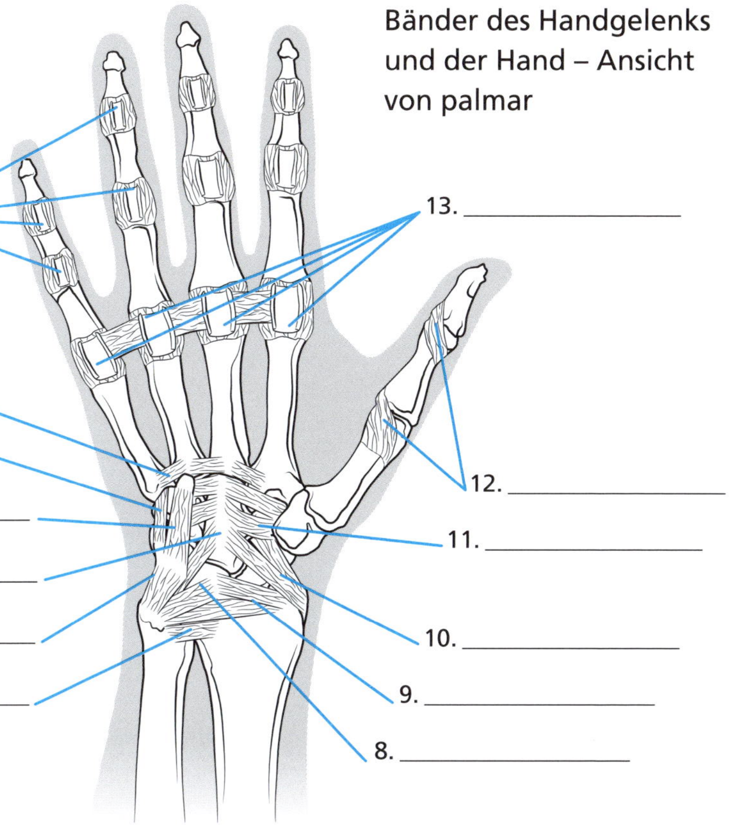

Die Gelenke des Handgelenks werden von einer faserigen Gelenkkapsel umschlossen und von vielen Bändern (Ligamenten) zusammengehalten. Die Seitenbänder von Radius (Speiche) und Ulna (Elle) sind gerundete Bänder, die die Speiche und die Elle an den proximalen Handwurzelknochen (Ossa carpi) befestigen. Es gibt auch breite Bänder, über die der Radius mit den proximalen Handwurzelknochen in Verbindung steht: das hohlhandseitige (palmare) sowie das handrückenseitige (dorsale) radiokarpale Band. Das quere Karpalband (auch: Retinaculum flexorum) spannt sich über die Handwurzelknochen, und innerhalb der Gelenkkapsel liegen die palmaren und dorsalen interkarpalen Bänder, die die einzelnen Handwurzelknochen miteinander verbinden. Die hohlhandseitigen und handrückseitigen Handwurzel-Mittelhandbänder ziehen sich von den distalen Handwurzelknochen zur Basis der Mittelhandknochen (Ossa metacarpi). Zwischen den Köpfen der Mittelhandknochen und den Fingergrundgliedern bestehen Seitenbänder.

Finger – Ansicht von medial

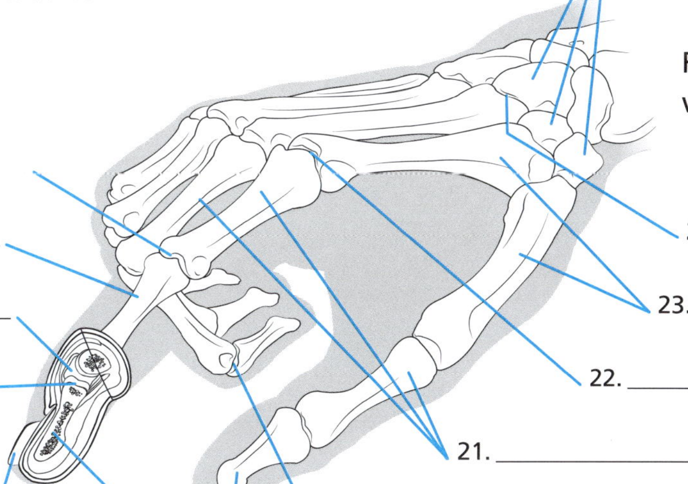

Antworten

1. Seitenbänder der Fingermittel- und Fingerendgelenke (Ligg. collateralia der phalanges mediae und distales), 2. palmare Mittelhandbänder (Ligg. metacarpalia palmaria), 3. Erbsenbein-Mittelhandband (Lig. pisometacarpale), 4. Erbsenbein-Hakenbeinband (Lig. pisohamatum), 5. Kopfbein-Dreiecksbeinband (Lig. capitotriquetrum), 6. ellenseitiges Handwurzelseitenband (Lig. collaterale carpi ulnare), 7. palmares Speichen-Ellenband (Lig. radioulnare palmare), 8. Elle-Mondbeinband (Lig. ulnolunatum, Teil des palmaren Ellen-Handwurzelbands (Lig. ulnocarpale)), 9. Speiche-Kahnbein-Mondbeinband (Lig. radioscapholunatum, Teil des palmaren Speiche-Handwurzelbands (Lig. radiocarpale)), 10. Speiche-Kopfbeinband (Lig. radiocapitatum, Teil des hohlhandseitigen Speiche-Handwurzelbands (Lig. radiocarpale)), 11. hohlhandseitige Handwurzel-Mittelhand-Bänder (Ligg. carpometacarpalia palmaria), 12. Seitenbänder der Fingergelenke des Daumens (Ligg. collateralia), 13. Seitenbänder der Fingergrundgelenke (Articulationes metacarpophalangeae, Ligg. collateralia), 14. Fingermittelgelenk (Articulatio interphalangea proximalis), 15. Fingermittelglied (Phalanx media), 16. Gelenkkapsel (Capsula articularis), 17. Gelenkknorpel (Cartilago articularis), 18. Fingernagel (Unguis), 19. Fingerendglied (Phalanx distalis), 20. Fingerendgelenk (Articulatio interphalangea distalis), 21. Fingergrundglied (Phalanx proximalis), 22. Fingergrundgelenk (Articulatio metacarpophalangea), 23. Mittelhandknochen (Ossa metacarpi), 24. Karpometakarpalgelenk (Articulatio carpometacarpalea), 25. Handwurzelknochen (Ossa carpalia)

Knochen des Beckens

Der Beckengürtel (Cingulum membri inferioris) setzt sich aus den Hüftbeinen (Ossa coxae), dem Kreuzbein (Os sacrum) und dem Steißbein (Os coccygis) zusammen. Jedes Hüftbein besteht aus drei Knochen, dem Darmbein (Os ilium), dem Sitzbein (Os ischii) und dem Schambein (Os pubis). Die beiden Hüftbeine stoßen vorne in der Schambeinfuge (Symphysis pubica) aneinander und verbinden sich hinten gelenkig mit dem Kreuzbein in den Kreuzbein-Darmbein-Gelenken (Iliosakralgelenke). Im Vergleich zum weiblichen Becken besitzt das männliche Becken als typische Merkmale einen kleineren herzförmigen Beckeneingang, einen kleineren Beckenausgang und eine eher kegelförmige, längere Beckenhöhle. Es unterscheidet sich ferner vom weiblichen Becken durch größere Knochen, kräftigere Muskeln und größere Gelenkflächen. Das weibliche Becken weist ganz allgemein einen größeren Beckeneingang und -ausgang auf als das männliche Becken. Darüber hinaus ist der Beckenkanal kürzer im weiblichen Becken und dessen Wände sind verglichen mit denen des männlichen Beckens eher parallel zueinander angeordnet.

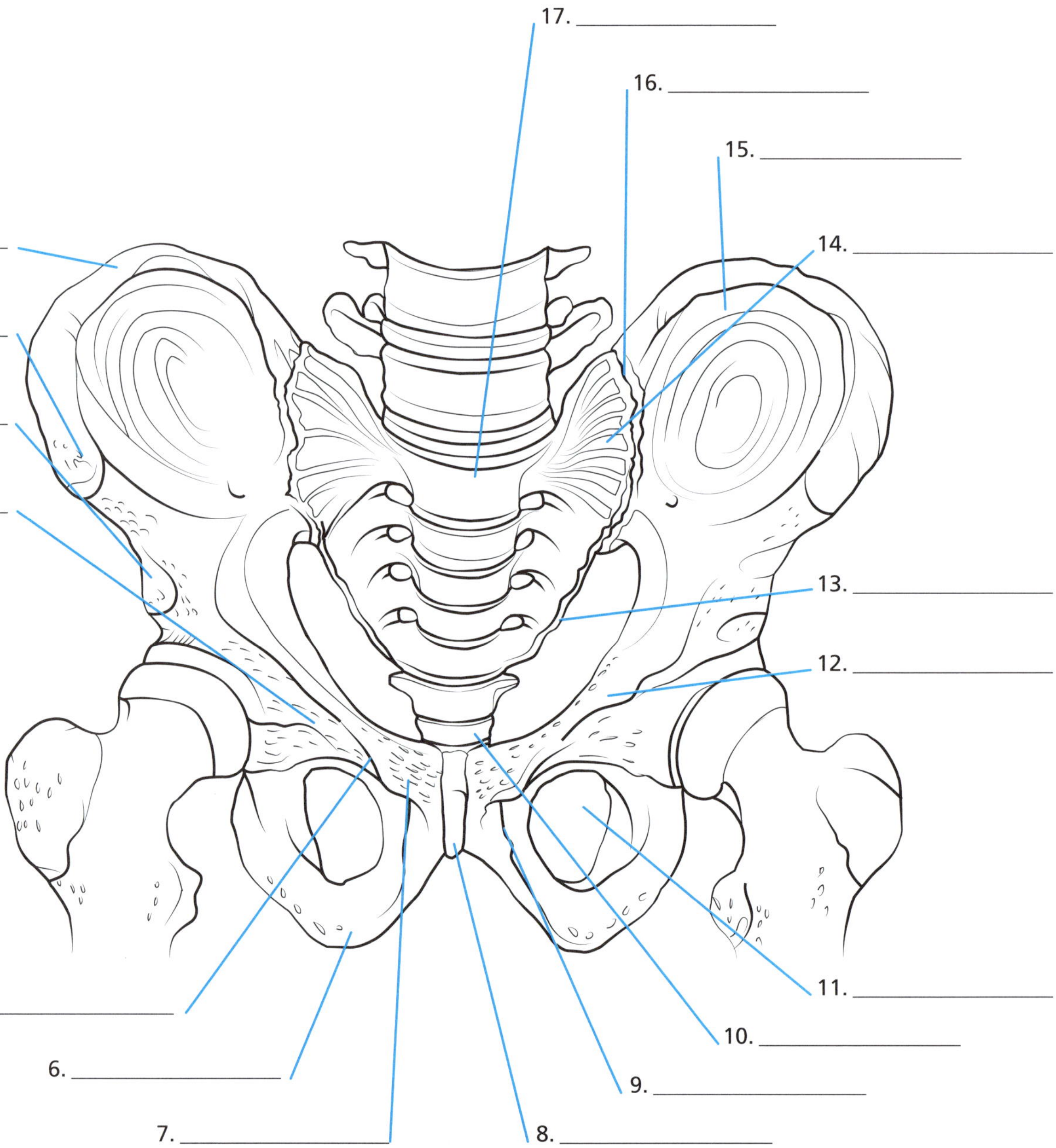

Knochen des männlichen Beckens – Ansicht von vorn

Antworten

1. Darmbeinkamm (Crista iliaca), 2. vorderer oberer Darmbeinstachel (Spina iliaca anterior superior), 3. vorderer unterer Darmbeinstachel (Spina iliaca anterior inferior), 4. oberer Schambeinast (Ramus superior ossis pubis), 5. Schambeinkamm (Pecten ossis pubis), 6. Sitzbein (Os ischii), 7. Schambeinhöcker (Tuberculum pubicum), 8. Schambeinfuge (Symphysis pubica), 9. unterer Schambeinast (Ramus inferior ossis pubis), 10. Steißbein (Os coccygis), 11. Hüftbeinloch (Foramen obturatum), 12. Knochenerhebung am Schambein (Eminentia iliopubica), 13. Kreuzbein (Os sacrum), 14. Kreuzbeinflügel (Ala ossis sacri), 15. Darmbein (Os ilium), 16. Iliosakralgelenk (Articulatio sacroiliaca), 17. Promontorium (Promontorium ossis sacri)

Der Geburtskanal

Der menschliche Geburtskanal verläuft durch den Beckenring (-gürtel), der vom Schambein, Darmbein und Kreuzbein gebildet wird. Das weibliche Becken hat im Schnitt einen Innendurchmesser von 12,5 cm, sodass es für einen Babykopf mit einem Umfang bis zu 8,5 cm dort eng ist. Andere innere Organe (d. h., Rektum und Harnblase) müssen um den Kopf des Fetus und den Gebärmutterhals Platz finden. Dies macht eine menschliche Vaginalgeburt wesentlich schwieriger im Vergleich zu anderen Primaten. Wenn infolge einer Krankheit die Größe des Babys zunimmt (z. B. aufgrund eines fetalen Hydrocephalus oder von Diabetes mellitus mütterlicherseits) oder das Becken einer Frau sehr klein ist, ist eine vaginale Entbindung zumeist unmöglich.

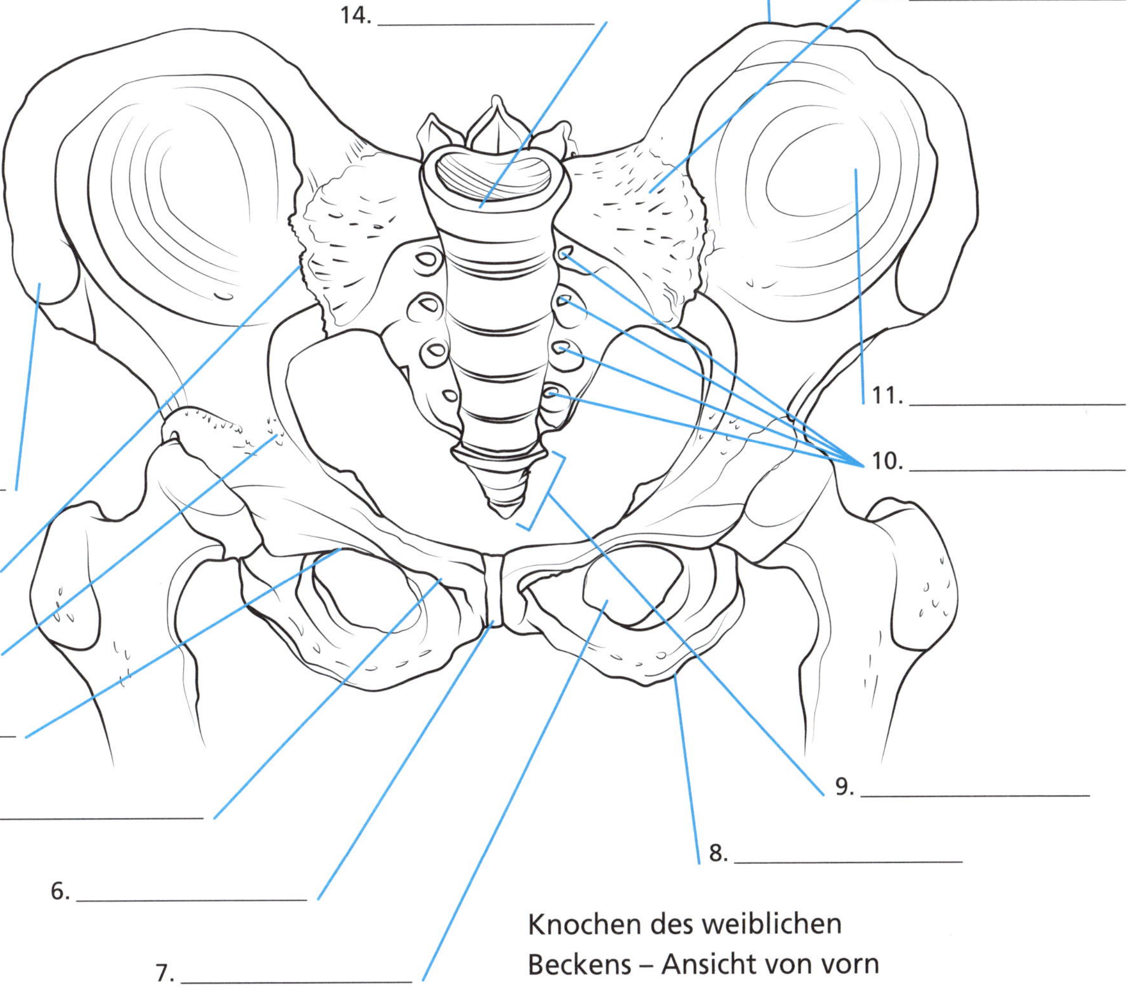

Knochen des weiblichen Beckens – Ansicht von vorn

Antworten

1. vorderer oberer Darmbeinstachel (Spina iliaca anterior superior), 2. Iliosakralgelenk (Articulatio sacroiliaca), 3. Knochenerhebung am Schambein (Eminentia iliopubica), 4. oberer Schambeinast (Ramus superior ossis pubis), 5. Schambeinhöcker (Tuberculum pubicum), 6. Schambeinfuge (Symphysis pubica), 7. Hüftbeinloch (Foramen obturatum), 8. Sitzbein (Os ischii), 9. Steißbein (Os coccygis), 10. Kreuzbeinlöcher (Foramina sacralia pelvina), 11. Darmbein (Os ilium), 12. Kreuzbeinflügel (Ala ossis sacri), 13. Darmbeinkamm (Crista iliaca), 14. Promontorium (Promontorium ossis sacri)

Im Becken (Pelvis) kommen viele Bänder (Ligamente) vor, die die Gelenke zwischen Kreuzbein (Os sacrum), Steißbein (Os coccygis), Darmbein (Os ilium), Sitzbein (Os ischii) und Schambein (Os pubis) miteinander verbinden und stärken. Das Ligamentum sacroiliacum interosseum liegt zwischen dem Kreuzbein- und dem Darmbeinhöcker. Ebenfalls zwischen Os sacrum und Os ilium befinden sich die vorderen Kreuzbein-Darmbeinbänder, deren Fasern eher dünn und lang sind, sowie die hinteren Kreuzbein-Darmbeinbänder, die dichte und kurze Fasern besitzen. Zwischen Os sacrum und Os coccygis verlaufen vier Kreuzbein-Steißbeinbänder (Ligg. sacrococcygea): ein oberflächlich hinteres, ein tiefes hinteres, ein vorderes und ein seitliches. Eine Verbindung zwischen Kreuzbein und Sitzbein stellt einerseits das Ligamentum sacrotuberale her, das sich vom Sitzbeinhöcker zum Os coccygis und Os sacrum zieht, andererseits das Ligamentum sacrospinale, das sich vom Sitzbeinstachel zum Kreuzbein und Steißbein erstreckt. Ferner gibt es das Darmbein-Lendenband, das vom Darmbeinkamm zu den Querfortsätzen des vierten und fünften Lendenwirbels reicht. Die beiden Schambeine werden oberhalb und unterhalb der Schambeinfuge durch zwei Bänder zusammengehalten.

Bänder des Beckens und der Hüfte – Ansicht von vorn

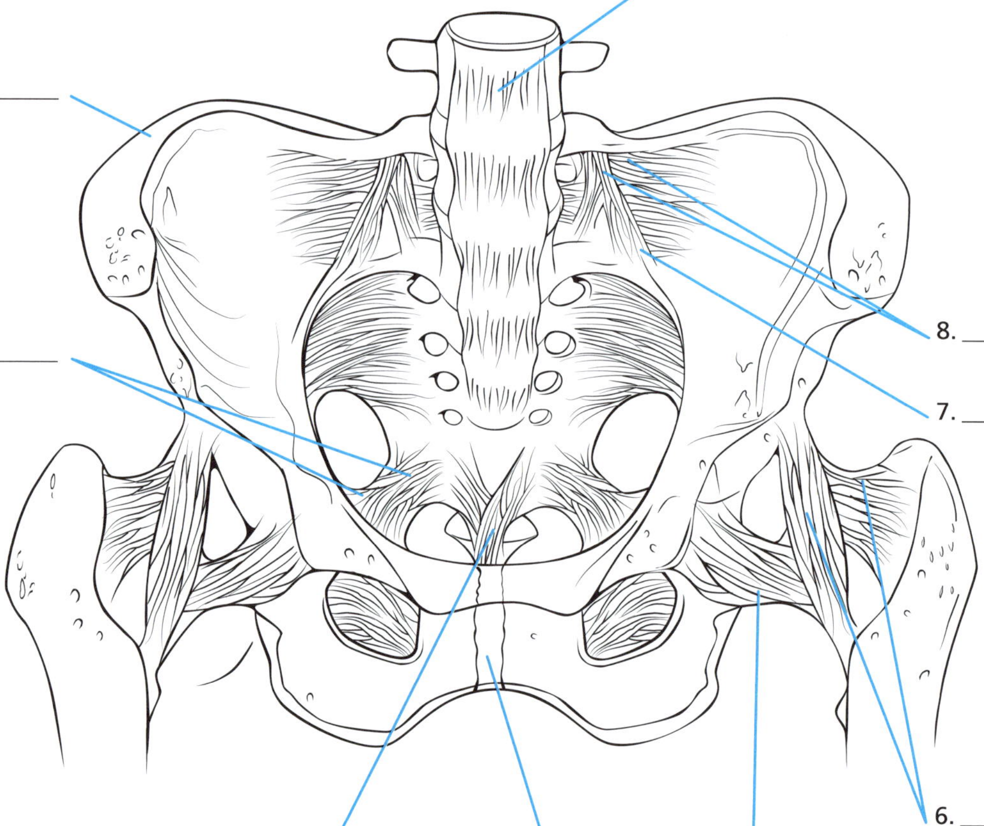

Antworten

1. Darmbeinkamm (Crista iliaca), 2. Ligamentum sacrotuberale und Ligamentum sacrospinale, 3. vorderes Kreuzbein-Steißbeinband (Lig. sacrococcygeum anterius), 4. Schambeinfuge (Symphysis pubica), 5. Schambein-Schenkelband (Lig. pubofemorale), 6. Darmbein-Schenkelband (Lig. iliofemorale), 7. vordere Kreuzbein-Darmbeinbänder (Ligg. sacroiliaca anteriora), 8. Darmbein-Lendenband (Lig. iliolumbale), 9. vorderes Längsband (Lig. longitudinale anterius)

Dislokation des Hüftgelenks

Das Hüftgelenk ist mechanisch sehr stabil, weil der Oberschenkelkopf (Caput femoris) und die Hüftpfanne (Acetabulum) eng aufeinander abgestimmt sind, vor allem aber auch deshalb, weil starke Bänder den Rand des Acetabulums umgeben. Die Dislokation (Lageveränderung, Verschiebung) des Hüftgelenks entsteht daher zumeist durch gewaltige Kräfte, wie etwa solche, die während Fahrzeugunfällen auftreten. Eine Hauptursache für eine Hüftgelenkdislokation sind die Knie eines Patienten, die infolge des abrupten und starken Abbremsens des Fahrzeugs gegen das Armaturenbrett prallen. Der Oberschenkelkopf kann dabei hinten aus der Hüftpfanne herausgedrückt werden, wobei die Bänder reißen. Ein operativer Eingriff zur Rückverlagerung des Femurkopfes ist erforderlich.

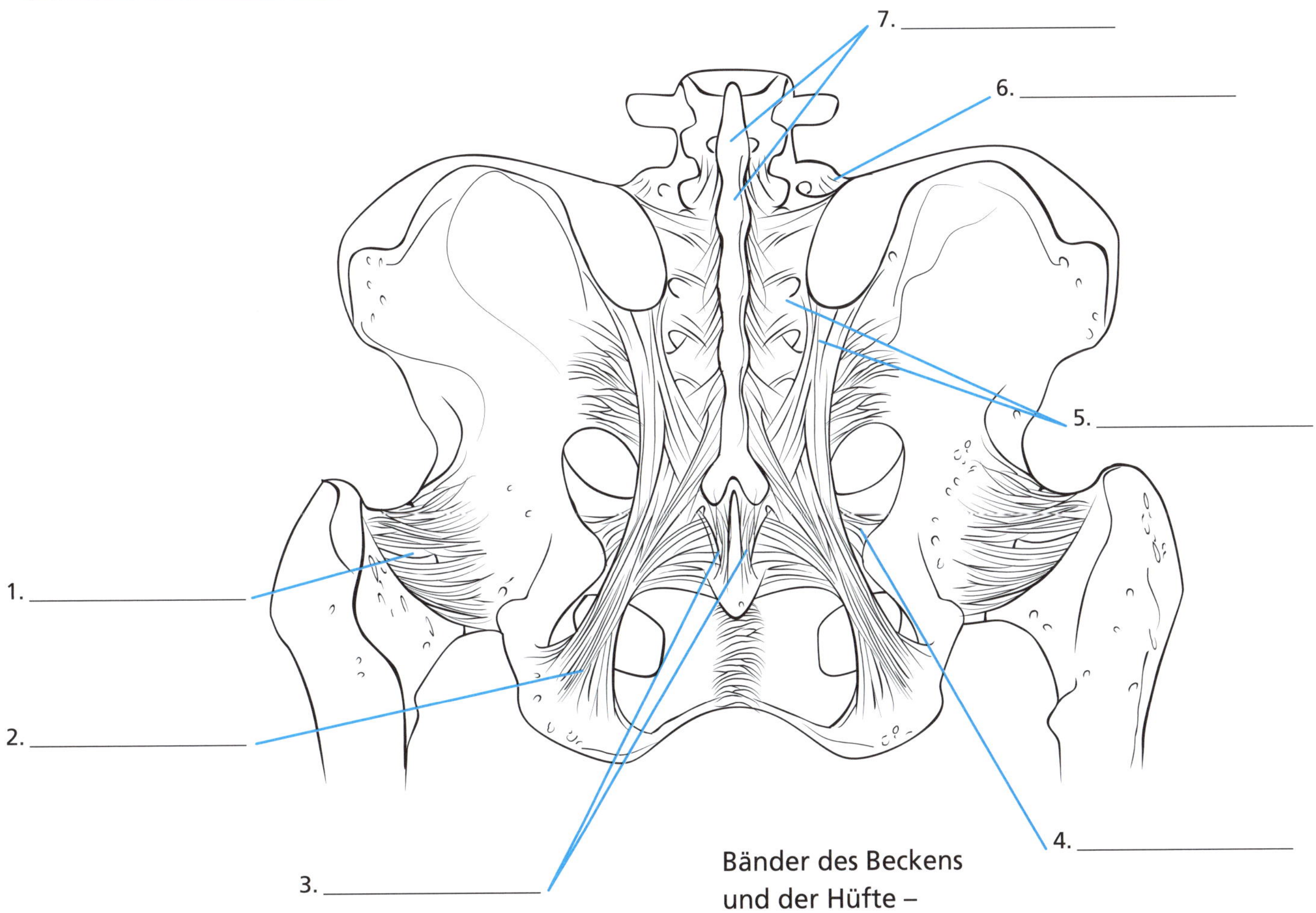

Bänder des Beckens und der Hüfte – Ansicht von hinten

Antworten

1. Sitzbein-Schenkelband (Lig. ischiofemorale), 2. Kreuzbein-Sitzbeinhöckerband (Lig. sacrotuberale), 3. hinteres Kreuzbein-Steißbeinband (Lig. sacrococcygeum posterius), 4. Kreuzbein-Sitzbeinstachelband (Lig. sacrospinale), 5. hintere Kreuzbein-Darmbeinbänder (Ligg. sacroiliaca posteriora), 6. Darmbein-Lendenband (Lig. iliolumbale), 7. Überdornfortsatzband (Lig. supraspinale)

Knochen der unteren Extremität

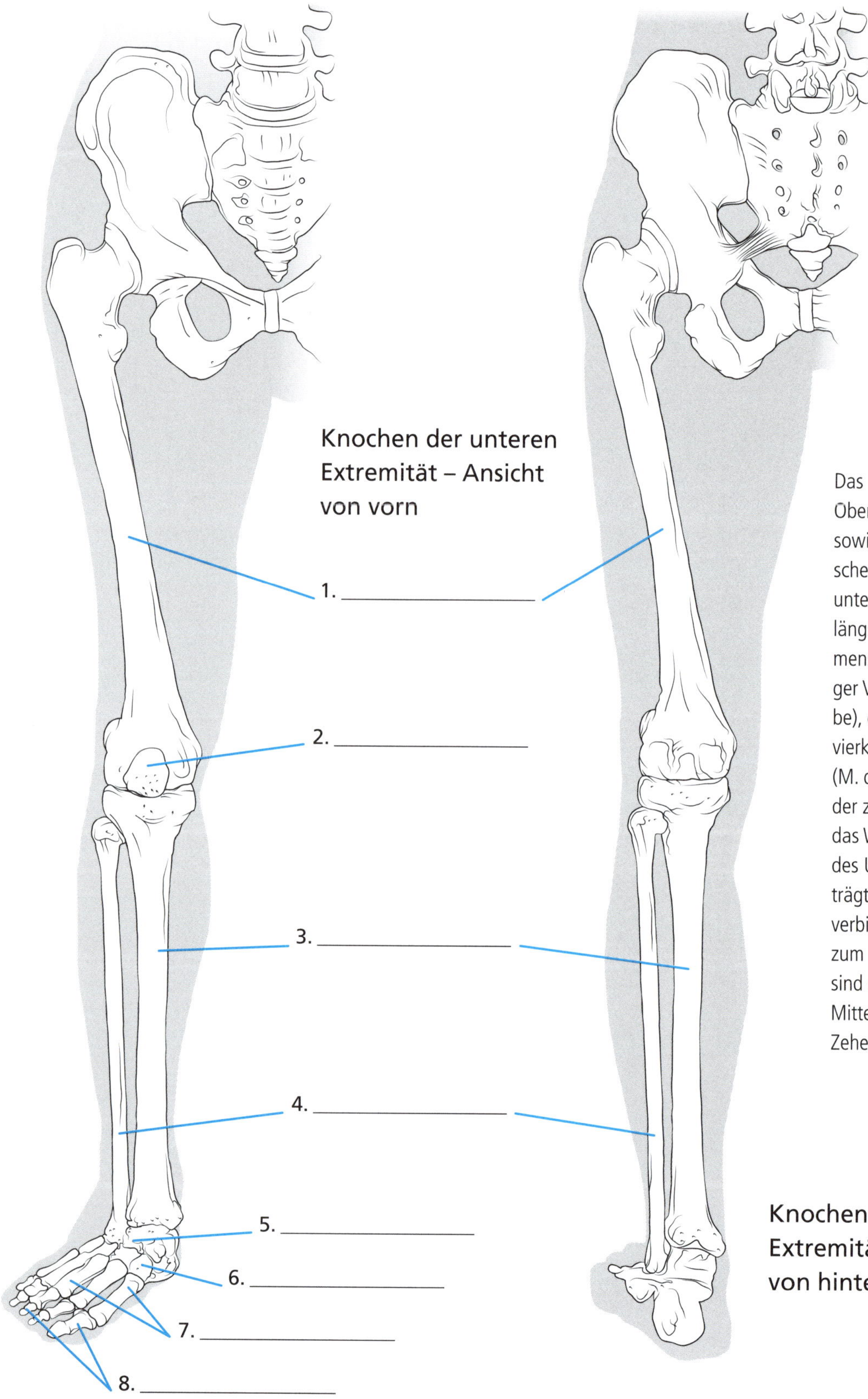

Knochen der unteren Extremität – Ansicht von vorn

Knochen der unteren Extremität – Ansicht von hinten

Das Femur (Oberschenkelknochen) des Oberschenkels und die Tibia (Schienbein) sowie die Fibula (Wadenbein) des Unterschenkels gehören zu den Knochen der unteren Extremität. Das Femur, das der längste und kräftigste Knochen des menschlichen Skeletts ist, steht in gelenkiger Verbindung mit der Patella (Kniescheibe), einem Knochen inmitten der Sehne des vierköpfigen Oberschenkelmuskels (M. quadriceps femoris). Das Schienbein, der zweitlängste Knochen des Körpers, und das Wadenbein bilden die beiden Knochen des Unterschenkels. Die Fibula ist dünn und trägt nur wenig Gewicht. Tibia und Fibula verbinden sich mit dem Sprungbein (Talus) zum Sprunggelenk. Die Knochen des Fußes sind die Fußwurzelknochen (Ossa tarsi), die Mittelfußknochen (Ossa metatarsi) und die Zehenknochen (Phalanges).

Antworten

1. Oberschenkelknochen (Os femoris), 2. Kniescheibe (Patella), 3. Schienbein (Tibia), 4. Wadenbein (Fibula), 5. Sprungbein (Talus), 6. Fußwurzelknochen (Ossa tarsi), 7. Mittelfußknochen (Ossa metatarsi), 8. Zehenknochen (Phalanges)

Der Oberschenkelknochen (Femur) erstreckt sich von der Hüfte (Coxa) bis zum Knie (Genu). Zu den Kennzeichen des Femurs zählen ein gerundeter Gelenkkopf (Caput femoris), ein langer Hals (Collum femoris) mit zwei Knochenvorsprüngen (dem Trochanter major und minor) und am distalen Ende der innere und äußere Gelenkknorren (Condylus medialis und lateralis).

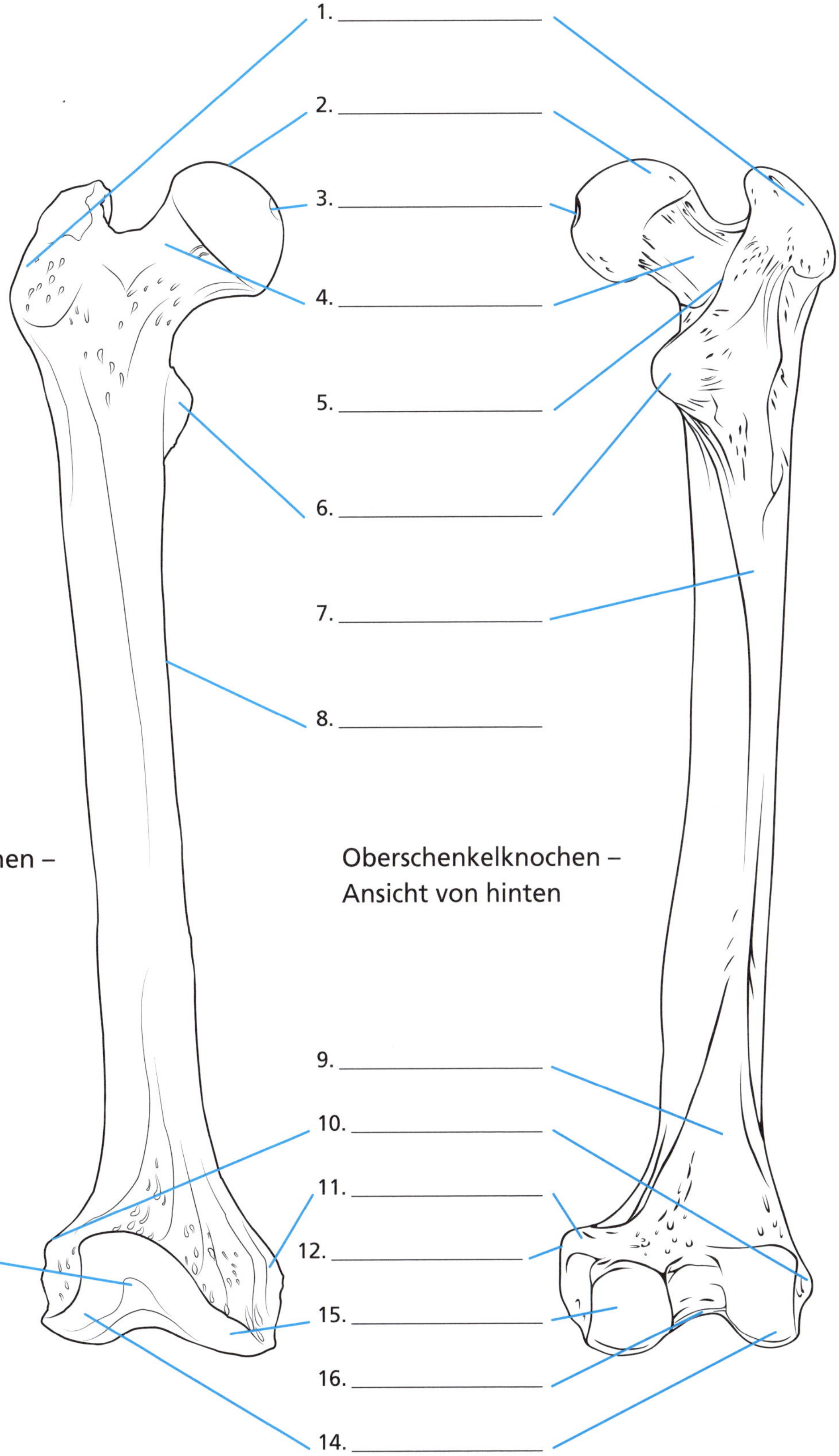

Oberschenkelknochen – Ansicht von vorn

Oberschenkelknochen – Ansicht von hinten

Antworten

1. großer Rollhügel (Trochanter major), 2. Oberschenkelkopf (Caput femoris), 3. Grube des Oberschenkelkopfs (Fovea capitis femoris), 4. Oberschenkelhals (Collum femoris), 5. Knochenleiste zwischen den beiden Rollhügeln (Crista intertrochanterica), 6. kleiner Rollhügel (Trochanter minor), 7. Raue Linie (Linea aspera), 8. Femurschaft (Corpus femoris), 9. Kniekehlenfläche (Facies poplitea), 10. äußerer Obergelenkknorren (Epicondylus lateralis), 11. innerer Obergelenkknorren (Epicondylus medialis), 12. Höcker oberhalb des Epicondylus medialis (Tuberculum adductorium), 13. Kniescheibenfläche (Facies patellaris femoris), 14. äußerer Gelenkknorren (Condylus lateralis femoris), 15. innerer Gelenkknorren (Condylus medialis femoris), 16. Grube zwischen den beiden Gelenkknorren (Fossa intercondylaris)

Knochen der unteren Extremität

Bänder (Ligamente) spielen eine wichtige Rolle bei der Stabilisierung des Kniegelenks (Articulatio genus). Die Innenseite wird durch das Lig. collaterale tibiale (inneres Seitenband) verstärkt, die Außenseite durch das Lig. collaterale fibulare (äußeres Seitenband). Die beiden Kreuzbänder liegen in der Gelenkkapsel. Das Kniegelenk ist ein sehr komplexes Scharniergelenk zwischen Oberschenkelknochen (Femur), Schienbein (Tibia) und Kniescheibe (Patella). Das Femur hat nach distal vorn eine konkave Gelenkfläche, die in die Rückseite der Patella passt, und unten zwei Gelenkknorren. Die obere Gelenkfläche der Tibia ist vergleichsweise eben. Tiefe erhält das Tibiaplateau durch den Innen- und den Außenmeniskus, die aus keilförmigen Faserknorpeln bestehen. Die konvexen Gelenkknorren des Femurs artikulieren mit den beiden leicht konkaven Gelenkflächen der Schienbeinbeinknorren im Tibiaplateau, das von den beiden Menisken begrenzt wird. Die Gelenkflächen sind ausgekleidet mit hyalinem Knorpel.

Knochen und Bänder des Knies – Ansicht von vorn

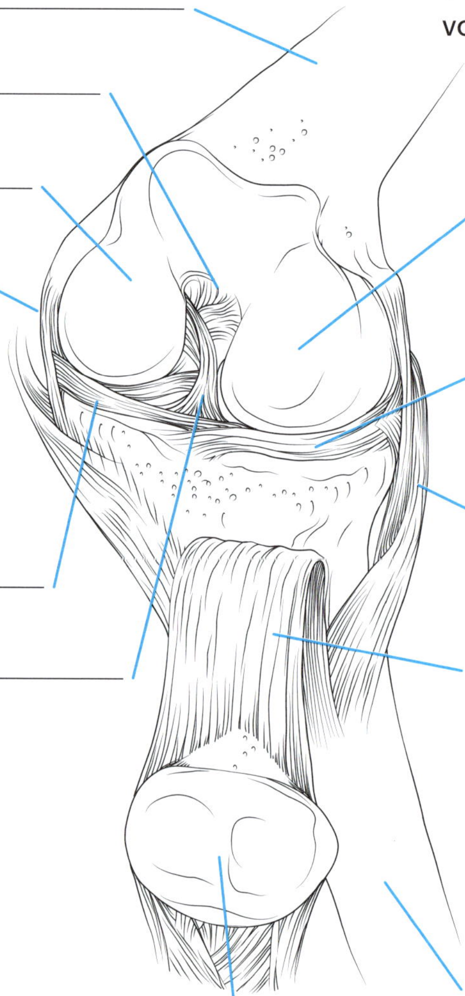

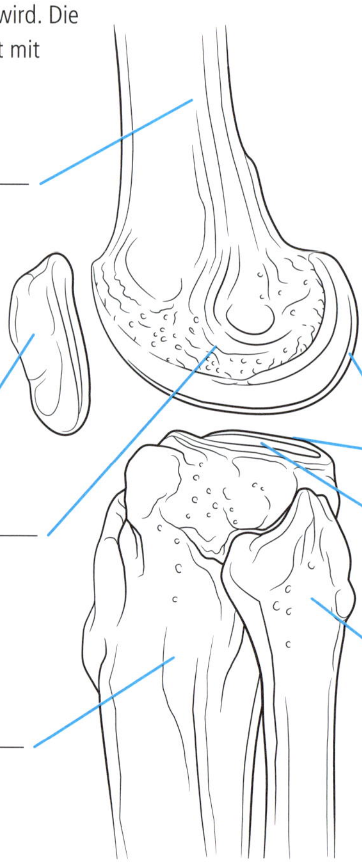

Knochen des Knies – Ansicht von lateral

Antworten

1. Oberschenkelknochen (Os femoris), 2. hinteres Kreuzband (Lig. cruciatum posterius), 3. äußerer Gelenkknorren (Condylus lateralis femoris), 4. äußeres Seitenband (Lig. collaterale fibulare), 5. Außenmeniskus (Meniscus lateralis), 6. vorderes Kreuzband (Lig. cruciatum anterius), 7. Kniescheibe, Rückfläche (Patella), 8. Schienbein (Tibia), 9. Patellasehne (Lig. patellae), 10. inneres Seitenband (Lig. collaterale tibiale), 11. Innenmeniskus (Meniscus medialis), 12. innerer Gelenkknorren (Condylus medialis femoris), 13. Femurschaft (Corpus femoris), 14. Patella, 15. Condylus lateralis femoris, 16. Tibia, 17. Wadenbein (Fibula), 18. Tibiaplateau, 19. Gelenkknorpel (Cartilago articularis)

Die Tibia (Schienbein) ist der innere und dickere Knochen der beiden Unterschenkelknochen. Die Tibia ist der zweitlängste Knochen des Menschen und besitzt einen breiten Kopf und einen zylinderförmigen Schaft, der sich am unteren Ende verbreitert, wo sich der Mallelolus medialis (innerer Knöchel) befindet. Der Mallelolus medialis des Schienbeins bildet die kleine hervorstehende Verdickung auf der Innenseite des Knöchels. Die Fibula (Wadenbein) ist der lange dünne Knochen an der Außenseite des Unterschenkels. Sie erstreckt sich von unterhalb des Knies bis zum Knöchel, wo ihr unteres Ende die äußere Seite des oberen Sprunggelenks formt.

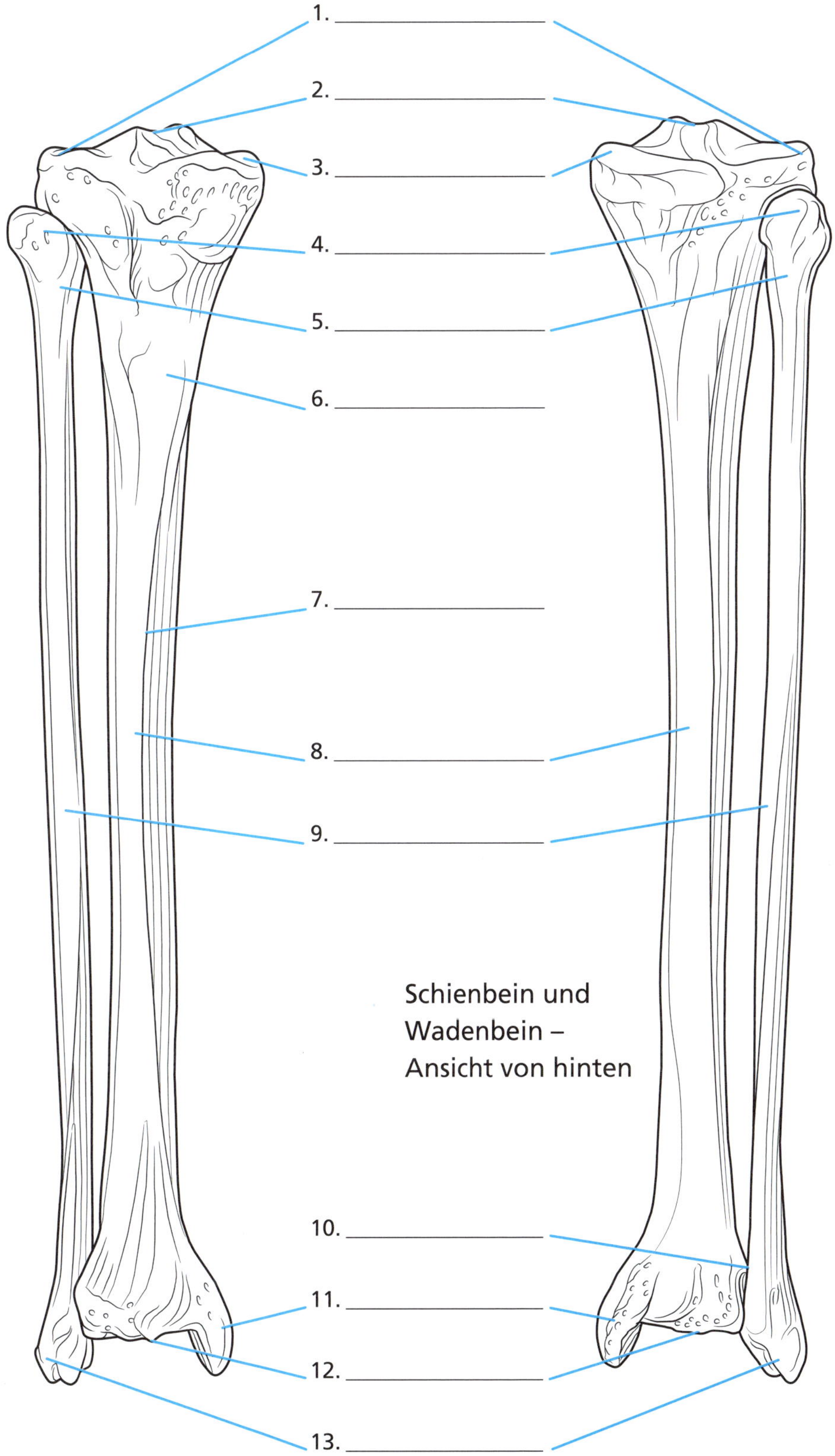

Schienbein und Wadenbein – Ansicht von vorn

Schienbein und Wadenbein – Ansicht von hinten

Antworten

1. äußerer Schienbeinknorren (Condylus lateralis tibiae), 2. Knochenerhebung zwischen den Gelenkflächen (Eminentia intercondylaris), 3. innerer Schienbeinknorren (Condylus medialis tibiae), 4. Wadenbeinkopf (Caput fibulae), 5. Wadenbeinhals (Collum fibulae), 6. Schienbeinrauigkeit (Tuberositas tibiae), 7. Vorderkante (Margo anterior), 8. Schienbein (Tibia), 9. Wadenbein (Fibula), 10. Rinne am Schienbeinende (Incisura fibularis tibiae), 11. innerer Knöchel (Mallelolus medialis), 12. untere Gelenkfläche (Facies articularis inferior), 13. äußerer Knöchel (Mallelolus lateralis)

Knochen des Sprunggelenks und des Fußes

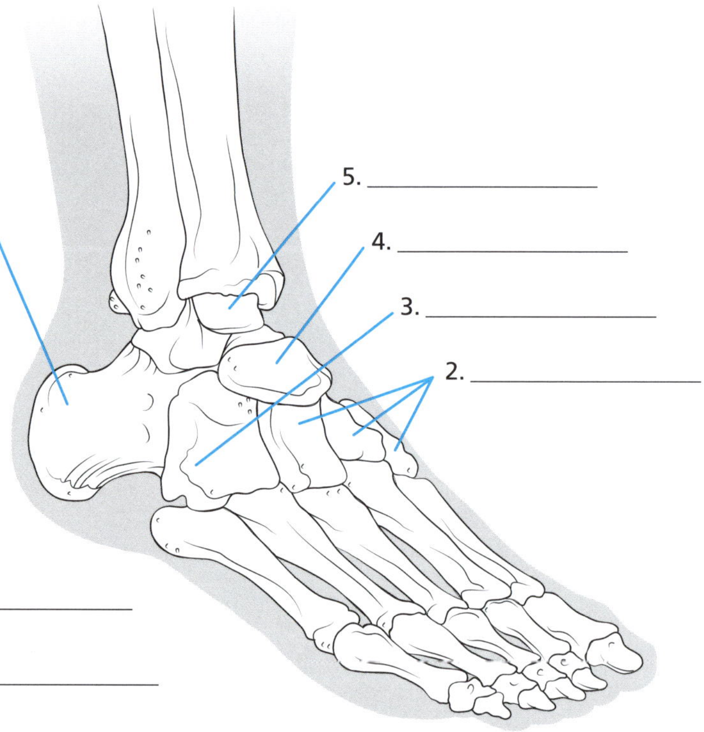

Knochen des Sprunggelenks – Ansicht von lateral

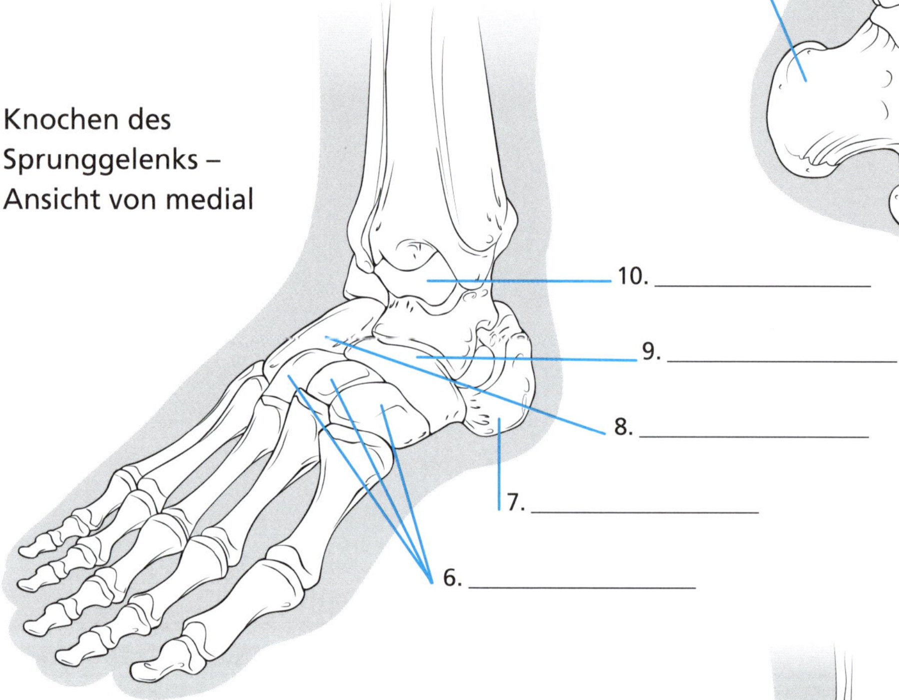

Knochen des Sprunggelenks – Ansicht von medial

Das obere Sprunggelenk (Articulatio talocruralis) verbindet die Tibia (Schienbein) und die Fibula (Wadenbein) des Unterschenkels (Crus) mit dem Talus (Sprungbein) des Fußes. Zu den besonderen Kennzeichen des oberen Sprunggelenks gehören der innere Knöchel des Schienbeins und der äußere Knöchel des Wadenbeins. Die beiden Knöchel bilden zusammen mit einem Teil der Tibia eine Knöchelgabel, in der sich das Sprungbein bewegen kann. Die Knochen des Fußes bestehen aus den sieben Fußwurzelknochen (Sprungbein, Fersenbein, Kahnbein, Würfelbein und äußeres, mittleres sowie inneres Keilbein), den fünf Mittelfußknochen und den vierzehn Zehenknochen. Die Fußwurzel (der Rückfuß) setzt sich aus den sieben unregelmäßig geformten Fußwurzelknochen zusammen.

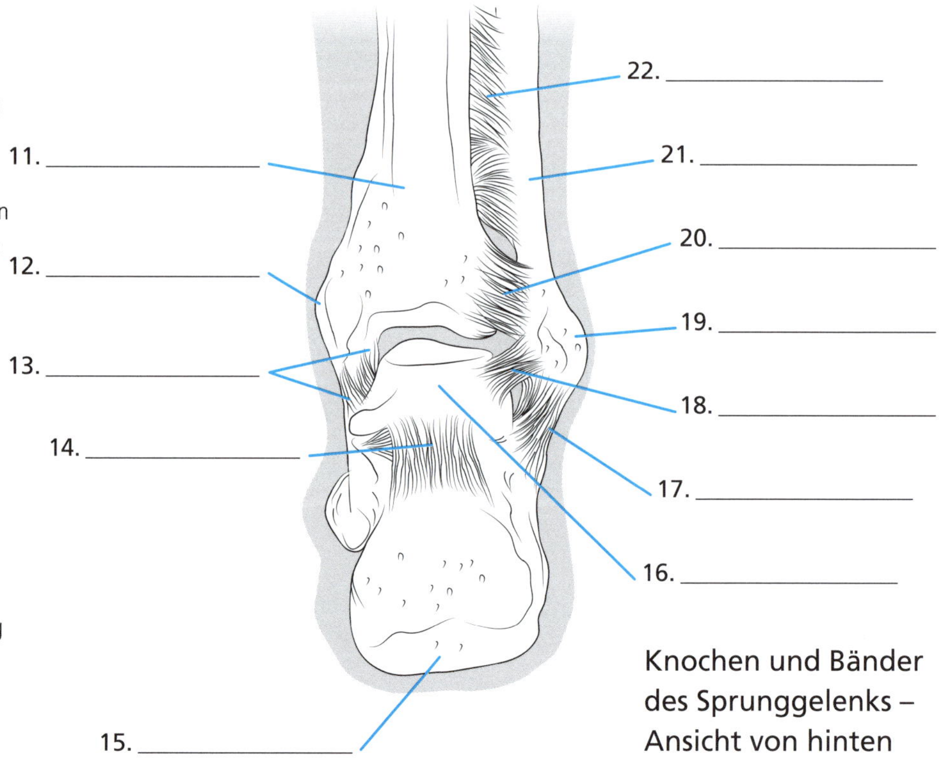

Knochen und Bänder des Sprunggelenks – Ansicht von hinten

Antworten

1. Fersenbein (Calcaneus), 2. Keilbeinknochen (Ossa cuneiformia), 3. Würfelbein (Os cuboideum), 4. Kahnbein (Os naviculare), 5. Sprungbein (Talus), 6. Ossa cuneiformia, 7. Calcaneus, 8. Os cuboideum, 9. Os naviculare, 10. Talus, 11. Schienbein (Tibia), 12. innerer Knöchel (Mallelolus medialis), 13. Deltaband (Lig. deltoideum), 14. hinteres Sprungbein-Fersenbeinband (Lig. talocalcaneum posterior), 15. Calcaneus, 16. Talus, 17. Fersenbein-Wadenbeinband (Lig. calcaneofibulare), 18. hinteres Sprungbein-Wadenbeinband (Lig. talofibulare posterius), 19. äußerer Knöchel (Mallelolus lateralis), 20. hinteres Syndesmosenband (Lig. tibiofibulare posterius), 21. Wadenbein (Fibula), 22. Zwischenknochenhaut der Unterschenkelknochen (Membrana interossea cruris)

Bänder des Sprunggelenks und des Fußes – Ansicht von lateral

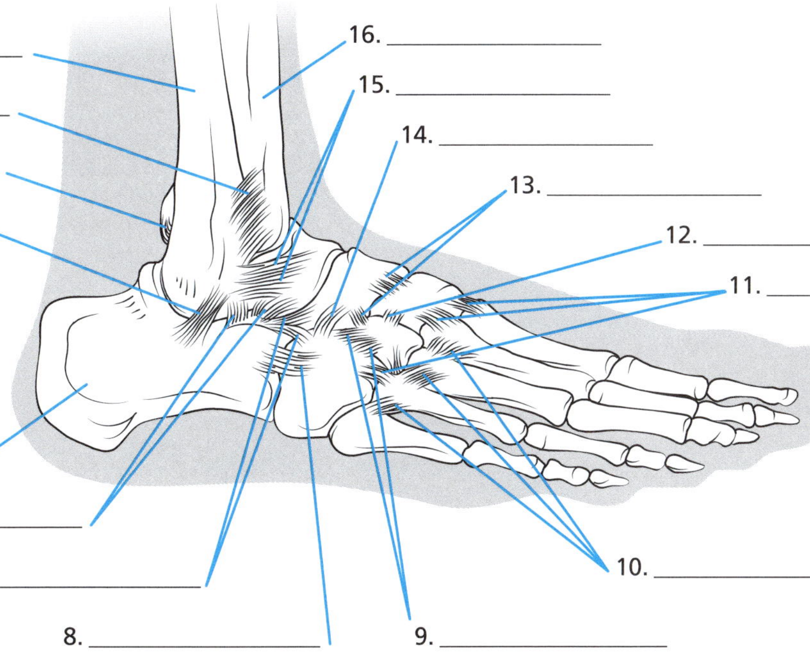

Zahlreiche Bänder (Ligamente) stärken und stabilisieren das Sprunggelenk. Auf der Außenseite des Gelenks befestigen drei strangförmige Bänder, das vordere und das hintere talofibulare Band sowie das Ligamentum calcaneofibulare, den äußeren Knöchel (Malleolus lateralis) der Fibula (Wadenbein) am Talus (Sprungbein) und am Calcaneus (Fersenbein). Das breite, kräftige und dreieckige Deltaband verbindet auf der Innenseite des Gelenks den inneren Knöchel (Malleolus medialis) der Tibia (Schienbein) mit dem Talus, dem Os naviculare (Kahnbein) und dem Calcaneus der Fußwurzel (Tarsus). Bänder verstärken zudem die Gelenke des unteren Sprunggelenks zwischen Sprungbein und Kahnbein bzw. Sprungbein und Fersenbein, und kleinere Bänder liegen zwischen den Fußwurzel- und Mittelfußknochen.

Bänder des Sprunggelenks und des Fußes – Ansicht von medial

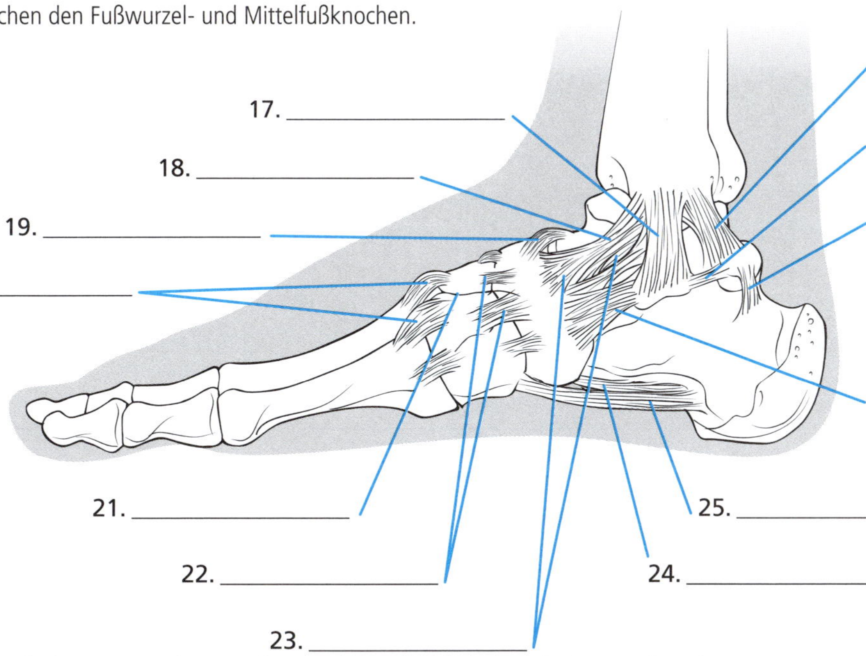

Antworten

1. Wadenbein (Fibula), 2.vorderes Syndesmosenband (Lig. tibiofibulare anterius), 3. hinteres Syndesmosenband (Lig. tibiofibulare posterius), 4. Fersenbein-Wadenbeinband (Lig. calcaneofibulare), 5. Fersenbein (Calcaneus), 6. Sprungbein-Fersenbeinbänder (Ligg. talocalcanea), 7. Chopart-Band (Lig. bifurcatum), 8. Lig. calcaneocuboideum dorsale, 9. Lig. cuneocuboideum dorsale, 10. Ligg. metatarsalia dorsalia, 11. Ligg. tarsometatarsalia dorsalia, 12. Ligg. intercuneiformia dorsalia, 13. Ligg. cuneonavicularia dorsalia, 14. Lig. cuboideonaviculare dorsale, 15. vorderes Sprungbein-Wadenbeinband (Lig. talofibulare anterius), 16. Schienbein (Tibia), 17. Deltaband, Schienbein-Fersenbein-Teil (Lig. deltoideum, Pars tibiocalcanea), 18. Deltaband, vorderer Schienbein-Sprungbein-Teil (Lig. deltoideum, Pars tibiotalaris anterior), 19. Lig. talonaviculare dorsale, 20. Ligg. tarsometatarsalia dorsalia, 21. Zwischen-Keilbeingelenk (Articulatio intercuneiformis), 22. Ligg. cuneonavicularia dorsalia, 23. Deltaband, Schienbein-Kahnbein-Teil (Lig. deltoideum, Pars tibionavicularis), 24. Lig. calcaneocuboideum plantare, 25. langes Sohlenband (Lig. plantare longum), 26. Pfannenband (Lig. calcaneonaviculare plantare), 27. hinteres Sprungbein-Fersenbeinband (Lig. talocalcaneum posterior), 28. inneres Sprungbein-Fersenbeinband (Lig. talocalcaneum mediale), 29. Deltaband, hinterer Schienbein-Sprungbein-Teil (Lig. deltoideum, Pars tibiotalaris posterior)

Bewegungsrichtungen des Körpers

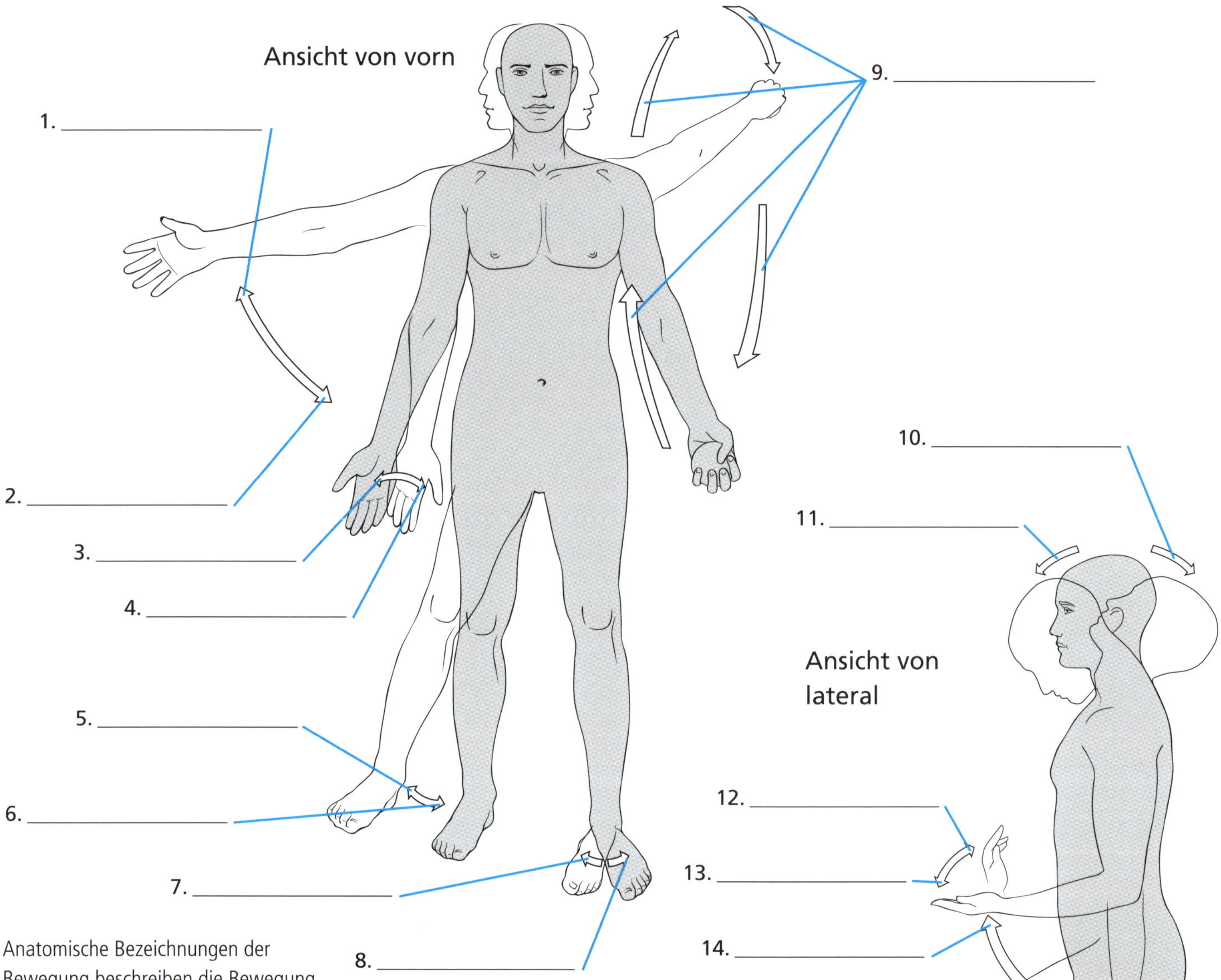

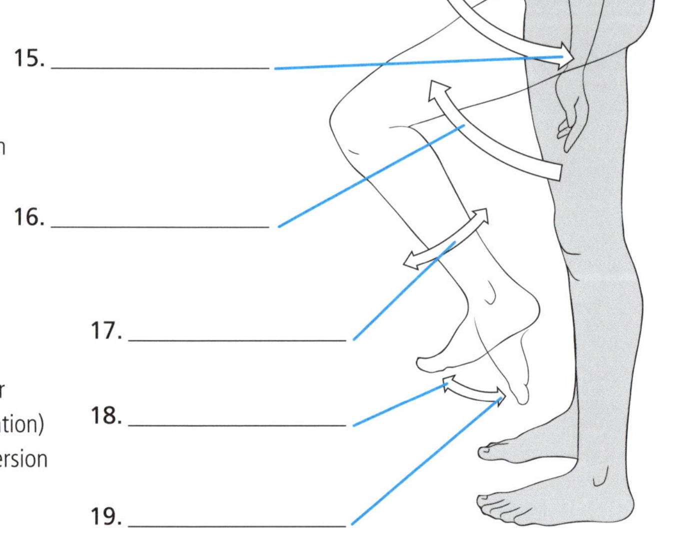

Anatomische Bezeichnungen der Bewegung beschreiben die Bewegung eines Körperteils entweder hin zur anatomischen Normalstellung oder davon weg. Flexion ist eine Beugebewegung, die den Winkel zwischen zwei Körperteilen verringert, während Extension eine Streckbewegung ist, bei der sich der Winkel zwischen zwei Körperteilen vergrößert. Abduktion bedeutet, dass ein Glied von der Mittellinie des Körpers abgespreizt wird, Adduktion ist der entgegengesetzte Prozess des Heranführens eines Glieds zur Körpermittellinie. Pronation des Unterarms ist die Drehbewegung, bei der der Daumen nach innen und die Handfläche nach unten gedreht werden, Supination nennt man den umgekehrten Vorgang. Unter Dorsalextension des Fußes versteht man die Streckung des ganzen Fußes nach oben zum Fußrücken hin, bei der Plantarflexion wird der gesamte Fuß nach unten in Richtung Fußsohle gebeugt. Als Eversion (Pronation) wird das Heben des äußeren Fußrands bezeichnet, wohingegen bei der Inversion (Supination) der innere Fußrand gehoben wird.

Antworten

1. Abduktion, 2. Adduktion, 3. Supination, 4. Pronation, 5. Abduktion, 6. Adduktion, 7. Inversion, 8. Eversion, 9. Zirkumduktion, 10. Extension (Reklination), 11. Flexion (Inklination), 12. Palmarflexion, 13. Dorsalextension, 14. Ellenbogenbeugung, 15. Ellenbogenstreckung, 16. Flexion (Anteversion), 17. Innen- und Außenrotation, 18. Dorsalextension, 19. Plantarflexion

Gelenkformen

Ebenes Gelenk

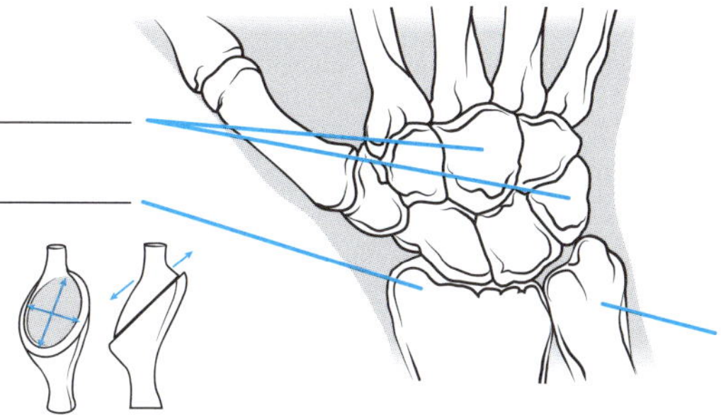

Sattelgelenk

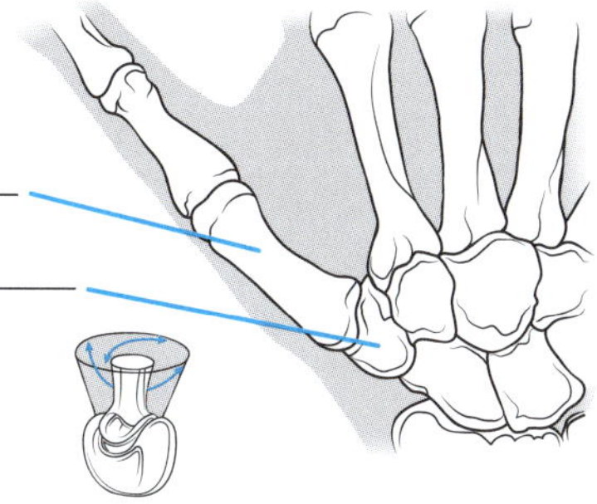

Eigelenk (Ellipsoidgelenk)

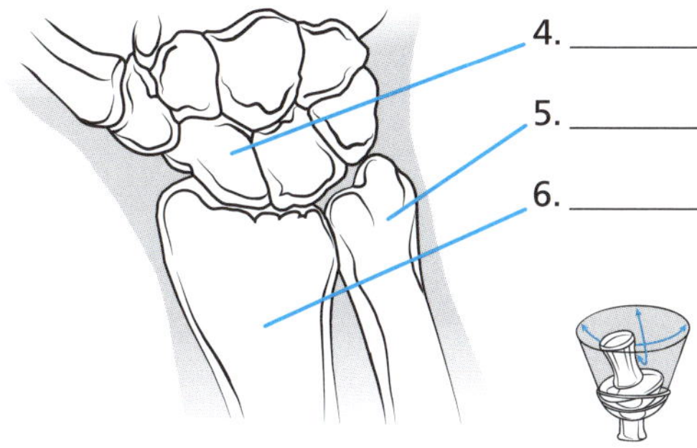

Radgelenk (Zapfengelenk)

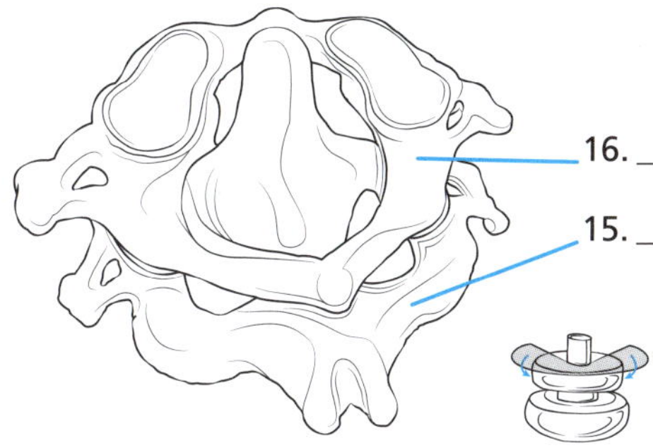

Scharniergelenk

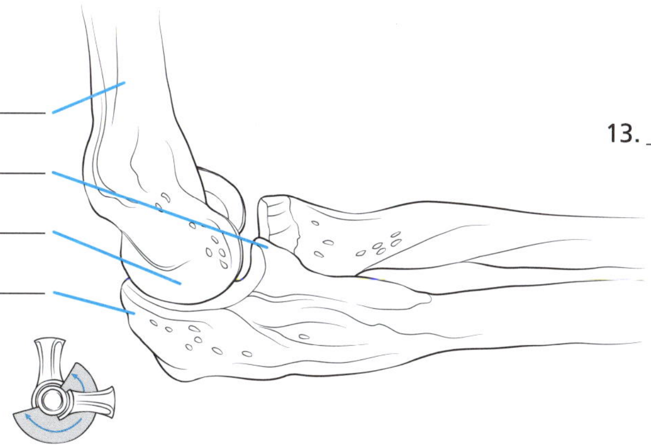

Kugelgelenk

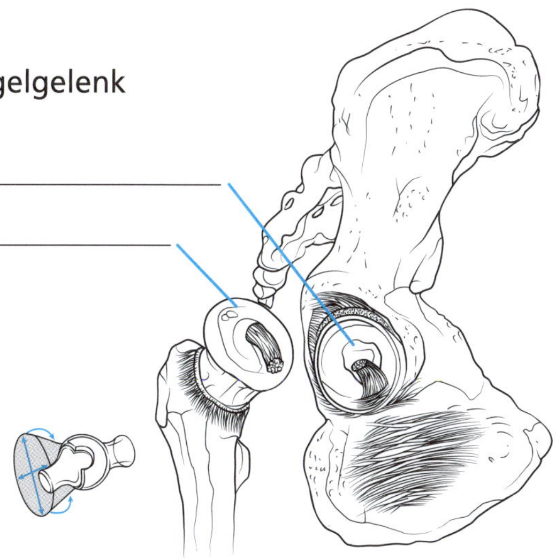

Im Extremitätenskelett kommen sechs verschiedene Arten von synovialen („echten") Gelenken vor: das Kugelgelenk, das Ellipsoid- oder Eigelenk, das ebene Gelenk, das Scharniergelenk, das Rad- oder Zapfengelenk und das Sattelgelenk. Jedes Gelenk lässt unterschiedliche Bewegungsmöglichkeiten zu, wobei das Kugelgelenk das beweglichste der Gelenke ist. In einem synovialen Gelenk sind die Knochenenden glatt und mit Gelenkknorpel überzogen, der einen äußerst niedrigen Reibungskoeffizienten aufweist. Die beiden Knochen sind durch eine Gelenkkapsel aus straffem kollagenfaserigem Bindegewebe miteinander verbunden. Die Gelenkkapsel ist im Inneren wie eine Tapete mit einer sehr zarten, lockeren Bindegewebsschicht ausgekleidet (Membrana synovialis), die an der Bildung der Gelenkschmiere (Synovia) beteiligt ist und den Gelenkknorpel ernährt. Das Gelenk wird durch Bänder verstärkt, die aus straffem Bindegewebe bestehen.

Antworten

1. Handwurzelknochen (Ossa carpi), 2. Speiche (Radius), 3. Elle (Ulna), 4. Kahnbein (Os scaphoideum), 5. Ulna, 6. Radius, 7. Oberarmknochen (Humerus), 8. Kronenfortsatz der Elle (Processus coronoideus ulnae), 9. Oberarmrolle (Trochlea humeri), 10. Hakenfortsatz (Olecranon), 11. Ulna, 12. Radius, 13. Oberschenkelkopf (Caput femoris), 14. Pfannenboden (Fossa acetabuli), 15. Axis, 16. Atlas, 17. Trapezbein (Os trapezium), 18. Mittelhandknochen des Daumens (Os metacarpale pollicis)

Gelenke

Das Schultergelenk (Articulatio humeri) ist ein dreiachsiges Kugelgelenk zwischen Humerus (Oberarmknochen) und Scapula (Schulterblatt), das Bewegungen in nahezu alle Richtungen erlaubt. Es ermöglicht dem Humerus Beugung und Streckung, Abduktion und Adduktion sowie Innen- als auch Außenrotation. Das Kiefergelenk (Articulatio temporomandibularis) ist ein Dreh- und Gleitgelenk zwischen Mandibula (Unterkiefer) und Cranium (Schädel), das sich nach vorn, nach hinten und zur Seite schieben lässt und gesenkt oder gehoben werden kann. Das Ellenbogengelenk (Articulatio cubiti) verbindet den Humerus mit Radius (Speiche) und Ulna (Elle). Die Ulna artikuliert mit dem Humerus und gemeinsam bilden sie ein Scharniergelenk, das Flexion und Extension zulässt. Ein Radgelenk hingegen formen Radius und Ulna, wodurch eine Drehbewegung zustande kommt. Das Kniegelenk (Articulatio genus) ist ein aus dem Femur (Oberschenkelknochen), der Tibia (Schienbein) und der Patella zusammengesetztes Gelenk (Drehscharniergelenk), das hauptsächlich gebeugt und gestreckt werden kann, sich aber auch etwas nach innen und außen drehen lässt. Das Hüftgelenk (Articulatio coxae) ist ein äußerst stabiles und kräftiges Kugelgelenk, in dem der Oberschenkelkopf und die Hüftpfanne in gelenkigem Kontakt stehen. Die Rotationsmöglichkeiten des Hüftgelenks sind aber im Vergleich zum Schultergelenk eingeschränkter.

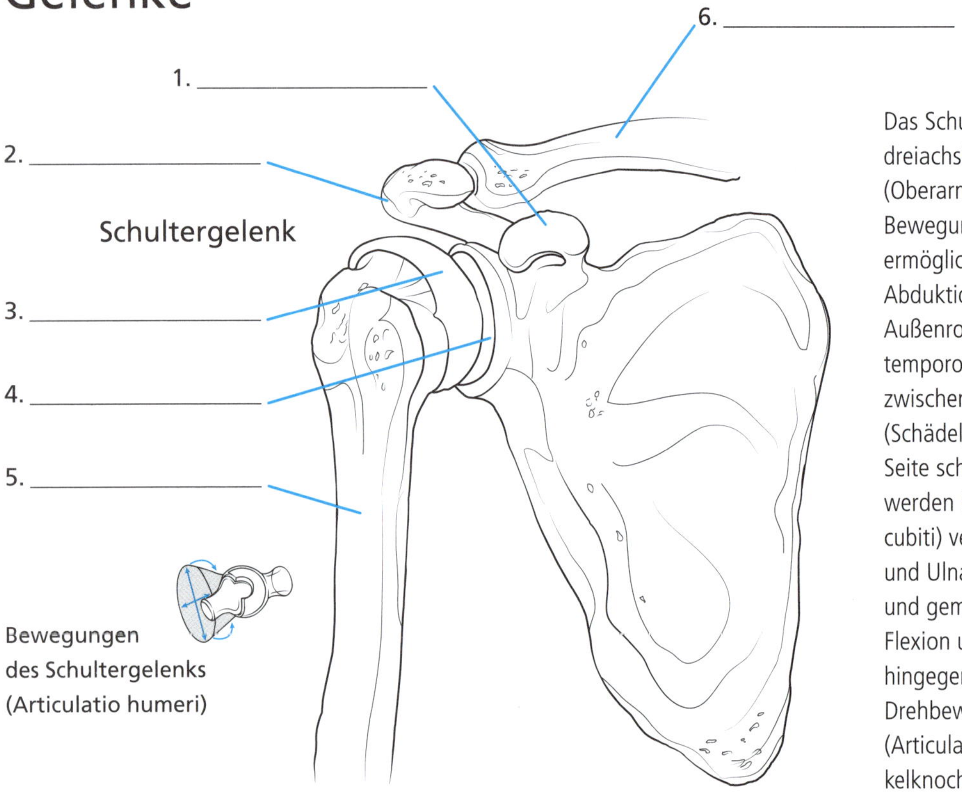

Bewegungen des Schultergelenks (Articulatio humeri)

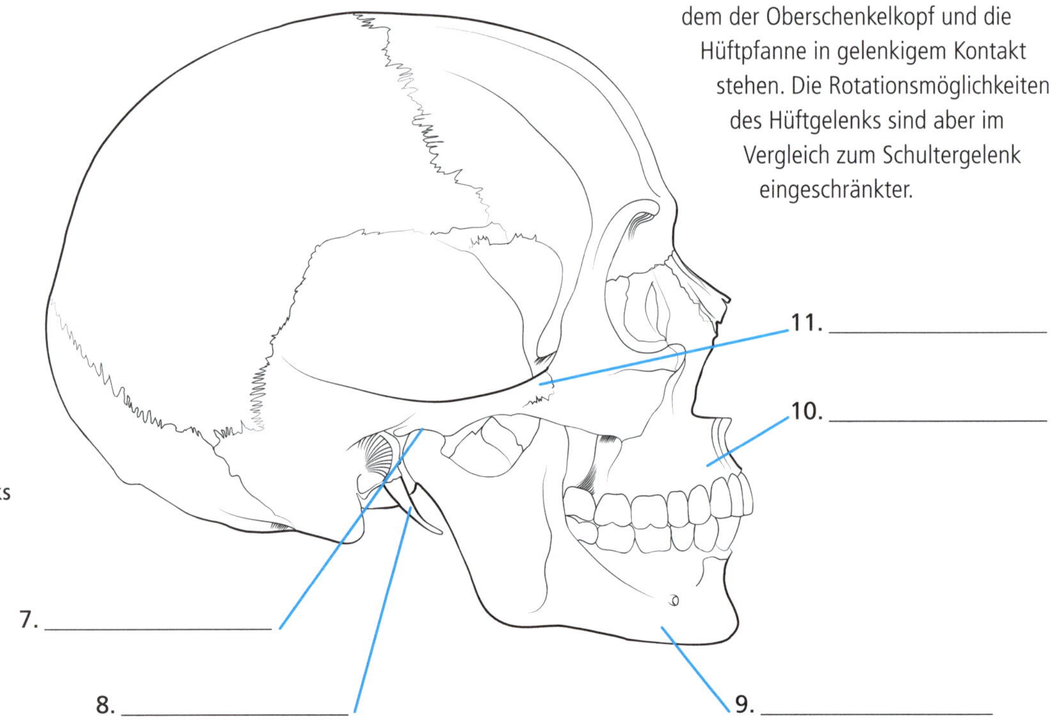

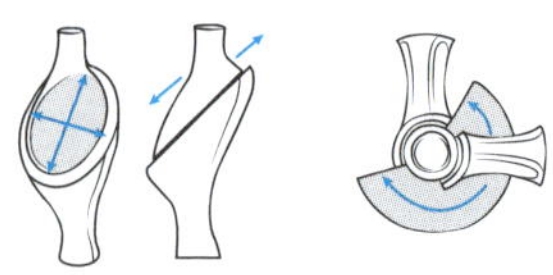

Bewegungen des Kiefergelenks (Articulatio temporomandibularis)

Antworten

1. Rabenschnabelfortsatz (Processus coracoideus), 2. Schulterhöhe (Acromion), 3. Oberarmkopf (Caput humeri), 4. Gelenkpfanne (Cavitas glenoidalis), 5. Oberarmknochen (Humerus), 6. Schlüsselbein (Clavicula), 7. Kiefergelenk (Articulatio temporomandibularis), 8. Griffelfortsatz (Processus styloideus), 9. Unterkiefer (Mandibula), 10. Oberkiefer (Maxilla), 11. Jochbogen (Arcus zygomaticus)

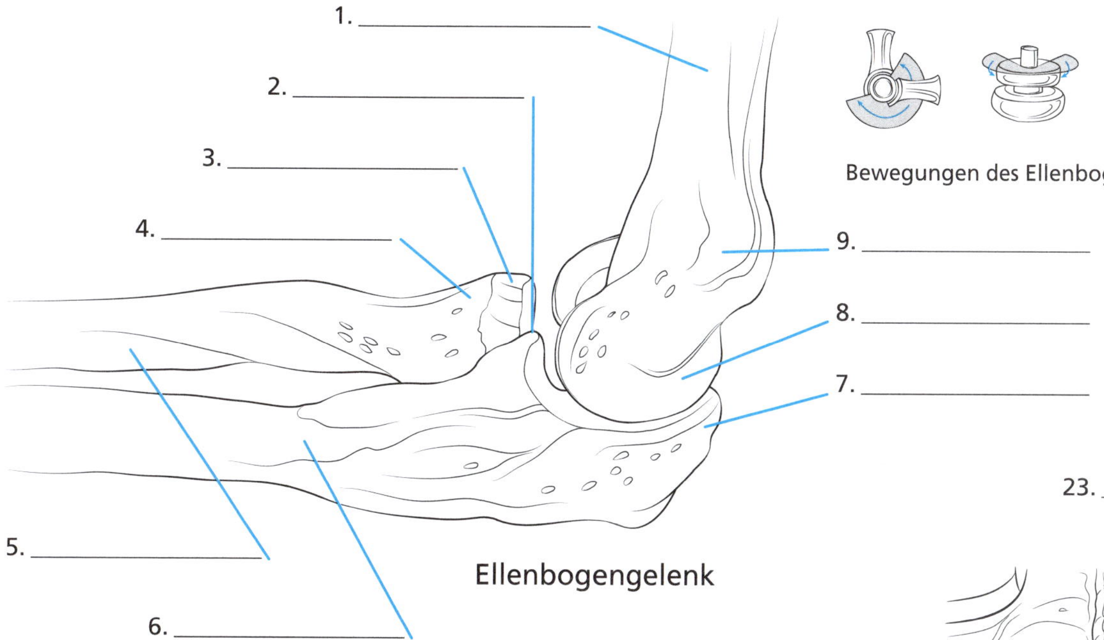

Ellenbogengelenk

Bewegungen des Ellenbogengelenks (Articulatio cubiti)

Kniegelenk

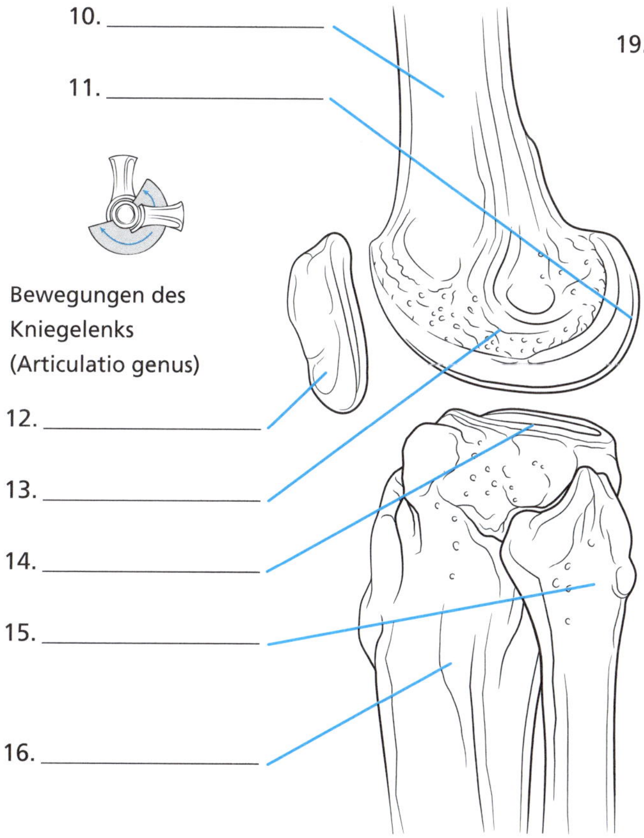

Bewegungen des Kniegelenks (Articulatio genus)

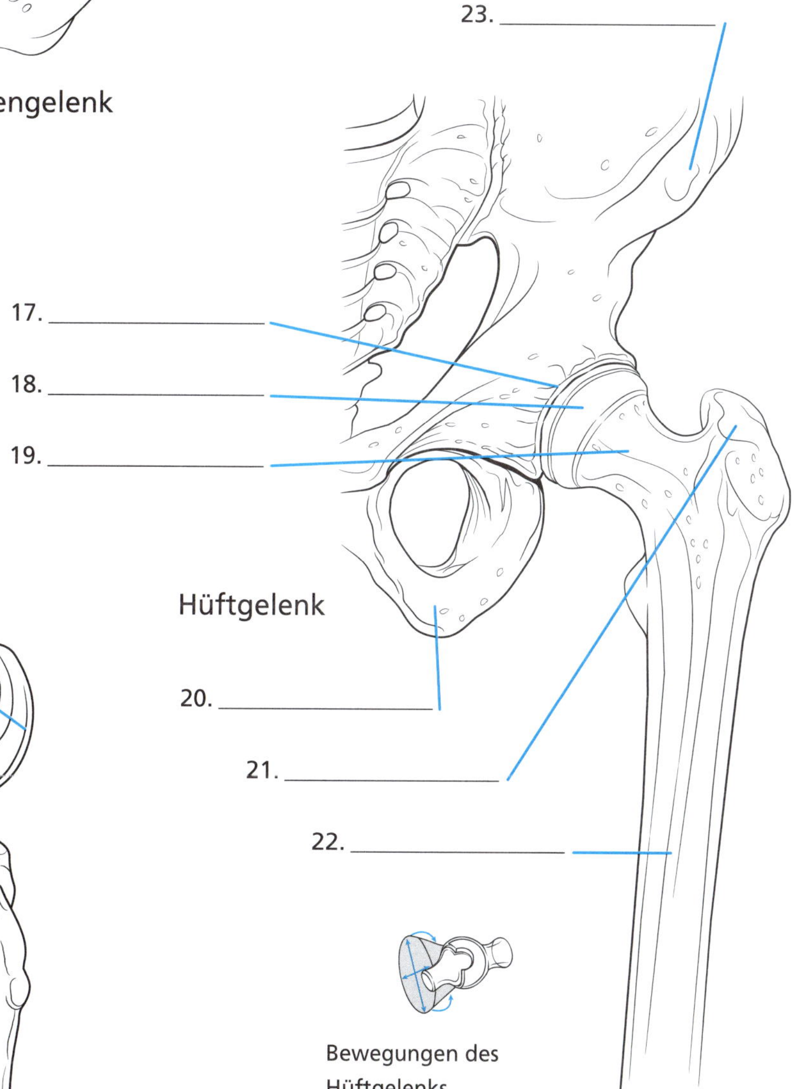

Hüftgelenk

Bewegungen des Hüftgelenks (Articulatio coxae)

Antworten

1. Oberarmknochen (Humerus), 2. Kronenfortsatz der Elle (Processus coronoideus ulnae), 3. Speichenkopf (Caput radii), 4. Speichenhals (Collum radii), 5. Speiche (Radius), 6. Elle (Ulna), 7. Hakenfortsatz (Olecranon), 8. Oberarmrolle (Trochlea humeri), 9. innerer Obergelenkknorren (Epicondylus medialis humeri), 10. Oberschenkelknochen (Os femoris), 11. Gelenkknorpel (Cartilago articularis), 12. Kniescheibe (Patella), 13. äußerer Gelenkknorren des Oberschenkelknochens (Condylus lateralis femoris), 14. Tibiaplateau, 15. Wadenbein (Fibula), 16. Schienbein (Tibia), 17. Pfannenrand (Limbus acetabuli), 18. Oberschenkelkopf (Caput femoris), 19. Oberschenkelhals (Collum femoris), 20. Sitzbein (Os ischii), 21. großer Rollhügel (Trochanter major), 22. Os femoris, 23. Darmbein (Os ilium)

Muskelsystem

Skelettmuskulatur – Ansicht von vorn

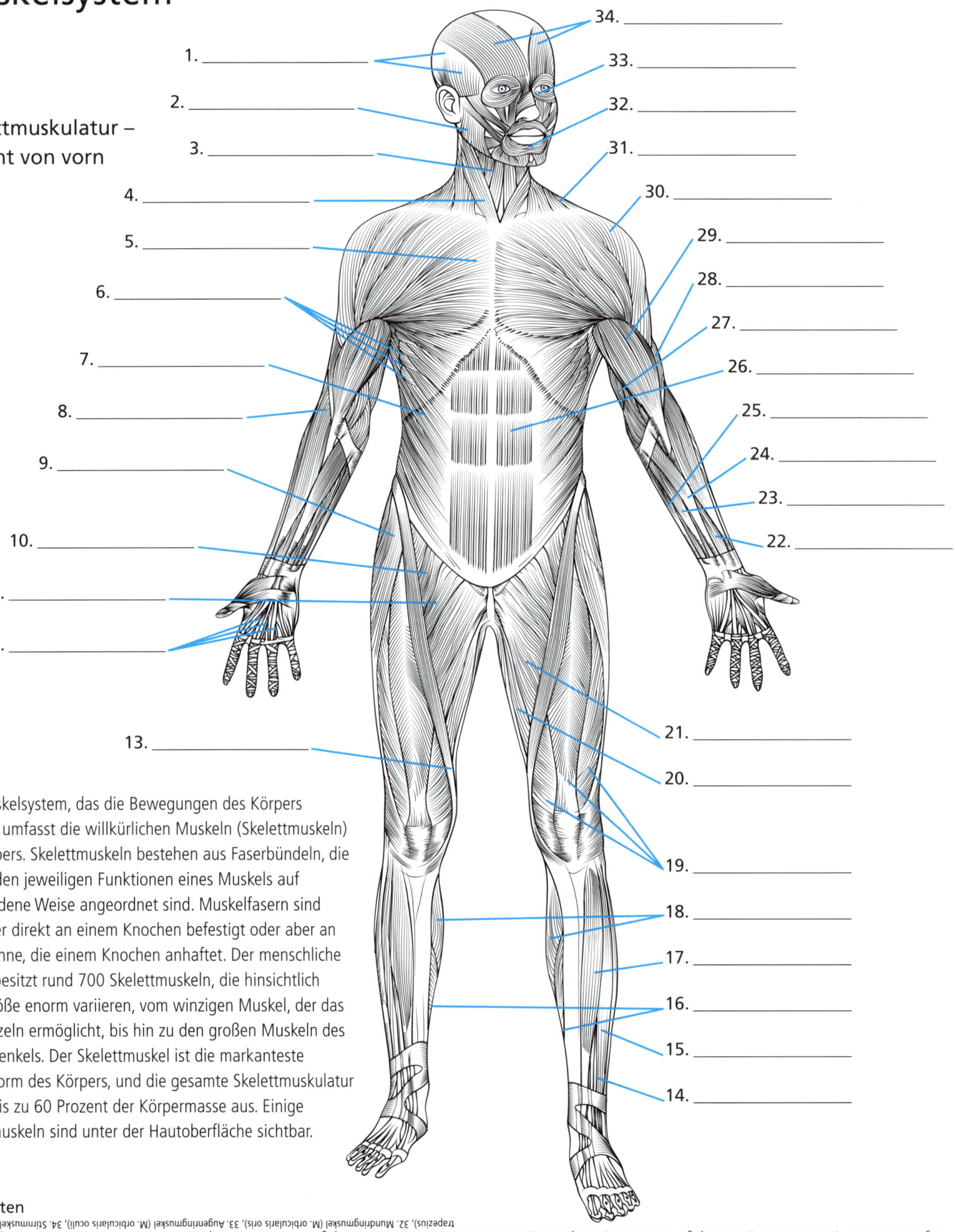

Das Muskelsystem, das die Bewegungen des Körpers bewirkt, umfasst die willkürlichen Muskeln (Skelettmuskeln) des Körpers. Skelettmuskeln bestehen aus Faserbündeln, die gemäß den jeweiligen Funktionen eines Muskels auf verschiedene Weise angeordnet sind. Muskelfasern sind entweder direkt an einem Knochen befestigt oder aber an einer Sehne, die einem Knochen anhaftet. Der menschliche Körper besitzt rund 700 Skelettmuskeln, die hinsichtlich ihrer Größe enorm variieren, vom winzigen Muskel, der das Stirnrunzeln ermöglicht, bis hin zu den großen Muskeln des Oberschenkels. Der Skelettmuskel ist die markanteste Muskelform des Körpers, und die gesamte Skelettmuskulatur macht bis zu 60 Prozent der Körpermasse aus. Einige Skelettmuskeln sind unter der Hautoberfläche sichtbar.

Antworten

1. Schläfenmuskel (M. temporalis), 2. Kaumuskel (M. masseter), 3. Brustbein-Zungenbein-Muskel (M. sternohyoideus), 4. Kopfwendemuskel (M. sternocleidomastoideus), 5. großer Brustmuskel (M. pectoralis major), 6. vorderer Sägemuskel (M. serratus anterior), 7. äußerer schräger Bauchmuskel (M. obliquus externus abdominis), 8. Oberarm-Speichenmuskel (M. brachioradialis), 9. Schenkelbindenspanner (M. tensor fasciae latae), 10. Lenden-Darmbeinmuskel (M. iliopsoas), 11. Kammmuskel (M. pectineus), 12. wurmförmige Handmuskeln (Mm. lumbricales manus), 13. Schneidermuskel (M. sartorius), 14. langer Großzehenstrecker (M. extensor hallucis longus), 15. langer Zehenstrecker (M. extensor digitorum longus), 16. Schollenmuskel (M. soleus), 17. vorderer Schienbeinmuskel (M. tibialis anterior), 18. zweiköpfiger Wadenmuskel (M. gastrocnemius), 19. vierköpfiger Oberschenkelmuskel (M. quadriceps femoris), 20. großer Heranzieher (M. adductor magnus), 21. langer Heranzieher (M. adductor longus), 22. oberflächlicher Fingerbeuger (M. flexor digitorum superficialis), 23. langer Hohlhandmuskel (M. palmaris longus), 24. radialer Handbeuger (M. flexor carpi radialis), 25. ulnarer Handbeuger (M. flexor carpi ulnaris), 26. gerader Bauchmuskel (M. rectus abdominis), 27. dreiköpfiger Oberarmmuskel (M. triceps brachii), 28. Oberarmmuskel (M. brachialis), 29. zweiköpfiger Oberarmmuskel (M. biceps brachii), 30. Deltamuskel (M. deltoideus), 31. Trapezmuskel (M. trapezius), 32. Mundringmuskel (M. orbicularis oris), 33. Augenringmuskel (M. orbicularis oculi), 34. Stirnmuskel (M. frontalis)

Skelettmuskulatur – Ansicht von hinten

Skelettmuskulatur – Ansicht von lateral

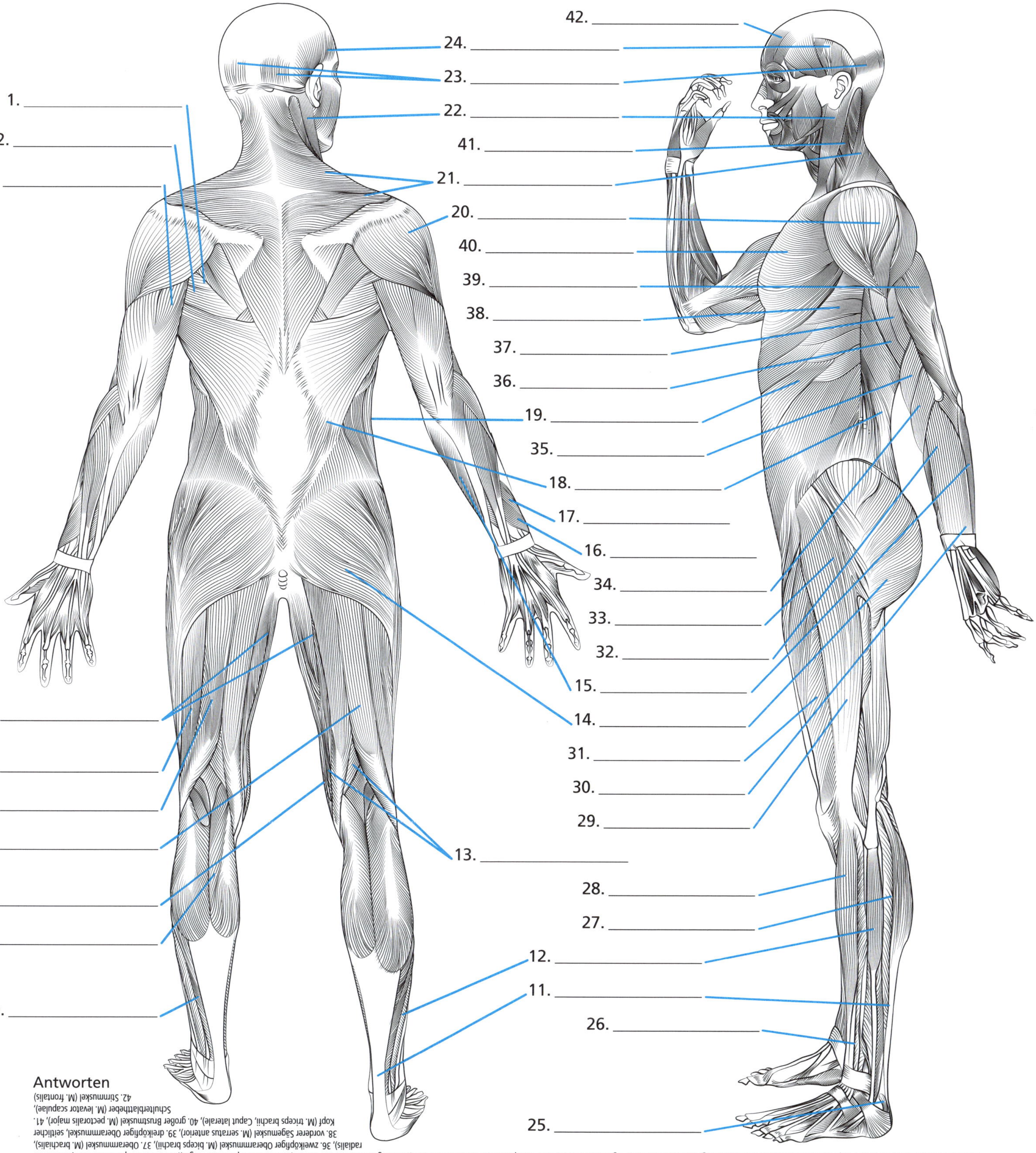

Antworten

1. kleiner Rundmuskel (M. teres minor), 2. großer Rundmuskel (M. teres major), 3. dreiköpfiger Oberarmmuskel (M. triceps brachii), 4. großer Heranzieher (M. adductor magnus), 5. äußerer Schenkelmuskel (M. vastus lateralis), 6. zweiköpfiger Oberschenkelmuskel, langer Kopf (M. biceps femoris, Caput longum), 7. Halbsehnenmuskel (M. semitendinosus), 8. schlanker Muskel (M. gracilis), 9. zweiköpfiger Wadenmuskel (M. gastrocnemius), 10. Schollenmuskel (M. soleus), 11. Achillessehne (Tendo calcaneus), 12. langer Wadenbeinmuskel (M. peroneus longus), 13. halbmembranöser Muskel (M. semimembranosus), 14. großer Gesäßmuskel (M. gluteus maximus), 15. ulnarer Handbeuger (M. flexor carpi ulnaris), 16. kurzer Daumenstrecker (M. extensor pollicis brevis), 17. langer Daumenabspreizer (M. abductor pollicis longus), 18. breiter Rückenmuskel (M. latissimus dorsi), 19. äußerer schräger Bauchmuskel (M. obliquus externus abdominis), 20. Deltamuskel (M. deltoideus), 21. Trapezmuskel (M. trapezius), 22. Kopfwendemuskel (M. sternocleidomastoideus), 23. Hinterhauptmuskel (M. occipitalis), 24. Schläfenmuskel (M. temporalis), 25. Tendo calcaneus, 26. langer Zehenstrecker (M. extensor digitorum longus), 27. zweiköpfiger Wadenmuskel, seitlicher Kopf (M. gastrocnemius, Caput laterale), 28. vorderer Schienbeinmuskel (M. tibialis anterior), 29. Darmbein-Schienbeinsehne (Tractus iliotibialis), 30. ulnarer Handstrecker (M. extensor carpi ulnaris), 31. M. vastus lateralis, 32. Fingerstrecker (M. extensor digitorum), 33. Schenkelbindenspanner (M. tensor fasciae latae), 34. langer radialer Handstrecker (M. extensor carpi radialis longus), 35. Oberarm-Speichenmuskel (M. brachioradialis), 36. zweiköpfiger Oberarmmuskel (M. biceps brachii), 37. Oberarmmuskel (M. brachialis), 38. vorderer Sägemuskel (M. serratus anterior), 39. dreiköpfiger Oberarmmuskel, seitlicher Kopf (M. triceps brachii, Caput laterale), 40. großer Brustmuskel (M. pectoralis major), 41. Schulterblattheber (M. levator scapulae), 42. Stirnmuskel (M. frontalis)

Muskelformen

Muskelfasern sind schlauchförmige Zellen, die Myofibrillen enthalten. Jede Myofibrille besteht aus tausenden sich überlappender dünner Aktin- und dickerer Myosinfilamente, die an den Stellen, an denen sie sich überlagern, Verbindungen (Querbrücken) bilden, die an der Verkürzung eines Muskels (Kontraktion) beteiligt sind. Die Gliederung von Skelettmuskeln beruht auf ihrer allgemeinen Form, und einige Muskeln sind hauptsächlich parallelfaserig, andere hingegen besitzen schräge Fasern. Im Falle von ringförmigen Muskeln sind die Fasern in konzentrischen Kreisen angeordnet. In spindelförmigen Muskeln verlaufen die Muskelfasern von einer Sehne zu einer anderen. Gefiederte Muskeln sehen federähnlich aus und ziehen schräg zur Sehne herunter. Einige Spiralmuskeln haben die Fähigkeit, eine halbe Drehbewegung zwischen ihren Anhängen auszuführen, während andere sich um einen Knochen winden. Die Form und die Anordnung von Muskelfasern spiegeln die Funktion eines Muskels wider.

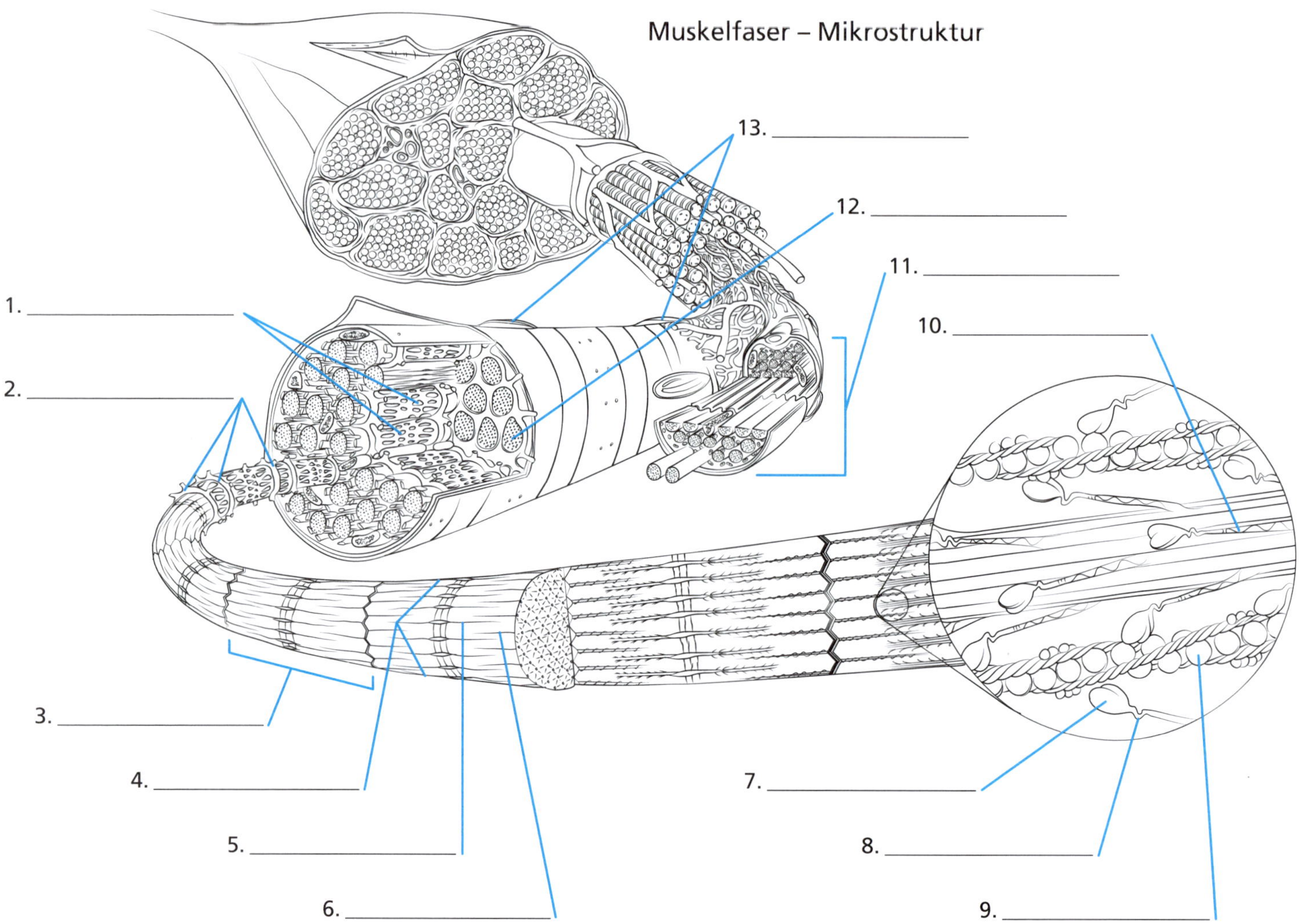

Antworten

1. sarkoplasmatisches Retikulum, 2. transversale Tubuli, 3. Sarkomer, 4. Myofibrille, 5. Myosin, 6. Aktin, 7. Myosinköpfchen, 8. Myosin-Querbrücke, 9. Aktin, 10. Myosinschwanz, 11. Muskelfaser, 12. Myofibrille, 13. Zellkerne

Muskelformen

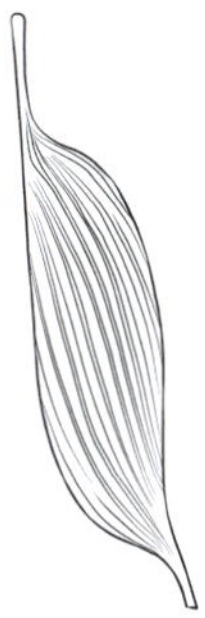
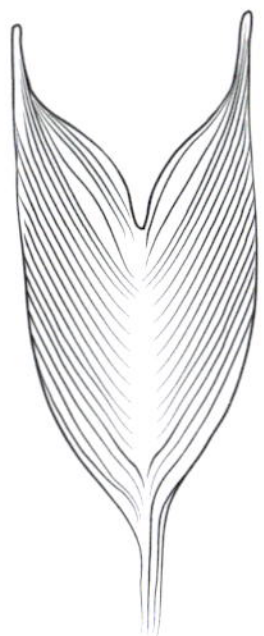
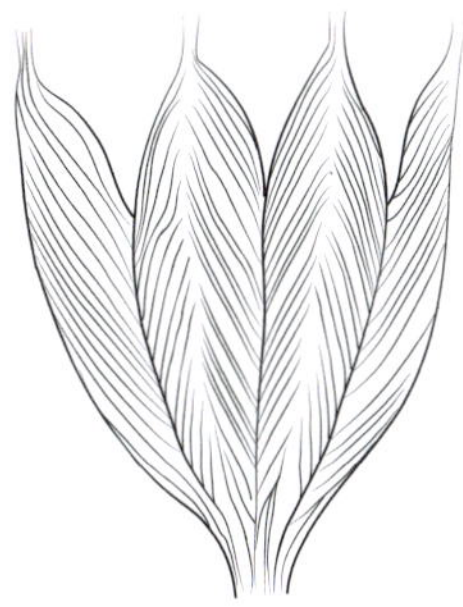
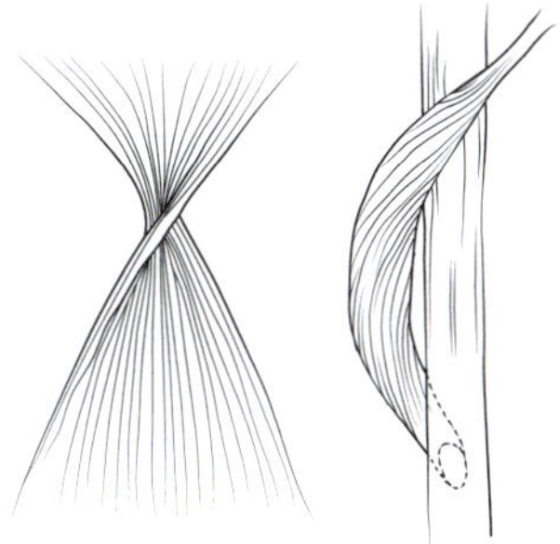

1. ____________ 2. ____________ 3. ____________ 4. ____________

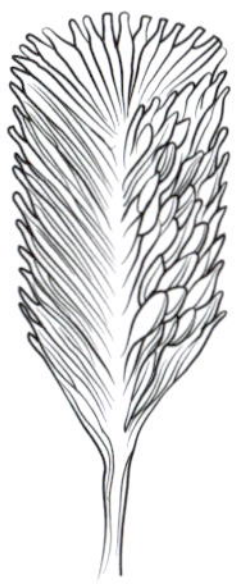
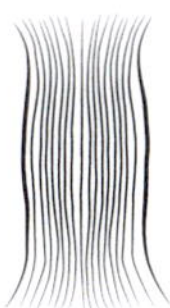
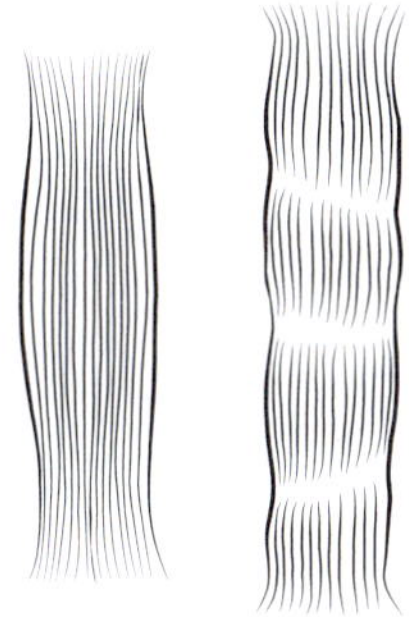

5. ____________ 6. ____________ 7. ____________

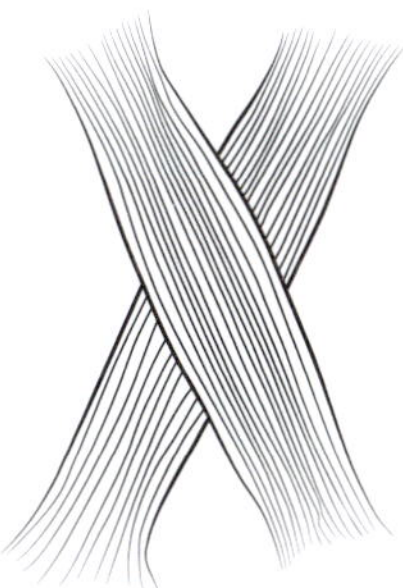
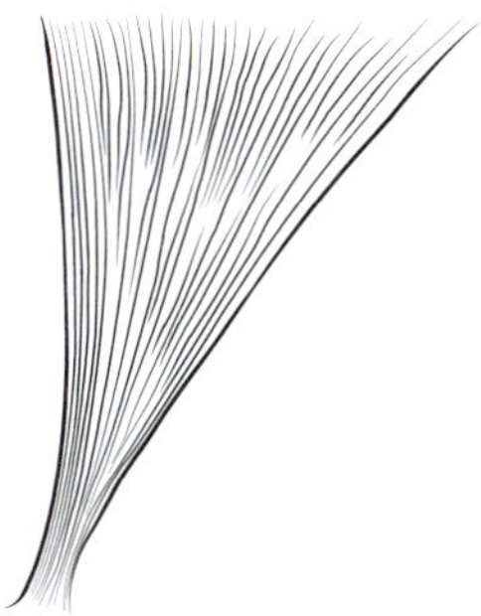
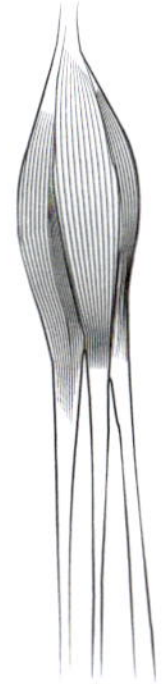
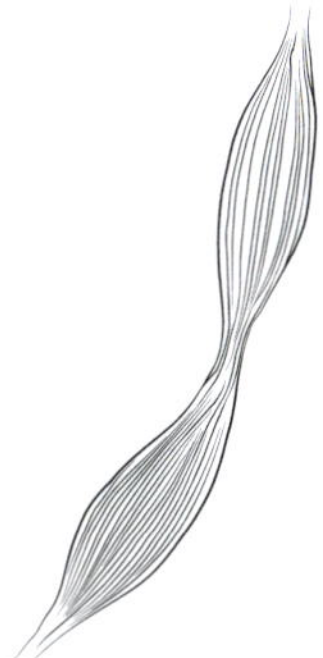
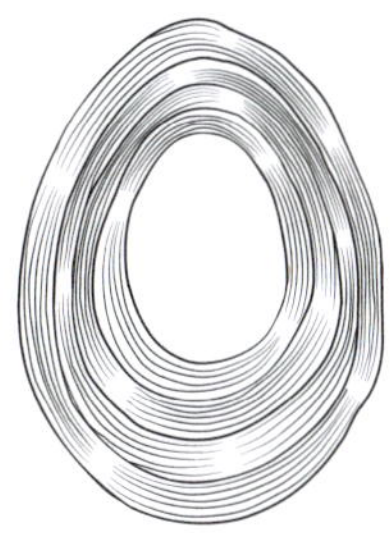

8. ____________ 9. ____________ 10. ____________ 11. ____________ 12. ____________

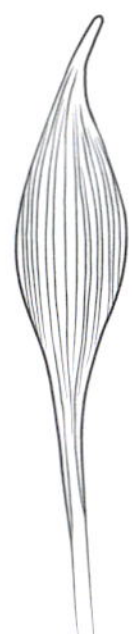
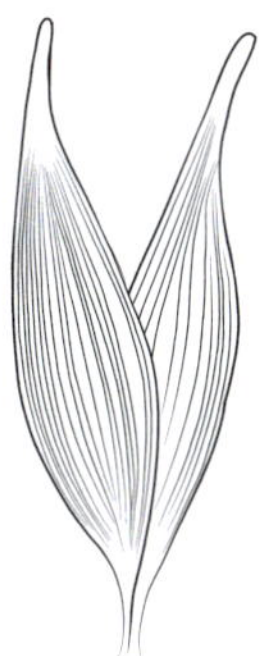
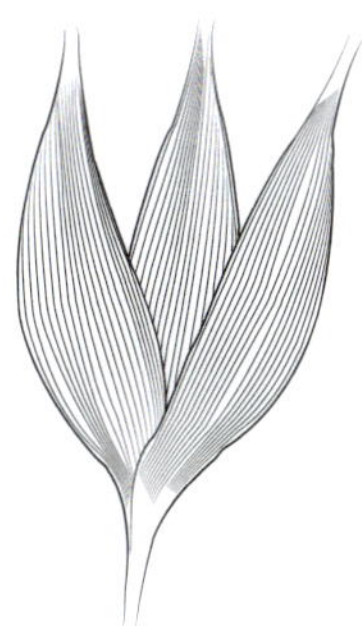
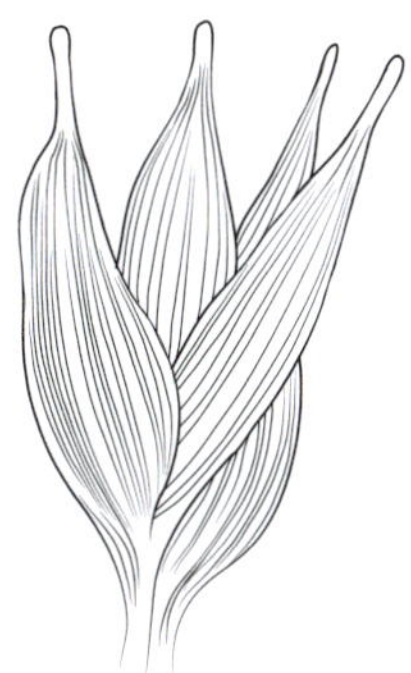

13. ____________ 14. ____________ 15. ____________ 16. ____________

Antworten

1. einseitig gefiederter Muskel (M. unipennatus), 2. zweiseitig gefiederter Muskel (M. bipennatus), 3. mehrfach gefiederter Muskel (M. multipennatus), 4. spiralförmiger Muskel, 5. radiär ausgerichteter Muskel, 6. quadratischer Muskel (M. quadratus), 7. infrahyaler Muskel, 8. kreuzförmiger Muskel, 9. dreieckiger Muskel (M. triangularis), 10. multikaudaler Muskel, 11. zweibäuchiger Muskel (M. digastricus), 12. ringförmiger Muskel, 13. spindelförmiger Muskel (M. fusiformis), 14. zweiköpfiger Muskel (M. biceps), 15. dreiköpfiger Muskel (M. triceps), 16. vierköpfiger Muskel (M. quadriceps)

Muskeln von Kopf und Hals

oberflächliche und tiefe Muskeln von Kopf und Hals – Ansicht von vorn

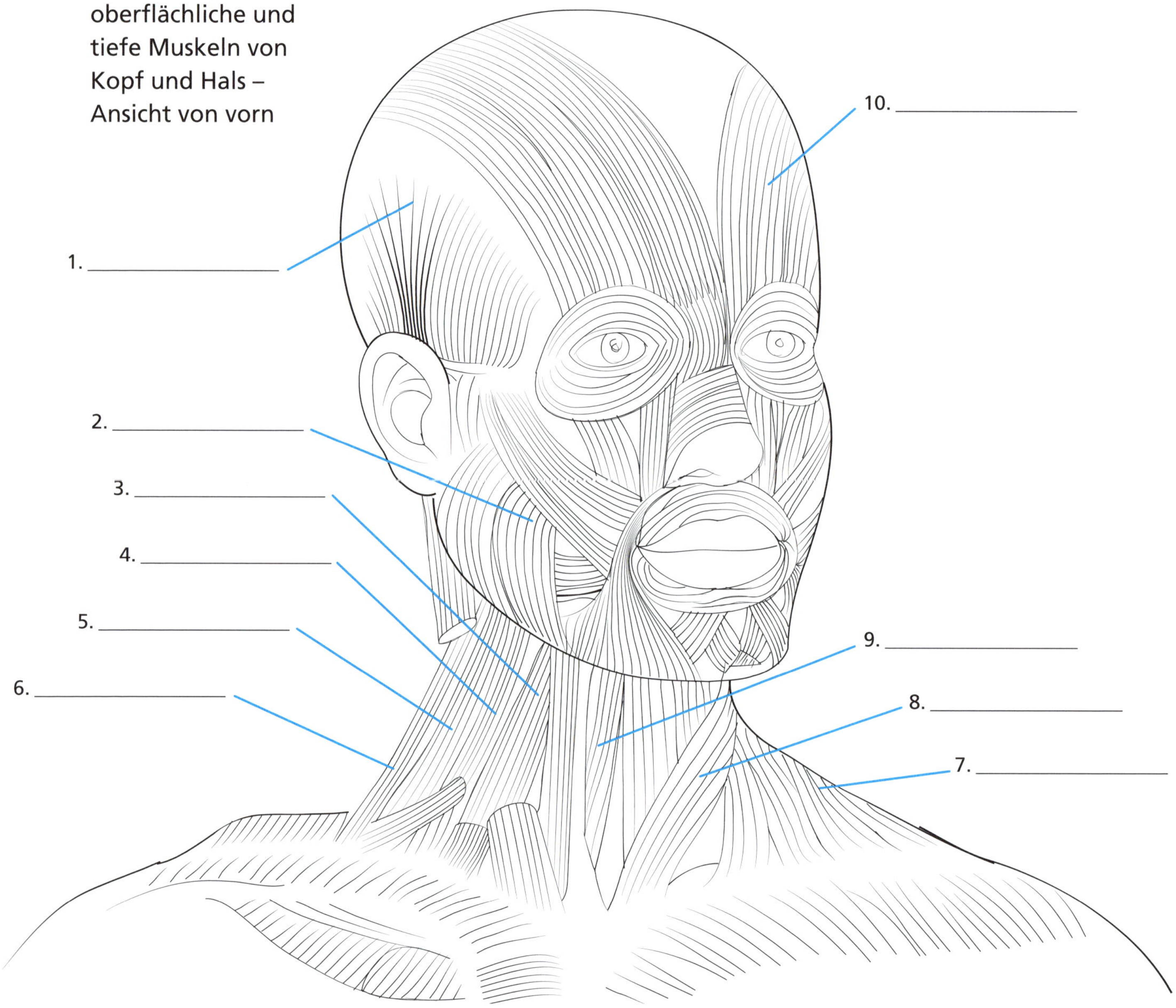

Die Muskeln im Bereich der Kopfschwarte werden gemeinsam als M. epicranus (Kopfhaubenmuskel) bezeichnet und bestehen aus dem M. occipitofrontalis (Hinterhauptstirnmuskel) mit seinen Muskelteilen, dem M. occipitalis (Hinterhauptmuskel) und dem M. frontalis (Stirnmuskel), sowie dem M. temporoparietalis (Schläfenscheitelmuskel). Die Halsmuskeln setzen vorn, hinten und seitlich der Wirbel an und ermöglichen Vorwärts-, Rückwärts- und Seitwärtsbewegungen. Halsmuskeln mit schräger Ausrichtung erlauben zudem Rotationsbewegungen. Die größte Muskulatur liegt im Nacken. Einige dieser Nackenmuskeln sind ausschließlich für Bewegungen von Kopf und Hals zuständig, zum Beispiel die Mm. splenii capitis und cervicis (Riemenmuskeln von Kopf bzw. Hals) oder der M. semispinalis capitis und der M. semispinalis cervicis (Halbdornmuskeln von Kopf bzw. Hals), während andere daran beteiligt sind, die Schultern zu bewegen, beispielsweise der M. trapezius (Trapezmuskel) oder der M. levator scapulae (Schulterblattheber), oder die beiden oberen Rippen zu heben (Mm. scaleni, Treppenmuskeln).

Antworten

1. Schläfenmuskel (M. temporalis), 2. Kaumuskel (M. masseter), 3. vorderer Treppenmuskel (M. scalenus anterior), 4. mittlerer Treppenmuskel (M. scalenus medius), 5. Schulterblattheber (M. levator scapulae), 6. Trapezmuskel, angeschnitten (M. trapezius), 7. M. trapezius, 8. Kopfwendemuskel (M. sternocleidomastoideus), 9. Brustbein-Zungenbeinmuskel (M. sternohyoideus), 10. Stirnmuskel (M. frontalis)

oberflächliche Muskeln
von Kopf und Hals –
Ansicht von lateral

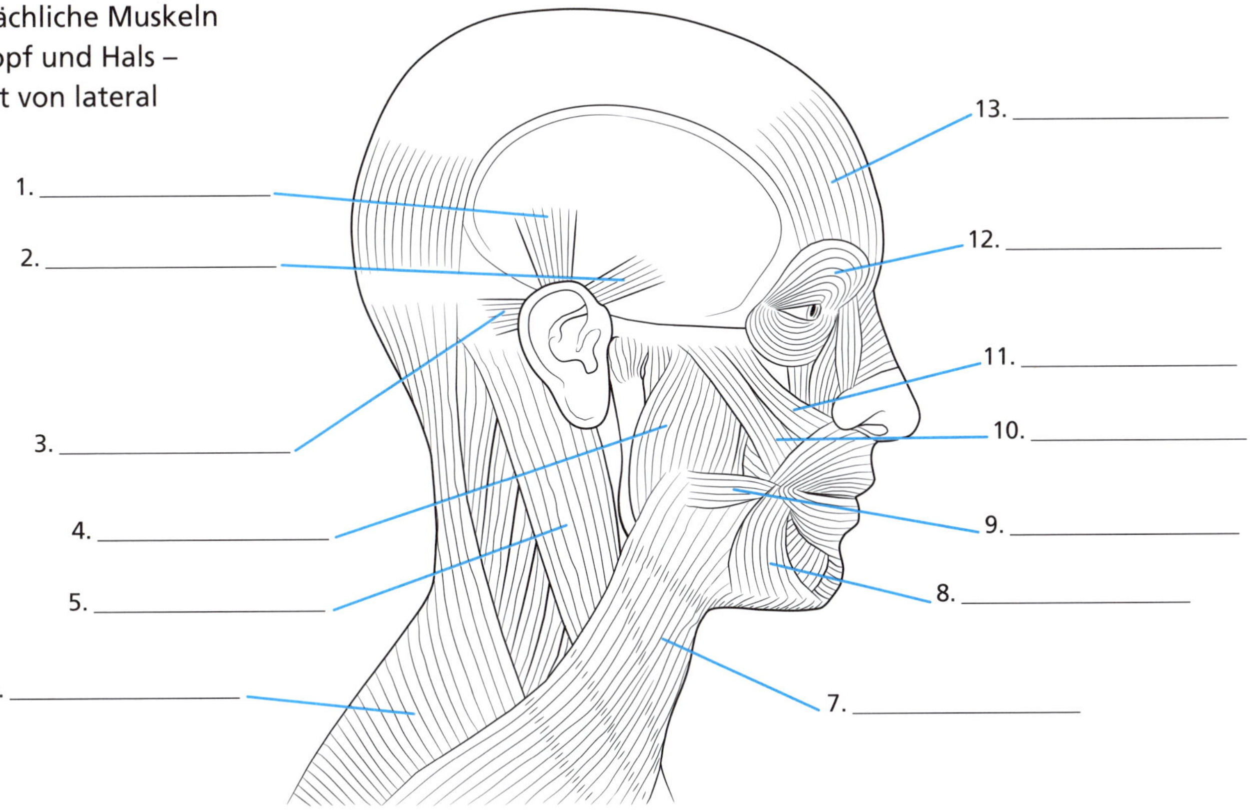

tiefe Muskeln von
Kopf und Hals –
Ansicht von lateral

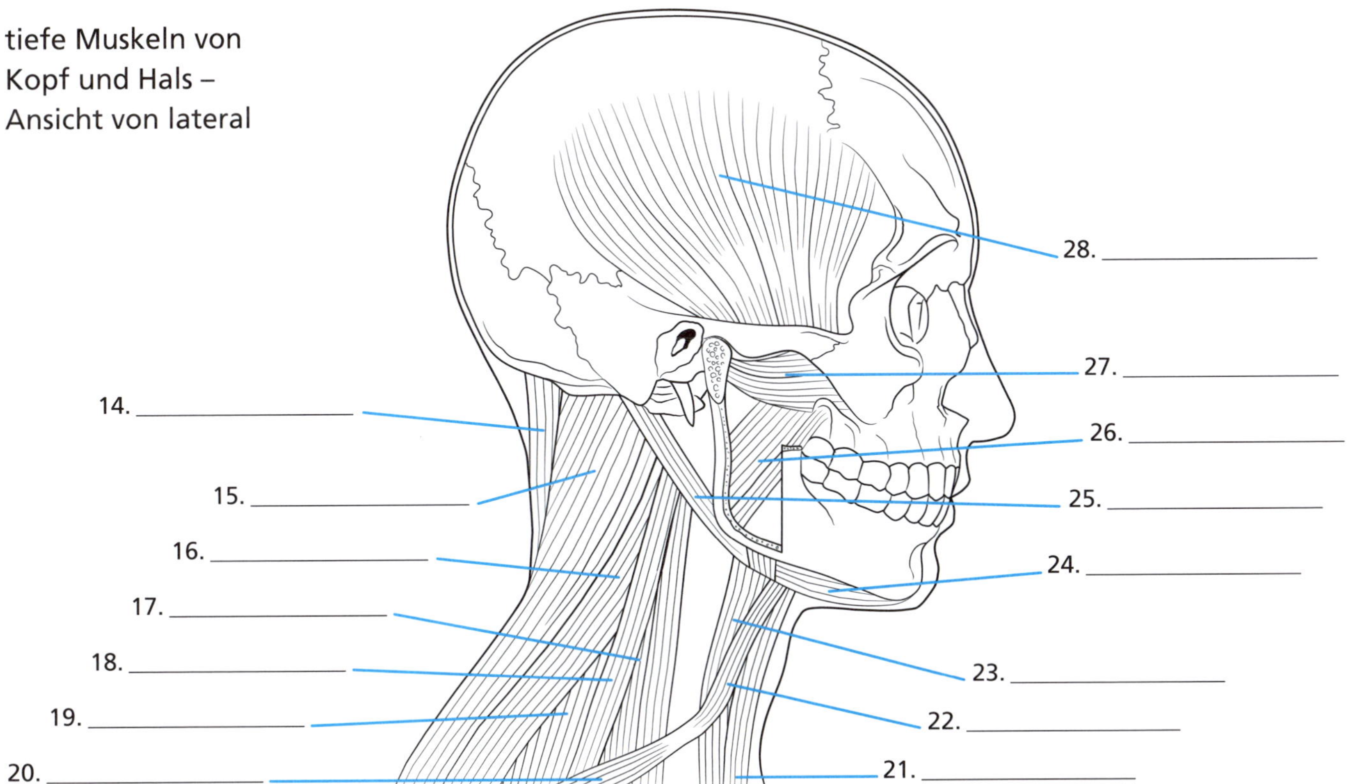

Antworten

1. oberer Ohrmuskel (M. auricularis superior), 2. vorderer Ohrmuskel (M. auricularis anterior), 3. hinterer Ohrmuskel (M. auricularis posterior), 4. Kaumuskel (M. masseter), 5. Kopfwendemuskel (M. sternocleidomastoideus), 6. Trapezmuskel (M. trapezius), 7. Hautmuskel des Halses (Platysma), 8. Mundwinkelsenker (M. depressor anguli oris), 9. Lachmuskel (M. risorius), 10. großer Jochbeinmuskel (M. zygomaticus major), 11. kleiner Jochbeinmuskel (M. zygomaticus minor), 12. Augenringmuskel (M. orbicularis oculi), 13. Stirnmuskel (M. frontalis), 14. Halbdornmuskel des Kopfs (M. semispinalis capitis), 15. Riemenmuskel des Kopfs (M. splenius capitis), 16. Schulterblattheber (M. levator scapulae), 17. vorderer Treppenmuskel (M. scalenus anterior), 18. mittlerer Treppenmuskel (M. scalenus medius), 19. hinterer Treppenmuskel (M. scalenus posterior), 20. Schulterblatt-Zungenbeinmuskel, unterer Bauch (M. omohyoideus, venter inferior), 21. Brustbein-Zungenbeinmuskel (M. sternohyoideus), 22. Schulterblatt-Zungenbeinmuskel, oberer Bauch (M. omohyoideus, venter superior), 23. Schildknorpel-Zungenbeinmuskel (M. thyrohyoideus), 24. zweibäuchiger Muskel, vorderer Bauch (M. digastricus, venter anterior), 25. zweibäuchiger Muskel, hinterer Bauch (M. digastricus, venter posterior), 26. innerer Flügelmuskel (M. pterygoideus medialis), 27. äußerer Flügelmuskel (M. pterygoideus lateralis), 28. Schläfenmuskel (M. temporalis)

Muskeln von Kopf und Hals

oberflächliche Muskeln des Kiefers – Ansicht von lateral

Die oberflächlichen Muskeln des Kiefers, der M. temporalis (Schläfenmuskel) und der M. masseter (Kaumuskel), bilden gemeinsam mit den tiefen Muskeln, dem M. pterygoideus medialis und dem M. pterygoideus lateralis (innerer und äußerer Flügelmuskel), die Mm. masticatorii (Kaumuskeln). Sie ermöglichen zusammen das Öffnen und Schließen des Kiefers sowie dessen Verschieben nach vorn, nach hinten und zur Seite. Der M. temporalis hat seinen Ursprung in der Fossa temporalis (Schläfengrube) und an der Fascia temporalis (Schläfenfaszie) und seinen Ansatz am Processus coronoideus mandibulae (Kronenfortsatz des Unterkiefers). Der M. masseter entspringt am unteren Rand des Jochbogens und setzt am Ramus mandibulae (Unterkieferast) sowie am Processus coronoideus mandibulae an. Die Ursprünge des M. pterygoideus medialis (tiefer Teil) und des M. pterygoideus lateralis (unterer Teil) liegen an der Lamina lateralis des Processus pterygoideus (Außenfläche des Flügelfortsatzes). Der M. pterygoideus medialis hat mit seinem oberflächlichen Teil seinen Ursprung am Tuber maxillae im Oberkiefer, der obere Teil des M. pterygoideus lateralis entspringt an der Crista infratemporalis (Schläfenkante) des großen Keilbeinflügels (Ala major ossis sphenoidalis). Der M. pterygoideus medialis inseriert im Bereich der Tuberositas (Rauigkeit) an der Innenfläche des Unterkiefers nahe des Angulus mandibulae (Unterkieferwinkel), der M. pterygoideus lateralis am Discus articularis (Knorpelscheibe) des Kiefergelenks und am Processus condylaris (Gelenkfortsatz) des Unterkiefers.

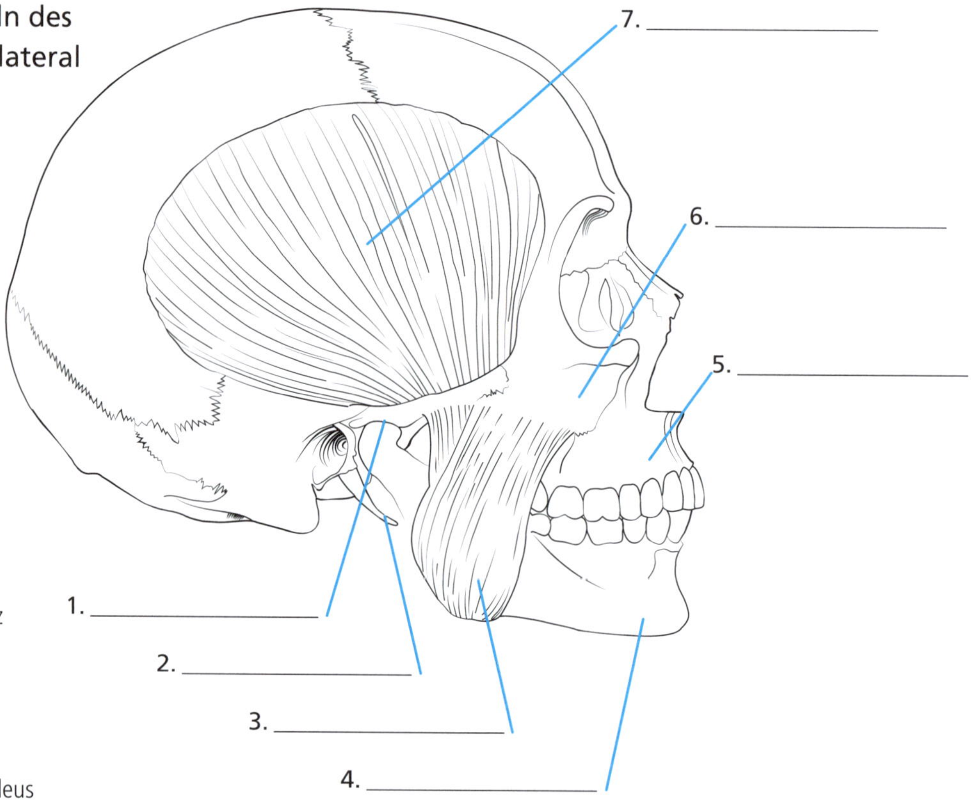

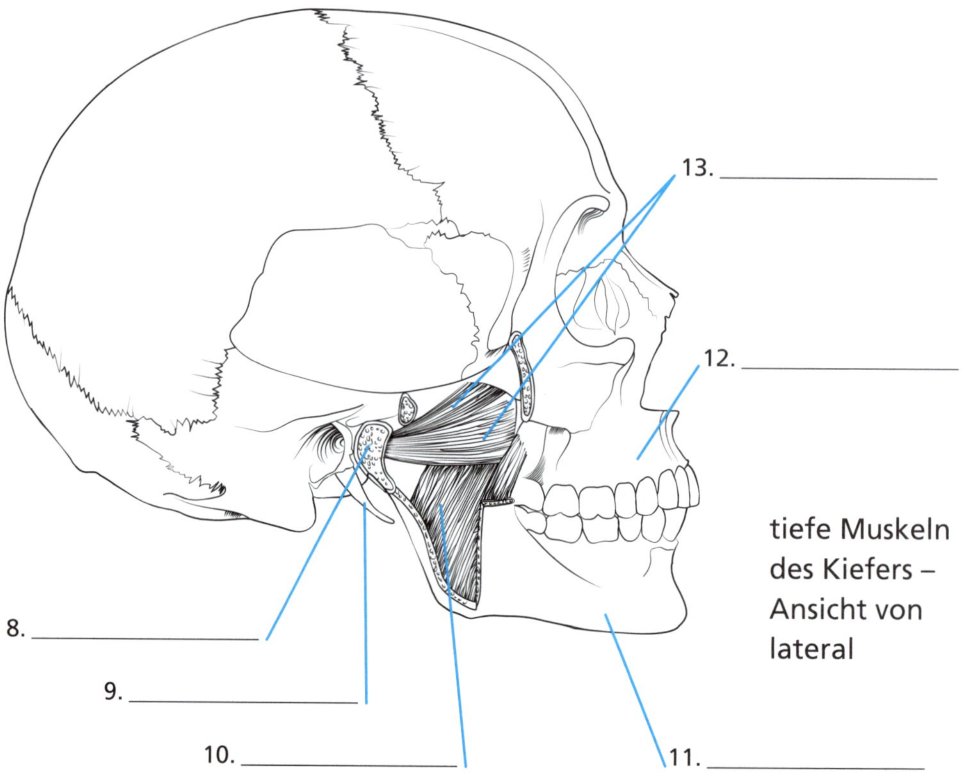

tiefe Muskeln des Kiefers – Ansicht von lateral

Antworten

1. Kiefergelenk (Articulatio temporomandibularis), 2. Griffelfortsatz (Processus styloideus), 3. Kaumuskel (M. masseter), 4. Unterkiefer (Mandibula), 5. Oberkiefer (Maxilla), 6. Jochbogen (Arcus zygomaticus), 7. Schläfenmuskel (M. temporalis), 8. Gelenkfortsatz des Unterkiefers (Processus condylaris mandibulae), 9. Processus styloideus, 10. innerer Flügelmuskel (M. pterygoideus medialis), 11. Mandibula, 12. Maxilla, 13. äußerer Flügelmuskel (M. pterygoideus lateralis)

mimische Muskeln – Ansicht von lateral

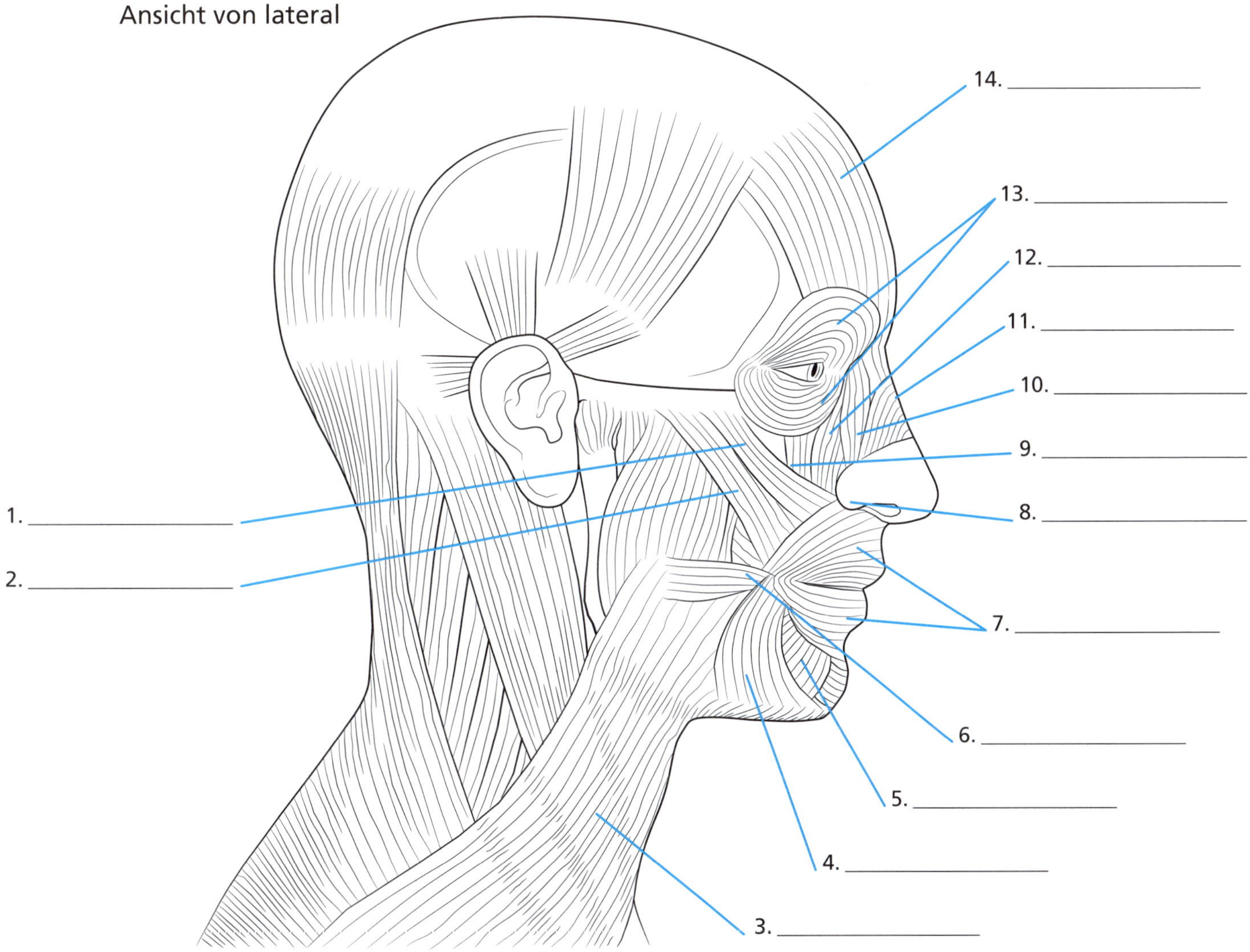

Die mimischen Muskeln sind zuständig für den Gesichtsausdruck (Mimik). Es gibt einen ringförmigen Muskel um den Mund und jeweils einen um beide Augen. Vom Rand dieser ringförmigen Muskeln ziehen sich andere Muskeln über das Gesicht. Die Muskeln der Augenregion umfassen den M. frontalis (Stirnmuskel), den M. orbicularis oculi (Augenringmuskel) und den M. procerus (Nasenwurzelrunzler). Die Muskeln, die zur Nasenregion zählen, sind der M. procerus, der M. levator labii superioris alaeque nasi (Oberlippen- und Nasenflügelheber) sowie der M. nasalis (Nasenmuskel). Die Mundmuskeln bestehen aus den Mm. zygomaticus major und minor (großer und kleiner Jochbeinmuskel), dem M. levator labii superioris (Oberlippenheber), dem M. levator labii superioris alaeque nasi, dem M. orbicularis oris (Mundringmuskel), dem M. buccinator (Wangenmuskel), dem M. depressor labii inferioris (Unterlippensenker) und dem M. depressor anguli oris (Mundwinkelsenker).

Antworten

1. kleiner Jochbeinmuskel (M. zygomaticus minor), 2. großer Jochbeinmuskel (M. zygomaticus major), 3. Hautmuskel des Halses (Platysma), 4. Mundwinkelsenker (M. depressor anguli oris), 5. Unterlippensenker (M. depressor labii inferioris), 6. Wangenmuskel (M. buccinator), 7. Mundringmuskel (M. orbicularis oris), 8. Nasenmuskel, Nasenflügel- und Nasenrückenteil (M. nasalis, Pars alaris und Pars transversa), 9. Oberlippenheber (M. levator labii superioris), 10. Oberlippen- und Nasenflügelheber (M. levator labii superioris alaeque nasi), 11. Nasenwurzelrunzler (M. procerus), 12. Mundwinkelheber (M. levator anguli oris), 13. Augenringmuskel (M. orbicularis oculi), 14. Stirnmuskel (M. frontalis)

Muskeln von Kopf und Hals

Der Augapfel (Bulbus oculi) wird von sechs Muskeln bewegt, nämlich dem M. rectus superior (oberer gerader Augenmuskel), dem M. rectus medialis (innerer gerader Augenmuskel), dem M. rectus inferior (unterer gerader Augenmuskel) und dem M. rectus lateralis (äußerer gerader Augenmuskel) sowie dem M. obliquus superior (oberer schräger Augenmuskel) und dem M. obliquus inferior (unterer schräger Augenmuskel). Diese Muskeln ermöglichen dem Auge Blickbewegungen nach oben, unten, links und rechts. Der M. levator palpebrae superioris (Oberlidheber) ist für das Heben des Oberlids zuständig. Die Trochlea ist eine aus Faserknorpel bestehende Halteschlaufe für den M. obliquus superior. Die vier geraden Augenmuskeln und der Oberlidheber entspringen von einem gemeinsamen Sehnenring, dem Anulus tendineus communis, im Bereich des Sehnervkanals. Der M. obliquus superior hat seinen Ursprung am Os sphenoidale (Keilbein) und der M. obliquus inferior entspringt am Oberkiefer. Die sechs Augenmuskeln setzen an der Sklera (Lederhaut) an, der M. levator palpebrae superioris inseriert am Tarsus (Lidplatte) des Oberlids.

Augenmuskeln – Ansicht von oben

6. ____________________
5. ____________________
4. ____________________
3. ____________________

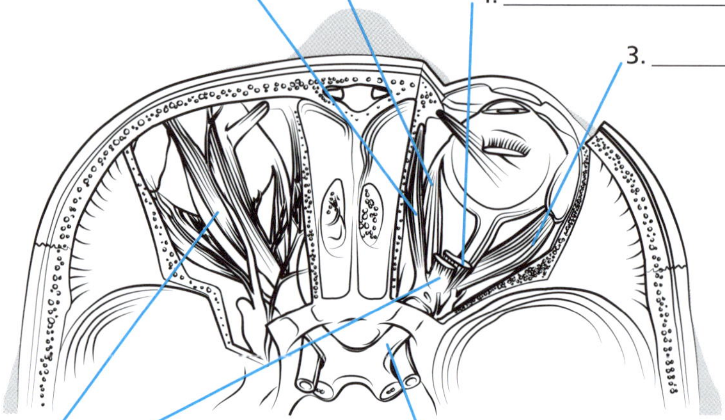

1. ____________________
2. ____________________

Augenmuskeln – Ansicht von lateral

16. ____________________
7. ____________________
15. ____________________
8. ____________________
14. ____________________
9. ____________________
13. ____________________
10. ____________________
11. ____________________

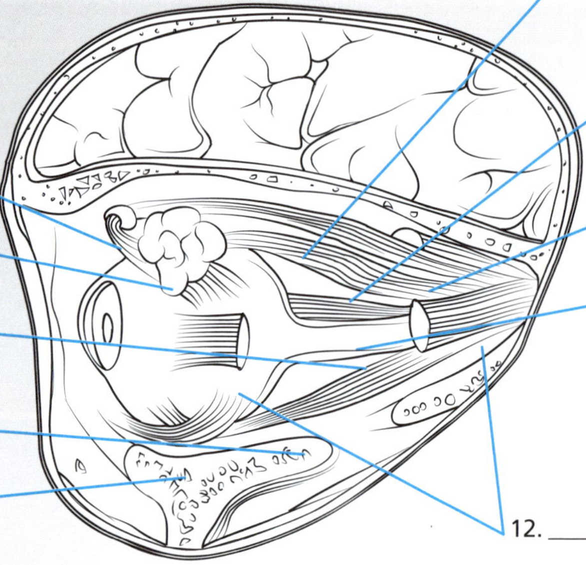

12. ____________________

Antworten

1. Oberlidheber (M. levator palpebrae superioris), 2. Sehnerv (Nervus opticus), 3. äußerer gerader Augenmuskel (M. rectus lateralis), 4. oberer gerader Augenmuskel (M. rectus superior), 5. innerer gerader Augenmuskel, angeschnitten (M. rectus medialis), 6. oberer schräger Augenmuskel (M. obliquus superior), 7. Rollknorpel (Trochlea), 8. Tränendrüse (Glandula lacrimalis), 9. Nervus opticus, 10. unterer gerader Augenmuskel (M. rectus inferior), 11. unterer schräger Augenmuskel (M. obliquus inferior), 12. M. rectus lateralis (angeschnitten), 13. M. rectus medialis, 14. M. levator palpebrae superioris (angeschnitten), 15. M. rectus superior, 16. M. obliquus superior

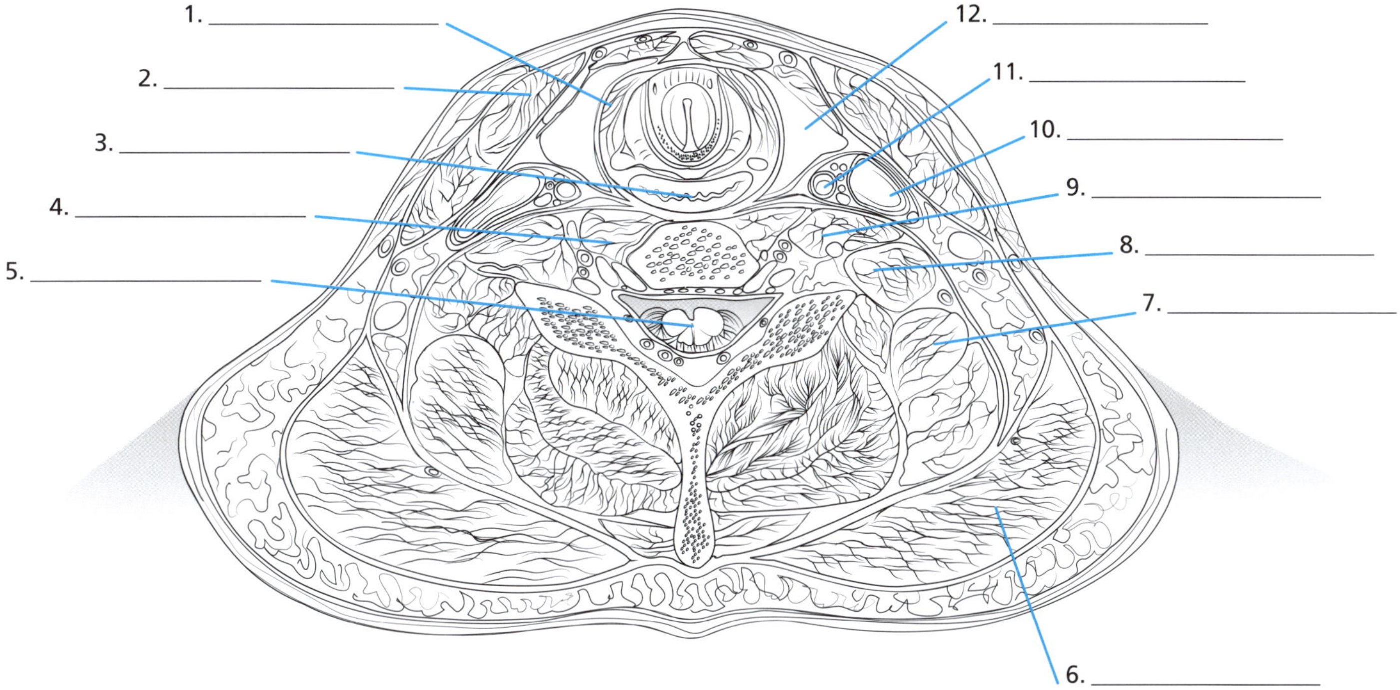

Halsmuskeln – Querschnittansicht

Der Querschnitt durch den Hals zeigt die Beziehungen zwischen den Bestandteilen des Halses. Der Hals lässt sich in zwei größere Bereiche unterteilen. Die hintere Halsregion wird als Nacken (Nucha) bezeichnet und umfasst die Halswirbel und ihre Haltemuskulatur. Die vordere Halsregion (Cervix) enthält die Halseingeweide, zu denen Larynx (Kehlkopf), Teile der Trachea (Luftröhre), Pharynx (Rachen) und Teile des Oesophagus (Speiseröhre) zählen. Die Mm. constrictores pharyngis (Schlundschnürer) des Rachens sind am Schluckakt beteiligt, indem sie einen Bissen weiter in die Speiseröhre transportieren. Der M. stylopharyngeus (Griffel-Rachenmuskel) und die tieferen Muskeln, der M. palatopharyngeus (Gaumen-Rachenmuskel) und der M. salpingopharyngeus (Tuben-Rachenmuskel), können den Rachen und Kehlkopf heben. Der M. constrictor pharyngis superior (oberer Schlundschnürer) entspringt am Hakenfortsatz des Keilbeins (Hamulus pterygoideus des Os sphenoidale), der M. constrictor pharyngis medius (mittlerer Schlundschnürer) an den Hörnern des Zungenbeins (Cornu majus und Cornu minus des Os hyoideum) und der M. constrictor pharyngis inferior (unterer Schlundschnürer) am Ringknorpel (Cartilago cricoidea) und am Schildknorpel (Cartilago thyroidea) des Kehlkopfs. Die drei Schlundschnürer setzen an der Rachennaht (Raphe pharyngis) an. Der M. stylopharyngeus hat seinen Ursprung am Griffelfortsatz des Schläfenbeins (Processus styloideus des Os temporale), der M. salpingopharyngeus entspringt am Tubenknorpel der Ohrtrompete (Cartilago tubae auditivae) und der M. palatopharyngeus am harten Gaumen (Palatum durum). Diese drei Muskeln inserieren am Schildknorpel des Kehlkopfs.

Muskeln des Rachens – Ansicht von hinten

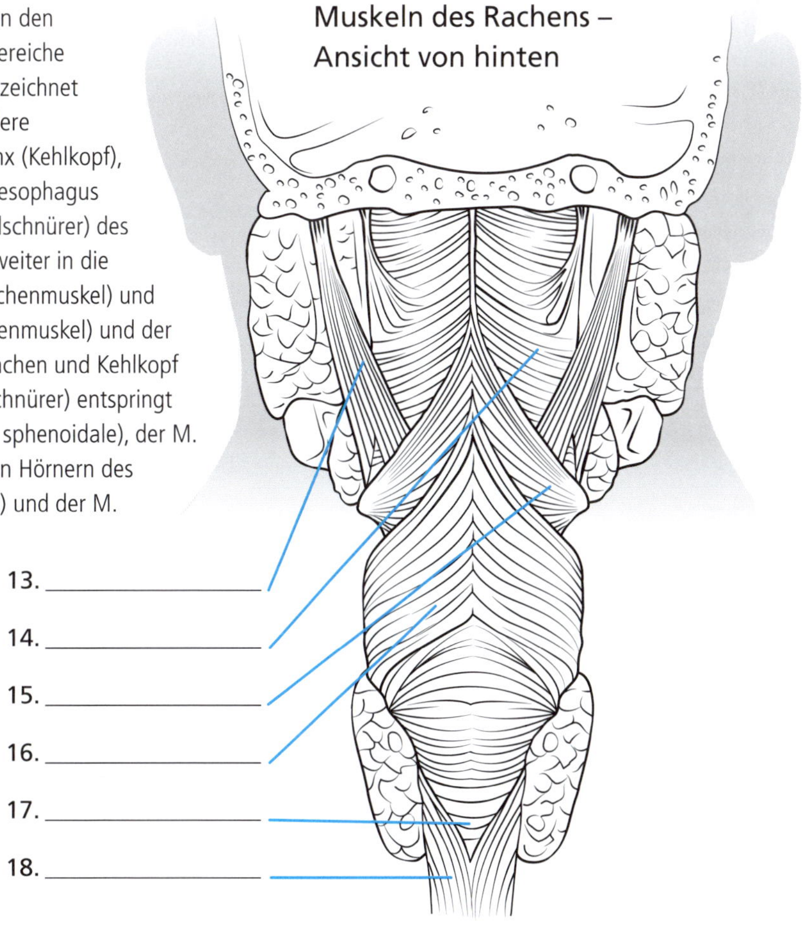

Antworten

1. Ringknorpel-Schildknorpelmuskel (M. cricothyroideus), 2. Kopfwendemuskel (M. sternocleidomastoideus), 3. Speiseröhre (Oesophagus), 4. langer Halsmuskel (M. longus colli [cervicis]), 5. Rückenmark (Medulla spinalis), 6. Trapezmuskel (M. trapezius), 7. Schulterblattheber (M. levator scapulae), 8. mittlerer Treppenmuskel (M. scalenus medius), 9. vorderer Treppenmuskel (M. scalenus anterior), 10. innere Drosselvene (Vena jugularis interna), 11. gemeinsame Halsschlagader (Arteria carotis communis), 12. Schilddrüse (Glandula thyroidea), 13. Griffel-Rachenmuskel (M. stylopharyngeus), 14. oberer Schlundschnürer (M. constrictor pharyngis superior), 15. mittlerer Schlundschnürer (M. constrictor pharyngis medius), 16. unterer Schlundschnürer (M. constrictor pharyngis inferior), 17. Ringmuskelschicht der Speiseröhre (Stratum circulare, Oesophagus), 18. Längsmuskelschicht der Speiseröhre (Stratum longitudinale, Oesophagus)

Rückenmuskulatur

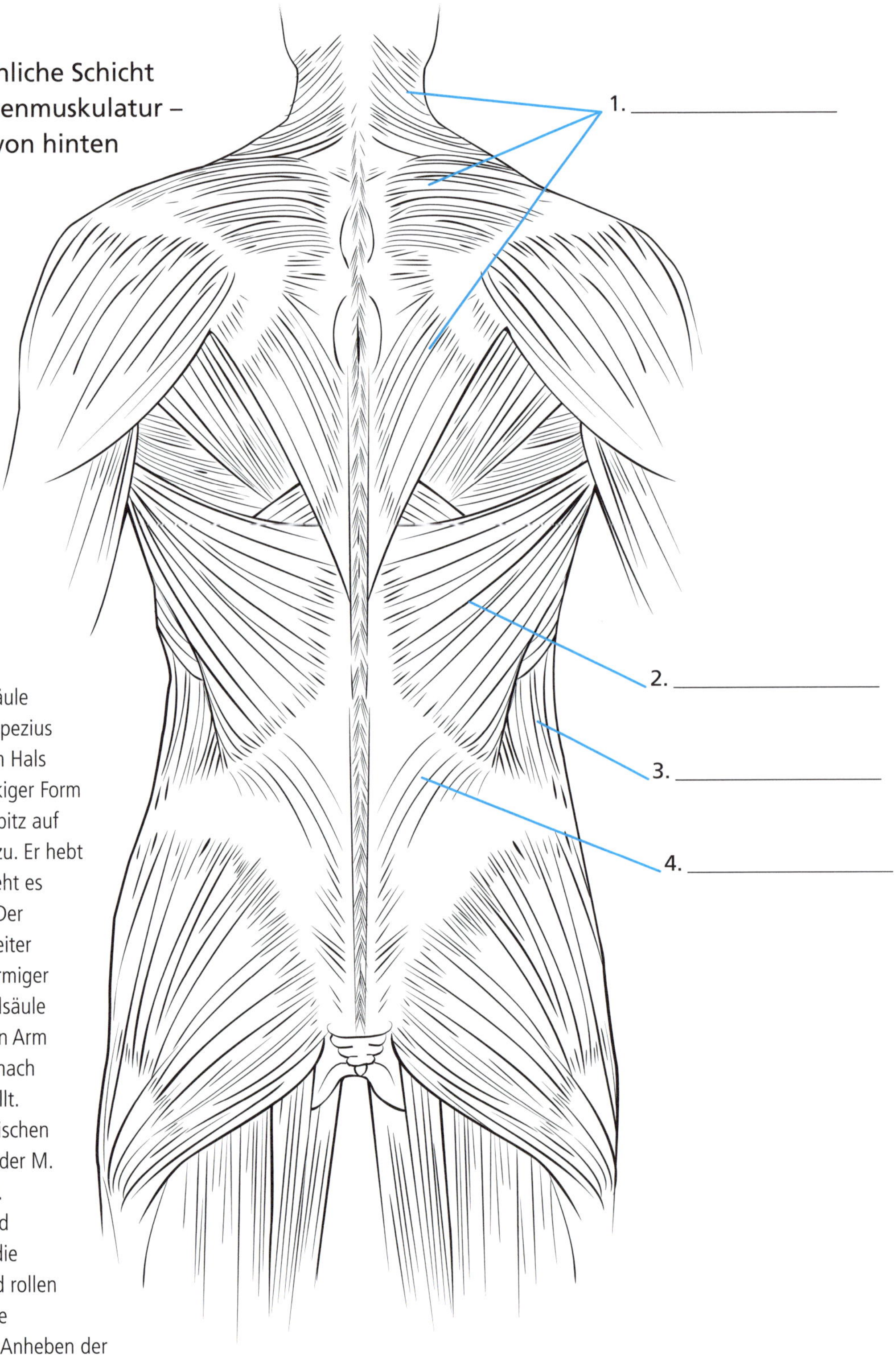

Die Rückenmuskeln stabilisieren, bewegen und stützen die Wirbelsäule und ermöglichen die Bewegungen von Scapula (Schulterblatt) und Humerus (Oberarmknochen). Man unterscheidet eine oberflächliche, eine mittlere und eine tiefe Schicht der Rückenmuskulatur. Die oberflächliche Schicht bewirkt, dass Scapula und Humerus die Schulter- und Armbewegungen ausführen können. Beidseitig der Wirbelsäule liegen fünf Muskeln. Der M. trapezius (Trapezmuskel) spannt sich vom Hals abwärts und bedeckt in dreieckiger Form den oberen Rücken und läuft spitz auf einen Punkt an der Mittellinie zu. Er hebt und senkt das Schulterblatt, zieht es zurück und dreht es aufwärts. Der kräftige M. latissimus dorsi (breiter Rückenmuskel) ist ein fächerförmiger Muskel, der sich von der Wirbelsäule zum Humerus erstreckt und den Arm an den Körper heranzieht, ihn nach hinten führt und nach innen rollt. Kleinere Muskeln verlaufen zwischen Wirbelsäule und Schulterblatt: der M. rhomboideus major und der M. rhomboideus minor (großer und kleiner Rautenmuskel) ziehen die Scapula nach innen, heben und rollen sie, und der M. levator scapulae (Schulterblattheber) ist für das Anheben der Scapula zuständig.

Antworten

1. Trapezmuskel (M. trapezius), 2. breiter Rückenmuskel (M. latissimus dorsi), 3. äußerer schräger Bauchmuskel (M. obliquus externus abdominis), 4. thorakolumbale Faszie (Fascia thoracolumbalis)

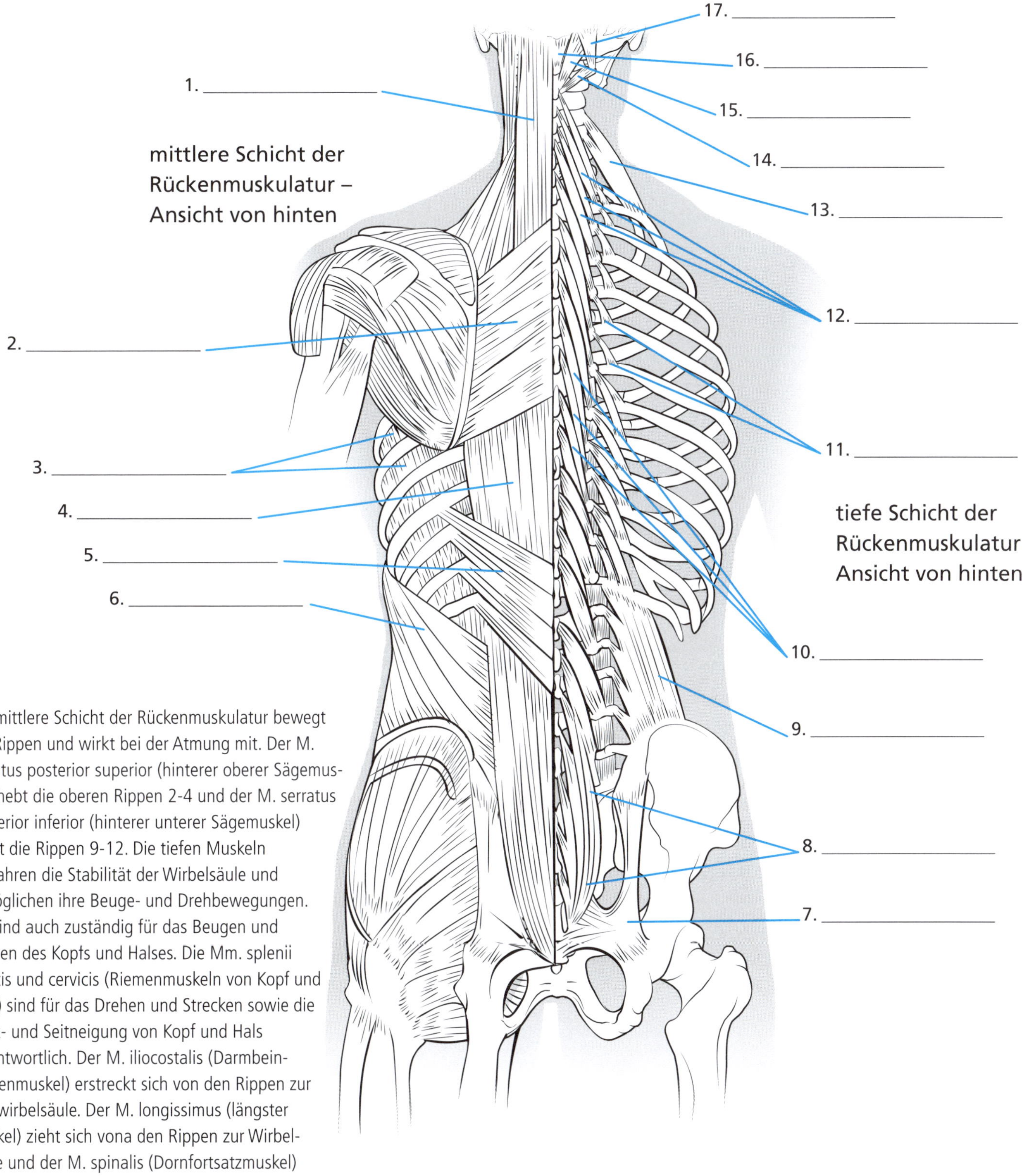

Die mittlere Schicht der Rückenmuskulatur bewegt die Rippen und wirkt bei der Atmung mit. Der M. serratus posterior superior (hinterer oberer Sägemuskel) hebt die oberen Rippen 2-4 und der M. serratus posterior inferior (hinterer unterer Sägemuskel) senkt die Rippen 9-12. Die tiefen Muskeln bewahren die Stabilität der Wirbelsäule und ermöglichen ihre Beuge- und Drehbewegungen. Sie sind auch zuständig für das Beugen und Drehen des Kopfs und Halses. Die Mm. splenii capitis und cervicis (Riemenmuskeln von Kopf und Hals) sind für das Drehen und Strecken sowie die Rück- und Seitneigung von Kopf und Hals verantwortlich. Der M. iliocostalis (Darmbein-Rippenmuskel) erstreckt sich von den Rippen zur Halswirbelsäule. Der M. longissimus (längster Muskel) zieht sich vona den Rippen zur Wirbelsäule und der M. spinalis (Dornfortsatzmuskel) verläuft entlang der Wirbelsäule. Zusammen werden sie als M. erector spinae bezeichnet und bewirken Streckung sowie Seitneigung von Rumpf, Hals und Kopf. Der M. semispinalis (Halbdornmuskel), die Mm. multifidi (vielgefiederte Muskeln) und die Mm. rotatores (Drehmuskeln) sind tiefere, kürzere Muskeln, die sich zwischen den Wirbeln befinden und gemeinsam Mm. transversospinales (transversospinale Muskeln) genannt werden. Ihre Aufgabe ist die Stabilisierung, Drehung, Streckung und Seitneigung benachbarter Wirbel, wobei der M. semispinalis auch Kopf und Hals streckt.

Antworten

1. Halbdornmuskel des Kopfs (M. semispinalis capitis), 2. großer Rautenmuskel (M. rhomboideus major), 3. äußere Zwischenrippenmuskeln (Mm. intercostales externi), 4. Rückenstrecker (M. erector spinae), 5. hinterer unterer Sägemuskel (M. serratus posterior inferior), 6. innerer schräger Bauchmuskel (M. obliquus internus abdominis), 7. Kreuzbein-Sitzbeinhöckerband (Lig. sacrotuberale), 8. vielgefiederte Muskeln (Mm. multifidi), 9. quadratischer Lendenmuskel (M. quadratus lumborum), 10. Halbdornmuskel der Brust (M. semispinalis thoracis), 11. Rippenheber (Mm. levatores costarum), 12. Halbdornmuskel des Halses (M. semispinalis cervicis), 13. hinterer Treppenmuskel (M. scalenus posterior), 14. äußerer schräger Bauchmuskel (M. obliquus externus abdominis), 15. großer hinterer gerader Kopfmuskel (M. rectus capitis posterior major), 16. kleiner hinterer gerader Kopfmuskel (M. rectus capitis posterior minor), 17. oberer schräger Kopfmuskel (M. obliquus capitis superior)

Brust- und Bauchmuskulatur

oberflächliche und tiefe Brust- und Bauchmuskulatur – Ansicht von vorn

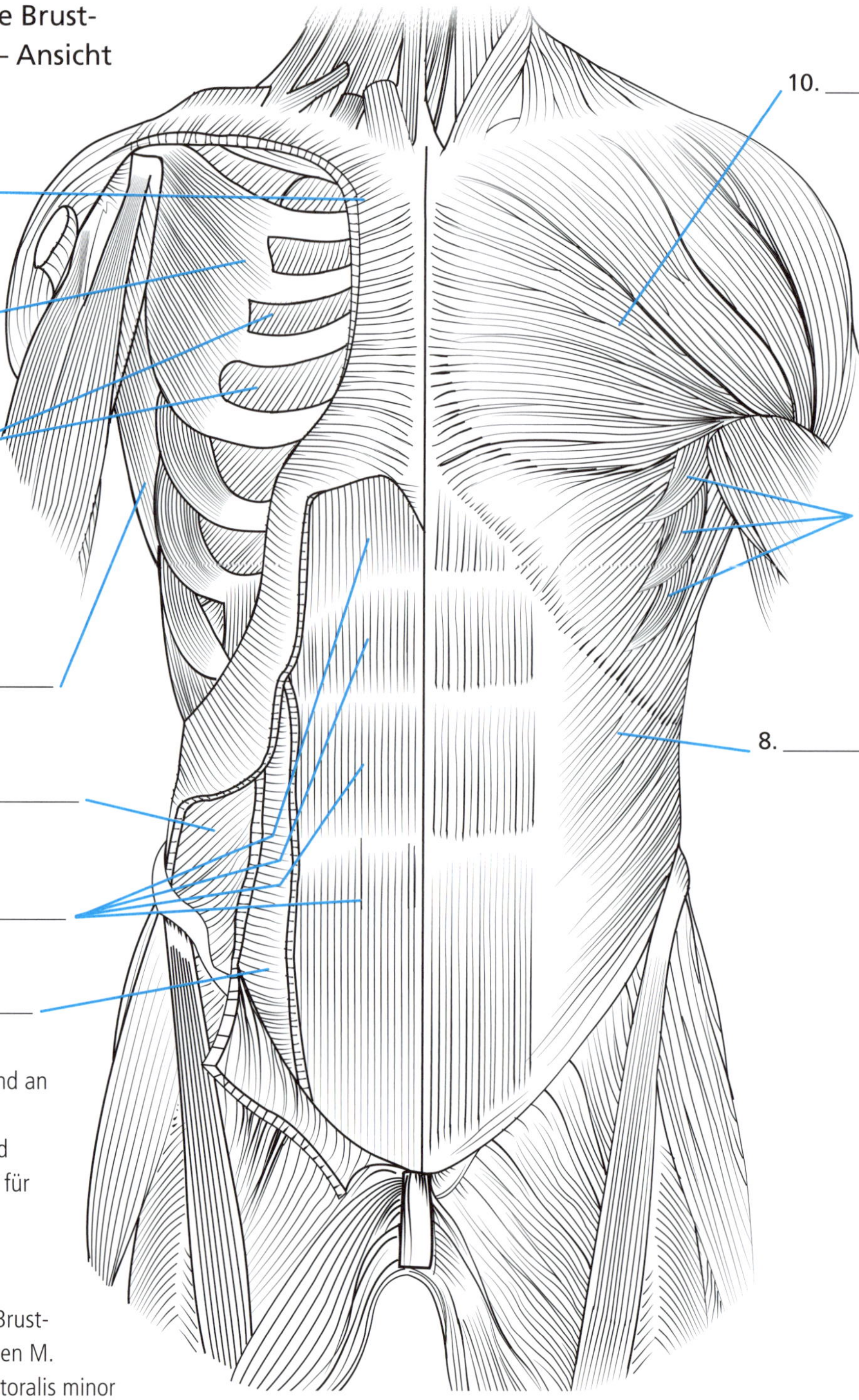

Die Brust- und Bauchmuskeln sind an der Hebung und Senkung des Brustkorbs während des Ein- und Ausatmens beteiligt und spielen für die Bewegungen des Körpers insgesamt eine wichtige Rolle. Die Bauchmuskeln unterstützen zudem die inneren Organe. Die Brust- und Bauchmuskulatur umfasst den M. pectoralis major und den M. pectoralis minor (großer und kleiner Brustmuskel), den M. rectus abdominis (gerader Bauchmuskel), die Mm. intercostales interni und externi (innere und äußere Zwischenrippenmuskeln), den M. obliquus internus abdominis und den M. obliquus externus abdominis (innerer und äußerer schräger Bauchmuskel) sowie den M. transversus abdominis (querer Bauchmuskel).

Antworten

1. großer Brustmuskel (M. pectoralis major), 2. kleiner Brustmuskel (M. pectoralis minor), 3. innere Zwischenrippenmuskeln (Mm. intercostales interni), 4. breiter Rückenmuskel (M. latissimus dorsi), 5. innerer schräger Bauchmuskel (M. obliquus internus abdominis), 6. gerader Bauchmuskel (M. rectus abdominis), 7. querer Bauchmuskel (M. transversus abdominis), 8. äußerer schräger Bauchmuskel (M. obliquus externus abdominis), 9. vorderer Sägemuskel (M. serratus anterior), 10. M. pectoralis major

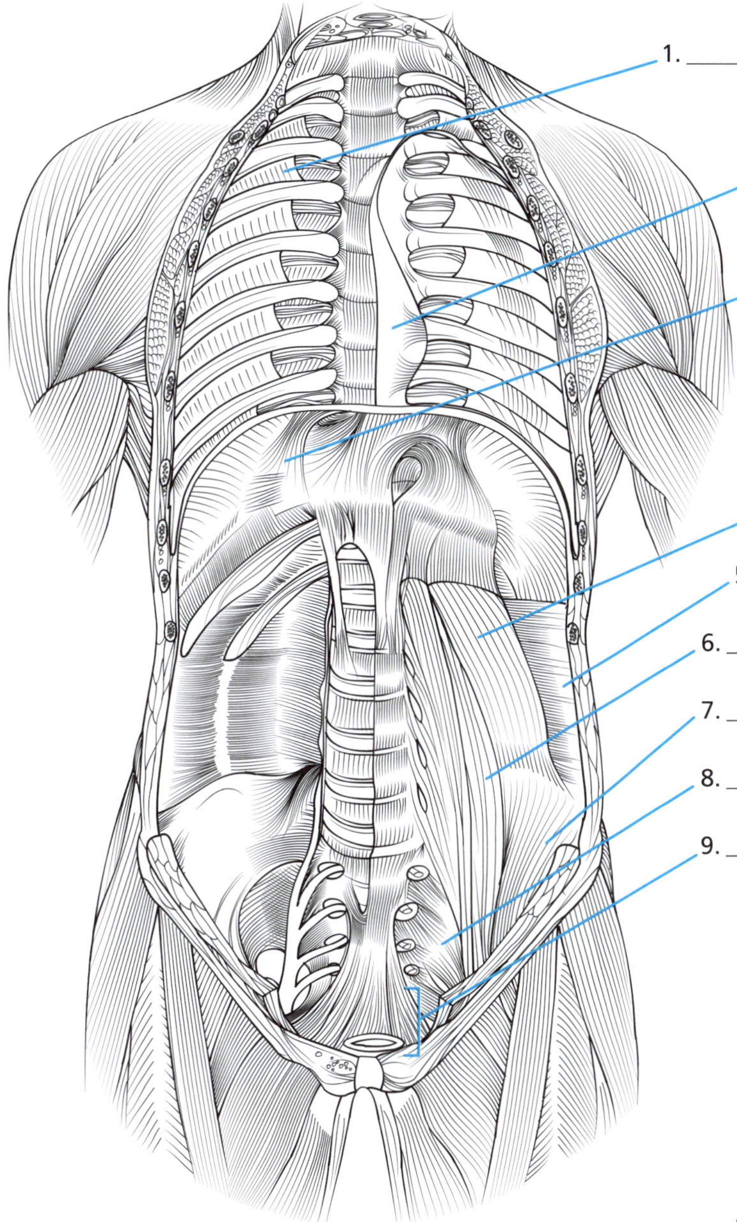

Muskeln der hinteren Wand von Brust- und Bauchhöhle – Ansicht von vorn

Die Muskeln, die die hintere Wand der Brust- und der Bauchhöhle bekleiden, sind für die Bewegungen des Körpers zuständig und unterstützen die inneren Organe. Die Muskeln der Brusthöhle wirken auch bei der Atmung mit. Die Muskeln der hinteren Wand von Brust- und Bauchhöhle umfassen die Mm. intercostales interni, das Diaphragma, den M. levator ani (Muskelteile: M. iliococcygeus, M. pubococcygeus, M. puborectalis), den M. piriformis, den M. iliacus, den M. psoas major, den M. transversus abdominis und den M. quadratus lumborum. Die Mm. intercostales spielen eine wichtige Rolle bei der Atmung. Die Mm. intercostales externi liegen über den Mm. intercostales interni, und sie spannen sich beide zwischen den oberen und unteren Rändern benachbarter Rippen aus.

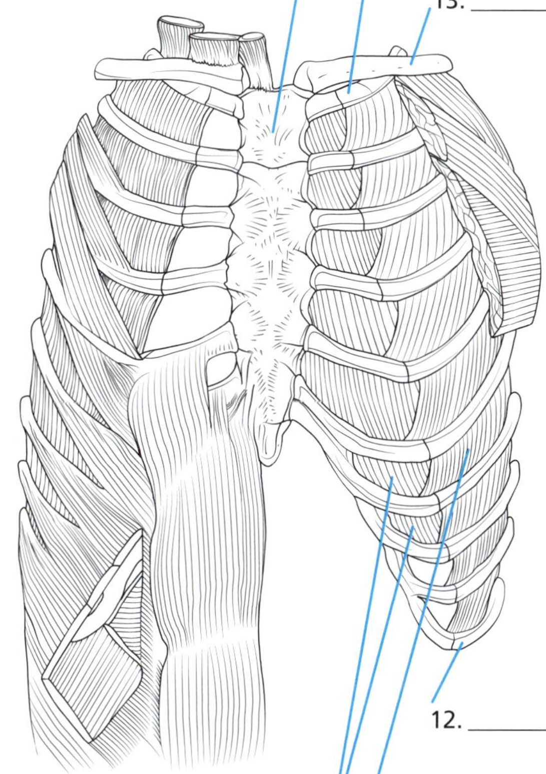

Zwischenrippenmuskeln – Ansicht von vorn

Antworten

1. innere Zwischenrippenmuskeln und innerste Zwischenrippenmuskeln (Mm. intercostales interni und Mm. intercostales intimi), 2. Mittelfellraum (Mediastinum), 3. Zwerchfell (Diaphragma), 4. quadratischer Lendenmuskel (M. quadratus lumborum), 5. querer Bauchmuskel (M. transversus abdominis), 6. großer Lendenmuskel (M. psoas major), 7. Darmbeinmuskel (M. iliacus), 8. birnenförmiger Muskel (M. piriformis), 9. Afterheber (M. levator ani), Muskelteile: Darmbein-Steißbeinmuskel, Schambein-Steißbeinmuskel, Schambein-Mastdarmmuskel (M. iliococcygeus, M. pubococcygeus, M. puborectalis), 10. innere Zwischenrippenmuskeln (Mm. intercostales interni), 11. äußere Zwischenrippenmuskeln (Mm. intercostales externi), 12. zehnte Rippe, 13. Schlüsselbein (Clavicula), 14. erste Rippe, 15. Brustbeinhandgriff (Manubrium sterni)

Brust- und Bauchmuskulatur

Das Diaphragma (Zwerchfell) ist ein flächiger Muskel, der die Brusthöhle von der Bauchhöhle trennt. Es besitzt eine Reihe von Öffnungen, durch die verschiedene Strukturen treten, die zwischen den beiden Höhlen verlaufen. Die drei größten dieser Durchtrittsstellen sind für den Oesophagus (Speiseröhre), die Aorta (Hauptschlagader) und die Vena cava inferior (untere Hohlvene). Das Herz und die Lungen liegen der oberen konvexen Oberfläche des Zwerchfells auf, wobei der Herzbeutel (Pericardium) mit der oberen Oberfläche der zentralen Sehnenplatte (Centrum tendineum) des Diaphragmas verwachsen ist.

Zwerchfell – Ansicht von oben

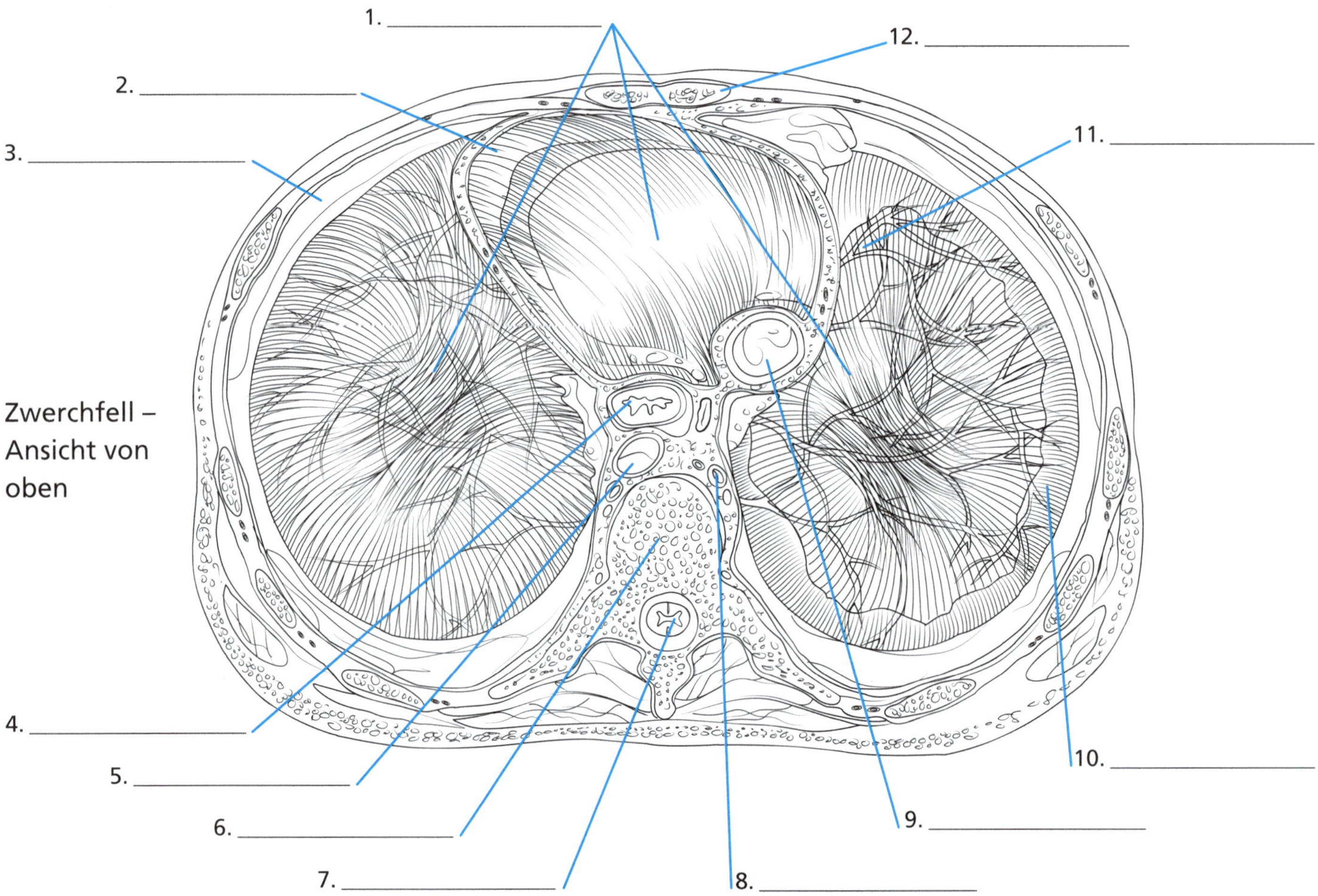

Hiatushernie (Zwerchfellbruch)

Allg. die krankhafte Verlagerung eines inneren Organs über das Zwerchfell hinaus im Bereich des Speiseröhrenschlitzes. Die häufigste Form ist der Durchtritt des oberen Anteils des Magens durch das Zwerchfell in den Brustraum (Gleitbruch), was ein Zurückfließen von Mageninhalt in die Speiseröhre bewirken und einen brennenden Schmerz hinter dem Brustbein verursachen kann (Sodbrennen). Bauchbetontes Übergewicht und stark gewürzte Speisen verschlimmern den Zustand. Der Verzicht auf gewürztes Essen, Gewichtsabnahme, kleinere Mahlzeiten und Antazide können die Symptome mildern. Ein operativer Eingriff kann notwendig werden, wenn die Maßnahmen nicht greifen.

Antworten

1. Sehnenzentrum des Zwerchfells (Centrum tendineum diaphragmatis), 2. Herzbeutel, angeschnitten (Pericardium), 3. Brustfell, Innenseite der Rippen, auch „Rippenfell" (Pleura parietalis, Pars costalis), 4. Speiseröhre (Oesophagus), 5. Hauptschlagader (Aorta), 6. Wirbelkörper (Corpus vertebrae), 7. Rückenmark (Medulla spinalis), 8. Vena azygos, 9. untere Hohlvene (Vena cava inferior), 10. Brustfell, Oberseite des Zwerchfells (Pleura parietalis, Pars diaphragmatica), 11. Zwerchfellnerv (Nervus phrenicus), 12. Brustbein (Sternum)

Die untere Oberfläche des Diaphragmas bildet das Dach der Bauchhöhle und liegt links über dem Magen und rechts über der Leber. Das Diaphragma entspringt an der Wirbelsäule am Unterrand des Rippenbogens, und zwar an den Innenflächen der Rippenpaare 7-12, sowie an der Hinterfläche des Processus xiphoideus sterni (Schwertfortsatz des Brustbeins) und inseriert am Centrum tendineum (zentrale Sehnenplatte).

Zwerchfell – Ansicht von unten

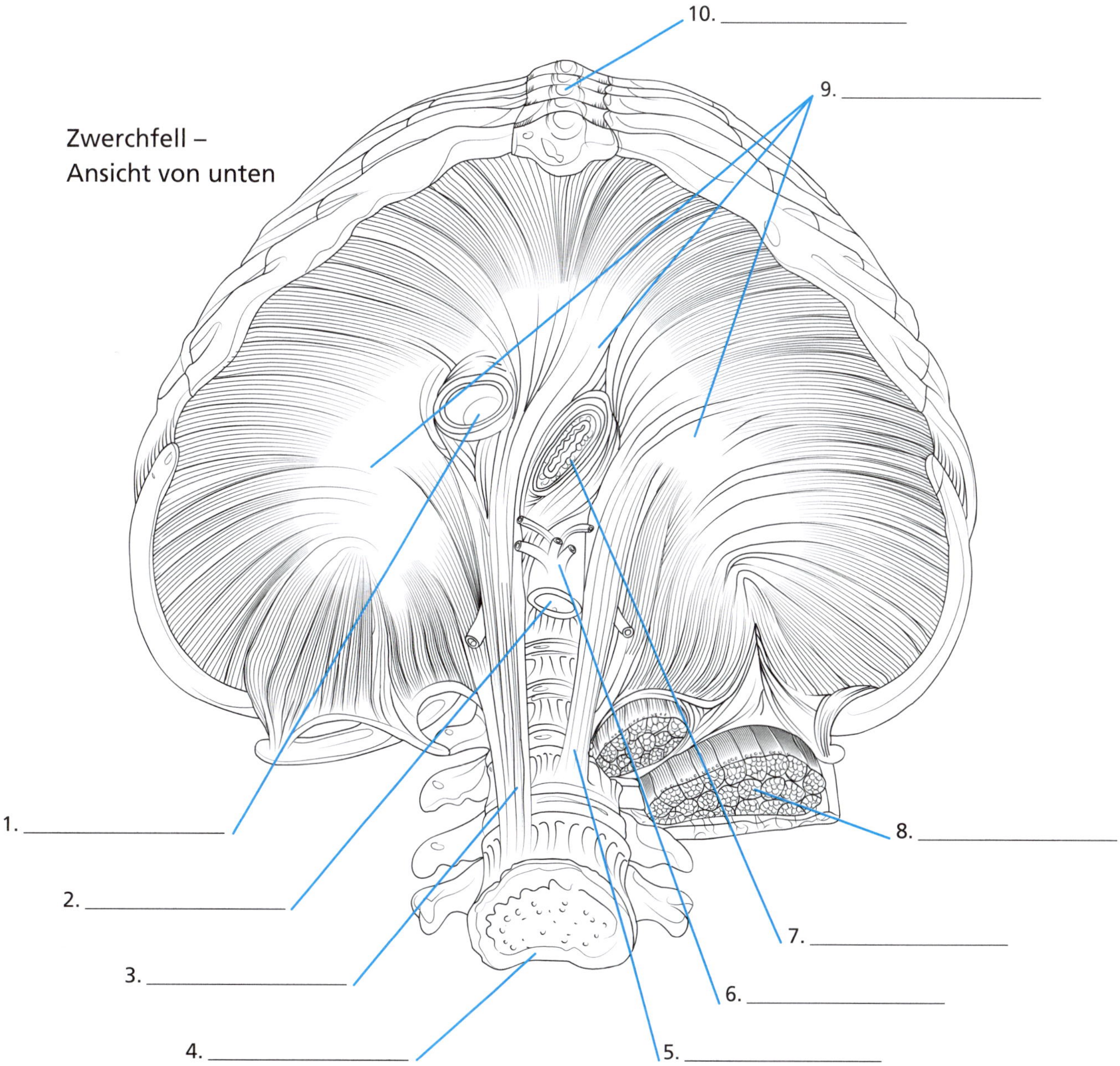

Antworten

1. untere Hohlvene (Vena cava inferior), 2. Bauchaorta (Aorta abdominalis), 3. Lendenteil des Zwerchfells, rechter Schenkel (Pars lumbalis diaphragmatis, Crus dextrum), 4. Wirbelsäule (Columna vertebralis), 5. Lendenteil des Zwerchfells, linker Schenkel (Pars lumbalis diaphragmatis, Crus sinistrum), 6. obere Eingeweidearterie (Arteria mesenterica superior), 7. Speiseröhre (Oesophagus), 8. quadratischer Lendenmuskel (M. quadratus lumborum), 9. Sehnenzentrum des Zwerchfells (Centrum tendineum diaphragmatis), 10. Brustbein (Sternum)

Beckenboden- und Dammmuskulatur

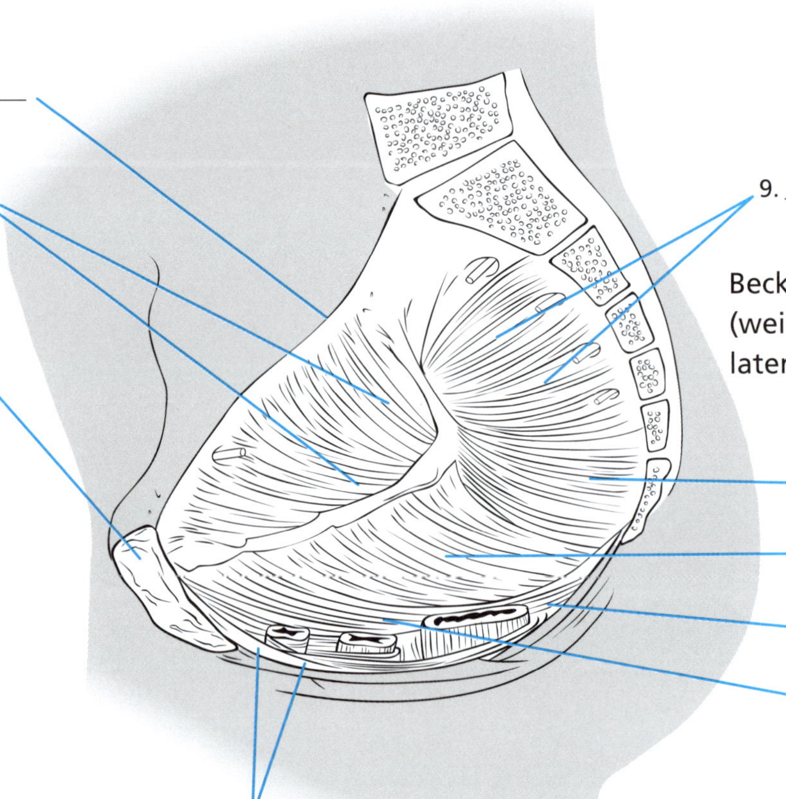

Beckenbodenmuskeln (weiblich) – Ansicht von lateral

Die Beckenbodenmuskeln spannen sich vom Os sacrum (Kreuzbein) hinten zu den Hüftknochen vorn und bilden quer über den Beckenboden ein Muskelgeflecht, das die Bauchorgane unterstützt. Der Beckenboden wird vom M. coccygeus (Steißbeinmuskel) und dem M. levator ani (Afterheber) geformt. Der M. piriformis (birnenförmiger Muskel) und der M. obturatorius internus (innerer Hüftlochmuskel) befinden sich an den Beckenwänden. Der M. coccygeus entspringt an der Spina ischiadica (Sitzbeindorn) und setzt an der äußeren und unteren Seite des Kreuzbeins an. Der M. levator ani hat mit seinen Muskelteilen, dem M. iliococcygeus, dem M. pubococcygeus und dem M. puborectalis, seinen Ursprung am Corpus ossis pubis (Schambeinkörper) und am Sitzbeindorn und inseriert am Os coccygis (Steißbein) und am Ligamentum anococcygeum (After-Steißbeinband).

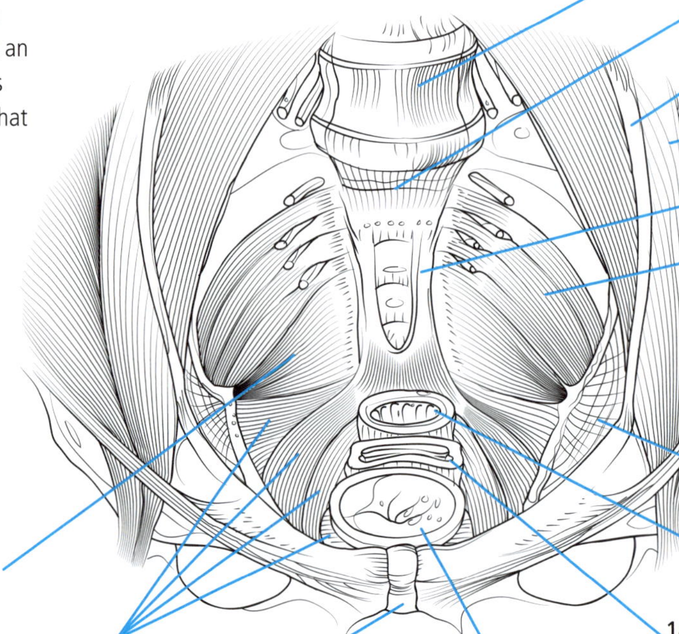

Beckenboden-muskeln (weiblich) – Ansicht von oben

Antworten

1. bogenförmige knöcherne Linie (Linea arcuata), 2. innerer Hüftlochmuskel (M. obturatorius internus), 3. Schambein (Os pubis), 4. Schambein-Mastdarmmuskel des Afterhebers (M. puborectalis des M. levator ani), 5. Schambein-Steißbeinmuskel des Afterhebers (M. pubococcygeus des M. levator ani), 6. linke Seite des M. levator ani, 7. Darmbein-Steißbeinmuskel des Afterhebers (M. iliococcygeus des M. levator ani), 8. Steißbeinmuskel (M. coccygeus), 9. birnenförmiger Muskel (M. piriformis), 10. M. coccygeus, 11. Afterheber (M. levator ani), Muskelteile: Darmbein-Steißbeinmuskel, Schambein-Steißbeinmuskel, Schambein-Mastdarmmuskel (M. iliococcygeus, M. pubococcygeus, M. puborectalis), 12. Schambeinfuge (Symphysis pubica), 13. Harnblase (Vesica urinaria), 14. Scheide (Vagina), 15. Mastdarm (Rectum), 16. M. obturatorius internus, 17. M. piriformis, 18. vorderes Kreuzbein-Steißbeinband (Lig. sacrococcygeum anterius), 19. großer Lendenmuskel (M. psoas major), 20. kleiner Lendenmuskel (M. psoas minor), 21. Promontorium (Promontorium ossis sacri), 22. Lendenwirbel (L5) (Vertebra lumbalis)

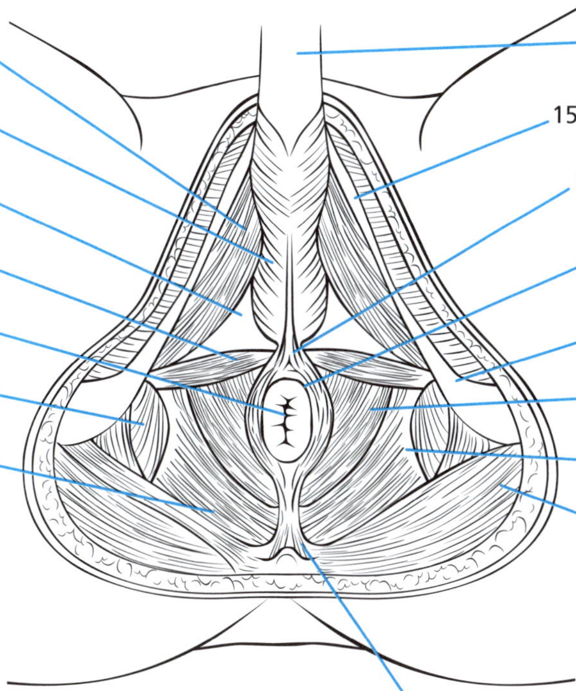

Dammmuskeln (männlich) – Ansicht von unten

Das Perineum (Damm) zählt zur untersten Etage des Beckenbodens und besteht aus einer rautenförmigen, muskulösen und bindegewebigen Platte, die die Beckenbodenmuskulatur darüber unterstützt und den Anus (After) sowie die Harn- und Geschlechtswege umgibt. Das Perineum wird nach vorn vom Schambeinbogen (Arcus pubicus) und vom Ligamentum pubicum inferius, der Bandauskleidung des Schambeinwinkels, begrenzt, nach hinten von der Spitze des Steißbeins und an beiden Seiten vom unteren Schambeinast und unteren Sitzbeinast sowie vom Ligamentum sacrotuberale (Kreuzbein-Sitzbeinhöckerband). Bei der Frau tritt die Harnröhre (Urethra feminina) vor der Scheide (Vagina) durch das Perineum, um dann in die äußere Harnröhrenöffnung (Ostium urethrae externum) zu münden. Beim Mann hingegen geht die Urethra durch das Perineum, um dann durch den Harnröhrenschwellkörper (Corpus spongiosum penis) zur äußeren Harnröhrenöffnung zu ziehen. Das Perineum enthält zudem das Compartimentum superficiale perinei (oberflächlicher Dammraum) und den Saccus profundus perinei (tiefer Dammraum) sowie mit Fettgewebe gefüllte Räume, die zu beiden Seiten des Afters und Mastdarms (Rectum) angesiedelt sind und als Fossa ischioanalis (Sitzbein-After-Grube) bezeichnet werden. Darüber hinaus liegt im Perineum der Canalis pudendalis (Alcock-Kanal, „Schamkanal") mit der Arteria pudenda interna (innere Schamarterie) und dem Nervus pudendus (Schamnerv), die die Region mit Blut versorgen und innervieren.

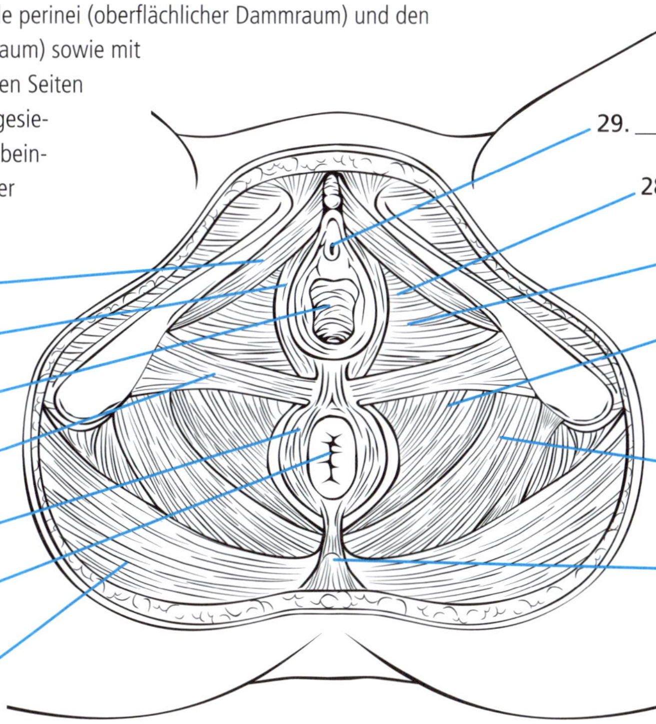

Dammmuskeln (weiblich) – Ansicht von unten

Antworten

1. Sitzbein-Schwellkörpermuskel (M. ischiocavernosus), 2. Vorhof-Schwellkörpermuskel (M. bulbospongiosus), 3. tiefer querer Dammmuskel (M. transversus perinei profundus), 4. oberflächlicher querer Dammmuskel (M. transversus perinei superficialis), 5. After (Anus), 6. innerer Hüftlochmuskel (M. obturatorius internus), 7. Steißbeinmuskel (M. coccygeus), 8. Steißbein (Os coccygis), 9. großer Gesäßmuskel (M. gluteus maximus), 10. Darmbein-Steißbeinmuskel (M. iliococcygeus), 11. Schambein-Steißbeinmuskel (M. pubococcygeus), 12. Sitzbeinhöcker (Tuber ischiadicum), 13. äußerer Afterschließmuskel (M. sphincter ani externus), 14. Penisnaht (Raphe penis), 15. Sitzbeinast (Ramus ossis ischii), 16. Penis, 17. M. ischiocavernosus, 18. M. bulbospongiosus, 19. Scheidenöffnung (Ostium vaginae), 20. M. transversus perinei superficialis, 21. M. sphincter ani externus, 22. Anus, 23. M. gluteus maximus, 24. Os coccygis, 25. M. iliococcygeus, 26. M. pubococcygeus, 27. M. transversus perinei profundus, 28. Harnröhrenschließmuskel (M. sphincter urethrae externus), 29. weibliche Harnröhre (Urethra feminina)

Muskeln des Schultergürtels und des Schultergelenks

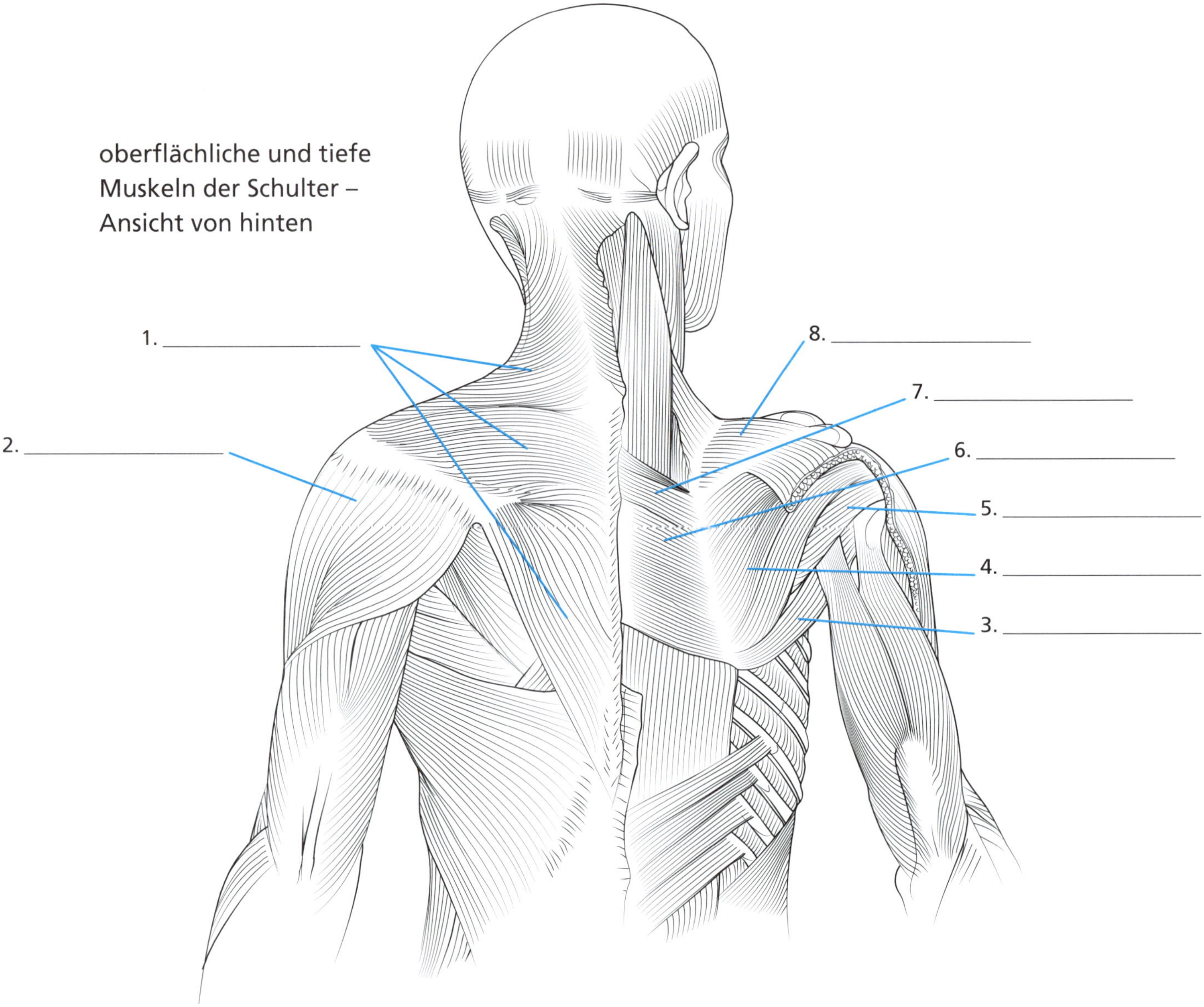

Der Schultergürtel weist zwei Muskelgruppen auf: die Schultergelenkmuskeln, die den Humerus (Oberamknochen) am Schultergürtel befestigen, und die Schultergürtelmuskeln, die den Schultergürtel am Rumpf fixieren. Die Mm. trapezius (Trapezmuskel), deltoideus (Deltamuskel) und latissimus dorsi (breiter Rückenmuskel) sind oberflächliche Muskeln, die Mm. infraspinatus (Untergrätenmuskel), rhomboideus major und minor (großer und kleiner Rautenmuskel) sowie supraspinatus (Obergrätenmuskel) sind tiefe Muskeln. Der M. trapezius entspringt am Os occipitale (Hinterhauptbein) und an den Processus spinosi (Dornfortsätze) des untersten Halswirbelkörpers bis zum untersten Brustwirbelkörper (C7-T12) und setzt an der Clavicula (Schlüsselbein), am Acromion (Schulterhöhe) und an der Spina scapulae (Schulterblattgräte) an. Der M. deltoideus hat seinen Ursprung an der Clavicula, am Acromion und an der Spina scapulae und seinen Ansatz an der Tuberositas deltoidea humeri (Rauigkeit in der Mitte des Oberarmschafts). Der M. latissimus dorsi entspringt an den Dornfortsätzen der Lendenwirbelkörper, an der thorakolumbalen Faszie sowie an den Rippenpaaren 8-12 und inseriert am Sulcus intertubercularis humeri (Rinne zwischen den beiden Oberamhöckern). Der M. rhomboideus major hat seinen Ursprung an den Dornfortsätzen der Brustwirbelkörper T2-T5, während der M. rhomboideus minor an den Dornfortsätzen des letzten Halswirbelkörpers und des ersten Brustwirbelkörpers (C7-T1) entspringt. Beide Muskeln setzen am Innenrand (Margo medialis) der Scapula (Schulterblatt) an.

Antworten

1. Trapezmuskel (M. trapezius), 2. Deltamuskel (M. deltoideus), 3. großer Rundmuskel (M. teres major), 4. Untergrätenmuskel (M. infraspinatus), 5. kleiner Rundmuskel (M. teres minor), 6. großer Rautenmuskel (M. rhomboideus major), 7. kleiner Rautenmuskel (M. rhomboideus minor), 8. Obergrätenmuskel (M. supraspinatus)

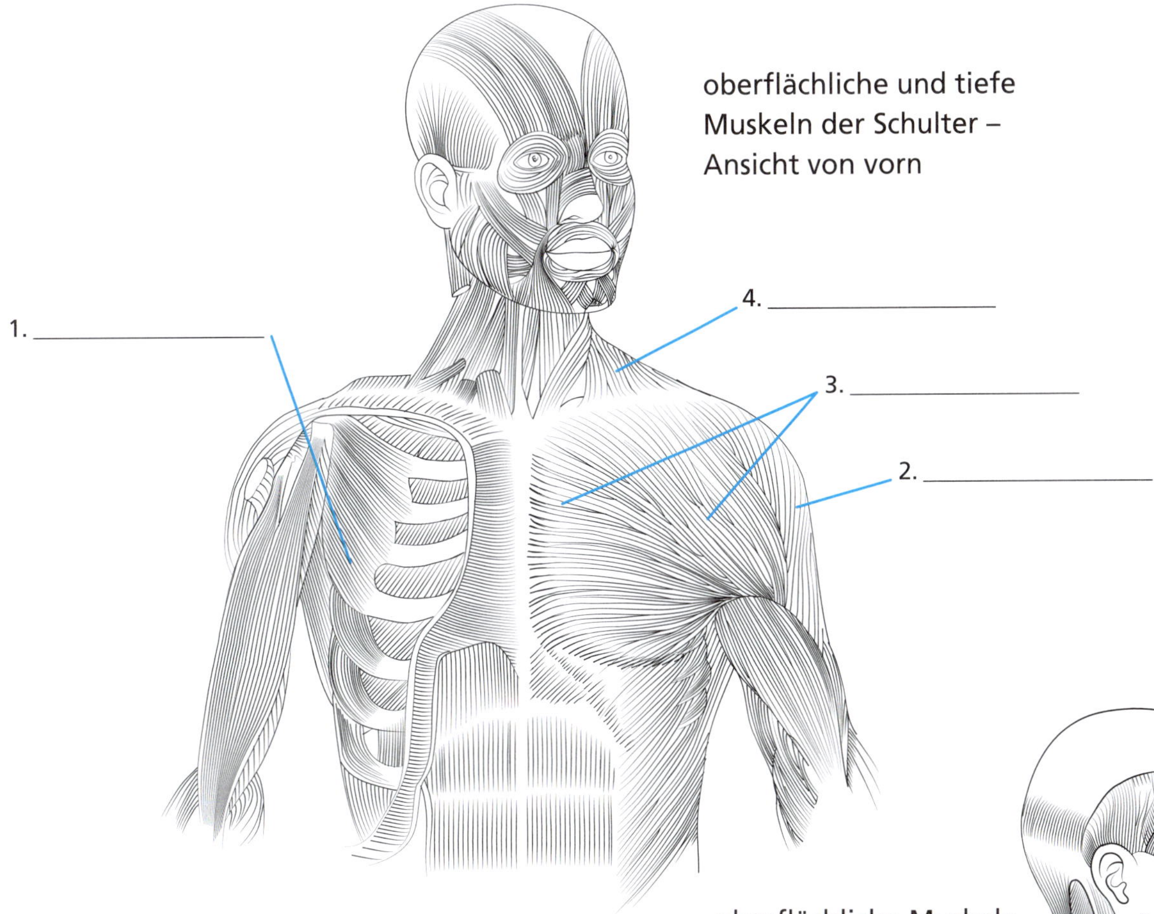

oberflächliche und tiefe Muskeln der Schulter – Ansicht von vorn

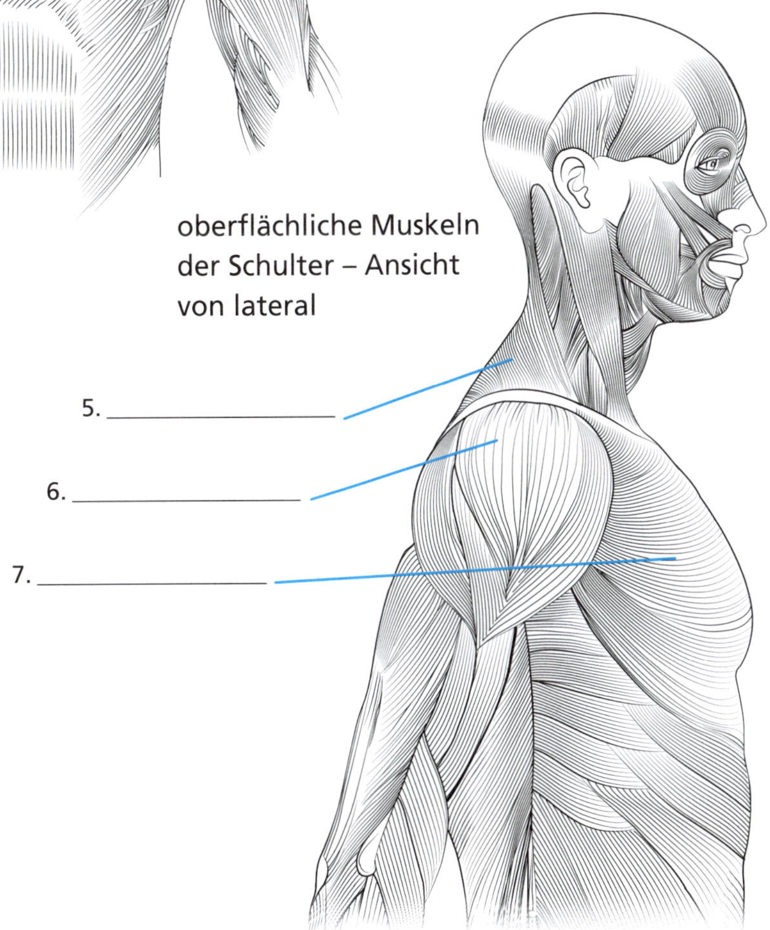

oberflächliche Muskeln der Schulter – Ansicht von lateral

Die Muskeln, die an der Vorderseite des Schultergelenks verlaufen, sind generell für Beugung und Drehung des Humerus zuständig. Der M. pectoralis minor (kleiner Brustmuskel) entspringt an den Rippenpaaren 2-5 und setzt am Processus coracoideus (Rabenschnabelfortsatz) der Scapula an. Der M. pectoralis major (großer Brustmuskel) hat seinen Ursprung an der Clavicula, am Sternum (Brustbein) und an den Knorpeln der Rippenpaare 2-6 und seinen Ansatz am Tuberculum majus humeri (großer Oberarmhöcker). Der M. deltoideus entspringt an der Clavicula, am Acromion und an der Scapula spinae und inseriert an der Tuberositas deltoidea humeri. Der M. trapezius hat seinen Ursprung am Os occipitale und an den Processus spinosi des untersten Halswirbelkörpers bis zum untersten Brustwirbelkörper (C7-T12) und seinen Ansatz an der Clavicula, am Acromion und an der Spina scapulae. Der M. serratus anterior (vorderer Sägemuskel) entspringt an den Rippenpaaren 1-8 und setzt an der Margo medialis der Scapula an.

Antworten

1. kleiner Brustmuskel (M. pectoralis minor), 2. Deltamuskel (M. deltoideus), 3. großer Brustmuskel (M. pectoralis minor), 4. Trapezmuskel (M. trapezius), 5. M. trapezius, 6. M. deltoideus, 7. M. pectoralis major

Muskeln der oberen Extremität

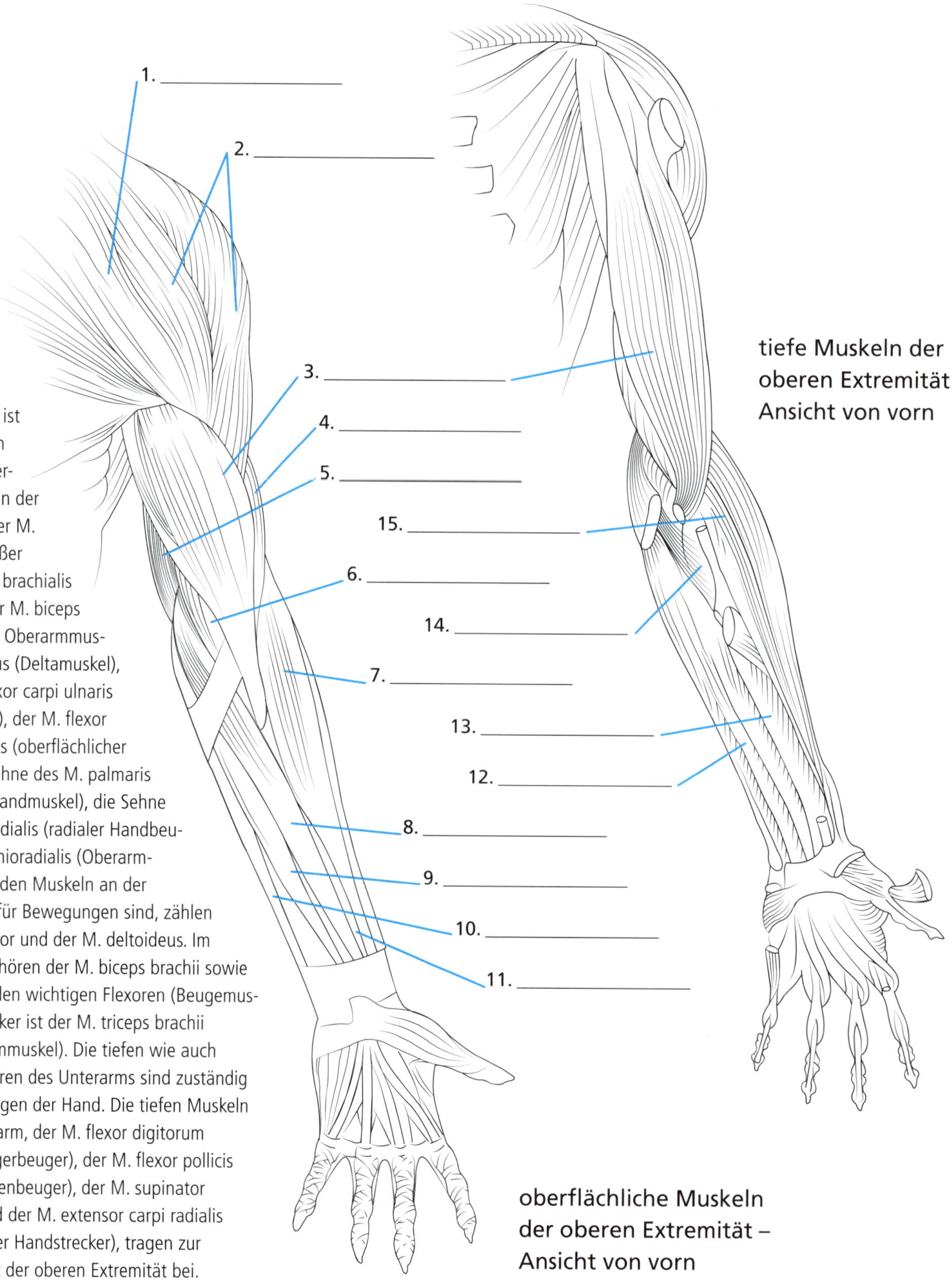

Die obere Extremität ist auf Beweglichkeit hin ausgerichtet. Die oberflächlichen Muskeln in der Vorderansicht sind der M. pectoralis major (großer Brustmuskel), der M. brachialis (Oberarmmuskel), der M. biceps brachii (zweiköpfiger Oberarmmuskel), der M. deltoideus (Deltamuskel), die Sehne des M. flexor carpi ulnaris (ulnarer Handbeuger), der M. flexor digitorum superficialis (oberflächlicher Fingerbeuger), die Sehne des M. palmaris longus (langer Hohlhandmuskel), die Sehne des M. flexor carpi radialis (radialer Handbeuger) und der M. brachioradialis (Oberarm-Speichenmuskel). Zu den Muskeln an der Schulter, die wichtig für Bewegungen sind, zählen der M. pectoralis major und der M. deltoideus. Im Ellenbogengelenk gehören der M. biceps brachii sowie der M. brachialis zu den wichtigen Flexoren (Beugemuskeln). Der Hauptstrecker ist der M. triceps brachii (dreiköpfiger Oberarmmuskel). Die tiefen wie auch oberflächlichen Flexoren des Unterarms sind zuständig für die Greifbewegungen der Hand. Die tiefen Muskeln von Ober- und Unterarm, der M. flexor digitorum profundus (tiefer Fingerbeuger), der M. flexor pollicis longus (langer Daumenbeuger), der M. supinator (Auswärtsdreher) und der M. extensor carpi radialis longus (langer radialer Handstrecker), tragen zur Gesamtbeweglichkeit der oberen Extremität bei.

Antworten

1. großer Brustmuskel (M. pectoralis major), 2. Deltamuskel (M. deltoideus), 3. zweiköpfiger Oberarmmuskel (M. biceps brachii), 4. Oberarmmuskel (M. brachialis), 5. dreiköpfiger Oberarmmuskel (M. triceps brachii), 6. runder Einwärtsdreher (M. pronator teres), 7. Oberarm-Speichenmuskel (M. brachioradialis), 8. Sehne des radialen Handbeugers (M. flexor carpi radialis, Tendo), 9. Sehne des langen Hohlhandmuskels (M. palmaris longus, Tendo), 10. Sehne des ulnaren Handbeugers (M. flexor carpi ulnaris, Tendo), 11. oberflächlicher Fingerbeuger (M. flexor digitorum superficialis), 12. tiefer Fingerbeuger (M. flexor digitorum profundus), 13. langer Daumenbeuger (M. flexor pollicis longus), 14. Auswärtsdreher (M. supinator), 15. langer radialer Handstrecker (M. extensor carpi radialis longus)

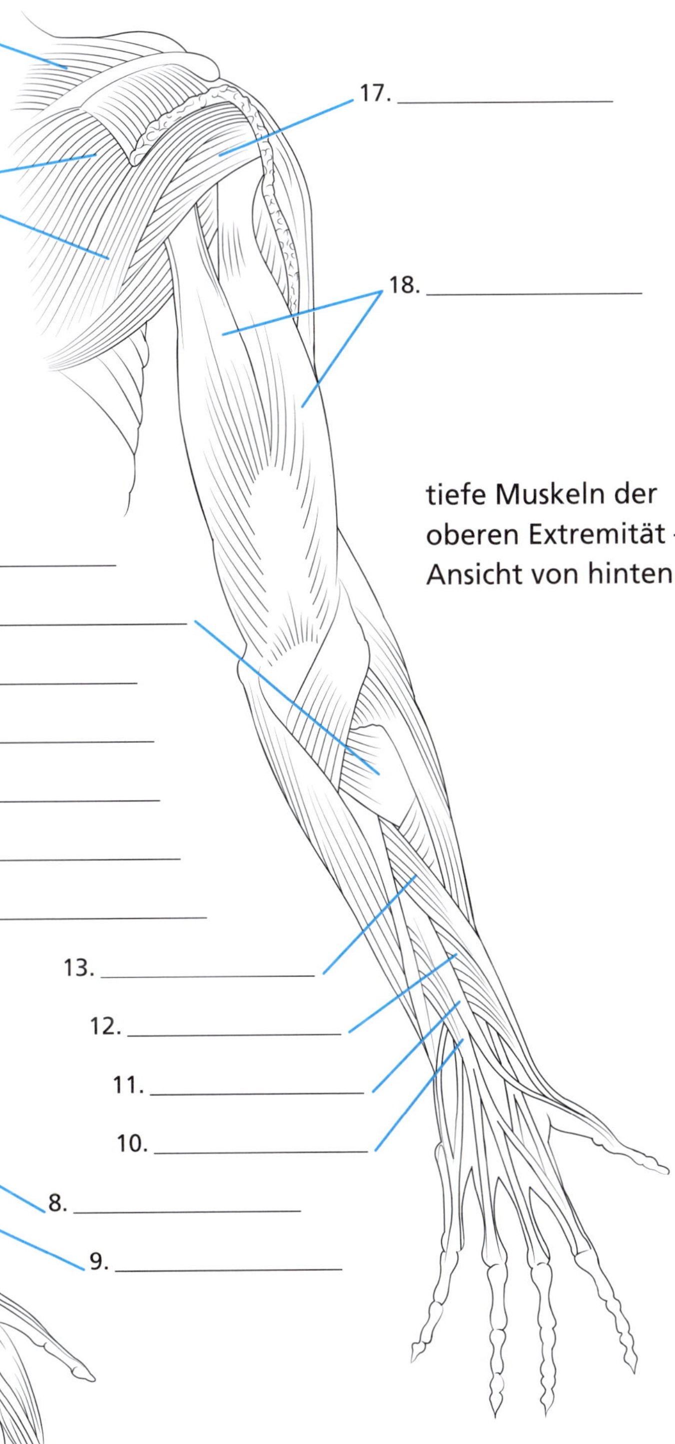

tiefe Muskeln der oberen Extremität – Ansicht von hinten

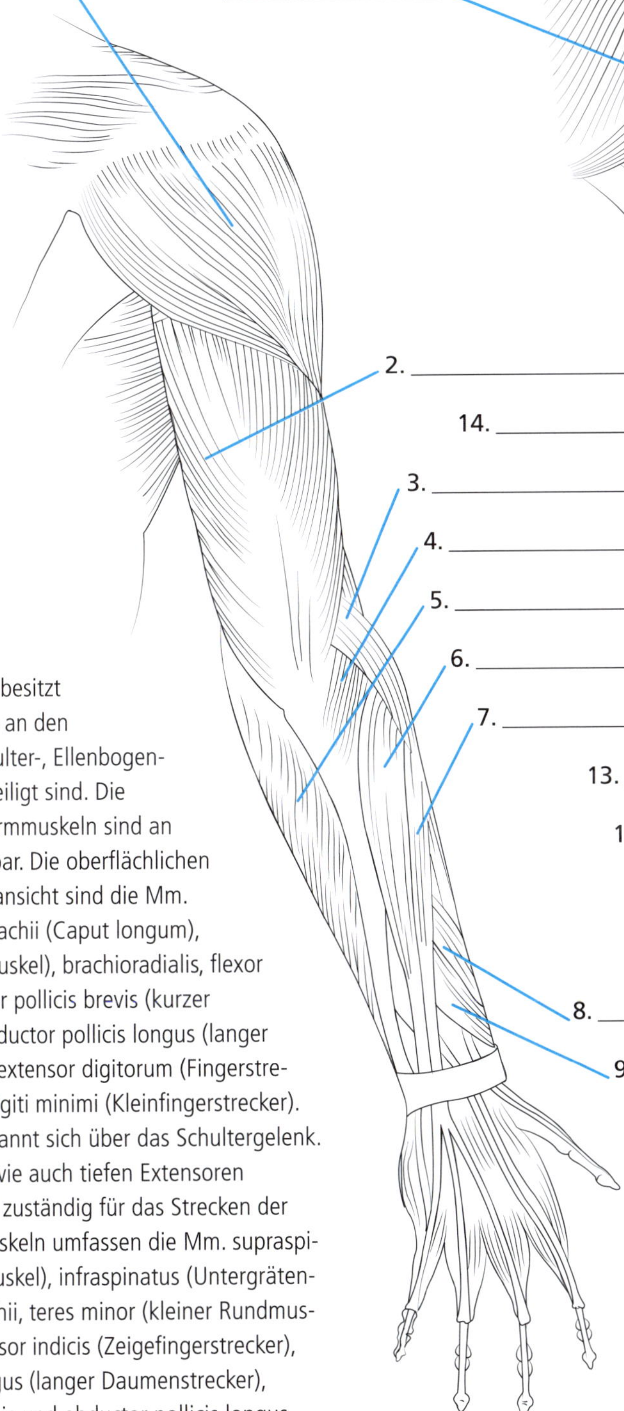

oberflächliche Muskeln der oberen Extremität – Ansicht von hinten

Die obere Extremität besitzt kräftige Muskeln, die an den Bewegungen im Schulter-, Ellenbogen- und Handgelenk beteiligt sind. Die Umrisse vieler Oberarmmuskeln sind an der Oberfläche sichtbar. Die oberflächlichen Muskeln in der Rückansicht sind die Mm. deltoideus, triceps brachii (Caput longum), anconeus (Knorrenmuskel), brachioradialis, flexor carpi ulnaris, extensor pollicis brevis (kurzer Daumenstrecker), abductor pollicis longus (langer Daumenabspreizer), extensor digitorum (Fingerstrecker) und extensor digiti minimi (Kleinfingerstrecker). Der M. deltoideus spannt sich über das Schultergelenk. Die oberflächlichen wie auch tiefen Extensoren (Streckmuskeln) sind zuständig für das Strecken der Finger. Die tiefen Muskeln umfassen die Mm. supraspinatus (Obergrätenmuskel), infraspinatus (Untergrätenmuskel), triceps brachii, teres minor (kleiner Rundmuskel), supinator, extensor indicis (Zeigefingerstrecker), extensor pollicis longus (langer Daumenstrecker), extensor pollicis brevis und abductor pollicis longus.

Antworten

1. Deltamuskel (M. deltoideus), 2. dreiköpfiger Oberarmmuskel, langer Kopf (M. triceps brachii, Caput longum), 3. Oberarm-Speichenmuskel (M. brachioradialis), 4. Knorrenmuskel (M. anconeus), 5. ulnarer Handbeuger (M. flexor carpi ulnaris), 6. Kleinfingerstrecker (M. extensor digiti minimi), 7. Fingerstrecker (M. extensor digitorum), 8. langer Daumenabspreizer (M. abductor pollicis longus), 9. kurzer Daumenstrecker (M. extensor pollicis brevis), 10. Zeigefingerstrecker (M. extensor indicis), 11. langer Daumenstrecker (M. extensor pollicis longus), 12. M. extensor pollicis brevis, 13. M. abductor pollicis longus, 14. Auswärtsdreher (M. supinator), 15. Untergrätenmuskel (M. infraspinatus), 16. Obergrätenmuskel (M. supraspinatus), 17. kleiner Rundmuskel (M. teres minor), 18. M. triceps brachii

Muskeln der oberen Extremität

Die Seitenansicht der oberflächlichen Muskulatur der oberen Extremität zeigt den M. deltoideus (Deltamuskel), das Caput laterale (seitlicher Kopf) des M. triceps brachii (dreiköpfiger Oberarmmuskel), den M. brachialis (Oberarmmuskel), den M. biceps brachii (zweiköpfiger Oberarmmuskel), den M. brachioradialis (Oberarm-Speichenmuskel), den M. extensor carpi radialis longus (langer radialer Handstrecker), den M. extensor digitorum (Fingerstrecker), den M. flexor carpi ulnaris (ulnarer Handbeuger) und den M. extensor carpi ulnaris (ulnarer Handstrecker). Die laterale Ansicht des Ellenbogengelenks bildet die Oberarmmuskeln und die Extensoren (Strecker) des Unterarms ab. Der M. triceps brachii streckt im Ellenbogengelenk, während der M. biceps brachii es beugt und an der Supination (Einwärtsdrehung) des Unterarms beteiligt ist. Der M. brachialis und der M. brachioradialis tragen ebenfalls zur Flexion im Ellenbogengelenk bei.

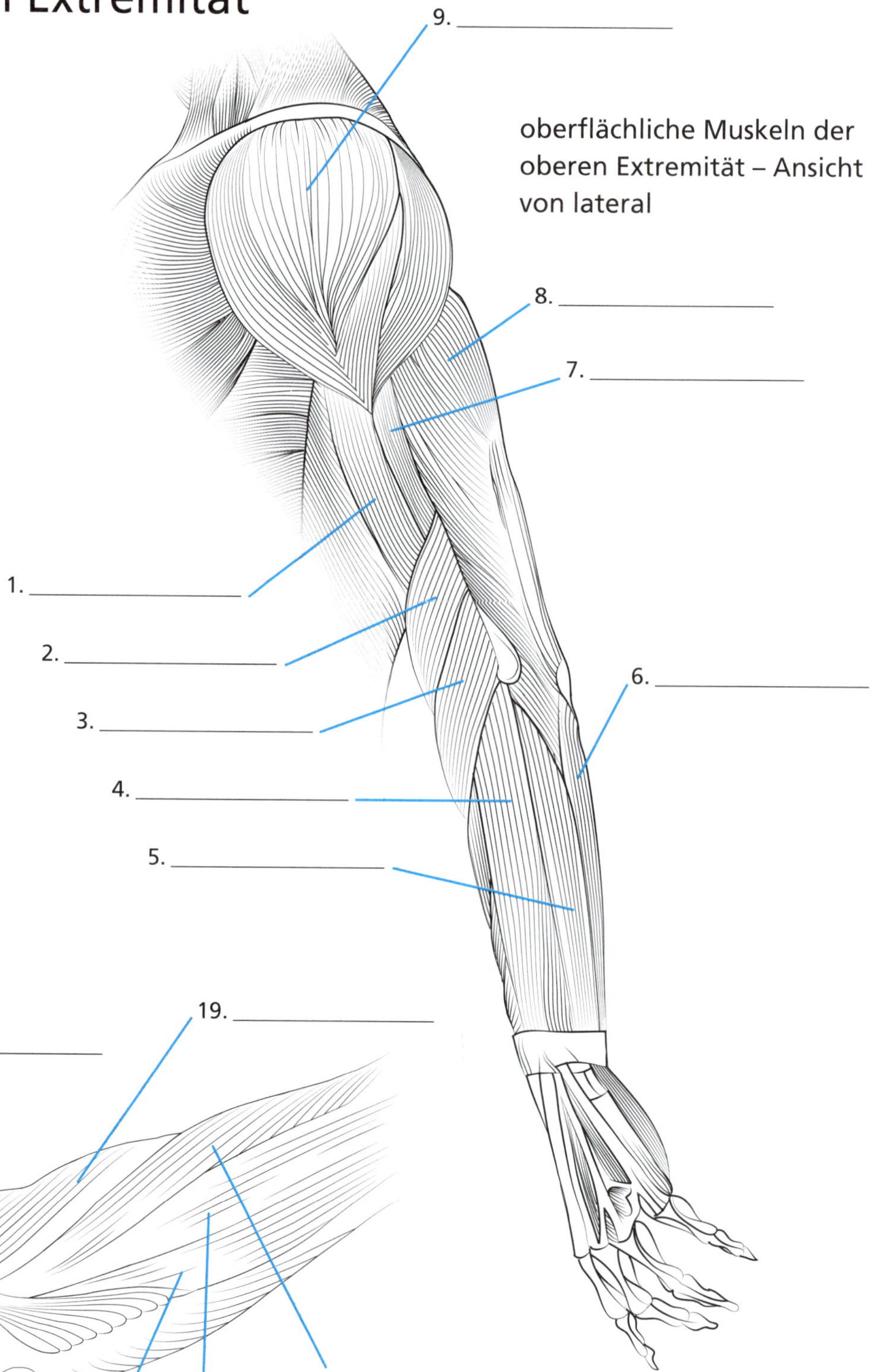

oberflächliche Muskeln der oberen Extremität – Ansicht von lateral

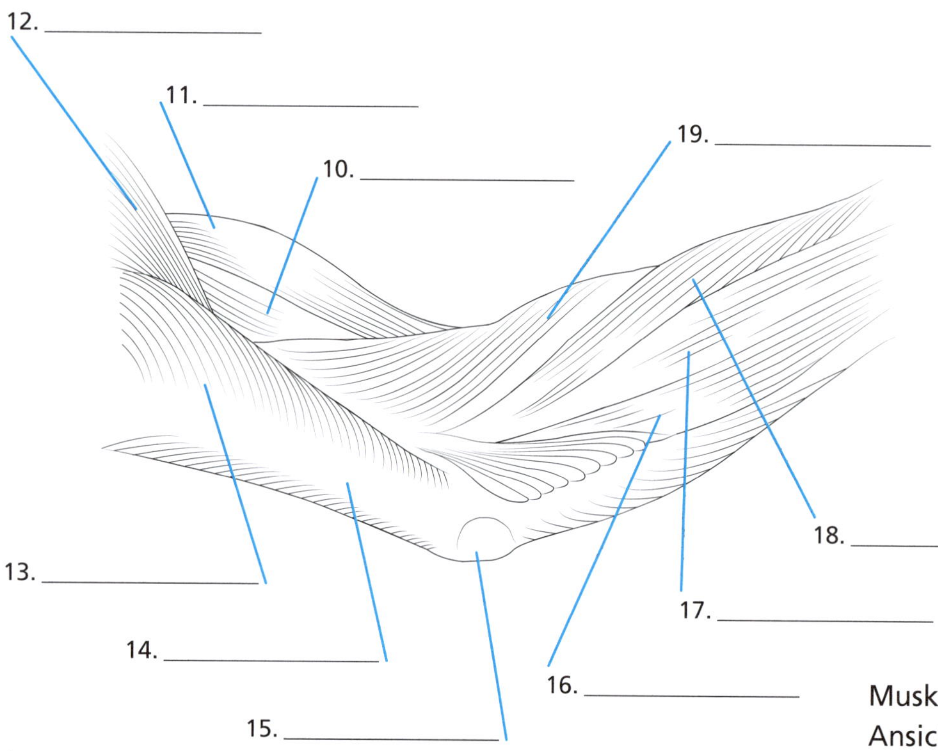

Muskeln des Ellenbogengelenks – Ansicht von lateral

Antworten

1. zweiköpfiger Oberarmmuskel (M. biceps brachii), 2. Oberarm-Speichenmuskel (M. brachioradialis), 3. langer radialer Handstrecker (M. extensor carpi radialis longus), 4. Fingerstrecker (M. extensor digitorum), 5. ulnarer Handstrecker (M. extensor carpi ulnaris), 6. ulnarer Handbeuger (M. flexor carpi ulnaris), 7. Oberarmmuskel (M. brachialis), 8. dreiköpfiger Oberarmmuskel, seitlicher Kopf (M. triceps brachii, Caput laterale), 9. Deltamuskel (M. deltoideus), 10. M. brachialis, 11. M. biceps brachii, 12. M. deltoideus, 13. M. triceps brachii, 14. Sehne des dreiköpfigen Oberarmmuskels (M. triceps brachii, Tendo), 15. Hakenfortsatz (Olecranon), 16. M. extensor carpi ulnaris, 17. M. extensor digitorum, 18. M. extensor carpi radialis longus, 19. M. brachioradialis

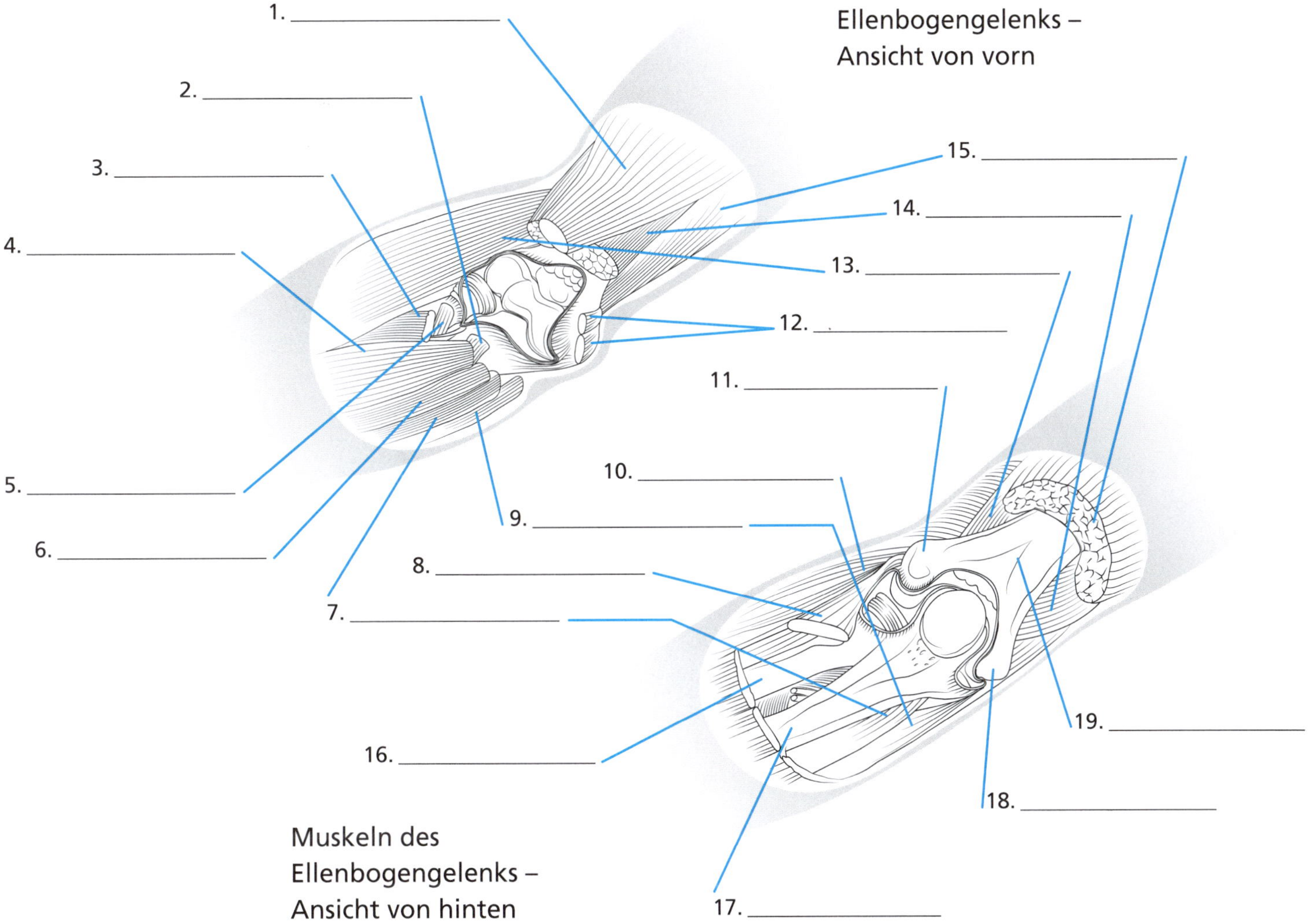

Muskeln des Ellenbogengelenks – Ansicht von vorn

Muskeln des Ellenbogengelenks – Ansicht von hinten

Die Vorderansicht der Muskeln des Ellenbogengelenks zeigt den M. triceps brachii, den M. biceps brachii, den M. brachioradialis, den M. pronator teres (runder Einwärtsdreher), den M. flexor carpi radialis (radialer Handbeuger), die Sehne des M. biceps brachii, den M. brachialis, den M. palmaris longus (langer Hohlhandmuskel), den M. flexor digitorum superficialis (oberflächlicher Fingerbeuger), den M. flexor carpi ulnaris, die Sehne des M. brachialis und die gemeinsame Ursprungssehne der oberflächlichen Flexoren. Auf der Rückansicht sind der M. brachialis, der M. triceps brachii, der M. brachioradialis, der M. extensor carpi radialis brevis (kurzer radialer Handstrecker), die gemeinsame Ursprungssehne der oberflächlichen Extensoren, der M. flexor digitorum superficialis und der M. flexor carpi ulnaris abgebildet. Das Ellenbogengelenk trennt den Humerus (Oberarmknochen) des Oberarms von den Knochen des Unterarms, dem Radius (Speiche) und der Ulna (Elle). Dieses relativ stabile synoviale Scharniergelenk ermöglicht dem Unterarm die Beuge- und Streckbewegungen im Ellenbogengelenk. Wichtige Flexoren (Beuger) sind der M. biceps brachii und der M. brachialis, während der M. triceps brachii den Hauptstrecker darstellt. Die vorderen Unterarmmuskeln, die sich vom Ellenbogen bis zur Hand ziehen, erlauben die Rotation des Unterarms, und zwar sowohl Supination (Einwärtsdrehung) als auch Pronation (Auswärtsdrehung), die Beugung der Hand (Palmarflexion) im Handgelenk und die Flexion der Finger. Hinten am Unterarm befinden sich die Muskeln, die für die Streckung (Dorsalextension) im Handgelenk und das Beugen der Finger zuständig sind.

Antworten

1. zweiköpfiger Oberarmmuskel (M. biceps brachii), 2. Sehne des Oberarmmuskels (M. brachialis, Tendo), 3. runder Einwärtsdreher (M. pronator teres), 4. radialer Handbeuger (M. flexor carpi radialis), 5. Sehne des zweiköpfigen Oberarmmuskels (M. biceps brachii, Tendo), 6. langer Hohlhandmuskel (M. palmaris longus), 7. oberflächlicher Fingerbeuger (M. flexor digitorum superficialis), 8. gemeinsame Ursprungssehne (Caput commune) der oberflächlichen Extensoren, 9. ulnarer Handbeuger (M. flexor carpi ulnaris), 10. kurzer radialer Handstrecker (M. extensor carpi radialis brevis), 11. äußerer Obergelenkknorren (Epicondylus lateralis humeri), 12. gemeinsame Ursprungssehne (Caput commune) der oberflächlichen Flexoren, 13. Oberarm-Speichenmuskel (M. brachioradialis), 14. Oberarmmuskel (M. brachialis), 15. dreiköpfiger Oberarmmuskel (M. triceps brachii), 16. Speiche (Radius), 17. Elle (Ulna), 18. innerer Obergelenkknorren (Epicondylus medialis humeri), 19. Oberarmknochen (Humerus)

Muskeln der oberen Extremität

Oberarmmuskeln – Querschnittansicht

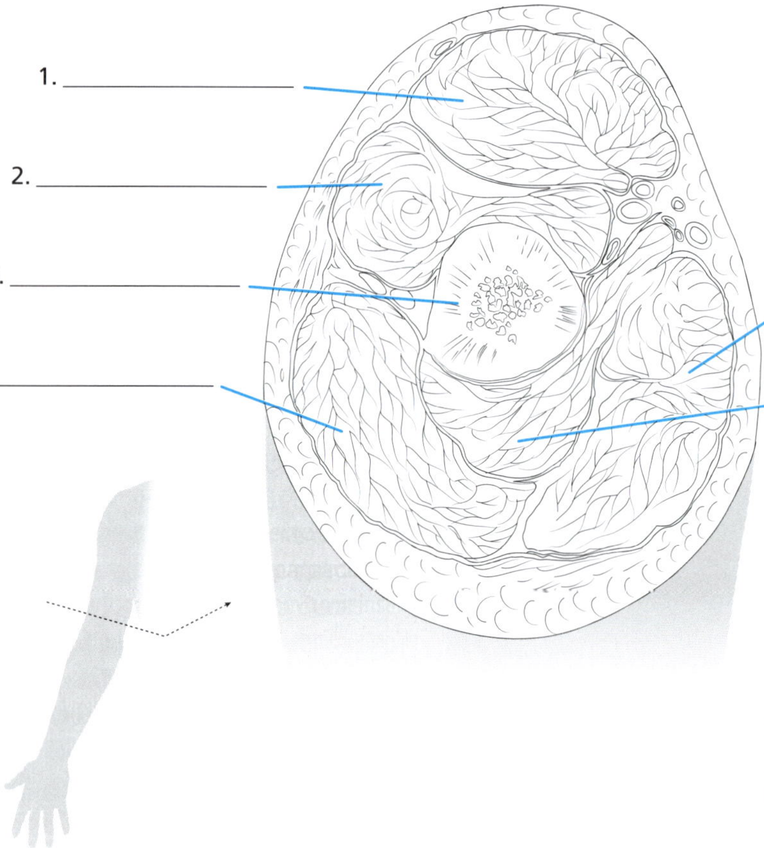

Der Querschnitt durch den Oberarm zeigt die Lage der Muskeln dieser Region. Die Oberarmmuskulatur, die den Humerus (Oberarmknochen) umgibt, ist für die Bewegungen im Schulter- und Ellenbogengelenk zuständig. Die Palmaransicht des Handgelenks bildet die langen Beugesehnen zu den Fingern und zum Daumen ab, die über die Vorderseite des Handgelenks durch Sehnenscheiden (Vaginae tendineae) verlaufen. Die Fingerbeugesehnen ziehen wie auch der Nervus medianus (Mittelarmnerv) tief zum Retinaculum musculorum flexorum (Halteband der Beugersehnen).

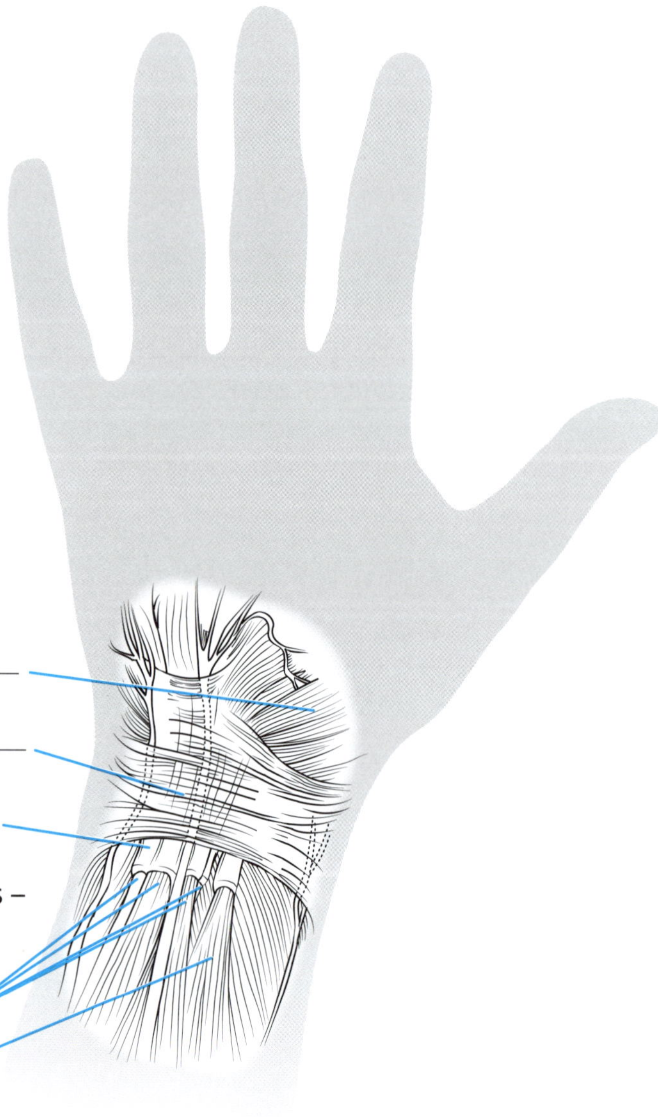

Muskulatur des Handgelenks – Ansicht von palmar

Antworten

1. zweiköpfiger Oberarmmuskel (M. biceps brachii), 2. Oberarmmuskel (M. brachialis), 3. Oberarmknochen (Humerus), 4. dreiköpfiger Oberarmmuskel, seitlicher Kopf (M. triceps brachii, Caput laterale), 5. dreiköpfiger Oberarmmuskel, innerer Kopf (M. triceps brachii, Caput mediale), 6. dreiköpfiger Oberarmmuskel, langer Kopf (M. triceps brachii, Caput longum), 7. Muskeln des Daumenballens (Thenarmuskeln), 8. Halteband der Beugersehnen (Retinaculum musculorum flexorum), 9. Sehnenscheide des oberflächlichen Fingerbeugers (Vagina tendinis m. flexoris digitorum superficialis), 10. Sehnen des oberflächlichen Fingerbeugers (M. flexor digitorum superficialis, Tendines), 11. radialer Handbeuger (M. flexor carpi radialis)

Muskeln von Handgelenk und Hand – Ansicht von dorsal

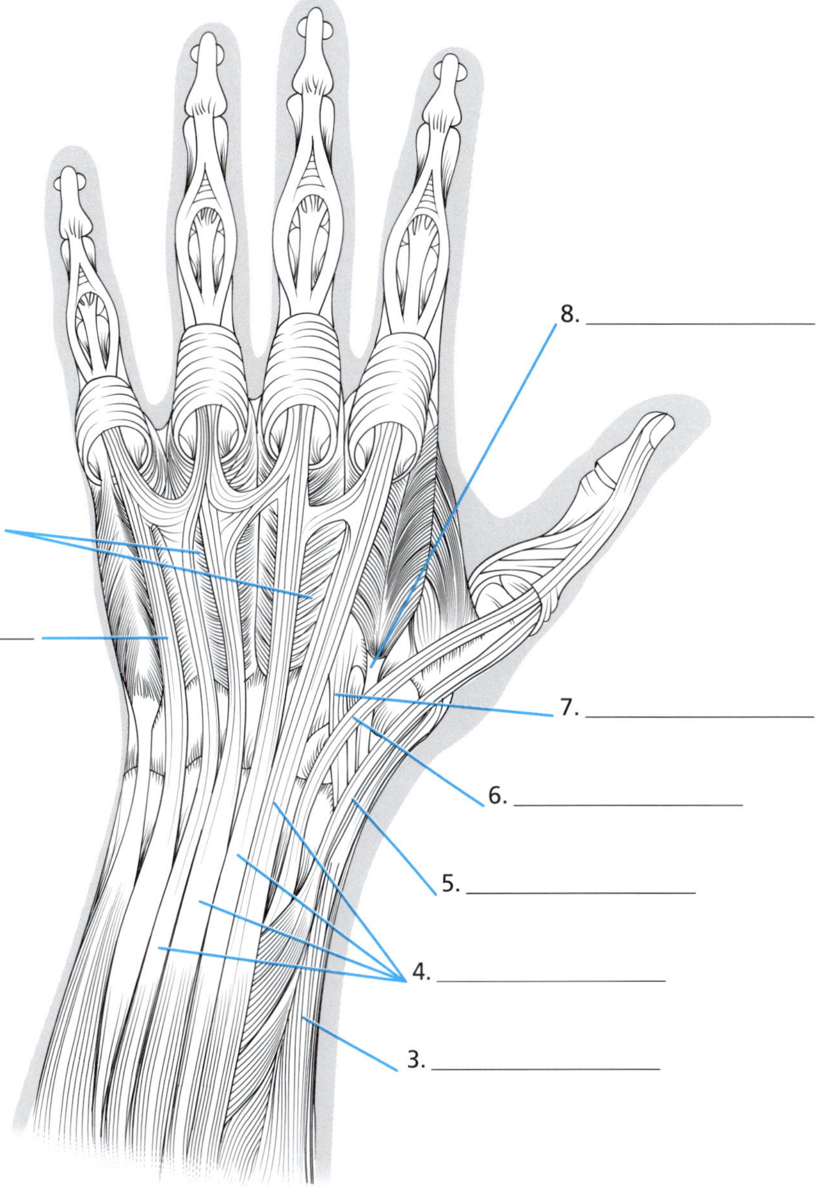

Die langen Sehnen der Streckmuskeln, die für die Extension (Streckung) der Finger und des Daumens zuständig sind, verlaufen auf der Rückseite des Handgelenks. Jedes Caput (Kopf) der vier Mm. interossei dorsales (rückseitige Zwischenknochenmuskeln) entspringt an jedem benachbarten Mittelhandknochen (Ossa metacarpi), und sie setzen an den Strecksehnen sowie den Phalanges proximales (Grundgelenke) des 2.-4. Fingers an. Der M. extensor digiti minimi (Kleinfingerstrecker), der M. extensor digitorum (Fingerstrecker) und der M. extensor carpi radialis brevis (kurzer radialer Handstrecker) haben ihren Ursprung alle am Epicondylus lateralis humeri (äußerer Obergelenkknorren). Der M. extensor digiti minimi inseriert am Fingergrundgelenk des Kleinfingers, während der M. extensor digitorum seinen Ansatz an der Dorsalaponeurose des 2.-5. Fingers hat und der M. extensor carpi radialis brevis an der Basis des 2. Mittelhandknochens ansetzt. Der M. abductor pollicis longus (langer Daumenabspreizer) entspringt an den Dorsalflächen von Radius (Speiche) und Ulna (Elle) und inseriert an der Basis des 1. Mittelhandknochens. Der M. extensor pollicis brevis (kurzer Daumenstrecker) hat seinen Ursprung an der Dorsalfläche des Radius und seinen Ansatz am Daumengrundgelenk. Der M. extensor pollicis longus (langer Daumenstrecker) entspringt an der Dorsalfläche der Ulna und der Membrana interossea antebrachii (bandartige Verbindung zwischen Speiche und Elle) und setzt am Daumenendgelenk an. Der M. extensor carpi radialis longus (langer radialer Handstrecker) hat seinen Ursprung an der Crista supracondylaris lateralis des Humerus (äußerer Knochenkamm des Oberschenkelknochens) und seinen Ansatz an der Basis des 2. Mittelhandknochens.

Antworten

1. rückseitige Zwischenknochenmuskeln (Mm. interossei dorsales), 2. Kleinfingerstrecker (M. extensor digiti minimi), 3. langer Daumenabspreizer (M. abductor pollicis longus), 4. Fingerstrecker (M. extensor digitorum), 5. kurzer Daumenstrecker (M. extensor pollicis brevis), 6. langer Daumenstrecker (M. extensor pollicis longus), 7. kurzer radialer Handstrecker (M. extensor carpi radialis brevis), 8. langer radialer Handstrecker (M. extensor carpi radialis longus)

Muskeln der unteren Extremität

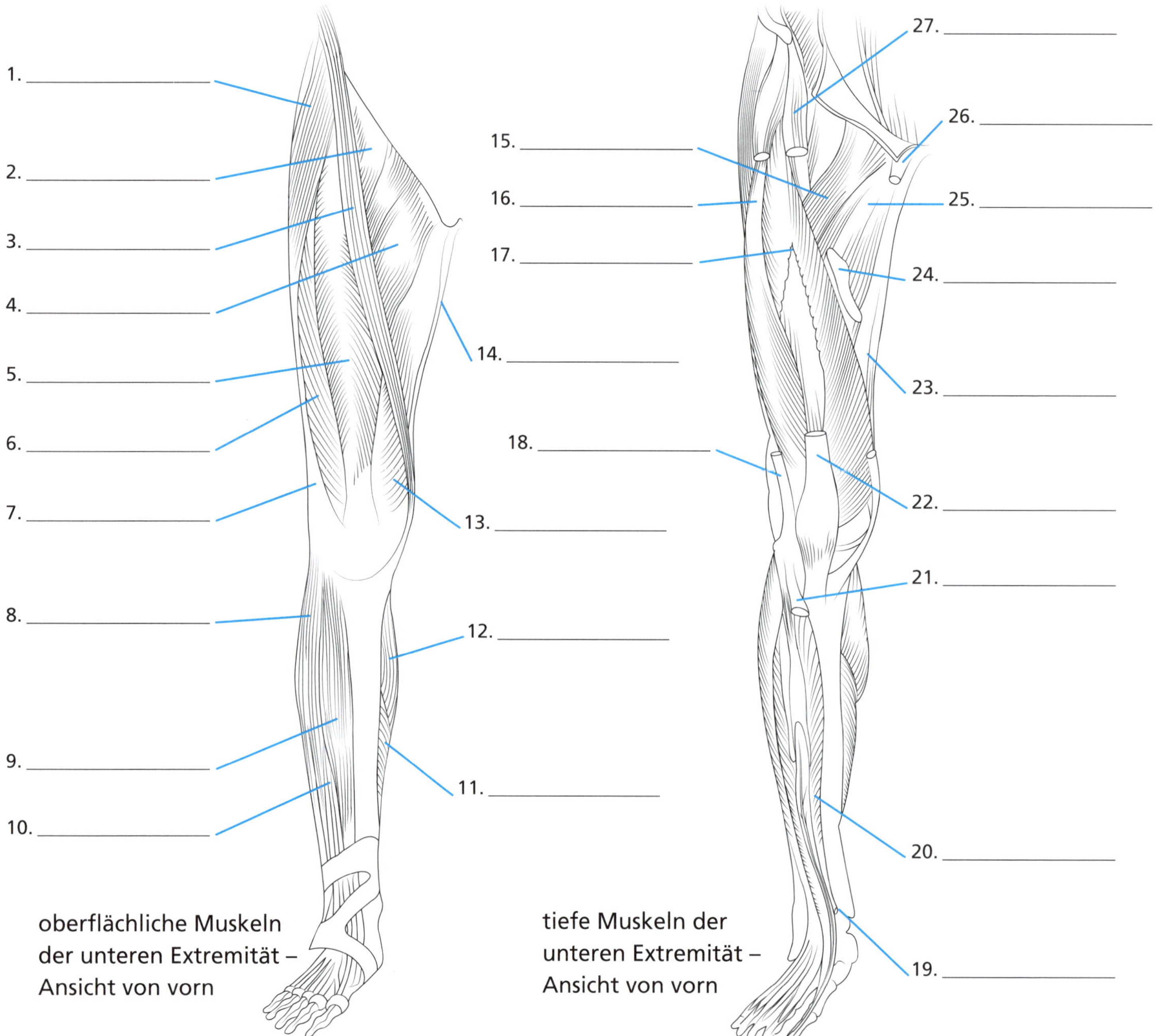

oberflächliche Muskeln der unteren Extremität – Ansicht von vorn

tiefe Muskeln der unteren Extremität – Ansicht von vorn

Die oberflächlichen Muskeln der unteren Extremität sind kräftig und an der Fortbewegung beteiligt. Der M. quadriceps femoris bildet die Hauptmuskelmasse an der Vorderseite des Oberschenkels. Seine vier Köpfe sind der M. rectus femoris, der M. vastus lateralis, der M. vastus medialis und der M. vastus intermedius. Das Compartimentum femoris anterius (Streckerloge des Oberschenkels) enthält die Muskeln, die den Fuß nach oben ziehen (Dorsalextension im Sprunggelenk). Das Compartimentum cruris laterale (Peroneusloge) besteht aus dem M. peroneus longus und dem M. peroneus brevis (langer und kurzer Wadenbeinmuskel), die für die Pronation (Eversion) des Fußes zuständig sind. Die tiefen Muskeln des Oberschenkels umfassen die Adduktorenmuskeln (Adduktoren), nämlich den M. adductor magnus, den M. adductor longus und den M. adductor brevis, die für die Drehung, Beugung und Anspreizung des Oberschenkels verantwortlich sind. Die Strecker am vorderen Unterschenkel, der M. extensor hallucis longus (langer Großzehenstrecker) und der M. extensor digitorum longus (langer Zehenstrecker), sind tiefe Muskeln und strecken den Fuß im Sprunggelenk und die Zehen.

Antworten

1. Schenkelbindenspanner (M. tensor fasciae latae), 2. Darmbein-Lendenmuskel (M. iliopsoas), 3. Schneidermuskel (M. sartorius), 4. langer Heranzieher (M. adductor longus), 5. gerader Oberschenkelmuskel (M. rectus femoris), 6. äußerer Schenkelmuskel (M. vastus lateralis), 7. Darmbein-Schienbeinsehne (Tractus iliotibialis), 8. langer Wadenbeinmuskel (M. peroneus longus), 9. vorderer Schienbeinmuskel (M. tibialis anterior), 10. langer Zehenstrecker (M. extensor digitorum longus), 11. Schollenmuskel (M. soleus), 12. zweiköpfiger Wadenmuskel (M. gastrocnemius), 13. innerer Schenkelmuskel (M. vastus medialis), 14. schlanker Muskel (M. gracilis), 15. Kammmuskel (M. pectineus), 16. M. adductor longus (angeschnitten), 17. mittlerer Schenkelmuskel (M. vastus intermedius), 18. Tractus iliotibialis (angeschnitten), 19. M. tibialis anterior (angeschnitten), 20. langer Großzehenstrecker (M. extensor hallucis longus), 21. M. tibialis anterior (angeschnitten), 22. M. rectus femoris (angeschnitten), 23. großer Heranzieher (M. adductor magnus), 24. M. adductor longus (angeschnitten), 25. kurzer Heranzieher (M. adductor brevis), 26. M. adductor longus (angeschnitten), 27. M. sartorius (angeschnitten)

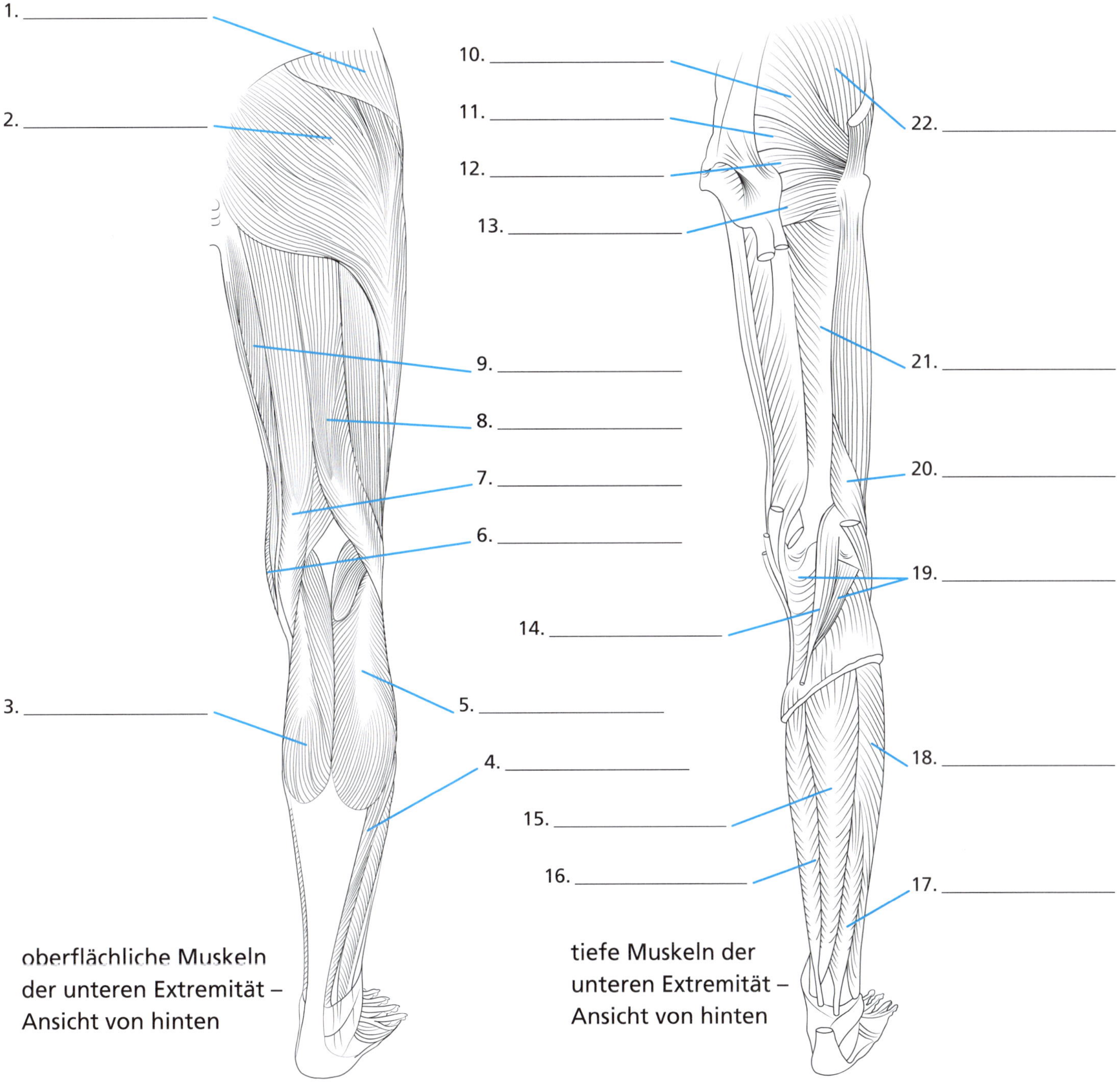

Kräftige oberflächliche Muskeln umgeben und stabilisieren die Hüftregion. Die Gesäßregion wird vom M. gluteus maximus beherrscht, dem größten Muskel des Körpers. Die ischiokruralen Muskeln im Compartimentum femoris posterius (Beugerloge des Oberschenkels) umfassen den M. semimembranosus, den M. semitendinosus und das Caput longum des M. biceps femoris, die zusammen das Hüftgelenk strecken und das Kniegelenk beugen. Die oberflächlichen Flexoren (Pars superficialis) des Compartimentum cruris posterius (Beugerloge des Unterschenkels) sind die kräftigen Mm. gastrocnemius und soleus, die beide entscheidend sind für das Abstoßen vom Boden. Das Compartimentum femoris mediale (Adduktorenloge des Oberschenkels) beherbergt die Adduktorenmuskeln, die das Bein zur Körpermittellinie bewegen. Die tiefen Beuger (Pars profunda) des Compartimentum cruris posterius verlaufen hinter dem Sprunggelenk und setzen an den Fußknochen an. Der größte dieser Muskeln, der M. flexor hallucis longus, ist wichtig, um sich mit dem großen Zeh während des Laufens abdrücken zu können.

Antworten

1. mittlerer Gesäßmuskel (M. gluteus medius), 2. großer Gesäßmuskel (M. gluteus maximus), 3. zweiköpfiger Wadenmuskel, innerer Kopf (M. gastrocnemius, Caput mediale), 4. Schollenmuskel (M. soleus), 5. zweiköpfiger Wadenmuskel, seitlicher Kopf (M. gastrocnemius, Caput laterale), 6. schlanker Muskel (M. gracilis), 7. Halbsehnenmuskel (M. semitendinosus), 8. zweiköpfiger Oberschenkelmuskel (M. biceps femoris), 9. großer Heranzieher (M. adductor magnus), 10. oberer Zwillingsmuskel (M. gemellus superior), 11. birnenförmiger Muskel (M. piriformis), 12. unterer Zwillingsmuskel (M. gemellus inferior), 13. viereckiger Schenkelmuskel (M. quadratus femoris), 14. Sohlenmuskel (M. plantaris), 15. hinterer Schienbeinmuskel (M. tibialis posterior), 16. langer Zehenbeuger (M. flexor digitorum longus), 17. langer Großzehenbeuger (M. flexor hallucis longus), 18. langer Wadenbeinmuskel (M. peroneus longus), 19. Kniekehlenmuskel (M. popliteus), 20. zweiköpfiger Oberschenkelmuskel, kurzer Kopf (M. biceps femoris, Caput breve), 21. M. adductor magnus, 22. kleiner Gesäßmuskel (M. gluteus minimus)

Muskeln der unteren Extremität

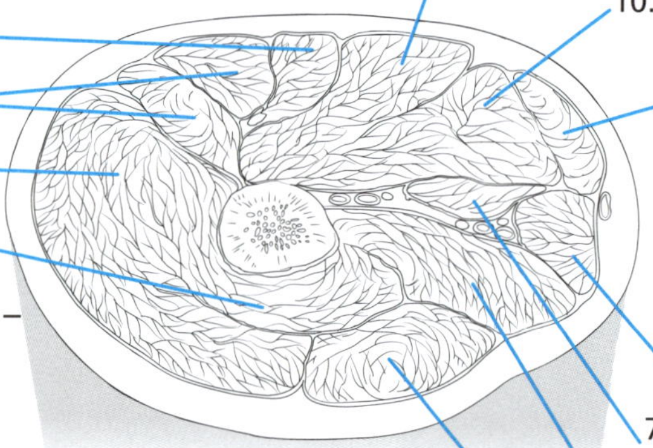

Oberschenkelmuskulatur – Querschnittansicht

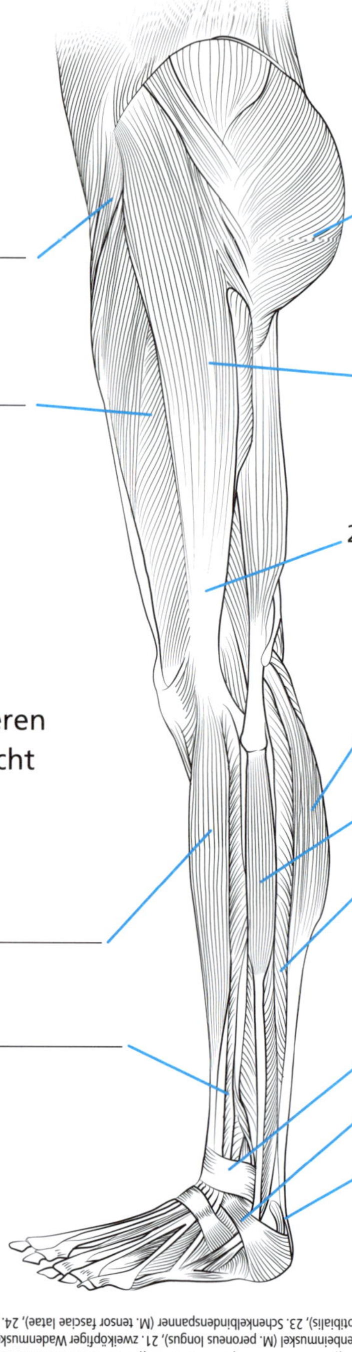

oberflächliche Muskeln der unteren Extremität – Ansicht von lateral

Der Oberschenkel wird in drei Muskellogen unterteilt: eine ventrale, eine mediale, und eine dorsale. In der ventralen Loge liegen die Muskeln, die die Hüfte beugen und/oder das Knie strecken. Die Muskeln der medialen Loge enthalten die Adduktoren. Die Muskeln der dorsalen Loge strecken die Hüfte und/oder beugen das Knie. Der Querschnitt bildet die oberflächlichen und tiefen Muskeln ab, die in der Oberschenkelregion angesiedelt sind. Der Oberschenkel besteht aus den Muskeln des M. quadriceps femoris, den ischiokruralen Muskeln und den Adduktoren. Die Seitenansicht der Muskeln der unteren Extremität zeigt den M. sartorius, den M. quadriceps femoris (M. vastus lateralis), den M. tibialis anterior, den M. extensor digitorum longus, den M. gluteus maximus, den Tractus iliotibialis, das Caput laterale des M. gastrocnemius, den M. peroneus longus, den M. soleus, das Retinaculum musculorum extensorum superius, das Retinaculum musculorum extensorum inferius, die Achillessehne und das Retinaculum musculorum peroneorum superius (oberes Halteband der Wadenbeinmuskeln).

Antworten

1. Halbsehnenmuskel (M. semitendinosus), 2. zweiköpfiger Oberschenkelmuskel (M. biceps femoris), 3. äußerer Schenkelmuskel (M. vastus lateralis), 4. mittlerer Schenkelmuskel (M. vastus intermedius), 5. gerader Oberschenkelmuskel (M. rectus femoris), 6. innerer Schenkelmuskel (M. vastus medialis), 7. langer Heranzieher (M. adductor longus), 8. Schneidermuskel (M. sartorius), 9. schlanker Muskel (M. gracilis), 10. großer Heranzieher (M. adductor magnus), 11. halbmembranöser Muskel (M. semimembranosus), 12. M. sartorius, 13. M. vastus lateralis, 14. vorderer Schienbeinmuskel (M. tibialis anterior), 15. langer Zehenstrecker (M. extensor digitorum longus), 16. Achillessehne (Tendo calcaneus), 17. unteres Halteband der Strecker (Retinaculum musculorum extensorum inferius), 18. oberes Halteband der Strecker (Retinaculum musculorum extensorum superius), 19. Schollenmuskel (M. soleus), 20. langer Wadenbeinmuskel (M. peroneus longus), 21. zweiköpfiger Wadenmuskel, seitlicher Kopf (M. gastrocnemius, Caput laterale), 22. Darmbein-Schienbeinsehne (Tractus iliotibialis), 23. Schenkelbindenspanner (M. tensor fasciae latae), 24. großer Gesäßmuskel (M. gluteus maximus)

Fußmuskulatur – Ansicht von lateral

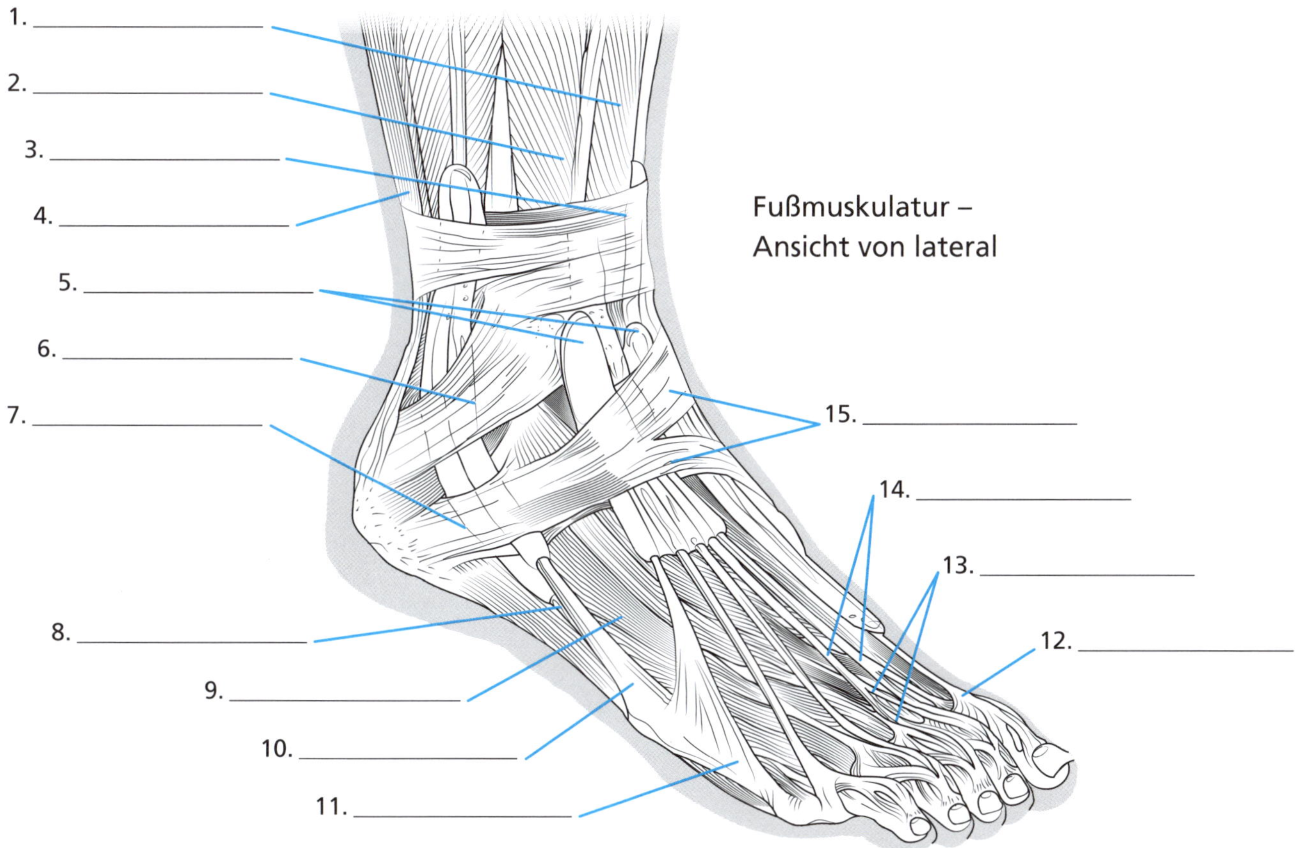

Die Hauptmuskeln, die die Dorsalextension des Fußes bewirken (das Heben der Fußspitze in Richtung Fußrücken), befinden sich an der Unterschenkelvorderseite, während diejenigen, die für die Plantarflexion zuständig sind (das Senken der Fußspitze zur Fußsohle hin), an der Unterschenkelrückseite liegen. Zwischen den Zehen spannen sich die tiefsten Muskeln, die Mm. interossei (Zwischenknochenmuskeln), die die Zehen abspreizen (Mm. interossei dorsales) oder anspreizen (Mm. interossei plantares). Viele Muskeln des Unterschenkels ziehen zum Sprunggelenk, wo sie sich als dünne Sehnen vorn, hinten und seitlich über das Sprunggelenk erstrecken. Sehnenscheiden schützen die Sehnen, wenn sie durch das Sprunggelenk gehen. An der Rückseite des Sprunggelenks ist der Tendo calcaneus (Achillessehne) angesiedelt.

Fußmuskulatur – Ansicht von hinten-innen

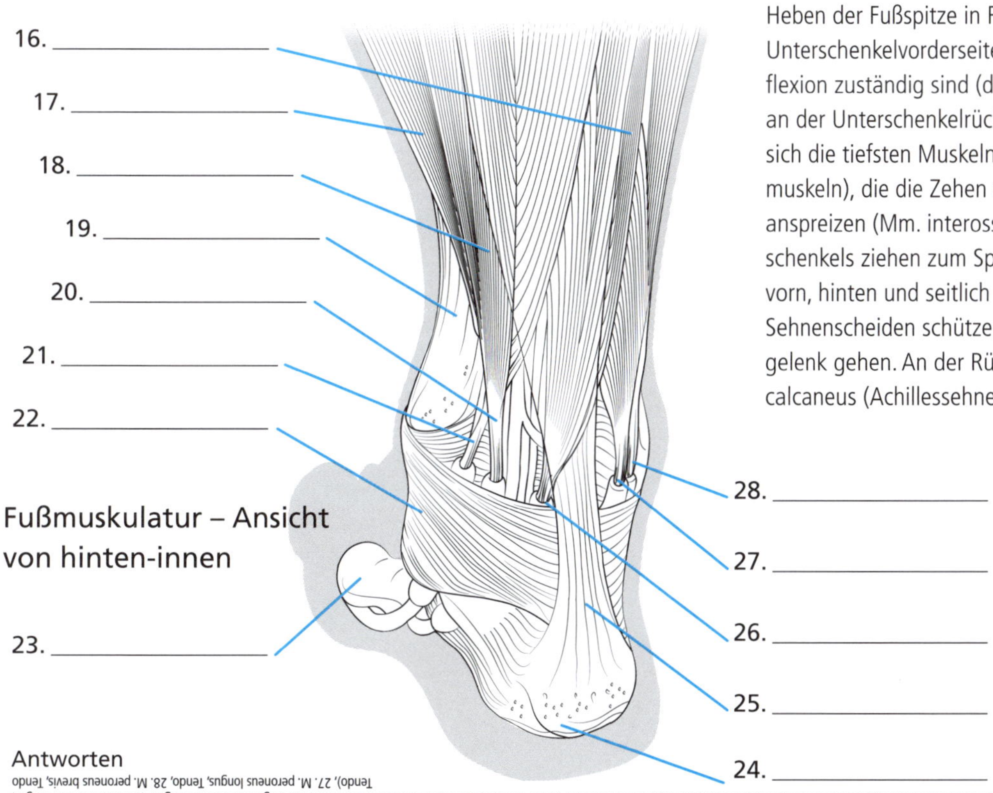

Antworten

1. langer Großzehenstrecker (M. extensor hallucis longus), 2. langer Zehenstrecker (M. extensor digitorum longus), 3. oberes Halteband der Strecker (Retinaculum musculorum extensorum superius), 4. Achillessehne (Tendo calcaneus), 5. Sehnenscheiden (Vaginae tendineae), 6. oberes Halteband der Wadenbeinmuskeln (Retinaculum musculorum peroneorum superius), 7. unteres Halteband der Wadenbeinmuskeln (Retinaculum musculorum peroneorum inferius), 8. Sehne des langen Wadenbeinmuskels (M. peroneus longus, Tendo), 9. kurzer Zehenstrecker (M. extensor digitorum brevis), 10. Sehne des kurzen Wadenbeinmuskels (M. peroneus brevis, Tendo), 11. dritter Wadenbeinmuskel (M. peroneus tertius), 12. Sehne des langen Großzehenstreckers (M. extensor hallucis longus, Tendo), 13. Sehnen des kurzen Zehenstreckers (M. extensor digitorum brevis, Tendines), 14. Sehnen des langen Zehenstreckers (M. extensor digitorum longus, Tendines), 15. unteres Halteband der Strecker (Retinaculum musculorum extensorum inferius), 16. langer Großzehenbeuger (M. flexor hallucis longus), 17. hinterer Schienbeinmuskel (M. tibialis posterior), 18. langer Zehenbeuger (M. flexor digitorum longus), 19. Schienbein (Tibia), 20. Sehne des langen Zehenbeugers (M. flexor digitorum longus, Tendo), 21. Sehne des hinteren Schienbeinmuskels (M. tibialis posterior, Tendo), 22. Halteband der Beugersehnen (Retinaculum musculorum flexorum), 23. 1. Mittelfußknochen (Os metatarsi I), 24. Fersenhöcker (Tuber calcanei), 25. Tendo calcaneus, 26. Sehne des langen Großzehenbeugers (M. flexor hallucis longus, Tendo), 27. M. peroneus longus, Tendo, 28. M. peroneus brevis, Tendo

Muskeln der unteren Extremität

Die Fußmuskeln bewegen den Fuß während des Gehens, Stehens, Rennens und Springens. Sie helfen zudem dabei, die Fußwölbungen zu erhalten. Die Fußmuskeln sind in vier Schichten angeordnet. In der ersten (oberflächlichen) Schicht beugt der M. abductor hallucis (Großzehenabspreizer) die Großzehe und spreizt sie ab und unterstützt die mediale Längswölbung. Der M. flexor digitorum brevis (kurzer Zehenbeuger) setzt an den Seiten der Mittelphalangen der 2.-5. Zehe an, beugt die Zehen und beteiligt sich an der Verspannung der medialen und lateralen Längswölbung. Der M. abductor digiti minimi (Kleinzehenabspreizer) beugt und abduziert die Kleinzehe und trägt zur Verpannung der lateralen Längswölbung bei. In der tieferen zweiten Schicht liegen die Beugersehnen, die für die Flexion der Zehen zuständig sind: der M. flexor hallucis longus (langer Großzehenbeuger) für die Großzehe und der M. flexor digitorum longus (langer Zehenbeuger) für die Zehen 2 bis 5. Der M. quadratus plantae (Sohlenviereckmuskel) sorgt ebenfalls für die Beugung der 2.-5. Zehe. Die Mm. lumbricales (Regenwurmmuskeln) wirken an der Streckung der Zehen beim Laufen und Rennen mit.

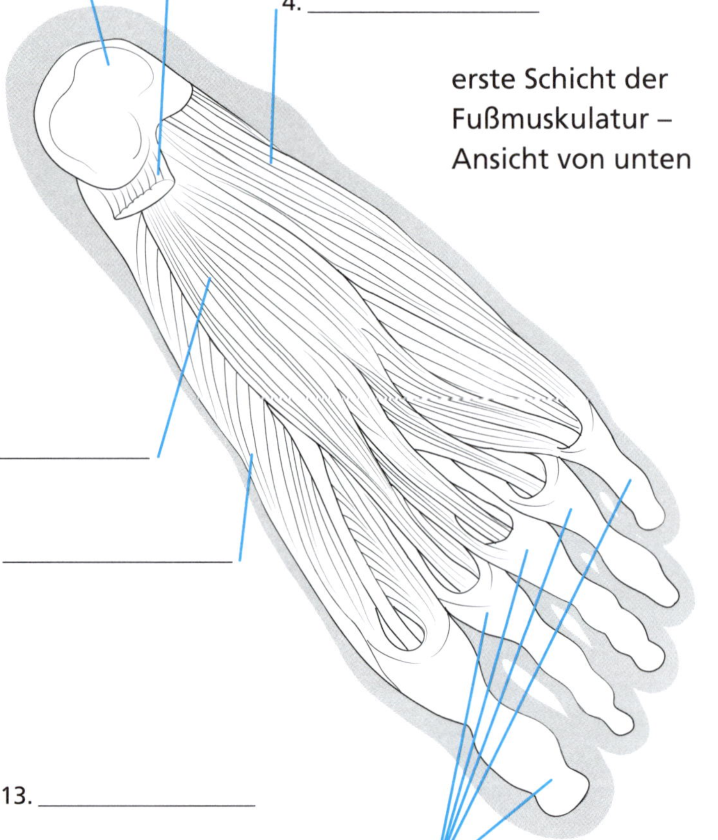

erste Schicht der Fußmuskulatur – Ansicht von unten

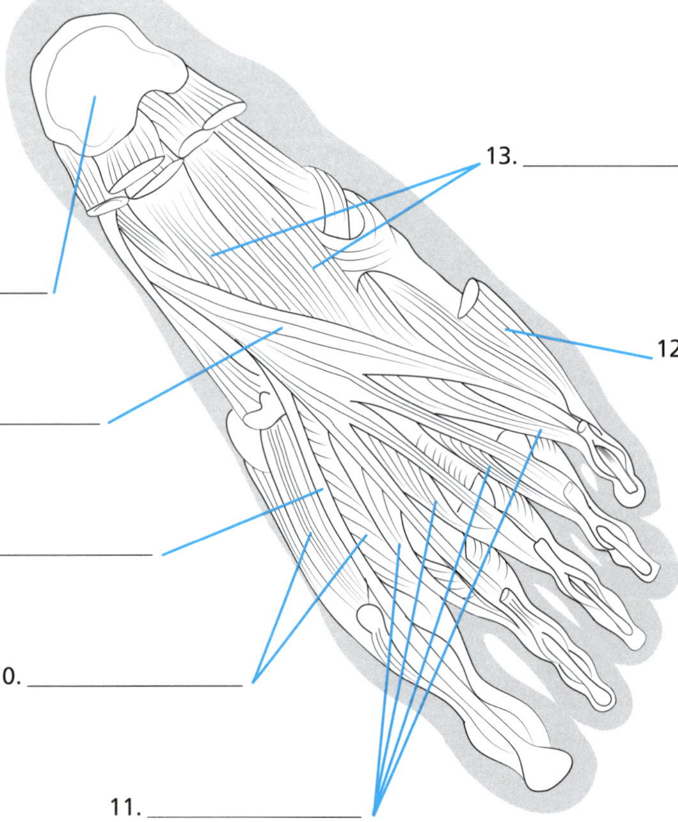

zweite Schicht der Fußmuskulatur – Ansicht von unten

Antworten

1. kurzer Zehenbeuger (M. flexor digitorum brevis), 2. Großzehenabspreizer (M. abductor hallucis), 3. bindegewebige Verstärkung der Sehnenscheiden (Vaginae fibrosae tendinum digitorum pedis), 4. Kleinzehenabspreizer (M. abductor digiti minimi), 5. Fußsohlensehnenplatte (Plantaraponeurose), angeschnitten (Aponeurosis plantaris), 6. Fersenbein (Calcaneus), 7. Calcaneus, 8. Sehne des langen Zehenbeugers (M. flexor digitorum longus, Tendo), 9. Sehne des langen Großzehenbeugers (M. flexor hallucis longus, Tendo), 10. kurzer Großzehenbeuger (M. flexor hallucis brevis), 11. Regenwurmmuskeln (Mm. lumbricales), 12. kurzer Kleinzehenbeuger (M. flexor digiti minimi brevis), 13. Sohlenviereckmuskel (M. quadratus plantae)

In der dritten Schicht liegt der M. flexor hallucis brevis (kurzer Großzehenbeuger), ein kurzer Muskel, der die Großzehe beugt und die mediale Längswölbung unterstützt. Dort befindet sich auch der M. adductor hallucis (Großzehenanzieher), dessen Caput obliquum (schräger Kopf) die Großzehe heranzieht und an der Verspannung der Querwölbung beteiligt ist und dessen Caput transversum (querer Kopf) ebenfalls die Großzehe adduziert. Der M. flexor digiti minimi brevis (kurzer Kleinzehenbeuger) beugt die Kleinzehe. In der vierten (tiefsten) Schicht spannen sich die Mm. interossei (Zwischenknochenmuskeln), von denen die vier Mm. interossei dorsales (rückseitige Zwischenknochenmuskeln) die Zehen abduzieren und die drei Mm. interossei plantares (fußsohlenseitige Zwischenknochenmuskeln) die Zehen adduzieren.

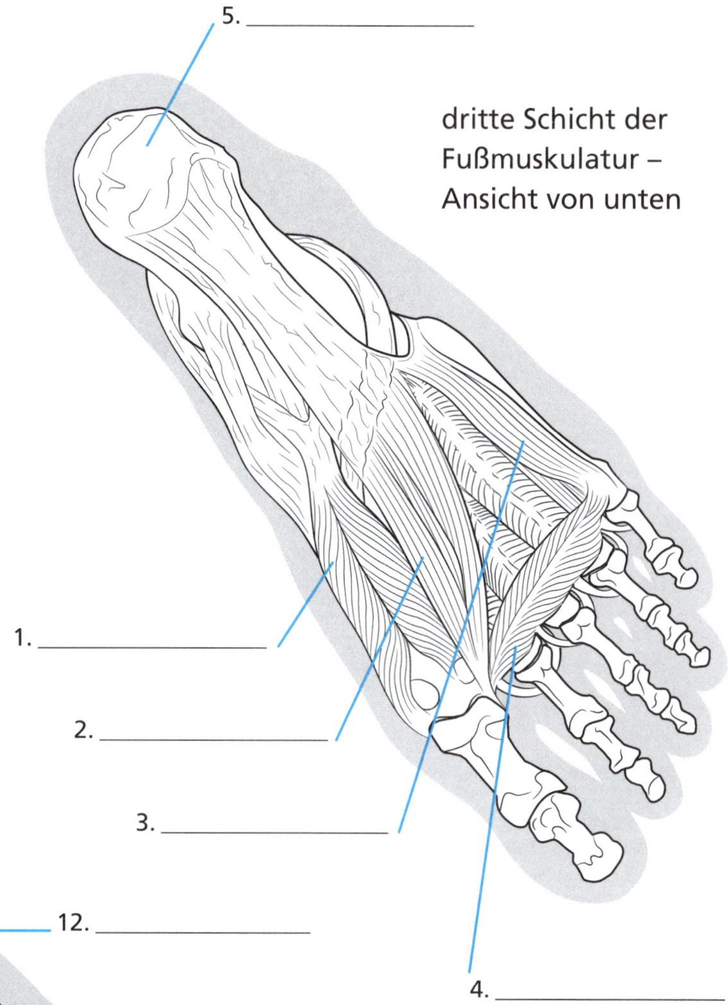

dritte Schicht der Fußmuskulatur – Ansicht von unten

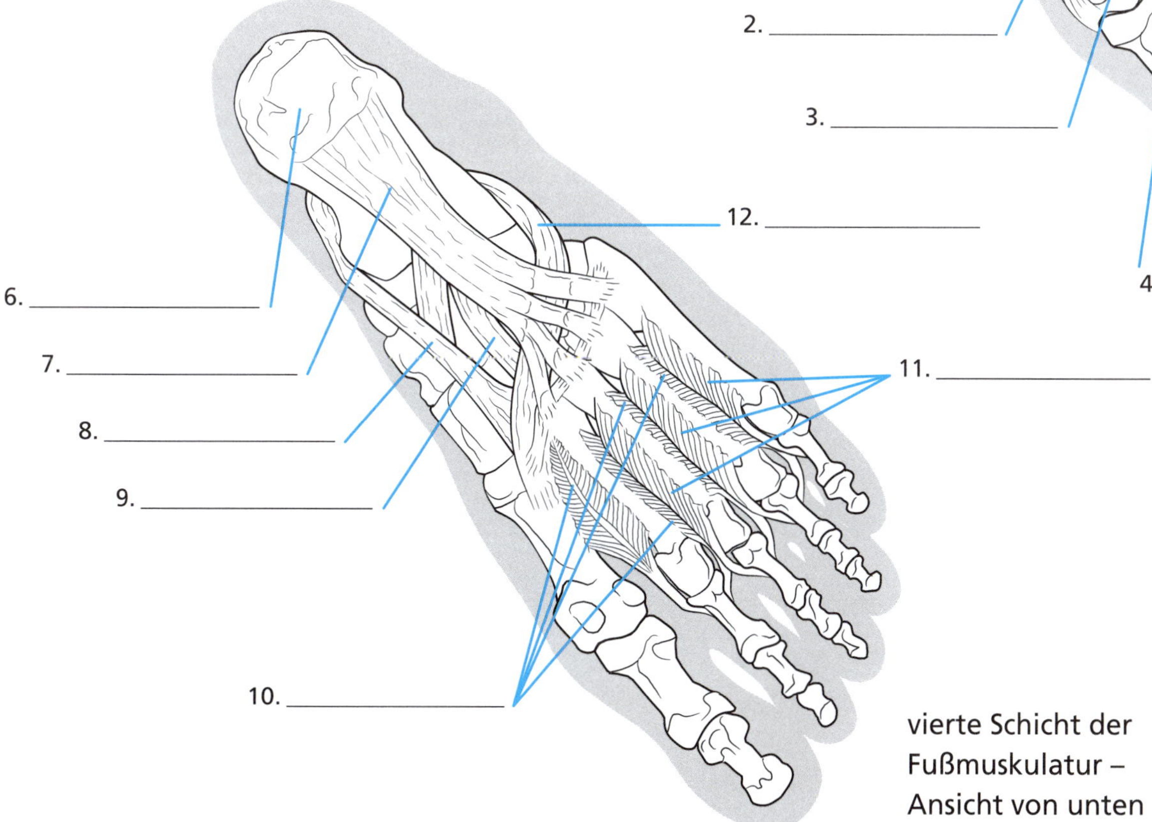

vierte Schicht der Fußmuskulatur – Ansicht von unten

Antworten

1. kurzer Großzehenbeuger (M. flexor hallucis brevis), 2. Großzehenanzieher, schräger Kopf (M. adductor hallucis, Caput obliquum), 3. kurzer Kleinzehenbeuger (M. flexor digiti minimi brevis), 4. Großzehenanzieher, querer Kopf (M. adductor hallucis, Caput transversum), 5. Fersenbein (Calcaneus), 6. Calcaneus, 7. langes Sohlenband (Lig. plantare longum), 8. Pfannenband (Lig. calcaneonaviculare plantare), 9. Lig. calcaneocuboideum, 10. rückseitige Zwischenknochenmuskeln (Mm. interossei dorsales), 11. fußsohlenseitige Zwischenknochenmuskeln (Mm. interossei plantares), 12. Sehne des langen Wadenbeinmuskels (M. peroneus longus, Tendo)

Nervensystem

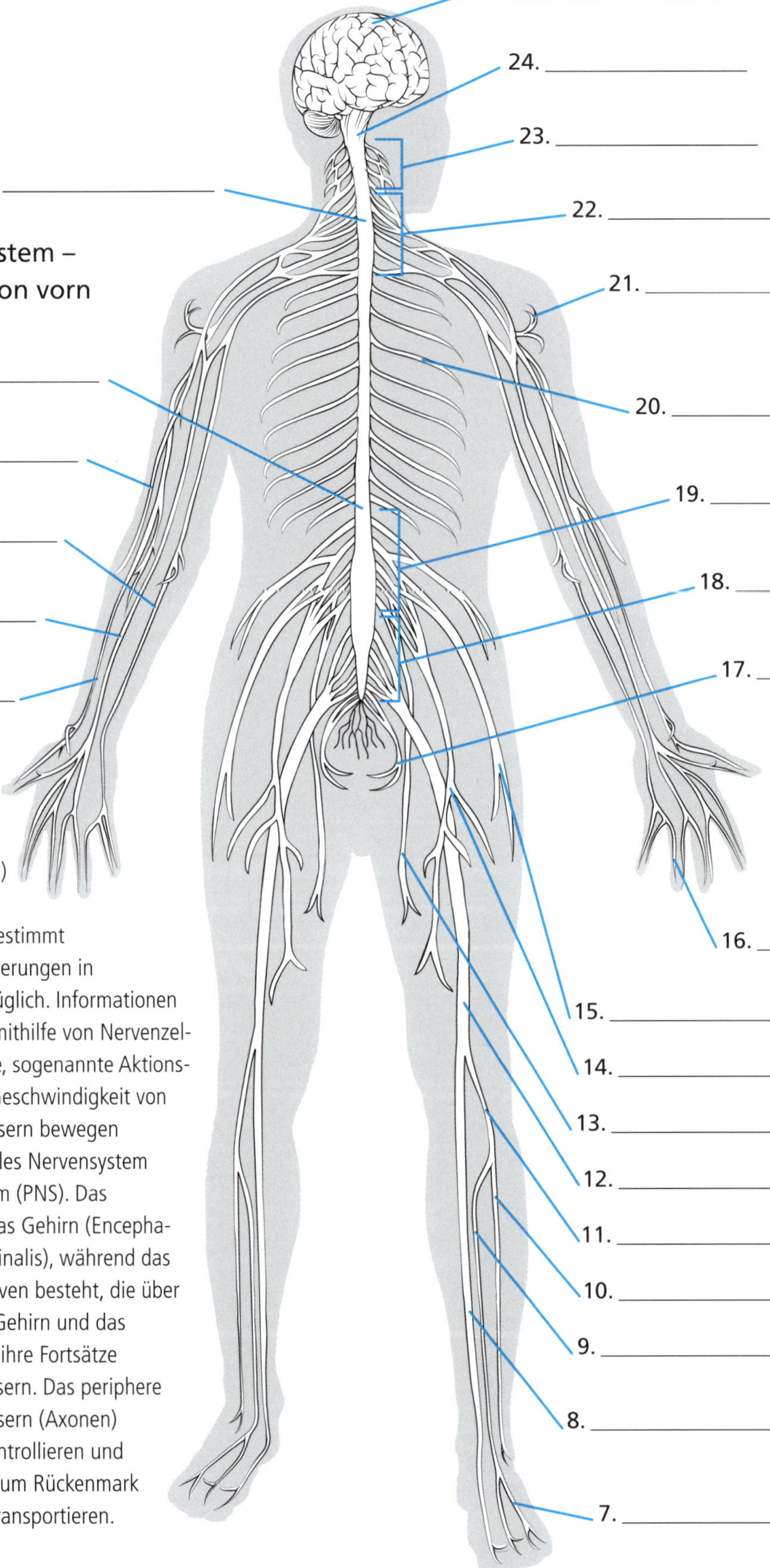

Das Nervensystem (Systema nervosum) empfängt Informationen über die Außenwelt und die inneren Organe, bestimmt die angemessene Reaktion auf Veränderungen in beiden Bereichen und reagiert unverzüglich. Informationen werden verarbeitet und weitergleitet mithilfe von Nervenzellen (Neuronen), die elektrische Signale, sogenannte Aktionspotenziale, feuern, die sich mit einer Geschwindigkeit von 100 m je Sekunde durch die Nervenfasern bewegen können. Man unterscheidet ein zentrales Nervensystem (ZNS) und ein peripheres Nervensystem (PNS). Das Zentralnervensystem gliedert sich in das Gehirn (Encephalon) und das Rückenmark (Medulla spinalis), während das periphere Nervensystem aus allen Nerven besteht, die über den übrigen Körper verteilt sind. Das Gehirn und das Rückenmark enthalten Neuronen und ihre Fortsätze zusammen mit Bündeln von Nervenfasern. Das periphere Nervensystem setzt sich aus Nervenfasern (Axonen) zusammen, die die Muskelaktivität kontrollieren und sensorische (sensible) Informationen zum Rückenmark oder Hirnstamm (Truncus encephali) transportieren.

Antworten

1. Halsanschwellung (Intumescentia cervicalis), 2. Lenden-Kreuzbeinanschwellung (Intumescentia lumbosacralis), 3. Muskelhautnerv (N. musculocutaneus), 4. Ellennerv (N. ulnaris), 5. Mittelarmnerv (N. medianus), 6. Speichennerv (N. radialis), 7. Fußsohlennerv (N. plantaris), 8. Schienbeinnerv (N. tibialis), 9. tiefer Wadenbeinnerv (N. peroneus profundus), 10. oberflächlicher Wadenbeinnerv (N. peroneus superficialis), 11. gemeinsamer Wadenbeinnerv (N. peroneus communis), 12. Ischiasnerv (N. ischiadicus), 13. Hüftlochnerv (N. obturatorius), 14. Oberschenkelnerv (N. femoralis), 15. seitlicher Oberschenkelhautnerv (N. cutaneus femoris lateralis), 16. Fingernerven (Nn. digitales palmares proprii), 17. Schamnerv (N. pudendus), 18. Kreuzgeflecht (Plexus sacralis), 19. Lendengeflecht (Plexus lumbalis), 20. Zwischenrippennerv (N. intercostalis), 21. Achselnerv (N. axillaris), 22. Armgeflecht (Plexus brachialis), 23. Halsgeflecht (Plexus cervicalis), 24. verlängertes Mark (Medulla oblongata), 25. Großhirnhemisphäre (Hemisphaerium cerebri)

Neuron

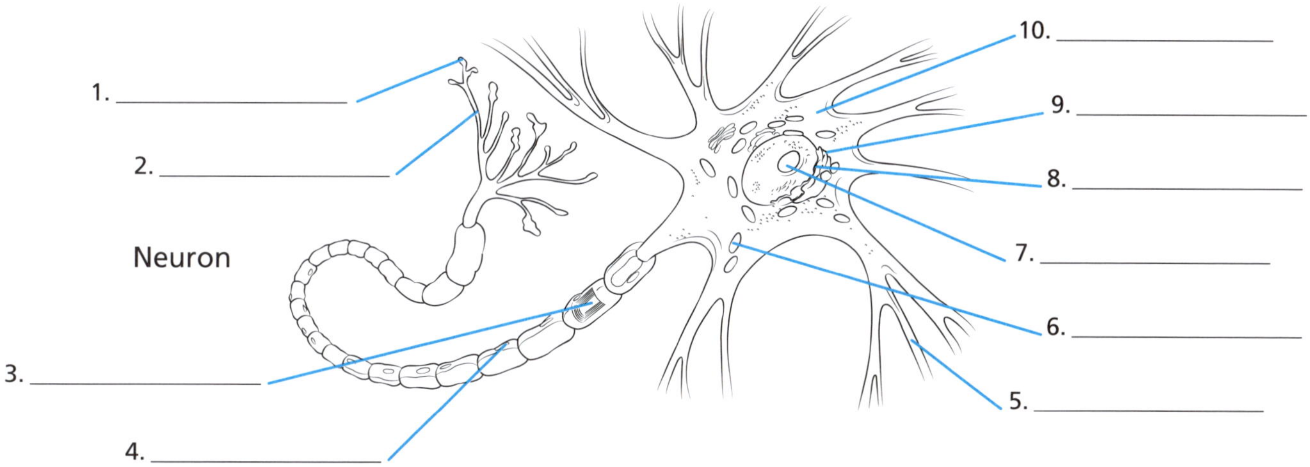

Neuronen sind die spezifischen Nervenzellen des Nervengewebes, die die Aufgabe haben, Nervenimpulse von und zu allen Teilen des Körpers zu leiten. Eine typische Nervenzelle besitzt einen Zellkörper (Perikaryon) mit einem Zellkern (Nucleus), eine Reihe baumartig verzweigter Fortsätze (Dendriten), die ankommende Informationen empfangen, und eine ableitende Faser, das Axon, das eine Erregung vom Zellkörper weiterbefördert. Nerven verbinden das Gehirn (Encephalon) und das Rückenmark (Medulla spinalis), das zentrale Nervensystem, mit der Peripherie, wie zum Beispiel den Muskeln, der Haut oder den Eingeweiden (peripheres Nervensystem). Die Nerven sind dafür zuständig, Signale zu transportieren, die bei uns Empfindungen auslösen, oder unsere Muskeln und Organe zu steuern. Das Rückenmark hat eine zylindrische Struktur, die im Wirbelkanal (Canalis vertebralis) liegt. Beim Erwachsenen befindet sich das untere, sich verjüngende Ende des Rückenmarks, der Conus medullaris (Markkegel), auf Höhe des ersten oder zweiten Lendenwirbels. Darunter enthält der Wirbelkanal nur noch die lang geschwungenen Wurzelfäden der lumbalen und sakralen Spinalnerven, die wegen ihres pferdeschwanzähnlichen Aussehens als Cauda equina bezeichnet werden.

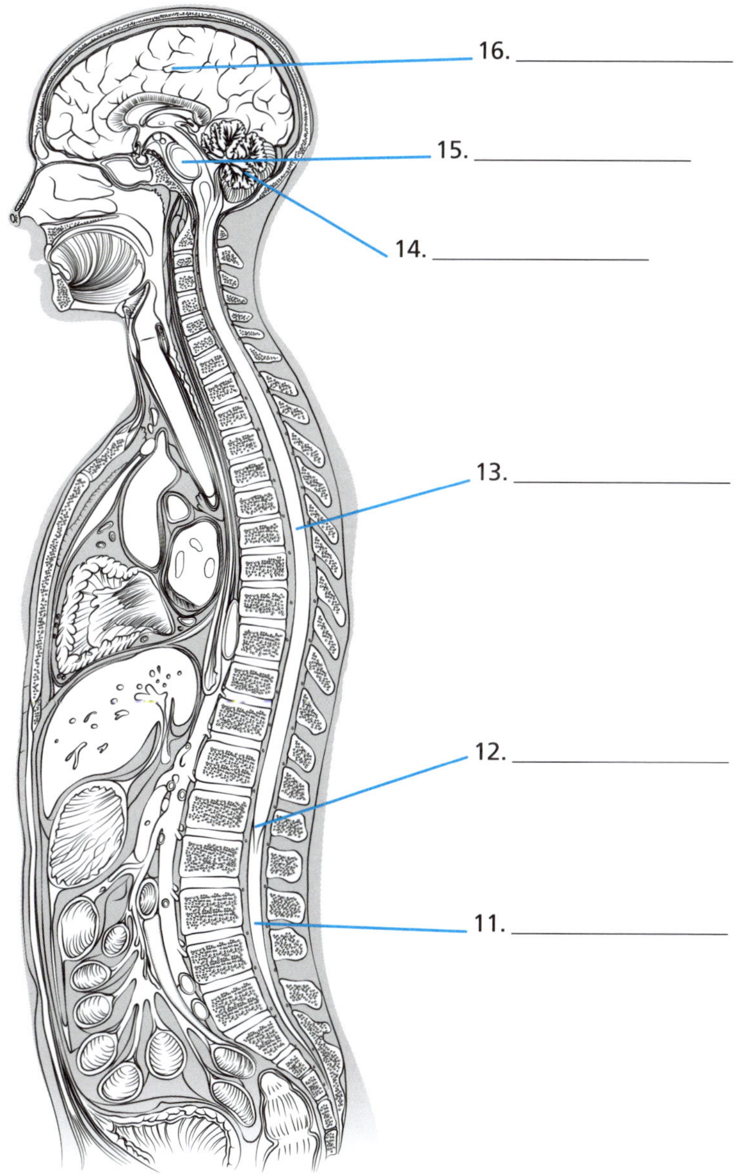

Zentrales Nervensystem – Sagittalansicht

Antworten

1. Endknöpfchen (Axonterminal), 2. Endverzweigung, 3. Axon, 4. Myelinscheide (Stratum myelini), 5. Dendrit, 6. Mitochondrien, 7. Kernkörperchen (Nucleolus), 8. Kernmembran, 9. Golgi-Apparat, 10. Zellkörper (Perikaryon), 11. Pferdeschwanz (Cauda equina), 12. Markkegel (Conus medullaris), 13. Rückenmark (Medulla spinalis), 14. Kleinhirn (Cerebellum), 15. Brücke (Pons), 16. Großhirn (Cerebrum)

Gehirn und Hirnfunktionen

Das Gehirn (Encephalon) liegt in der knöchernen Schädelhöhle (Cavitas cranii) und besteht aus Milliarden von Nervenzellen (Neuronen) und Stützzellen (Gliazellen). Das Gehirn besitzt graue Substanz (Substantia grisea) aus Nerven- und Gliazellen sowie weiße Substanz (Substantia alba) aus Myelin. Man kann beim Gehirn vier Hauptteile unterscheiden: das Cerebrum (Großhirn) oder Telencephalon (Endhirn), das Diencephalon (Zwischenhirn), den Truncus encephali (Hirnstamm) und das Cerebellum (Kleinhirn). Den größten Teil stellt das Cerebrum dar. Es wird von den beiden Großhirnhemisphären gebildet, die durch ein mächtiges Bündel weißer Substanz, das Corpus callosum (Balken), miteinander verbunden sind (Kommissur), und es wird von der grauen Substanz des Cortex cerebri (Großhirnrinde) bedeckt. Das Diencephalon befindet sich unterhalb der Großhirnhemisphären und weist zwei Hauptstrukturen auf: den Thalamus und den Hypothalamus. Der Querschnitt durch das Gehirn zeigt die graue Substanz der Großhirnrinde und die weiße Substanz, die unterhalb des Cortex angesiedelt ist. Der Cortex cerebri, der die Außenschicht der Großhirnhemisphären formt, ist eine stark von Faltungen durchzogene Schicht grauer Substanz mit Windungen (Gyri), die sich nach außen wölben, und Spalten (Fissurae) sowie Furchen (Sulci), die nach innen verlaufen. Die Hirnhäute (Meningen) sind drei konzentrisch angeordnete schützende Bindegewebsschichten, die das Gehirn und das Rückenmark (Medulla spinalis) umgeben. Die äußere Hirnhaut, die Dura mater encephali (harte Hirnhaut), ist aus straffem kollagenfaserigem Bindegewebe aufgebaut. Die mittlere Schicht, die Spinnwebenhaut (Arachnoidea mater encephali), ist eine Lage aus feinfaserigem Bindegewebe. Die innerste Schicht, die Pia mater encephali (weiche Hirnhaut), ist die zarte, dünne bindegewebige und kapillarreiche Lage, die unmittelbar dem Gehirn aufliegt.

Gehirn – Ansicht von lateral

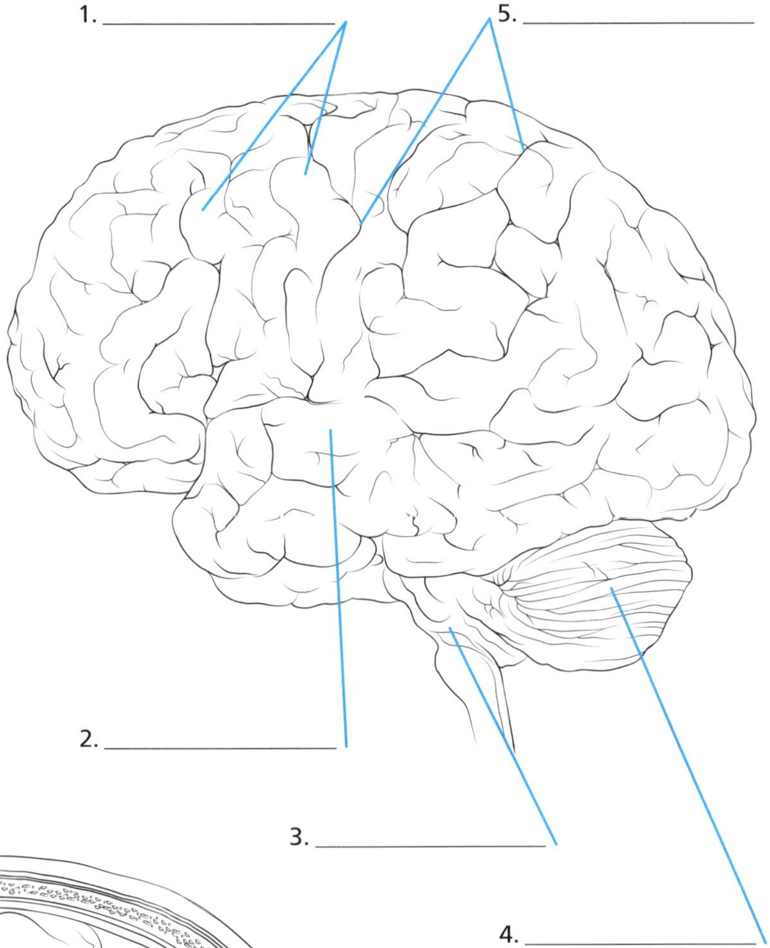

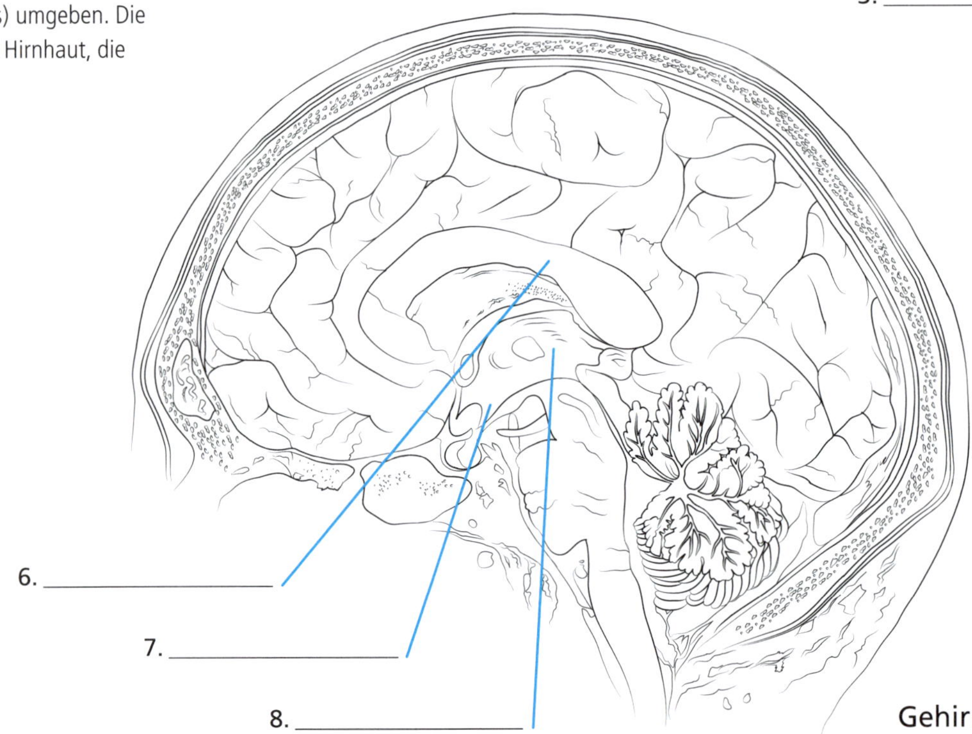

Gehirn – Sagittalansicht

Antworten

1. Windungen (Gyri), 2. Großhirn (Cerebrum), 3. Hirnstamm (Truncus encephali), 4. Kleinhirn (Cerebellum), 5. Furchen (Sulci), 6. Balken (Corpus callosum), 7. Hypothalamus, 8. Thalamus

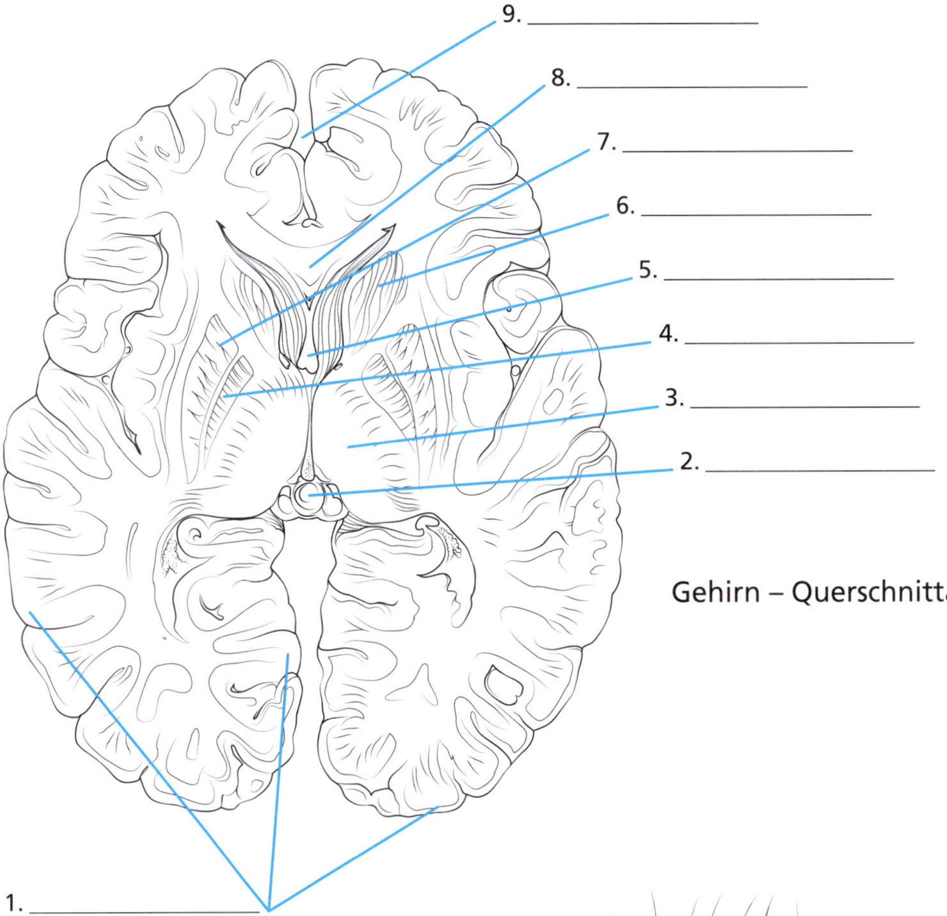

Gehirn – Querschnittansicht

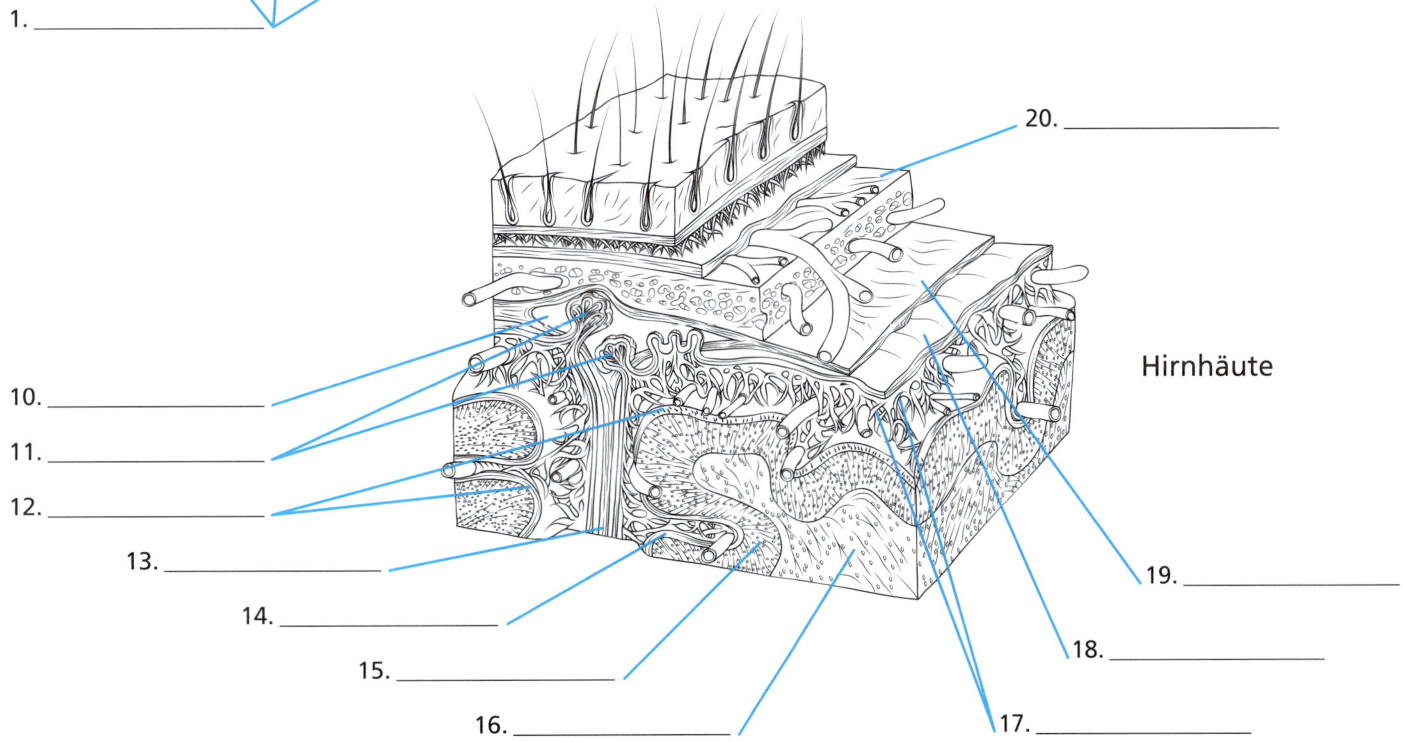

Hirnhäute

Antworten

1. Großhirnrinde (Cortex cerebri), 2. Zirbeldrüse, auch: Epiphyse (Glandula pinealis), 3. Thalamus, 4. bleicher Kern (Globus pallidus), 5. Hirngewölbe (Fornix), 6. Schweifkern (Nucleus caudatus), 7. Schalenkern (Putamen), 8. Balken (Corpus callosum), 9. Interhemisphärenspalt (Fissura longitudinalis cerebri), 10. venöser Blutleiter (Sinus durae matris), 11. Arachnoidalzotten (Granulationes arachnoideae), 12. weiche Hirnhaut (Pia mater encephali), 13. Großhirnsichel (Falx cerebri), 14. Bindegewebebälkchen (Trabeculae arachnoideae), 15. Cortex cerebri, 16. weiße Substanz (Substantia alba), 17. Subarachnoidalraum (Spatium subarachnoideum), 18. Spinnwebenhaut (Arachnoidea mater encephali), 19. harte Hirnhaut (Dura mater encephali), 20. Schädelknochen

Gehirn und Hirnfunktionen

Das Gehirn (Encephalon) wird der Länge nach durch den Interhemisphärenspalt (Fissura longitudinalis cerebri) in zwei Hemisphären geteilt, von denen dann jede noch einmal in Hirnlappen (Lobi) gegliedert wird, die jeweils spezifische Spalten (Fissurae) sowie Furchen (Sulci) in den Faltungen der Großhirnrinde (Cortex cerebri) aufweisen. Die Zentralfurche (Sulcus centralis) trennt den Stirnlappen (Lobus frontalis) vom dahinter liegenden Scheitellappen (Lobus parietalis). An der Rückseite des Gehirns befindet sich der Hinterhauptlappen (Lobus occipitalis), und unterhalb des Stirn- und des Scheitellapens ist der Schläfenlappen (Lobus temporalis) angesiedelt. Jeder Hirnlappen ist mit einer bestimmten Funktion verbunden, allerdings nicht allein darauf beschränkt. Der Stirnlappen ist beteiligt an Bewegung, Denken, Verhalten und Persönlichkeit, im Hinterhauptlappen findet die Verarbeitung von Seheindrücken statt, der Scheitellapen dient der Verwertung von Tasteindrücken sowie dem Sprachverständnis und der Schläfenlappen ist für das Gedächtnis zuständig. Das limbische System ist ein Sammelbegriff für eng zusammenwirkende Hirnteile, die mit Verhaltensweisen assoziiert werden, die das Überleben sichern, dazu zählen der Ausdruck von Gefühlen, das Nahrungs-, Abwehr- und Fortpflanzungsverhalten, aber auch die Lern- und Gedächtnisprozesse. Zum limbischen System gehören unter anderem der Hippocampus, der Mandelkern (Corpus amygdaloideum), die Septumregion (Area septalis) und der Hypothalamus. Die vier Hirnkammern oder Ventrikel (Ventriculi cerebri) stehen sowohl alle miteinander in Verbindung als auch mit dem Zentralkanal (Canalis centralis) des Rückenmarks (Medulla spinalis) sowie dem Subarachnoidalraum (Spatium subarachnoideum), der das Gehirn und das Rückenmark umgibt. Die Ventrikel und der Subarachnoidalraum enthalten die Gehirn-Rückenmarks-Flüssigkeit (Liquor cerebrospinalis), die die Funktion eines Stoßdämpfers besitzt und als Polsterung des Gehirns gegen mechanische Kräfte dient.

Großhirnlappen – Ansicht von lateral

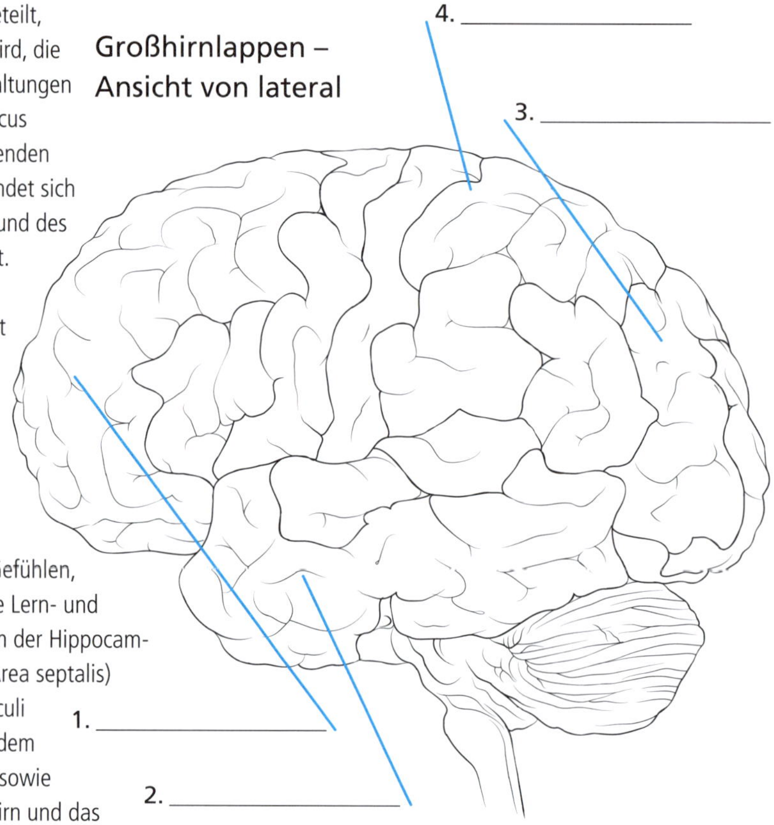

funktionelle Hirnrindenareale – Ansicht von lateral

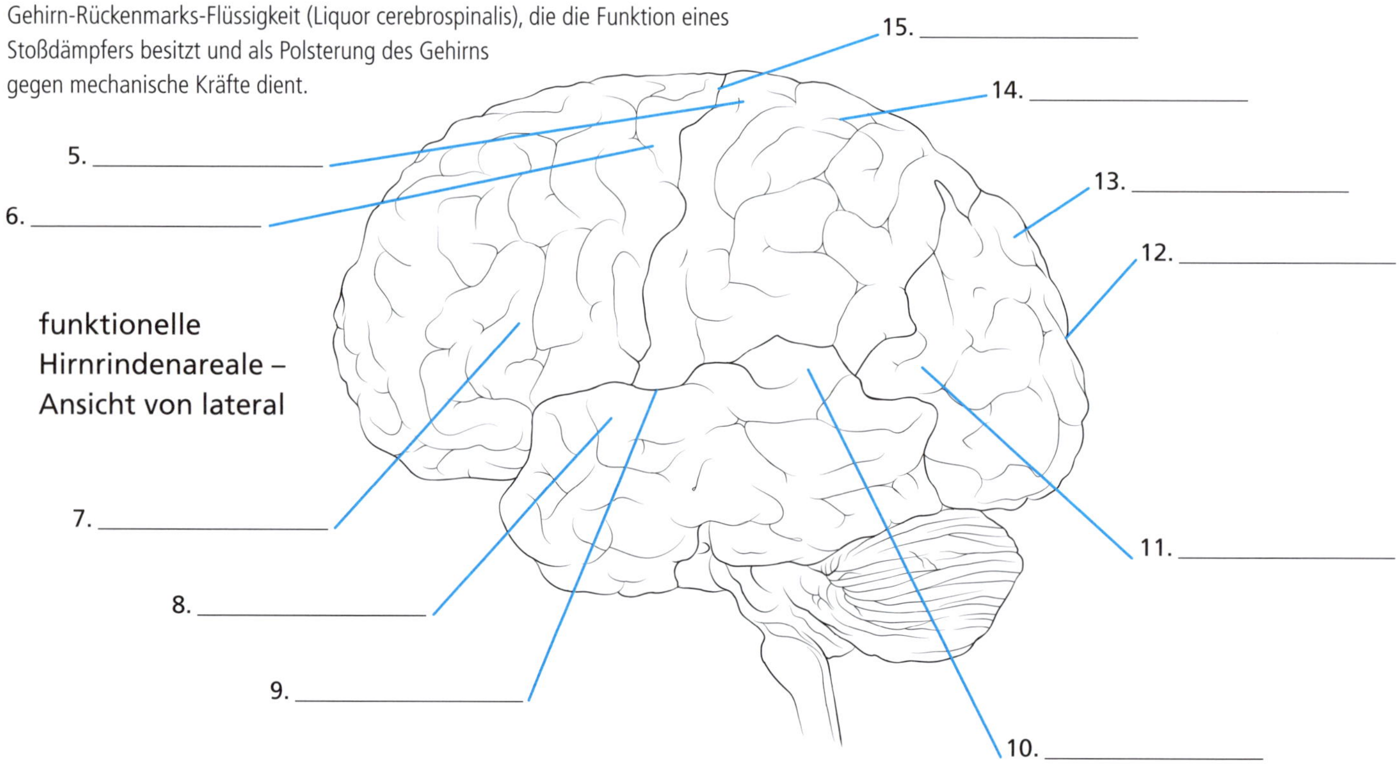

Antworten

1. Stirnlappen (Lobus frontalis), 2. Schläfenlappen (Lobus temporalis), 3. Hinterhauptlappen (Lobus occipitalis), 4. Scheitellappen (Lobus parietalis), 5. primär somatosensorisches Rindenfeld, 6. primär motorisches Rindenfeld, 7. motorisches Sprachzentrum (Broca-Region), 8. auditorisches Assoziationsgebiet, 9. primär auditorisches Rindenfeld (Hörzentrum), 10. sensorisches Sprachzentrum (Wernicke-Region), 11. Lesezentrum, 12. primär visuelles Rindenfeld (Sehzentrum), 13. visuelles Assoziationsgebiet, 14. somatosensorisches Assoziationsgebiet, 15. Zentralfurche (Sulcus centralis)

limbisches System

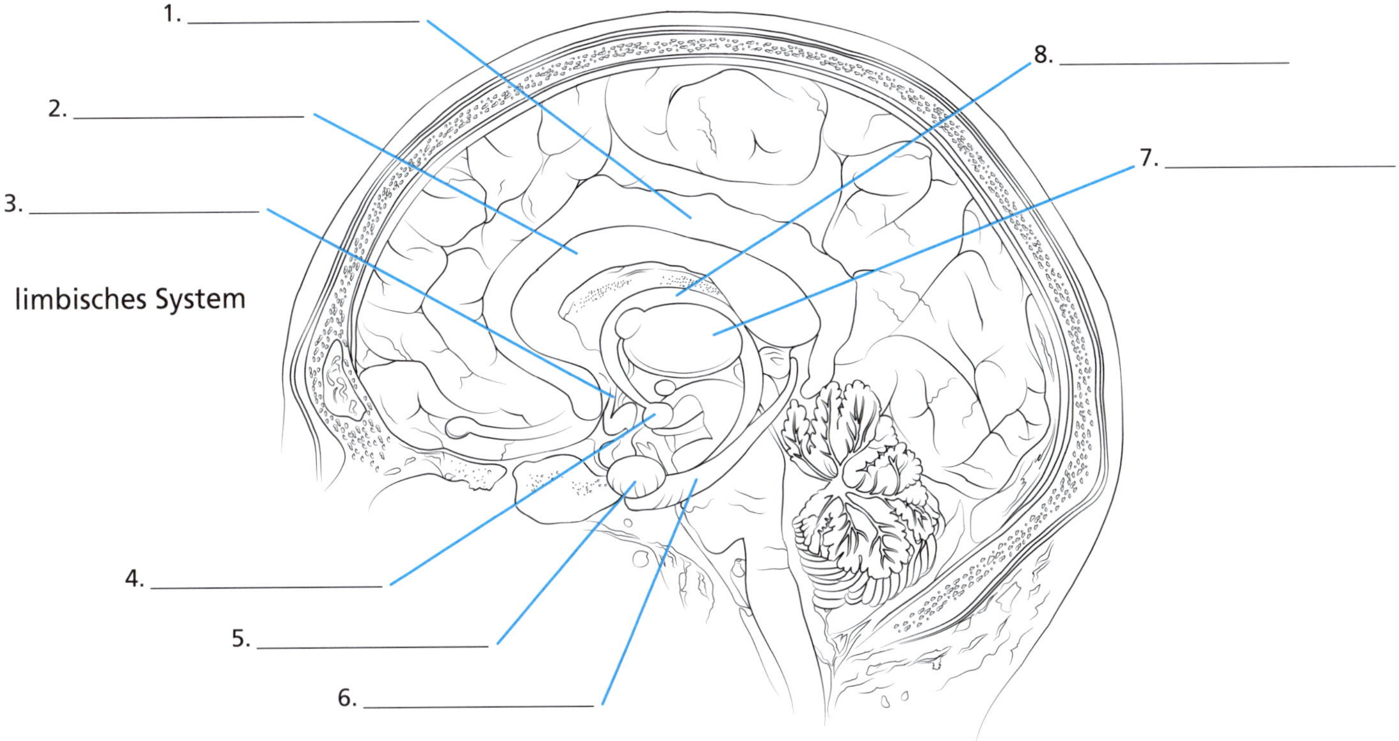

Hirnkammern – Sagittalansicht

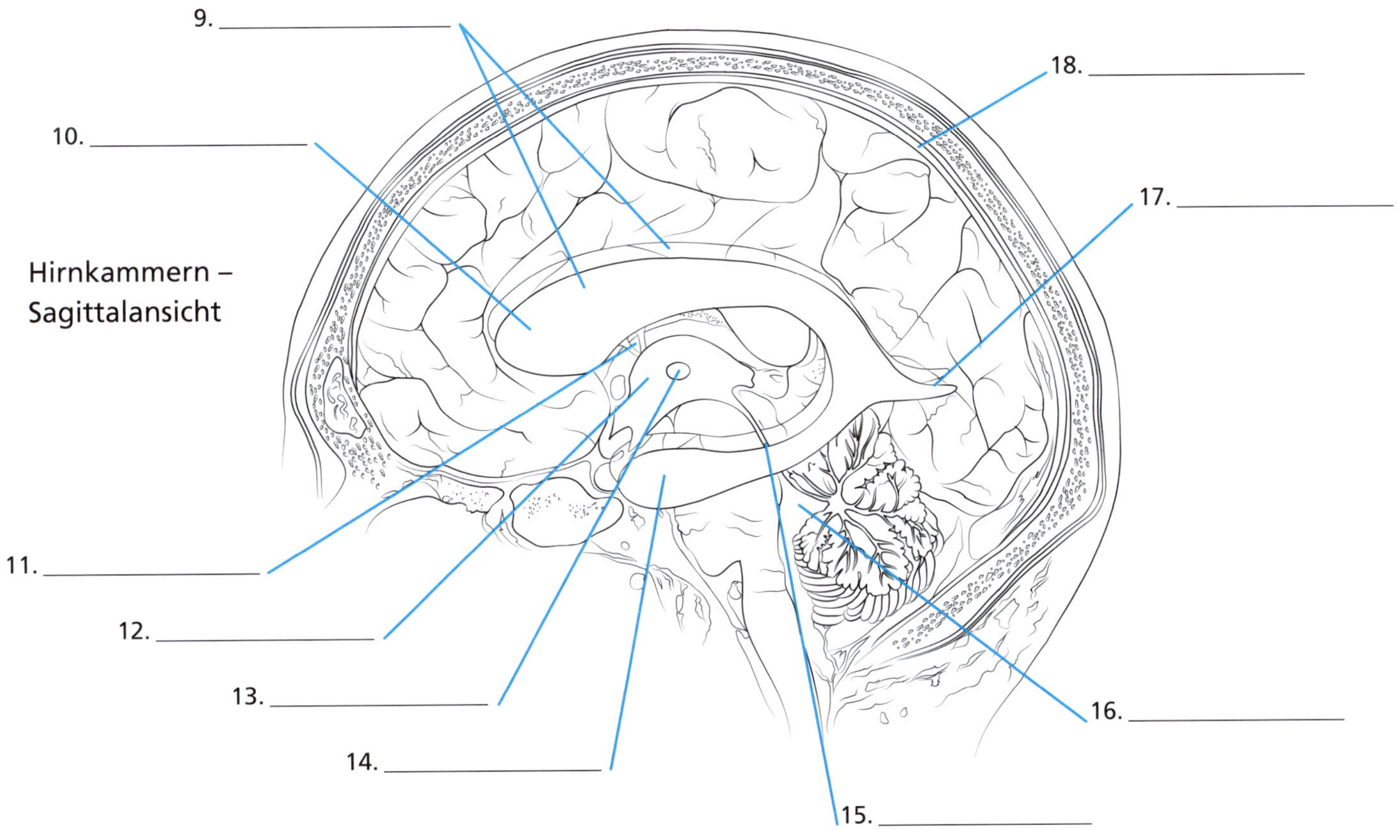

Antworten

1. Gürtelwindung (Gyrus cinguli), 2. Balken (Corpus callosum), 3. Septumregion (Area septalis), 4. Mammillarkörper (Corpus mammillare), 5. Mandelkern (Corpus amygdaloideum), 6. Hippocampus, 7. Thalamus, 8. Hirngewölbe (Fornix), 9. Seitenventrikel (Ventriculi laterales), 10. Vorderhorn (Cornu anterius) des Seitenventrikels, 11. Zwischenkammerloch (Foramen interventriculare), 12. dritter Ventrikel (Ventriculus tertius), 13. Verwachsung zwischen rechtem und linkem Thalamus (Adhesio interthalamica), 14. Unterhorn (Cornu inferius) des Seitenventrikels, 15. Aquädukt (Aquaeductus cerebri), 16. vierter Ventrikel (Ventriculus quartus), 17. Hinterhorn (Cornu posterius) des Seitenventrikels, 18. Subarachnoidalraum (Spatium subarachnoideum)

Hirnnerven und Hirnstamm

Es gibt zwölf Hirnnervenpaare (Nn. craniales), die direkt vom Gehirn (Encephalon) und Hirnstamm (Truncus encephali) zu den Muskeln und Sinnessystemen im Kopf- und Halsbereich ziehen. Einige dieser Hirnnerven besitzen allerdings ausgedehnte Innervationsgebiete, die den Brust- und Bauchraum und die oberen Zweidrittel des Gastrointestinaltrakts versorgen. Man unterscheidet folgende Hirnnerven: den Hirnnerv I (N. olfactorius, Riechnerv); den Hirnnerv II (N. opticus, Sehnerv); den Hirnnerv III (N. oculomotorius, Augenbewegungsnerv); den Hirnnerv IV (N. trochlearis, Augenrollnerv); den Hirnnerv V (N. trigeminus, Drillingsnerv) mit seinen drei Hauptästen, dem Augenhöhlennerv (N. ophthalmicus), dem Oberkiefernerv (N. maxillaris) und dem Unterkiefernerv (N. mandibularis); den Hirnnerv VI (N. abducens, Augenabziehnerv); den Hirnnerv VII (N. facialis, Gesichtsnerv); den Hirnnerv VIII (N. vestibulocochlearis, Hör- und Gleichgewichtsnerv); den Hirnnerv IX (N. glossopharyngeus, Zungen-Rachen-Nerv); den Hirnnerv X (N. vagus, „umherschweifender" Nerv); den Hirnnerv XI (N. accessorius, Beinerv) und den Hirnnerv XII (N. hypoglossus, Unterzungennerv).

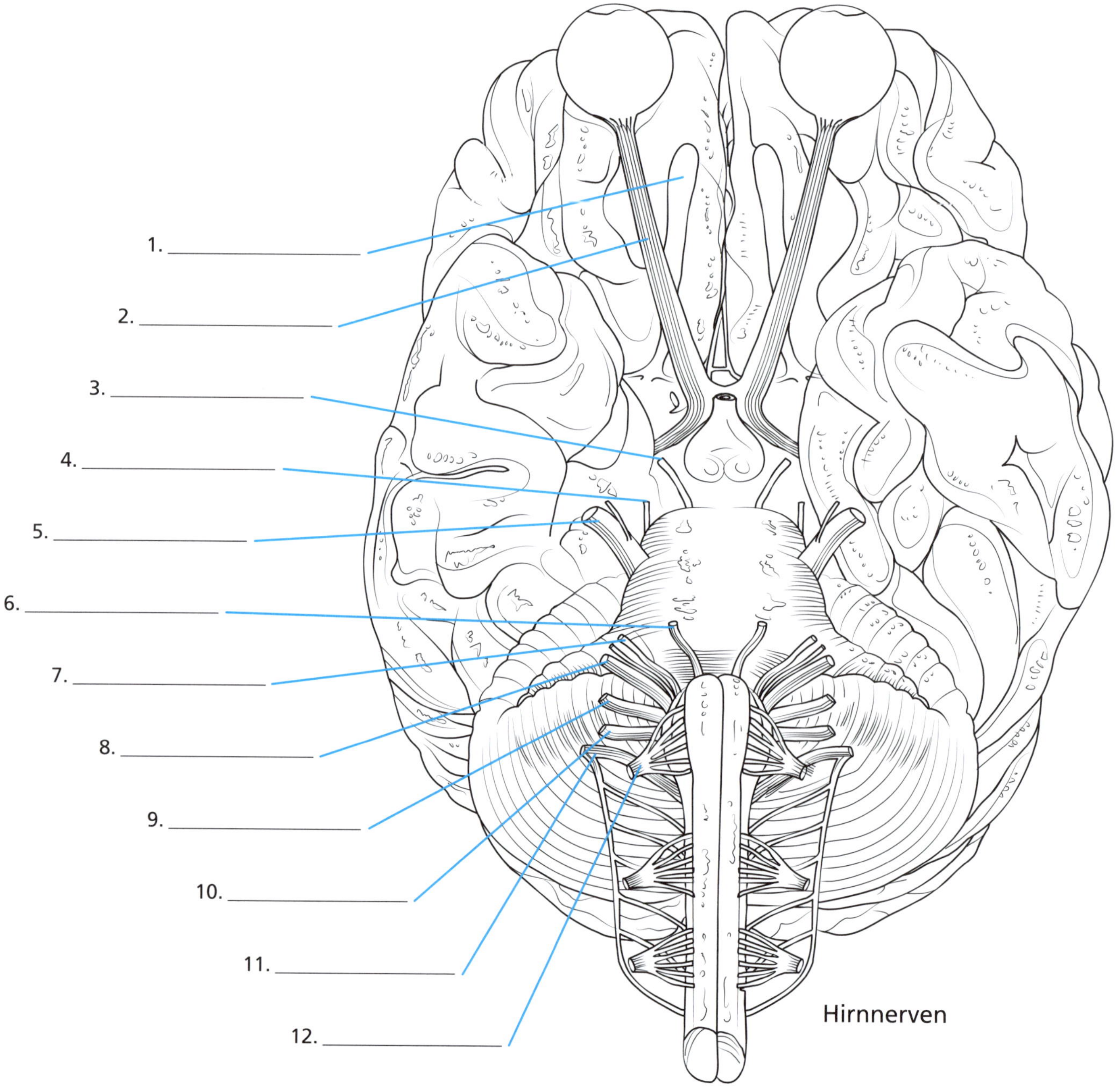

Hirnnerven

Antworten

1. Riechkolben (Bulbus olfactorius), 2. Sehnerv [II] (N. opticus), 3. Augenbewegungsnerv [III] (N. oculomotorius), 4. Augenrollnerv [IV] (N. trochlearis), 5. Drillingsnerv [V] (N. trigeminus), 6. Augenabziehnerv [VI] (N. abducens), 7. Gesichtsnerv [VII] (N. facialis), 8. Hör- und Gleichgewichtsnerv [VIII] (N. vestibulocochlearis), 9. Zungen-Rachen-Nerv [IX] (N. glossopharyngeus), 10. „umherschweifender" Nerv [X] (N. vagus), 11. Beinerv [XI] (N. accessorius), 12. Unterzungennerv [XII] (N. hypoglossus)

Der Hirnstamm (Truncus encephali), der einen fließenden Übergang zum Rückenmark (Medulla spinalis) darunter besitzt, besteht aus dem Mittelhirn (Mesencephalon), der Brücke (Pons) und dem verlängerten Mark (Medulla oblongata). Im Hirnstamm verlaufen aufsteigende Bahnen, die sensorische Informationen vom Rückenmark zum Gehirn (Encephalon) transportieren, und absteigende Bahnen, die motorische Signale hinunter zum Rückenmark befördern. Die Hirnnerven III und IV, der N. oculomotorius (Augenbewegungsnerv) und der N. trochlearis (Augenrollnerv), entspringen im Mittelhirn. Unterhalb des Mittelhirns liegt die Brücke und darunter wiederum befindet sich das verlängerte Mark. Die Nn. hypoglossus (Unterzungennerv, XII), glossopharyngeus (Zungen-Rachen-Nerv, IX) und vagus („umherschweifender" Nerv, X) entstammen der Medulla oblongata.

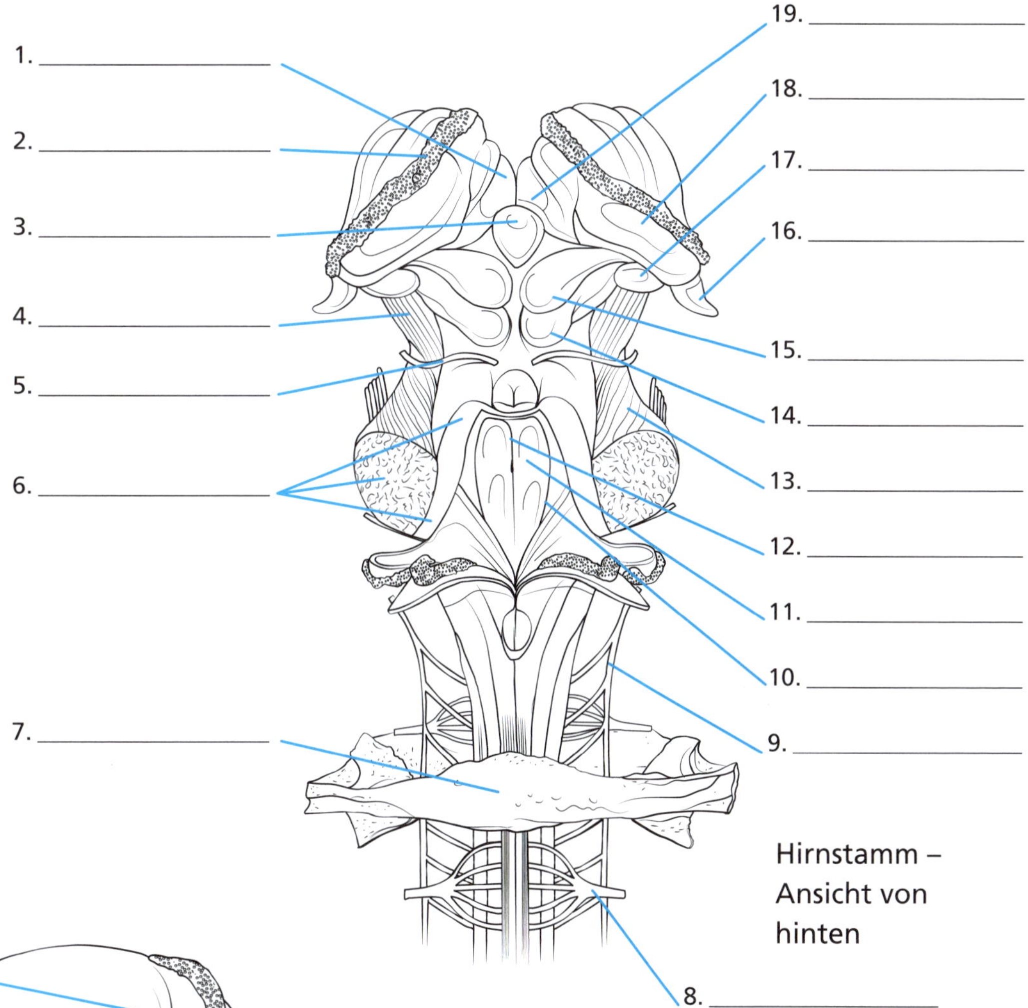

Hirnstamm – Ansicht von hinten

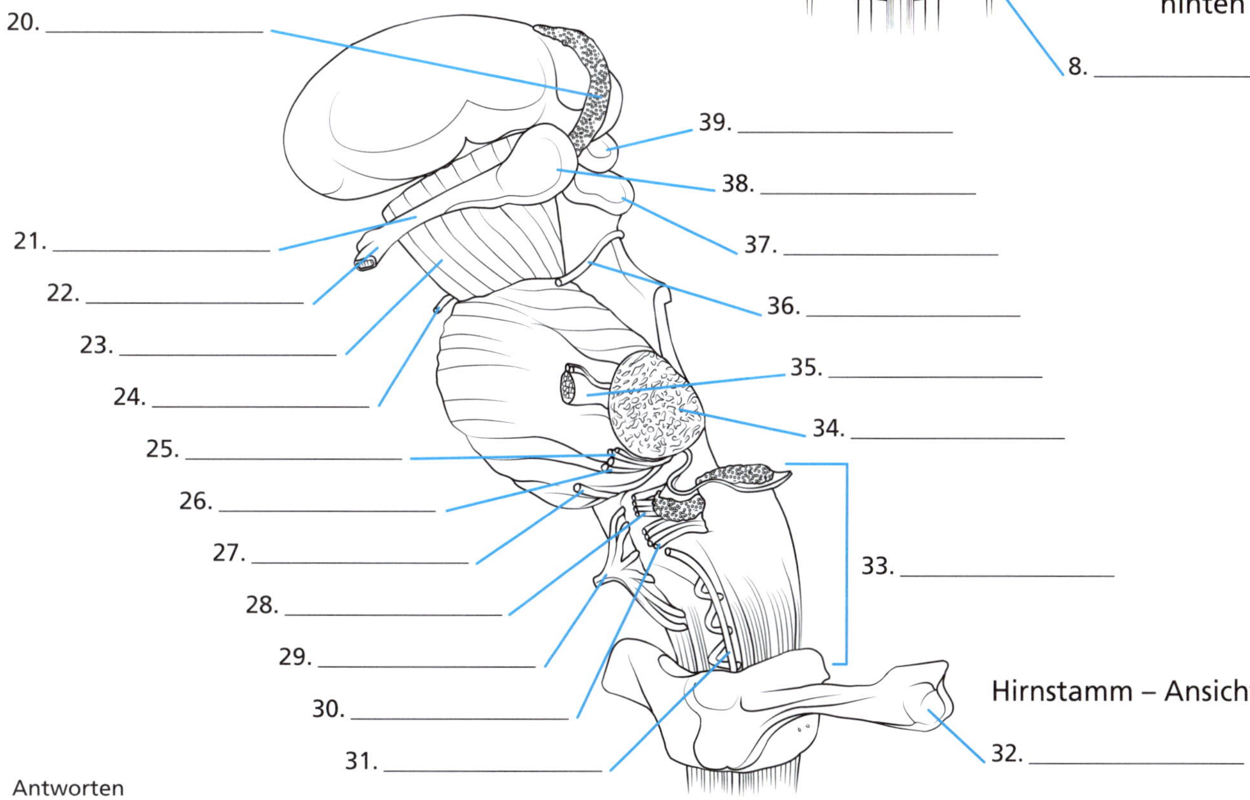

Hirnstamm – Ansicht von lateral

Antworten

1. Thalamus, 2. Adergeflecht (Plexus choroideus) des Seitenventrikels, 3. Zirbeldrüse, auch: Epiphyse (Glandula pinealis), 4. Großhirnstiel (Pedunculus cerebri), 5. Augenrollnerv [IV] (N. trochlearis), 6. Kleinhirnstiele (Pedunculi cerebellares), 7. Atlas (C1), 8. zweiter zervikaler Spinalnerv (C2), 9. Beinerv [XI] (N. accessorius), 10. Grenzfurche der Rautengrube (Sulcus limitans fossae rhomboideae), 11. Fazialishügel (Colliculus facialis), 12. hintere mediane Furche des verlängerten Marks (Sulcus medianus posterior medullae oblongatae), 13. Brücke (Pons), 14. unterer Hügel (Colliculus inferior), 15. oberer Hügel (Colliculus superior), 16. lateraler Kniehöcker (Corpus geniculatum laterale), 17. medialer Kniehöcker (Corpus geniculatum mediale), 18. Pulvinar thalami, 19. Epiphysenzügel (Habenula), 20. Plexus choroideus, 21. Sehtrakt (Tractus opticus), 22. Sehnerv [II] (N. opticus), 23. Pedunculus cerebri, 24. Augenbewegungsnerv [III] (N. oculomotorius), 25. Hör- und Gleichgewichtsnerv [VIII] (N. vestibulocochlearis), 26. Gesichtsnerv [VII] (N. facialis), 27. Augenabziehnerv [VI] (N. abducens), 28. Zungen-Rachen-Nerv [IX] (N. glossopharyngeus), 29. Unterzungennerv [XII] (N. hypoglossus), 30. „umherschweifender" Nerv [X] (N. vagus), 31. N. accessorius(XI), 32. Atlas (C1), 33. verlängertes Mark (Medulla oblongata), 34. mittlerer Kleinhirnstiel (Pedunculus cerebellaris medius), 35. Drillingsnerv [V] (N. trigeminus), 37. N. trochlearis (IV), 37. Colliculus inferior, 38. Corpus geniculatum laterale, 39. Colliculus superior

Rückenmark

Das Rückenmark (Medulla spinalis) erstreckt sich beim Erwachsenen von der Schädelbasis (Basis cranii) bis zum ersten bzw. zweiten Lendenwirbel und verläuft im Wirbelkanal (Canalis vertebralis). Im Inneren des Rückenmarks liegt die schmetterlingsförmige graue Substanz (Substantia grisea), die in Hinterhörner (Cornua posteriora) und Vorderhörner (Cornua anteriora) sowie einen intermediären Bereich unterteilt wird. Die graue Substanz wird von der weißen Substanz (Substantia alba) umgeben, die vorwiegend aus den aufsteigenden (afferenten) und absteigenden (efferenten) Faserbündeln (Tractus) besteht. Die Hinterhörner sind darauf spezialisiert, Informationen nach oben an das Gehirn (Encephalon) weiterzuleiten. Die Vorderhörner enthalten die Motoneuronen, die über die Spinalnerven (Rückenmarksnerven) Nachrichten an die Muskeln übermitteln. Im Zwischenabschnitt befinden sich viele Interneurone (Zwischennervenzellen), die daran beteiligt sind, ankommende sensorische Nervenzellen mit abgehenden motorischen Nervenzellen zu verbinden, um automatisierte, gleichbleibende Reaktionen (Reflexe) auszulösen, ohne dass das Gehirn daran Anteil hat. Das Rückenmark besitzt 31 Spinalnervenpaare, die dort entspringen.

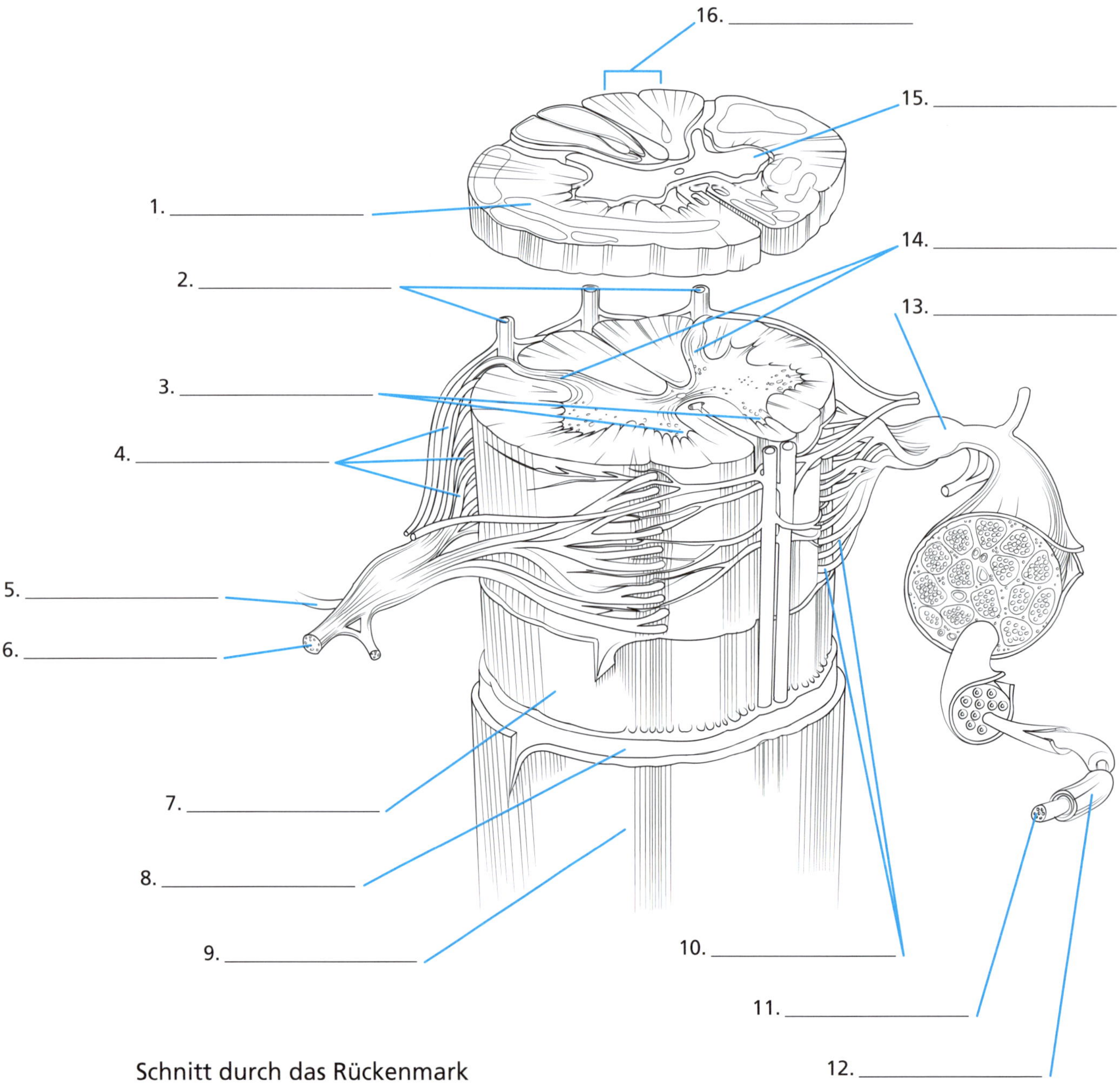

Schnitt durch das Rückenmark

Antworten

1. Vorderseitenstrangbahn (Tractus spinothalamicus), 2. hintere Rückenmarksarterie (Arteria spinalis posterior), 3. Vorderhorn (Cornu anterius), 4. Hinterwurzeln (Radices dorsales), 5. hinterer Ast eines Spinalnervs (Ramus dorsalis nervi spinalis), 6. vorderer Ast eines Spinalnervs (Ramus ventralis nervi spinalis), 7. weiche Rückenmarkshaut (Pia mater spinalis), 8. Spinnwebenhaut des Rückenmarks (Arachnoidea mater spinalis), 9. harte Rückenmarkshaut (Dura mater spinalis), 10. Vorderwurzeln (Radices ventrales), 11. Axon, 12. Myelinscheide (Stratum myelini) der Schwann-Zelle, 13. Spinalganglion (Ganglion spinale), 14. Hinterhorn (Cornu posterius), 15. graue Substanz (Substantia grisea), 16. Hinterstrang (Funiculus posterior)

Spinalnerven

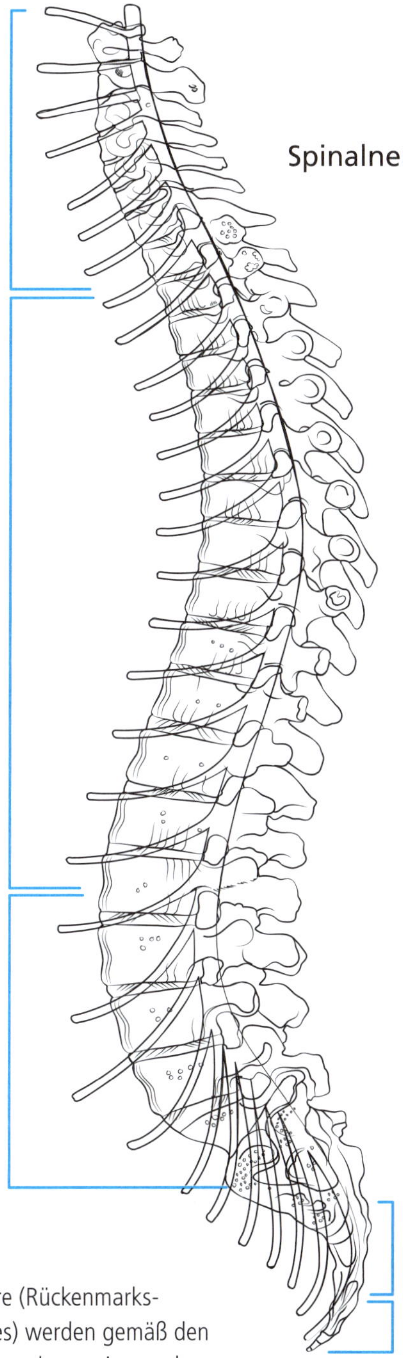

Rückenmark – Ansicht von vorn

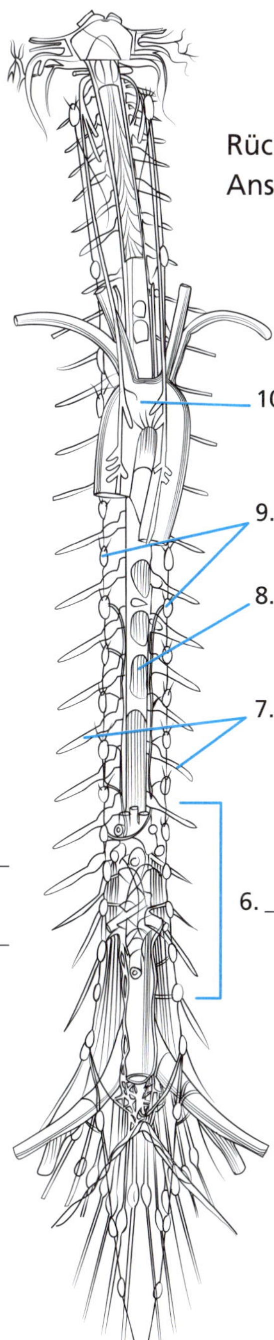

Die 31 Spinalnervenpaare (Rückenmarksnervenpaare, Nn. spinales) werden gemäß den Abschnitten bezeichnet, an denen sie aus dem Rückenmark heraustreten. Es gibt 8 Zervikalnervenpaare (C1-C8, Nn. cervicales), 12 Thorakalnervenpaare (T1-T12, Nn. thoracici), 5 Lumbalnervenpaare (L1-L5, Nn. lumbales), 5 Sakralnervenpaare (S1-S5, Nn. sacrales) und 1-2 Kokzygealnervenpaare (Nn. coccygei). Jeder Nerv versorgt einen bestimmten Hautbereich (Dermatom) und eine spezifische Gruppe von Muskeln (Myotom). Der Plexus coeliacus (solaris) ist ein dichtes Geflecht von Nervenzellen, das hinter dem Magen der Bauchaorta (Aorta abdominalis) anliegt. Die Nervenfasern, die Teil des autonomen Nervensystems sind, verzweigen sich vom Plexus coeliacus zu den Organen, deren arterielle Versorgung durch Äste eines gemeinsamen Gefäßstamms, dem Truncus coeliacus, erfolgt, wie dem Magen, der Leber und der Gallenblase, der Milz, der Bauspeicheldrüse und Teilen des Zwölffingerdarms.

Antworten

1. zervikale Spinalnerven C1-C8, 2. thorakale Spinalnerven T1-T12, 3. lumbale Spinalnerven L1-L5, 4. kokzygealer Spinalnerv, 5. sakrale Spinalnerven S1-S5, 6. Plexus coeliacus und Plexus mesentericus superior und Ganglien, 7. periphere Nerven, 8. Rückenmark (Medulla spinalis), 9. Ganglien des Grenzstrangs (Truncus sympathicus), 10. Aortenbogen (Arcus aortae)

Dermatome

Dermatome sind Hautareale, die von einem einzigen Spinalnerv versorgt werden, obgleich es gewöhnlich Überlagerungen zwischen benachbarten Dermatomen gibt. Jedes der 31 Rückenmarkssegmente bildet den Ursprung für ein Spinalnervenpaar, das sensorische Botschaften in das und motorische Informationen aus dem Zentralnervensystem übermittelt. Diese Spinalnerven verzweigen sich in bestimmte Körperregionen und dienen der Versorgung der jeweiligen Gebiete. Das Zervikalnervenpaar C1 spielt hinsichtlich der Dermatome keine Rolle. Die Gesichtshaut wird von den Ästen des Drillingsnervs (N. trigeminus, Hirnnerv V) versorgt, nämlich dem Augenhöhlennerv (N. ophthalmicus, V1), dem Oberkiefernerv (N. maxillaris, V2) und dem Unterkiefernerv (N. mandibularis, V3).

Dermatome – Ansicht von lateral

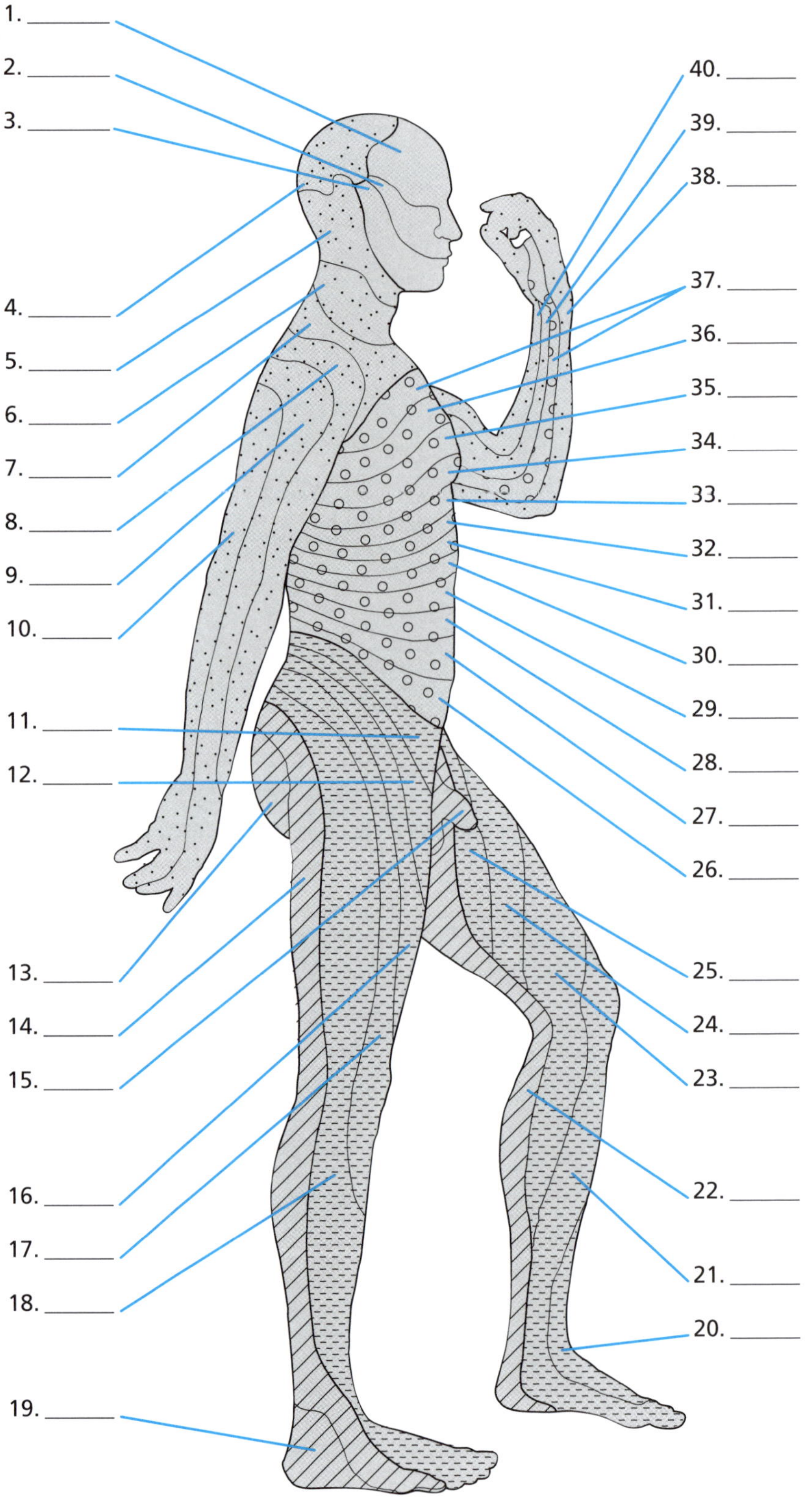

Antworten

1. V1, 2. V2, 3. V3, 4. C2, 5. C3, 6. C4, 7. C5, 8. C6, 9. C7, 10. C8, 11. L1, 12. L2, 13. S2, 14. S1, 15. S3, 16. L3, 17. L4, 18. L5, 19. S2, 20. L5, 21. L4, 22. S2, 23. L3, 24. L2, 25. L1, 26. T12, 27. T11, 28. T10, 29. T9, 30. T8, 31. T7, 32. T6, 33. T5, 34. T4, 35. T3, 36. T2, 37. T1, 38. C8, 39. C5, 40. C6

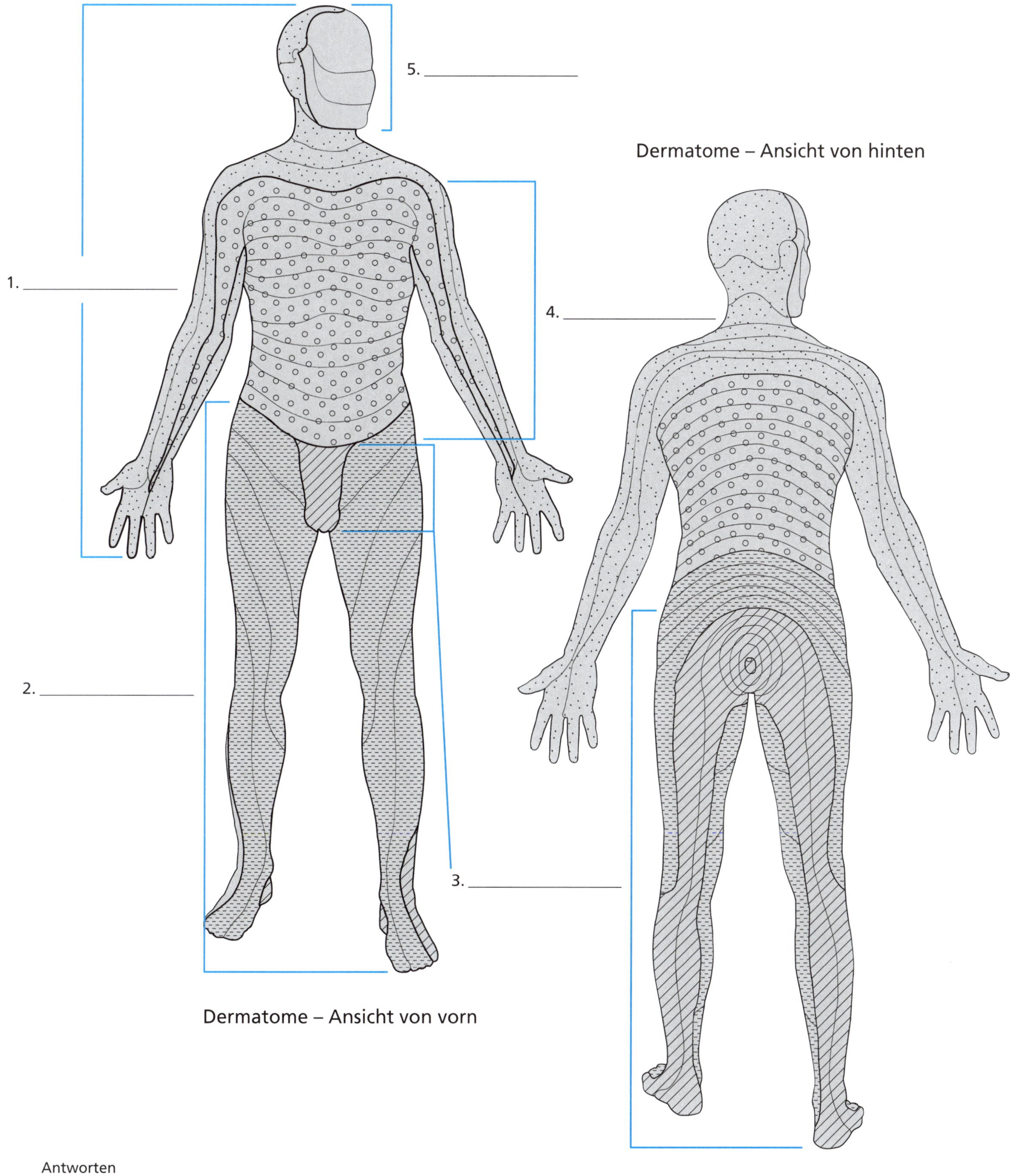

Dermatome – Ansicht von hinten

Dermatome – Ansicht von vorn

Antworten

1. Dermatome C2–C8, 2. Dermatome L1–L5, 3. Dermatome S1–S5, 4. Dermatome T1–T12, 5. Dermatome V1–V3

Nerven von Kopf und Hals

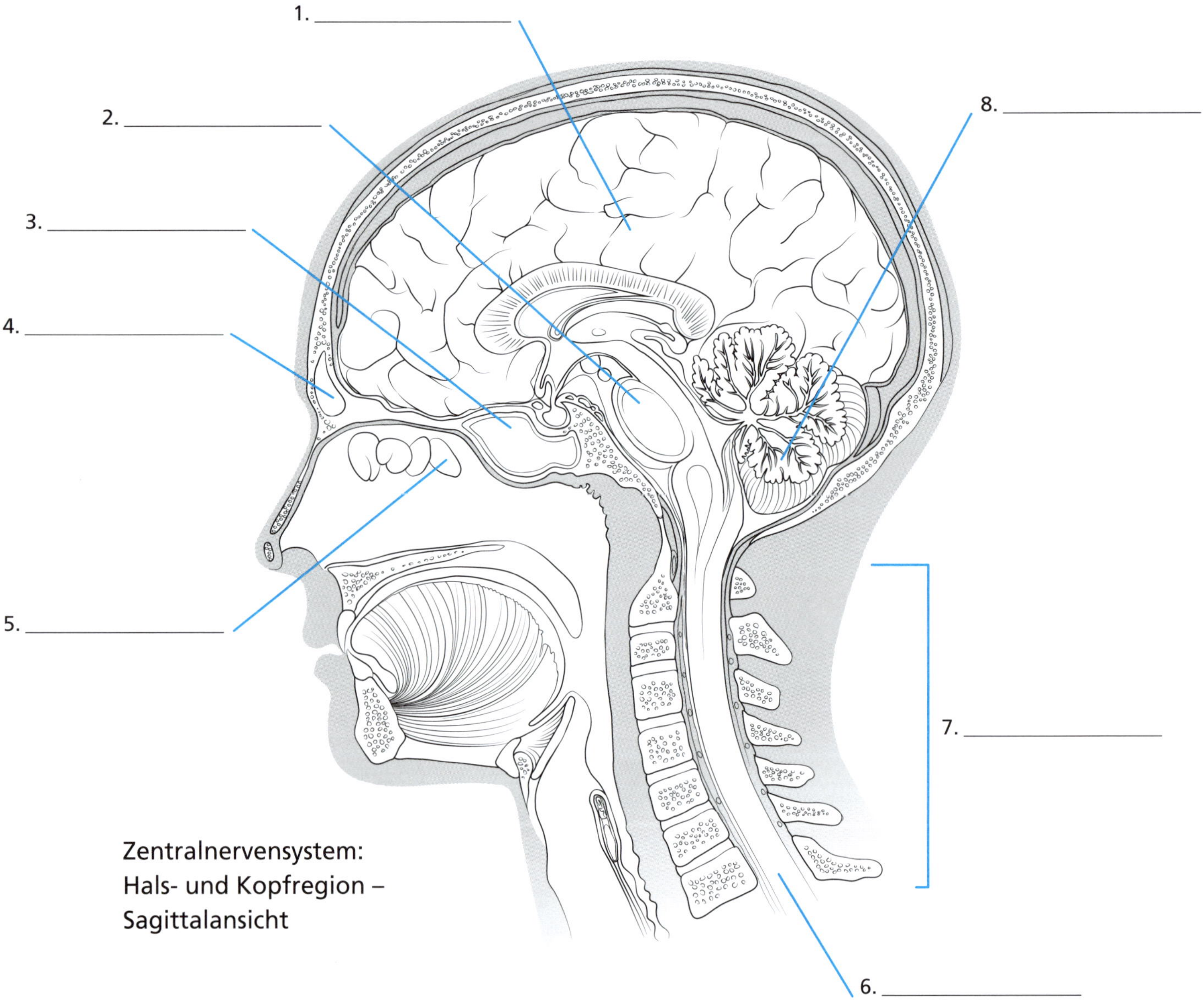

Zentralnervensystem: Hals- und Kopfregion – Sagittalansicht

Der Kopf enthält das Gehirn (Encephalon), das in der Schädelhöhle (Cavitas cranii) eingeschlossen ist. Das Rückenmark (Medulla spinalis) in der Halsregion bildet den Ursprung für Nerven (Zervikalnervenpaare C1-C8), die zur Haut und zu den Muskeln des Halses und der oberen Extremitäten ziehen. Diese Nervenpaare treten durch Öffnungen zwischen den Wirbeln (Zwischenwirbellöcher, Foramina intervertebralia) aus dem Rückenmark aus. Der N. phrenicus, der das Zwerchfell (Diaphragma) versorgt, entspringt an den Segmenten C3-C5 des Plexus cervicalis (Halsgeflecht). Der Schädel besitzt lufgefüllte Hohlräume (Sinus), die die Dichte des Schädels verringern, sodass die Versorgung des Kopfs erleichtert wird.

Antworten

1. Großhirn (Cerebrum), 2. Brücke (Pons), 3. Keilbeinhöhle (Sinus sphenoidalis), 4. Stirnhöhle (Sinus frontalis), 5. Siebbeinhöhle (Sinus ethmoidalis), 6. Rückenmark (Medulla spinalis), 7. Halswirbel (Vertebrae cervicales, C1-C7), 8. Kleinhirn (Cerebellum)

Nerven von Kopf und Hals – Ansicht von lateral

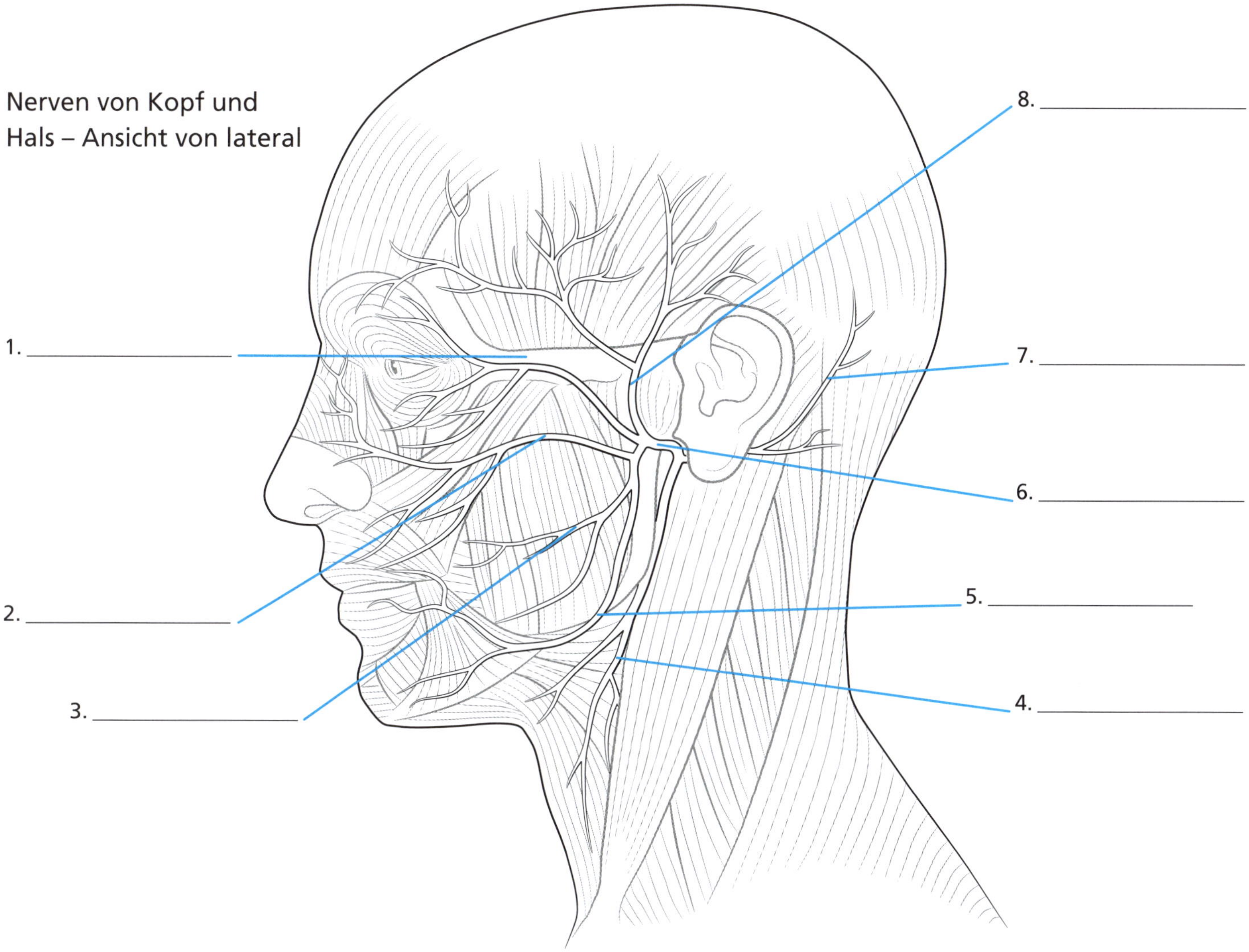

Der VII. Hirnnerv (N. facialis, Gesichtsnerv) steuert mit seinen motorischen Fasern die mimische Gesichtsmuskulatur. Seine parasympathischen Fasern versorgen zudem die Unterkieferspeicheldrüse (Glandula submandibularis) und die Unterzungenspeicheldrüse (Glandula sublingualis) sowie die Tränendrüse (Glandula lacrimae) des Auges, während seine sensorischen Fasern Geschmacksempfindungen von den vorderen zwei Dritteln der Zunge transportieren. Der Fazialis und seine Anteile entstammen dem Hirnstamm (Truncus encephali), verlaufen dann durch das Schläfenbein (Os temporale) des Schädels und treten durch eine Öffnung, das Foramen stylomastoideum, aus dem Schädel aus, um sich dann über die beiden vorderen Gesichtshälften bis zu den Ohren auszufächern.

Bell'sche Parese (Bell'sche Lähmung)

Der Gesichtsnerv verläuft durch einen engen Kanal im Schläfenbein, der Fazialiskanal genannt wird. Wenn sich die Gewebe im Kanal aufgund einer Virusinfektion entzünden, kann es infolge der Druckerhöhung zu einer Schädigung der Axone des Gesichtsnervs kommen, was als Bell'sche Parese bezeichnet wird. Die Folge ist eine Lähmung der mimischen Muskulatur und die Unfähigkeit, auf der betroffenen Seite etwa ein Lächeln zu erzeugen. Wenn auch parasympathische Axone von der Erkrankung beeinträchtigt werden, können sich auch Störungen bei der Sekretion in der Tränen-, Unterzungenspeichel- oder Unterkieferspeicheldrüse einstellen. Eine Heilung tritt oft ein, wenn die geschädigten Axone sich entweder erholt haben oder nachgewachsen sind.

Antworten

1. Jochbeinäste des Gesichtsnervs (Rami zygomatici nervi facialis), 2. oberer Wangenast des Gesichtsnervs (Ramus buccalis superior nervi facialis), 3. unterer Wangenast des Gesichtsnervs (Ramus buccalis inferior nervi facialis), 4. Halsast des Gesichtsnervs (Ramus colli nervi facialis), 5. Ast zum Unterkieferrand (Ramus marginalis mandibulae nervi facialis), 6. Plexus parotideus, 7. hinterer Ohrnerv (N. auricularis posterior), 8. Schläfenäste des Gesichtsnervs (Rami temporales nervi facialis)

Hauptnerven der oberen und unteren Extremitäten

Die Hauptnerven, die die obere Extremität versorgen, sind der Ellennerv (N. ulnaris), der Speichennerv (N. radialis), der Mittelarmnerv (N. medianus) und der Muskelhautnerv (N. musculocutaneus). Diese Muskeln entstammen dem Armgeflecht (Plexus brachialis) in der Schulterregion. Der N. ulnaris innerviert den M. flexor carpi ulnaris, teilweise den M. flexor digitorum profundus und kleinere Muskeln der Hand. Er sorgt auch für die Innervation der Haut des Kleinfingerballens in der Hohlhand. Der N. radialis innerviert die Streckmuskulatur des Arms und versorgt sensibel die Haut an der Armrückseite und daumenseitig auf dem Handrücken. Der N. medianus ist zuständig für die Innervation einiger Beugemuskeln des Unterarms und die einiger Daumenmuskeln sowie teilweise für die sensible Versorgung der Haut auf der Vorderseite der Hand. Der N. musculocutaneus innerviert die Beugemuskulatur des Oberarms.

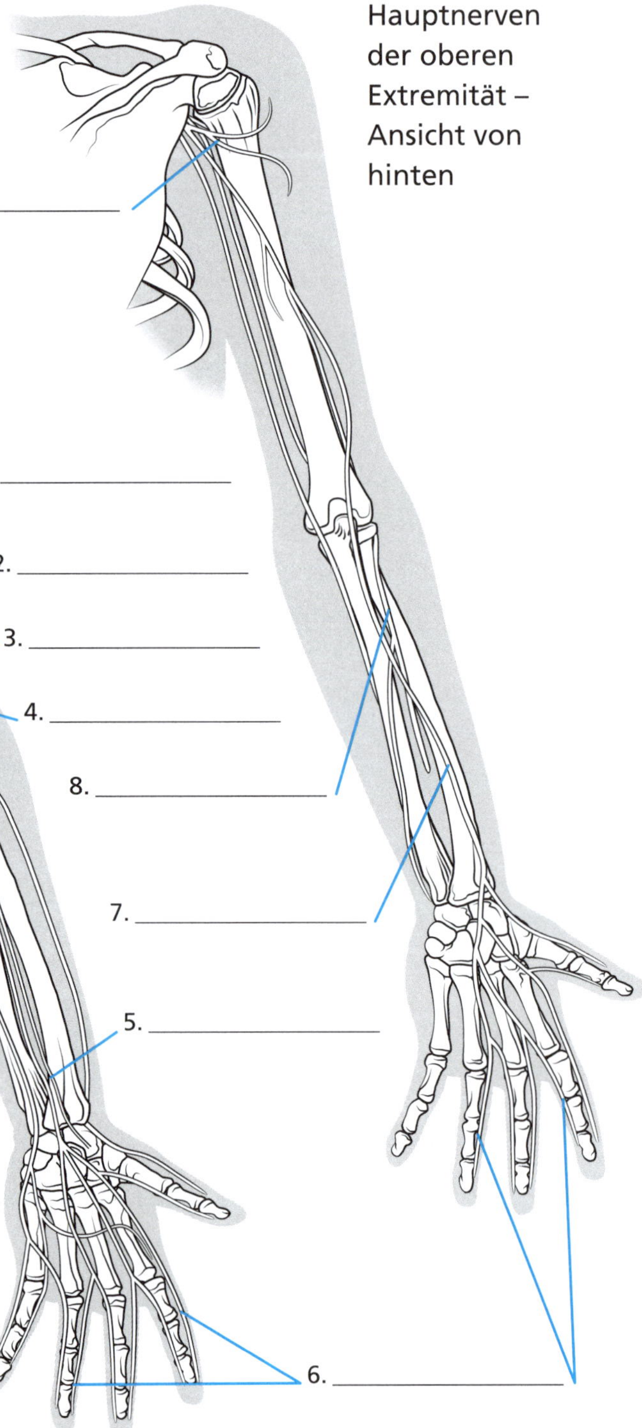

Hauptnerven der oberen Extremität – Ansicht von hinten

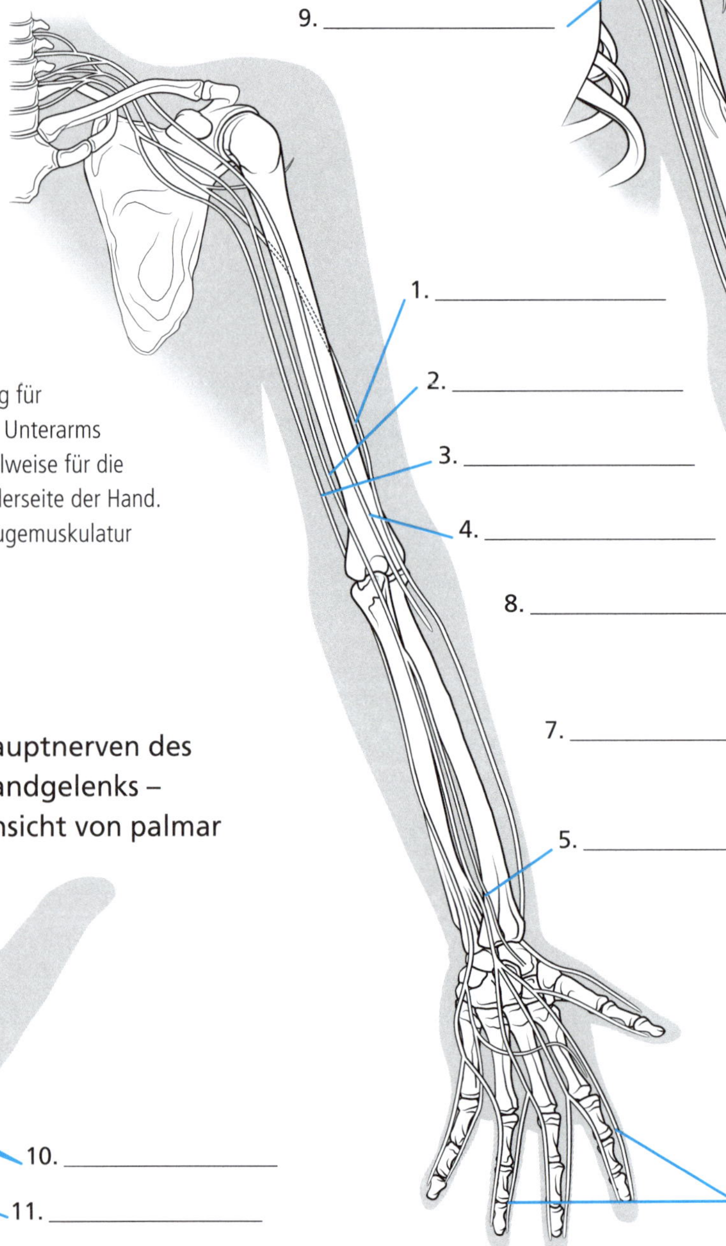

Hauptnerven der oberen Extremität – Ansicht von vorn

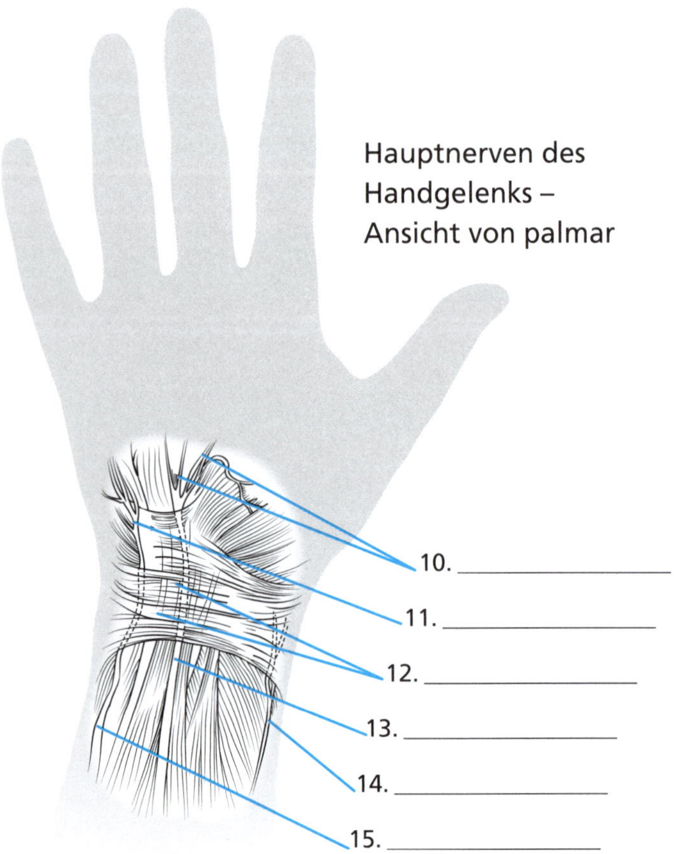

Hauptnerven des Handgelenks – Ansicht von palmar

Antworten

1. Speichennerv (N. radialis), 2. Mittelarmnerv (N. medianus), 3. Ellennerv (N. ulnaris), 4. Muskelhautnerv (N. musculocutaneus), 5. vorderer Zwischenknochennerv des Unterarms (N. interosseus antebrachii anterior), 6. rückseitige Fingernerven des Speichennervs (Nn. digitales dorsales nervi radialis), 7. oberflächlicher Ast des Speichennervs (Ramus superficialis nervi radialis), 8. tiefer Ast des Speichennervs (Ramus profundus nervi radialis), 9. Achselnerv (N. axillaris), 10. hohlhandseitige Fingernerven des Mittelarmnervs (Nn. digitales palmares communes nervi mediani), 11. oberflächlicher Ast des Ellennervs (Ramus superficialis nervi ulnaris), 12. Halteband der Beugersehnen (Retinaculum musculorum flexorum), 13. N. medianus, 14. Ramus superficialis nervi radialis, 15. N. ulnaris

Hauptnerven der unteren Extremität – Ansicht von vorn

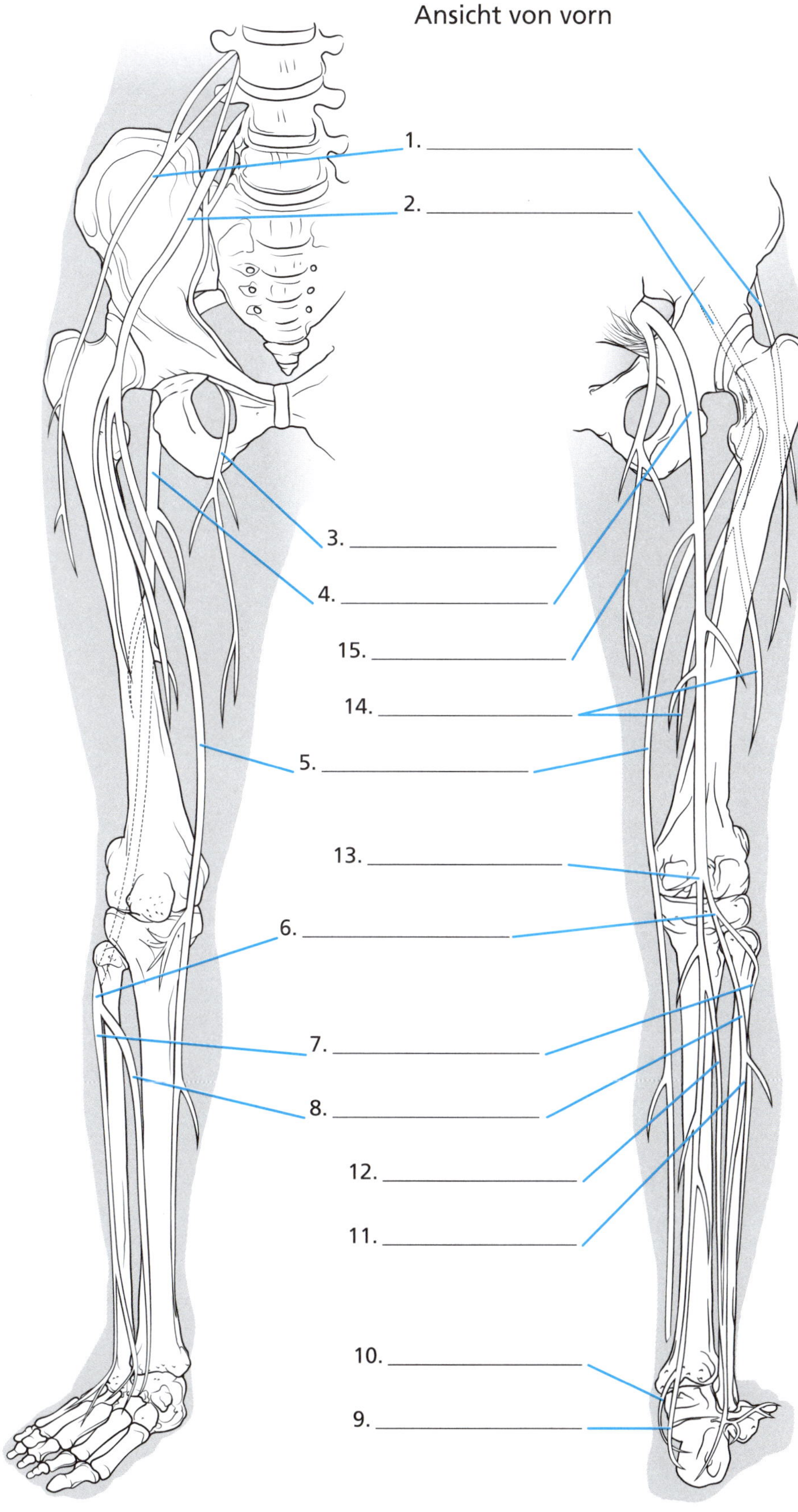

Der Oberschenkelnerv (N. femoralis), der Hüftlochnerv (N. obturatorius) und der Ischiasnerv (N. ischiadicus) sind die Hauptnerven der unteren Extremität, die der Versorgung der Muskeln und der Haut dienen. Der N. femoralis und N. obturatorius entstammen dem Plexus lumbalis (Lendengeflecht), der N. ischiadicus entspringt im Plexus sacralis (Kreuzgeflecht). Der N. ischiadicus und seine Äste (Schienbeinnerv, N. tibialis, und gemeinsamer Wadenbeinnerv, N. peroneus communis) versorgen die ischiokrurale Muskulatur des Oberschenkels und alle Muskeln des Unterschenkels und des Fußes. Der N. obturatorius innerviert den M. gracilis (schlanker Muskel) und die Adduktoren des Oberschenkels sowie die Haut im distalen Bezirk der medialen Oberschenkelfläche. Der N. femoralis und sein Haupttast, der N. saphenus, sind zuständig für die Innervation der Muskeln an der Oberschenkelvorderseite sowie für die des Hüft- und des Kniegelenks und für die der Haut des Ober- und Unterschenkels sowie die des Fußes.

Hauptnerven der unteren Extremität – Ansicht von hinten

Antworten

1. seitlicher Oberschenkelhautnerv (N. cutaneus femoris lateralis), 2. Oberschenkelnerv (N. femoralis), 3. Hüftlochnerv (N. obturatorius), 4. Ischiasnerv (N. ischiadicus), 5. Rosennerv (Nervus saphenus), 6. gemeinsamer Wadenbeinnerv (N. peroneus communis), 7. oberflächlicher Wadenbeinnerv (N. peroneus superficialis), 8. tiefer Wadenbeinnerv (N. peroneus profundus), 9. äußerer Fußsohlennerv (N. plantaris lateralis), 10. innerer Fußsohlennerv (N. plantaris medialis), 11. äußerer Hautnerv der Wade (N. cutaneus surae lateralis), 12. innerer Hautnerv der Wade (N. cutaneus surae medialis), 13. Schienbeinnerv (N. tibialis), 14. Äste des Oberschenkelnervs (Rami nervi femoralis), 15. hinterer Oberschenkelhautnerv (N. cutaneus femoris posterior)

Autonomes Nervensystem

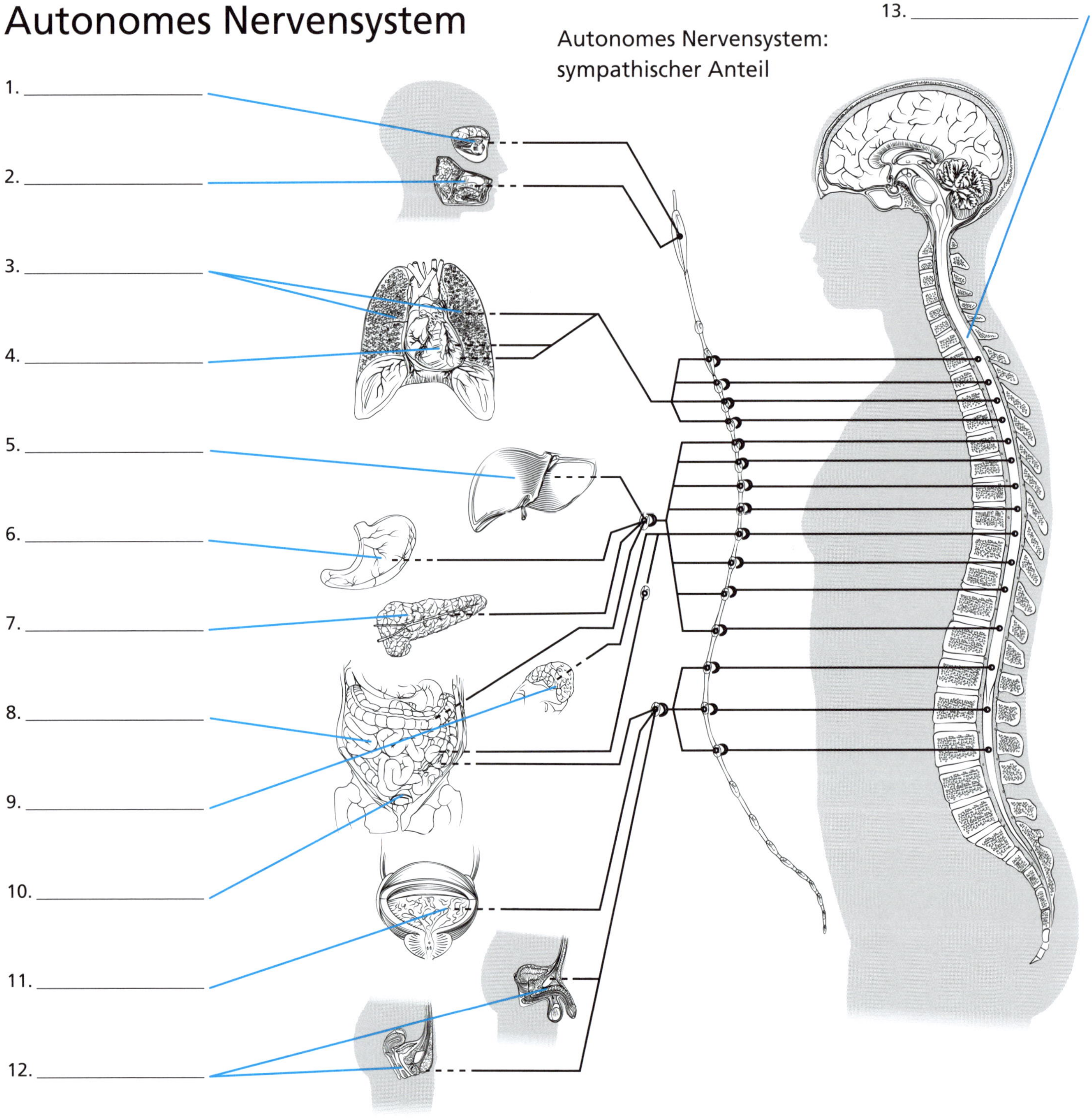

Das autonome Nervensystem ist der Teil des Nervensystems, der weitgehend selbstständig und unbewusst die Organfunktionen regelt. Man unterscheidet das sympathische Nervensystem (Sympathikus) und das parasympathische Nervensystem (Parasympathikus). Oft wird der Sympathikus als „Kampf-oder-Flucht-System" bezeichnet, da der sympathische Anteil in Stresssituationen ins Spiel kommt. In solchen Momenten reagiert das sympathische Nervensystem mit schnellerem Herzschlag, höherem Blutdruck, steigendem Blutzuckerspiegel, vergrößerten Pupillen, erhöhter Atemfrequenz und erweiterten Arterien des Herzens und der Willkürmuskulatur, damit mehr Blut durchfließen kann. Der Sympathikus hat ferner einen erheblichen Einfluss auf die Regulierung der Körpertemperatur und auf die Harn- und Geschlechtsorgane.

Antworten

1. Auge und Tränendrüsen, 2. Speicheldrüsen, 3. Lunge, 4. Herz, 5. Leber, 6. Magen, 7. Bauchspeicheldrüse (Pankreas), 8. Dünndarm, 9. Nebennierenmark, 10. Dickdarm und Rektum (Mastdarm), 11. Harnblase, 12. Geschlechtsorgane, 13. Rückenmark

Autonomes Nervensystem: parasympathischer Anteil

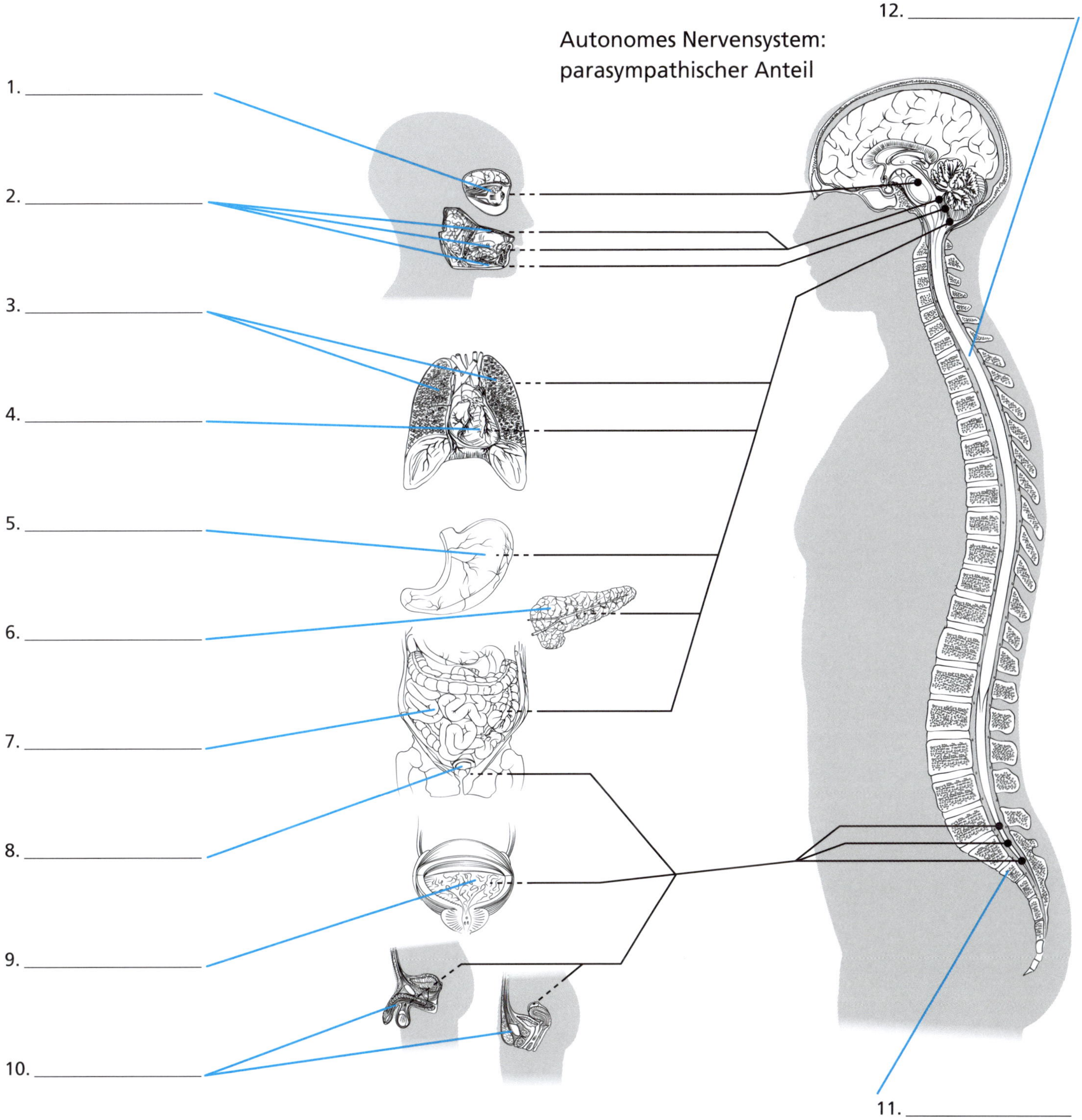

Die Beckenorgane und -gewebe werden sowohl vom Sympathikus als auch Parasympathikus des autonomen Nervensystems beeinflusst. Der parasympathische Anteil ist dann besonders aktiv, wenn der Körper nicht mehr unter Stress steht und im Wesentlichen ruhig und entspannt ist. Seine Hauptfunktionen bestehen in der Energieerhaltung und der Wiederherstellung des normalen Körperzustands durch die Förderung der Verdauung und die Entfernung von Abfallprodukten aus dem Körper. Diese Regeneration umfasst unter anderem eine erhöhte Aktivität der Speicheldrüsen und der glatten Muskulatur sowie der Magendrüsen und aller sonstigen Verdauungsorgane und eine Verlangsamung des Herzschlags sowie eine Senkung des Blutdrucks.

Antworten

1. Auge, 2. Speicheldrüsen, 3. Lunge, 4. Herz, 5. Magen, 6. Bauchspeicheldrüse (Pankreas), 7. Dünndarm, 8. Rektum (Mastdarm), 9. Harnblase, 10. Geschlechtsorgane, 11. Kreuzbein, 12. Rückenmark

Auge

Auge – Ansicht von vorn

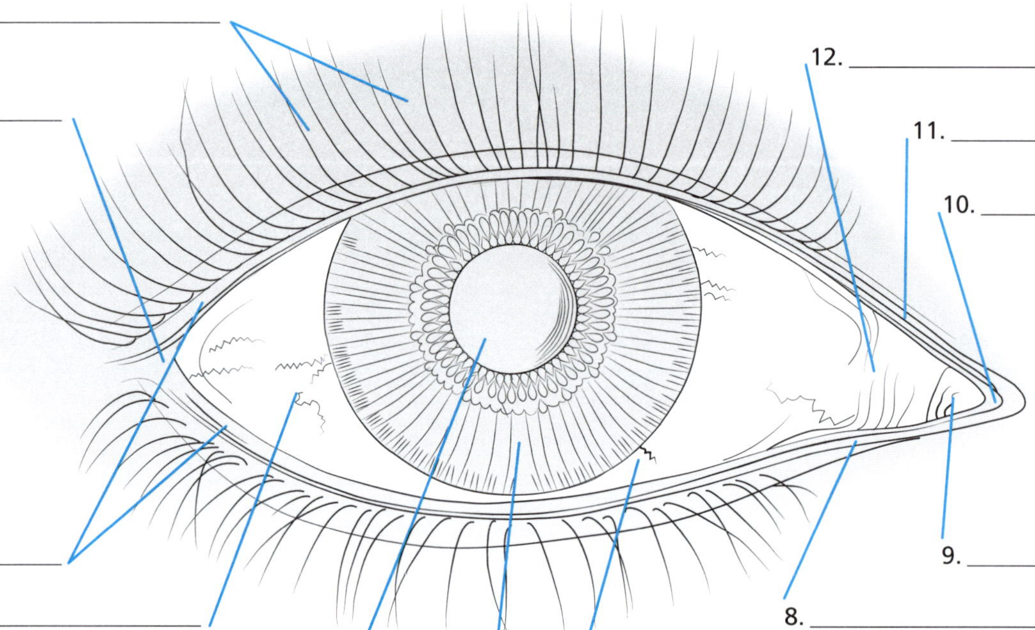

Das Auge ist das Sehorgan des Menschen. Wenn Lichtstrahlen in das Auge einfallen, dann treffen sie auf die Hornhaut (Cornea), die die Strahlen bricht und bündelt. Die Strahlen verlaufen dann weiter durch die Linse (Lens), die sie hinten auf der Netzhaut (Retina) fokussiert. Die Retina besteht aus einer Schicht lichtempfindlicher Zellen, den Stäbchen- und den Zapfenzellen. Werden die Stäbchen- und Zapfenzellen von Licht angeregt, dann senden sie elektrische Signale weiter zu den Zellen des Sehnervs (Nervus opticus [II]), der das Auge mit dem Gehirn verbindet. Die Impulse ziehen mittels der Zellen des Sehnervs zur primären Sehrinde des Hinterhauptlappens (Lobus occipitalis), wo sie unter Mitwirkung sekundärer Sehfelder zu bewußten Seheindrücken verarbeitet werden. Die Augenlider (Palpebrae) schützen das Auge. Jedes Augenlid ist außen von Körperhaut bedeckt und innen von der Bindehaut (Tunica conjunctiva palpebrarum) ausgekleidet. An den Lidrändern befinden sich die Augenwimpern (Cilia) und zahlreiche Talgdrüsen.

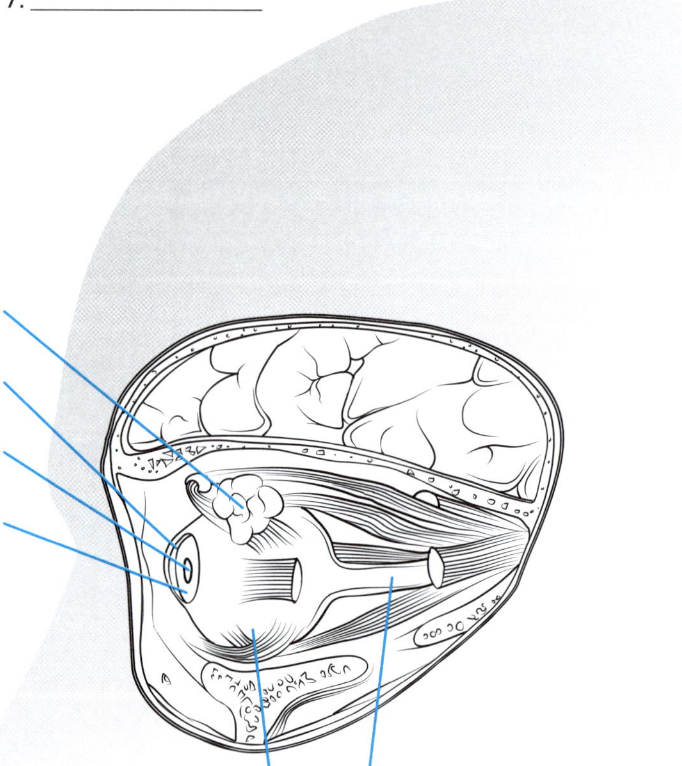

Augapfel – Ansicht von lateral

Antworten

1. Augenwimpern (Cilia), 2. äußerer Augenwinkel (Angulus oculi lateralis), 3. Augenlider (Palpebrae), 4. Bindehaut des Augapfels (Tunica conjunctiva bulbi), 5. Pupille, 6. Regenbogenhaut (Iris), 7. Hornhautfalz (Limbus corneae), 8. Tränenpapille (Papilla lacrimalis) und Tränenpünktchen (Punctum lacrimale) des Unterlids (Palpebra inferior), 9. Tränenwärzchen (Caruncula lacrimalis), 10. innerer Augenwinkel (Angulus oculi medialis), 11. Papilla lacrimalis und Punctum lacrimale des Oberlids (Palpebra superior),12. Nickhaut (Plica semilunaris conjunctivae), 13. Tränendrüse (Glandula lacrimalis), 14. Hornhaut (Cornea), 15. Pupille, 16. Regenbogenhaut, 17. Lederhaut (Sclera), 18. Sehnerv [II] (Nervus opticus)

Auge – Ansicht von lateral

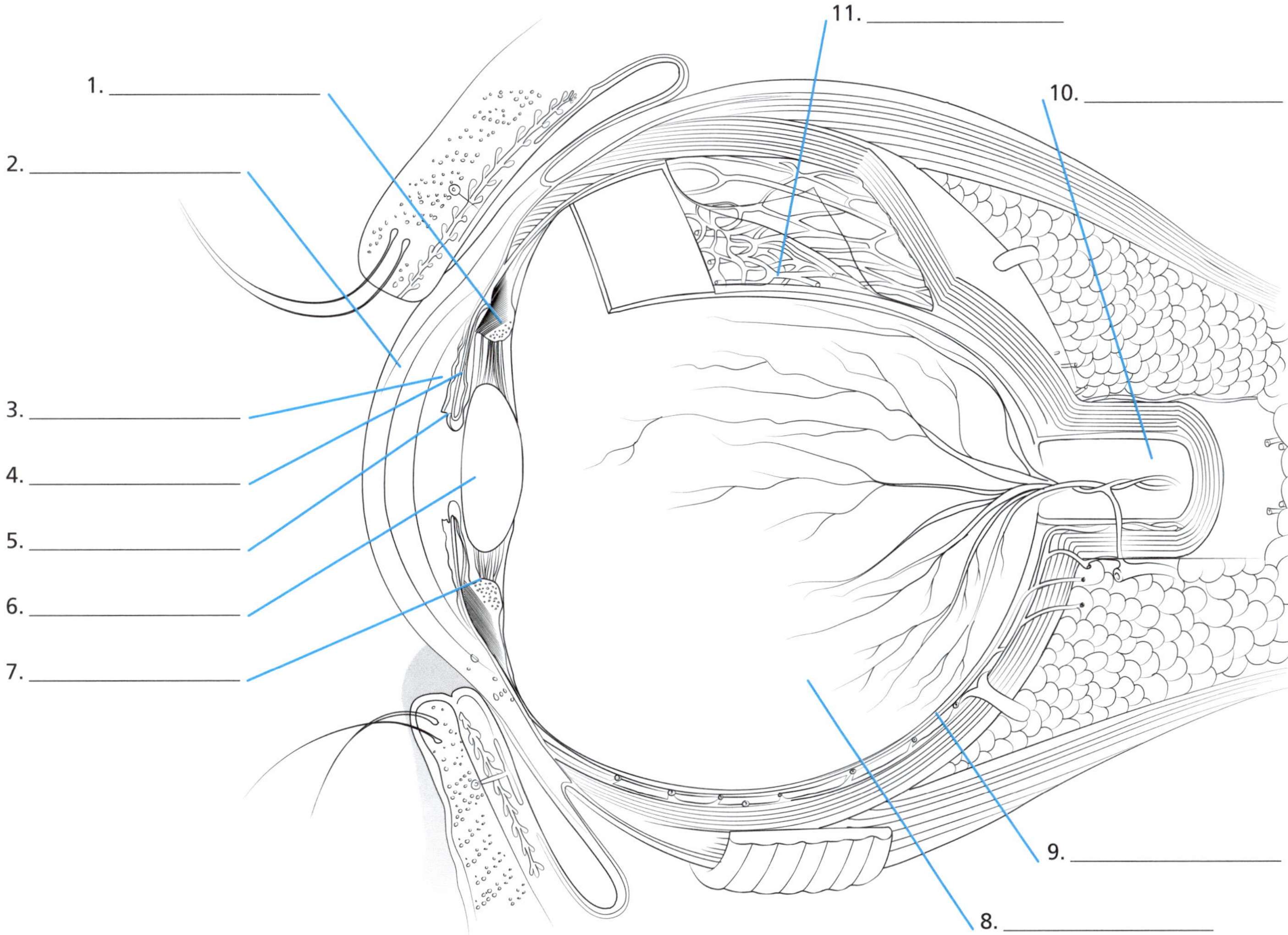

Der Augapfel (Bulbus oculi) weist drei Schichten auf: die äußere Augenhaut (Tunica fibrosa bulbi), die von der Lederhaut (Sclera) und der Hornhaut (Cornea) gebildet wird, die mittlere Augenhaut (Uvea oder Tunica vasculosa bulbi), in der der Ziliarkörper (Corpus ciliare), die Aderhaut (Choroidea) und die Regenbogenhaut (Iris) angesiedelt sind, und die innere Augenhaut (Tunica interna bulbi), die von der Retina (Netzhaut) geformt wird. Die Sclera verleiht dem Augapfel sein kugelförmiges Aussehen, wobei sich die gekrümmte Schicht der durchsichtigen Hornhaut vor die Kugel des Augapfels wölbt. Die Vorderfläche der Lederhaut ist von einer dünnen Gewebeschicht überzogen, die man Bindehaut (Tunica conjunctiva bulbi) nennt. Die Uvea besteht aus dem hinteren Teil, nämlich der Aderhaut und dem Ziliarkörper mit seiner Muskelschicht, seiner Gefäßschicht und seinem zweischichtigen Epithel, sowie dem vorderen Teil, der Iris, die hinter der Hornschicht liegt. Die Retina bekleidet die Innenseite in der hinteren Hälfte des Augapfels. Die Nervenfasern der Retina laufen im Sehnerv (Nervus opticus [II]) zusammen. Im Augapfel lassen sich drei Hohlräume abgrenzen: eine vordere Augenkammer (zwischen Hornhaut und Iris) und eine hintere Augenkammer (zwischen Iris, Ziliarkörper, Linse und Glaskörper), die beide mit Kammerwasser (Humor aquosus) gefüllt sind, sowie der aus einer wasserklaren, gallertartigen Substanz zusammengesetzte Glaskörper (Corpus vitreum).

Antworten

1. Ziliarkörper (Corpus ciliare), 2. Hornhaut (Cornea), 3. vordere Augenkammer (Camera anterior bulbi), 4. hintere Augenkammer (Camera posterior bulbi), 5. Regenbogenhaut (Iris), 6. Linse (Lens), 7. Zonulafasern (Fibrae zonulares), 8. Glaskörper (Corpus vitreum), 9. Netzhaut (Retina), 10. Sehnerv [II] (Nervus opticus), 11. Aderhaut (Choroidea)

Gehörorgan und Gleichgewichtsorgan

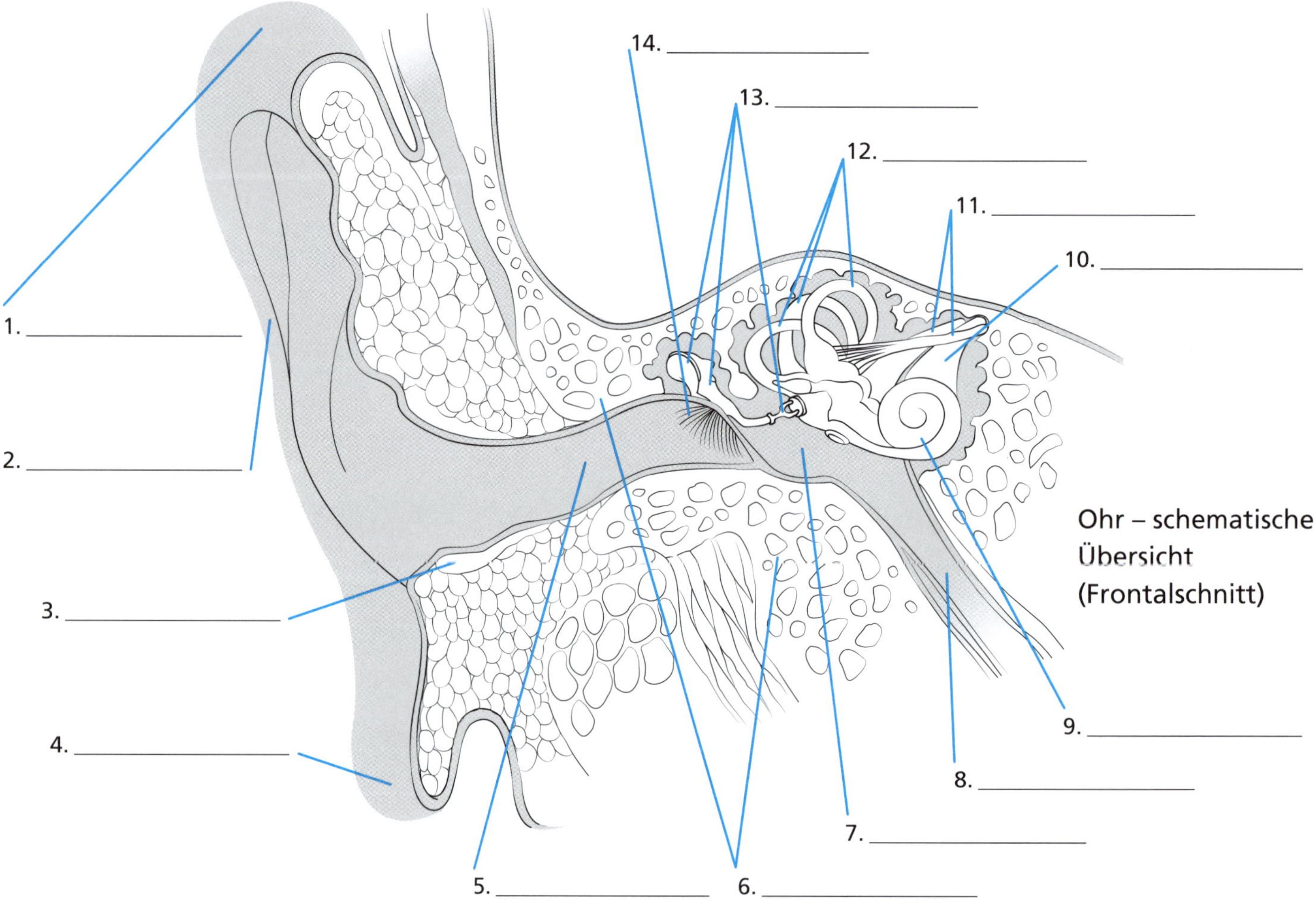

Ohr – schematische Übersicht (Frontalschnitt)

Akustische Reize wie Geräusche oder Töne werden durch das Ohr, das Gehörorgan des Menschen, zum Gehirn geleitet. Das äußere Ohr fungiert wie ein Trichter, um Schallwellen aufzufangen, die anschließend zum Trommelfell (Membrana tympanica) gelangen. Treffen Schallwellen auf das Trommelfell, beginnt es zu vibrieren und überträgt die Schwingungen weiter auf die Gehörknöchelchen (Ossicula auditoria) im Mittelohr. Die Gehörknöchelchen wiederum sorgen für die Weiterleitung der Vibrationen zur Schnecke (Cochlea), wo sie die Perilymphe genannte Flüssigkeit in Bewegung setzen, die zur Erregung der winzigen Haarzellen im Corti-Organ führt. Diese Sinneshaare senden Nervenimpulse über den N. cochlearis, einem Teil des VIII. Hirnnervs, zum Hörzentrum des Schläfenlappens, wo die Hörreize schließlich verarbeitet werden. Das Ohr ist aber auch das Gleichgewichtsorgan; Kopfbewegungen werden tief im Inneren des Innenohrs von den häutigen Bogengängen wahrgenommen.

Trommelfell – Ansicht der Innenfläche

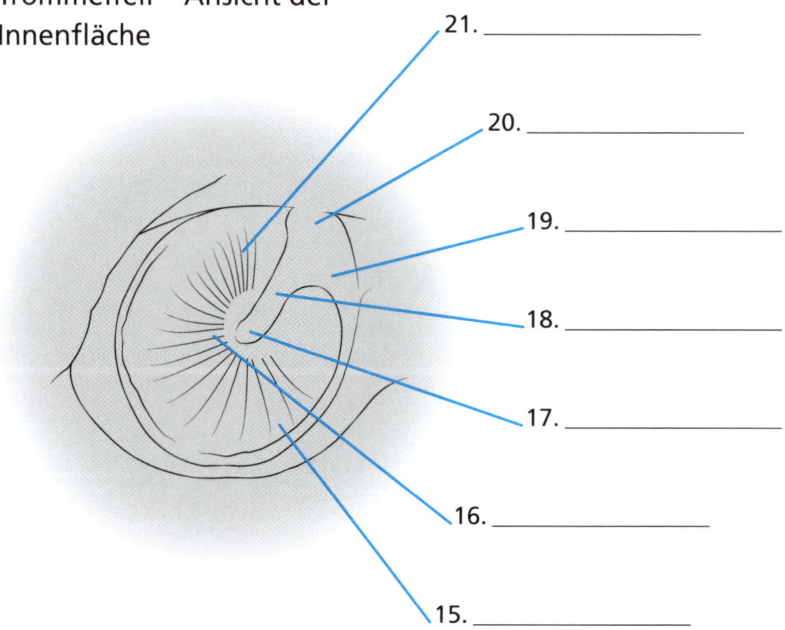

Antworten

1. Helix, 2. Ohrmuschel (Auricula auris), 3. Ohrknorpel (Cartilago auriculae), 4. Ohrläppchen (Lobulus auriculae), 5. äußerer Gehörgang (Meatus acusticus externus), 6. Schläfenbein (Os temporale), 7. Mittelohr (Paukenhöhle) (Auris media [Cavitas tympani]), 8. Ohrtrompete (Tuba auditiva), 9. Schnecke (Cochlea), 10. Hörnerv (N. cochlearis, Teil des Hirnnervs [VIII]), 11. Gleichgewichtsnerv (N. vestibularis, Teil des Hirnnervs [VIII]), 12. Bogengänge (Ductus semicirculares), 13. Gehörknöchelchen (Ossicula auditoria): Hammer (Malleus), Amboss (Incus), Steigbügel (Stapes), 14. Trommelfell (Membrana tympanica), 15. Lichtreflex bei der Ohrspiegelung, 16. straffer Teil des Trommelfells (Pars tensa), 17. Trommelfellnabel (Umbo membranae tympanicae), 18. Hammerstiel (Manubrium mallei), 19. vordere Hammerfalte (Plica mallearis anterior), 20. seitlicher Hammerfortsatz (Processus lateralis mallei), 21. hintere Hammerfalte (Plica mallearis posterior)

Die Gehörknöchelchen (Hammer, Amboss und Steigbügel) im Mittelohr sind drei winzige Knochen. Der Hammer ist am Trommelfell befestigt, das aus einer dünnen, halbdurchsichtigen, bindegewebigen Membran besteht. Die knöcherne Schnecke (Cochlea) ist eine kleine spiralförmige Struktur im Innenohr und enthält Flüssigkeit sowie spezielle Sinneszellen, die Haarzellen. Es lassen sich beim Schneckenkanal, der sich um die Cochlea windet, drei Räume unterscheiden: die Vorhoftreppe (Scala vestibuli), der Schneckengang (Ductus cochlearis) und die Paukentreppe (Scala tympani). Im Schneckengang befindet sich das Corti-Organ, das sich aus in Reihen angeordneten Zellen mit haarförmigen Fortsätzen (Stereozilien) zusammensetzt, die unter einer Membranschicht liegen. Die häutigen Bogengänge (Ductus semicirculares) sind drei ringförmige dünnwändige mit Flüssigkeit (Endolymphe) gefüllte Schläuche, die in den Knochenkanälen der Bogengänge (Canales semicirculares ossei) aufgehängt und nahezu rechtwinklig zueinander ausgerichtet sind.

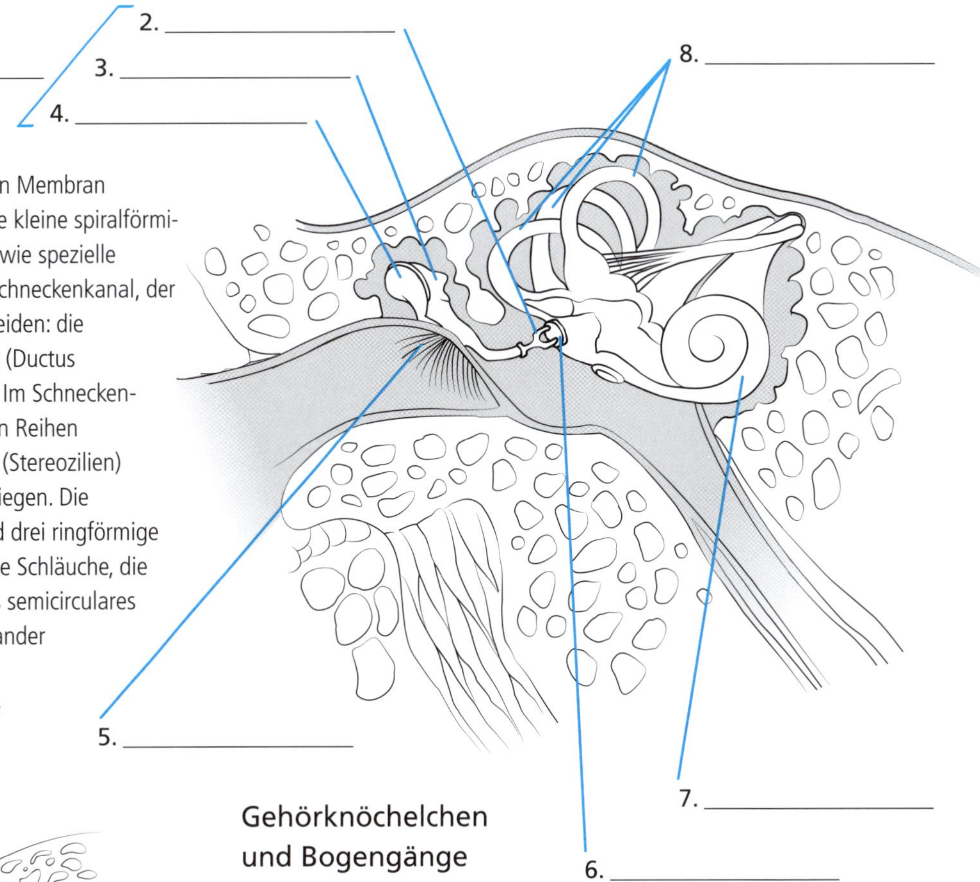

Gehörknöchelchen und Bogengänge

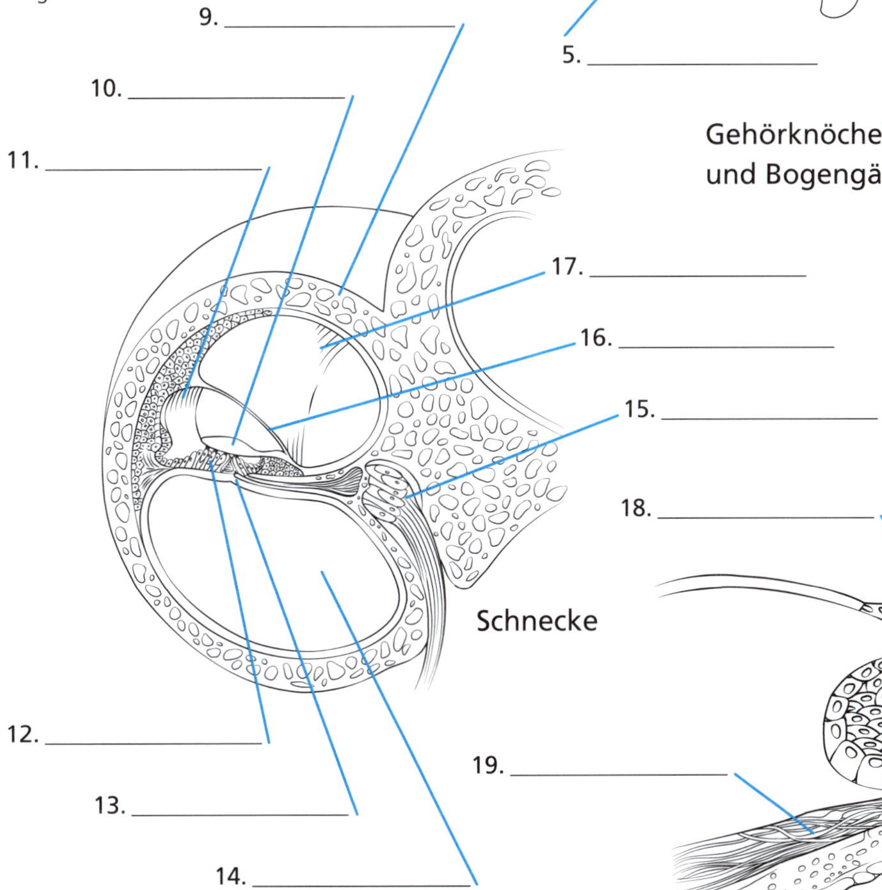

Schnecke

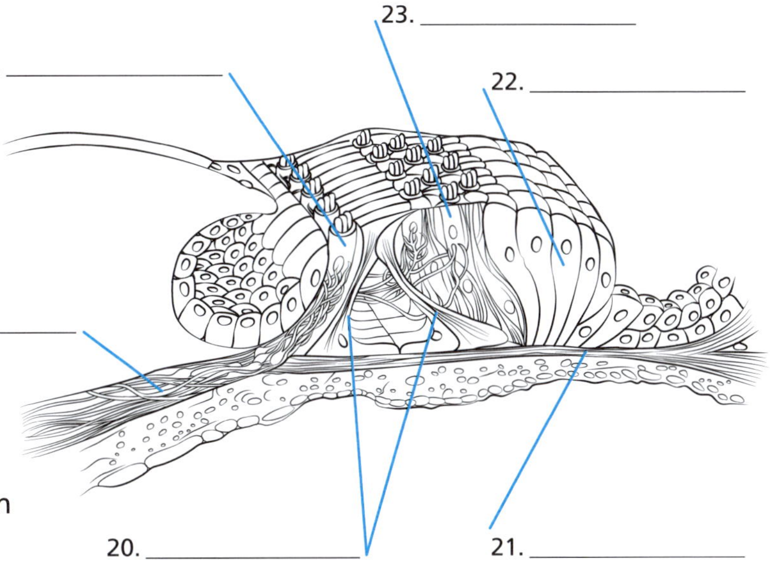

Corti-Organ

Antworten

1. Gehörknöchelchen (Ossicula auditoria), 2. Steigbügel (Stapes), 3. Amboss (Incus), 4. Hammer (Malleus), 5. Trommelfell (Membrana tympanica), 6. Steigbügelplatte (Basis stapedis) im ovalen Fenster (Fenestra vestibuli [ovalis]), 7. Schnecke (Cochlea), 8. Bogengänge (Ductus semicirculares), 9. Knochenwand der Schnecke, 10. Deckmembran (Membrana tectoria), 11. Schneckengang, Mittelwindung (Ductus cochlearis, Scala media), 12. Corti-Organ (Organum spirale), 13. Basilarmembran (Lamina basilaris), 14. Paukentreppe (Scala tympani), 15 Hörnerv (N. cochlearis, Teil des Hirnnervs [VIII]), 16. Reissner-Membran (Membrana vestibularis), 17. Vorhoftreppe (Scala vestibuli), 18. innere Haarzellen, 19. Nervenfasern, 20. Pfeilerzellen, 21. Lamina basilaris, 22. Phalangenzellen (Deiters-Stützzellen), 23. äußere Haarzellen

Geschmack und Geruch

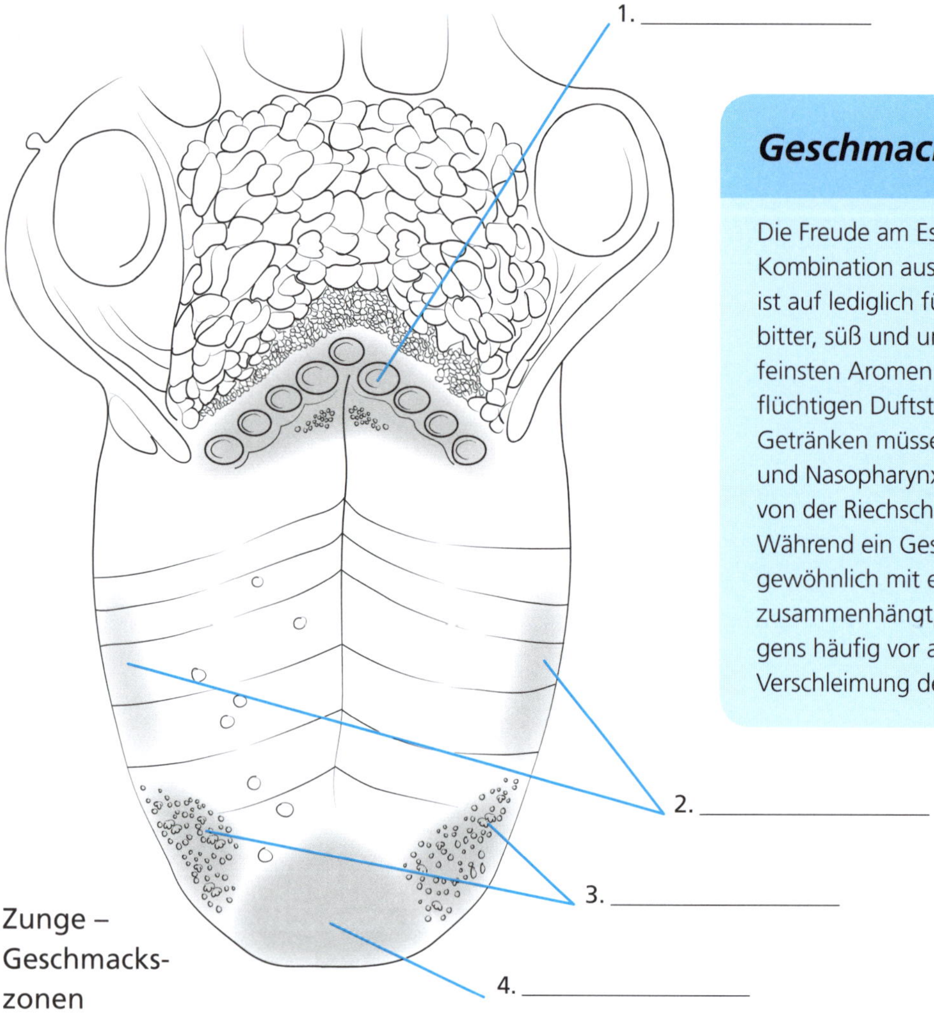

Zunge – Geschmackszonen

Geschmacks- und Geruchsverlust

Die Freude am Essen und Trinken beruht auf einer Kombination aus Schmecken und Riechen. Geschmack ist auf lediglich fünf Modalitäten begrenzt: salzig, sauer, bitter, süß und umami. Im Gegensatz dazu werden die feinsten Aromen vom Geruchssinn wahrgenommen. Die flüchtigen Duftstoffe (Odorantien) im Essen und in Getränken müssen dafür jedoch durch den Oropharynx und Nasopharynx zur Nasenhöhle aufsteigen, um dort von der Riechschleimhaut ermittelt werden zu können. Während ein Geschmacksverlust eher selten ist und für gewöhnlich mit einer Schädigung des Gesichtsnervs zusammenhängt, kommt ein Verlust des Riechvermögens häufig vor aufgrund einer Entzündung und Verschleimung der Nasenhöhle.

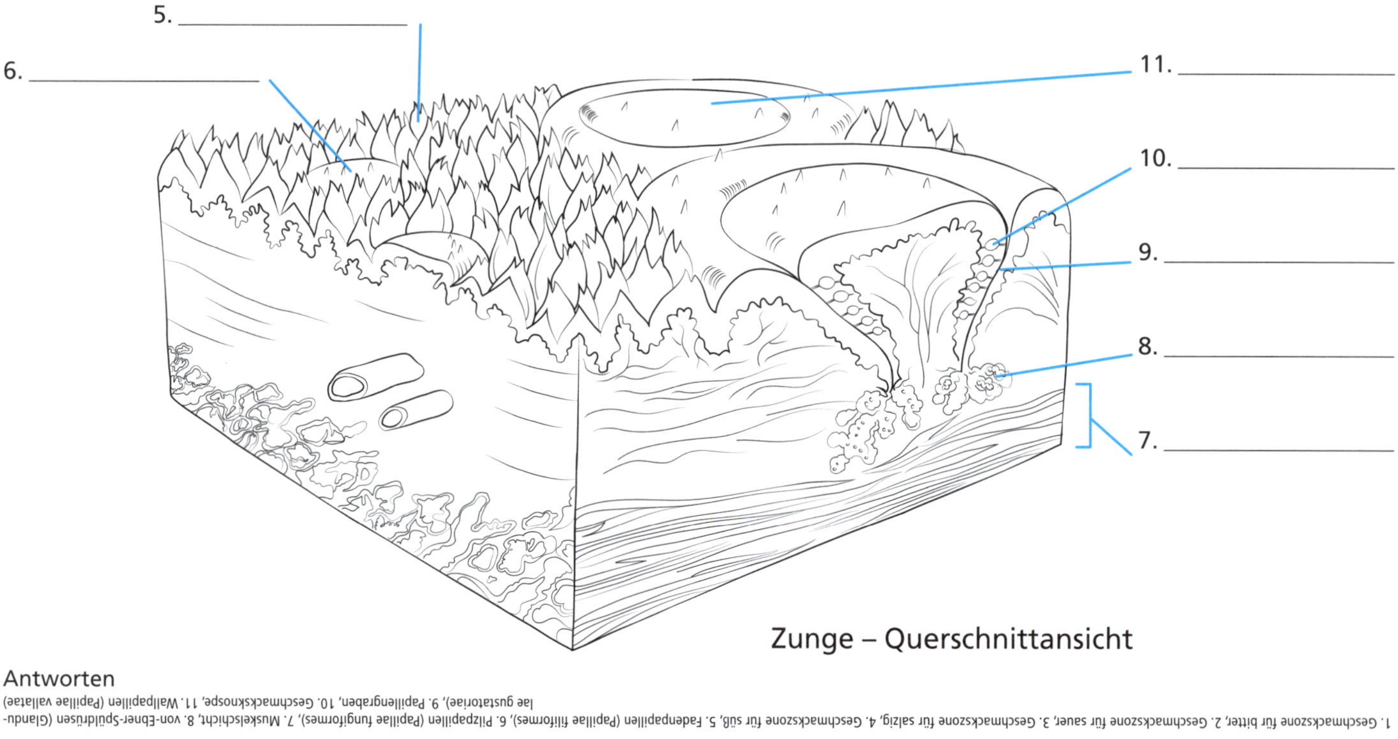

Zunge – Querschnittansicht

Antworten

1. Geschmackszone für bitter, 2. Geschmackszone für sauer, 3. Geschmackszone für salzig, 4. Geschmackszone für süß, 5. Fadenpapillen (Papillae filiformes), 6. Pilzpapillen (Papillae fungiformes), 7. Muskelschicht, 8. von-Ebner-Spüldrüsen (Glandulae gustatoriae), 9. Papillengraben, 10. Geschmacksknospe, 11. Wallpapillen (Papillae vallatae)

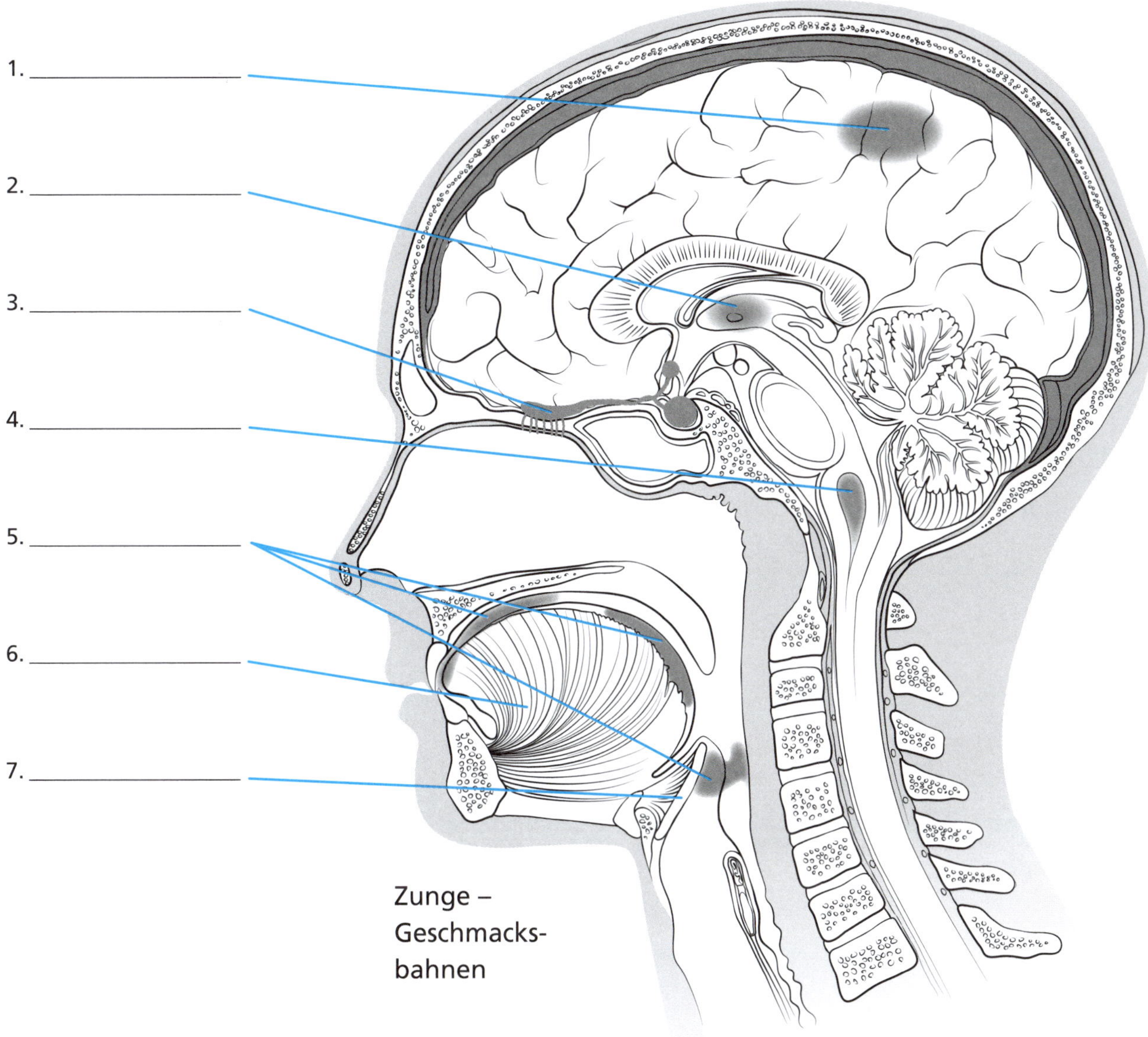

Zunge – Geschmacksbahnen

Das Geschmacksorgan besteht aus Sinneszellen, die sich in den Geschmacksknospen befinden. Die Geschmacksknospen liegen in den Papillen auf dem Zungenrücken und auf den seitlichen Zungenrändern, sie kommen aber auch am Gaumensegel, am Nasenrachen und am Kehldeckel (Epiglottis) vor. Man unterscheidet bei der Zunge vier Papillentypen: Fadenpapillen (Papillae filiformes), Pilzpapillen (Papillae fungiformes), Wallpapillen (Papillae vallatae) und Blattpapillen (Papillae foliatae). Die Geschmacksknospen nehmen fünf Geschmacksqualitäten wahr: süß, salzig, sauer, bitter und umami. Die meisten Geschmacksknospen an der Zungenspitze reagieren besonders auf süße und salzige Nahrung, an den seitlichen Zungenrändern registrieren sie vor allem sauren Geschmack und am Zungengrund sind sie hauptsächlich auf Bitteres spezialisiert. Die Geschmacksknospen senden Nervenimpulse über die Hirnnerven an die Medulla oblongata (verlängertes Mark) im Hirnstamm. Von dort werden die Informationen an den Thalamus übermittelt und anschließend weitergeleitet an die Geschmacksfelder im Scheitellapen (Lobus parietalis) der Großhirnrinde. Das Geruchsorgan steuert Informationen über den Geruch bei, was für die Verarbeitung und Erkennung verschiedener Geschmacksqualitäten hilfreich ist.

Antworten

1. Scheitellappen (Lobus parietalis), 2. Thalamus, 3. Riechkolben (Bulbus olfactorius), 4. verlängertes Mark (Medulla oblongata), 5. Areale der Geschmacksknospen, 6. Zunge (Lingua), 7. Kehldeckel (Epiglottis)

Geschmack und Geruch

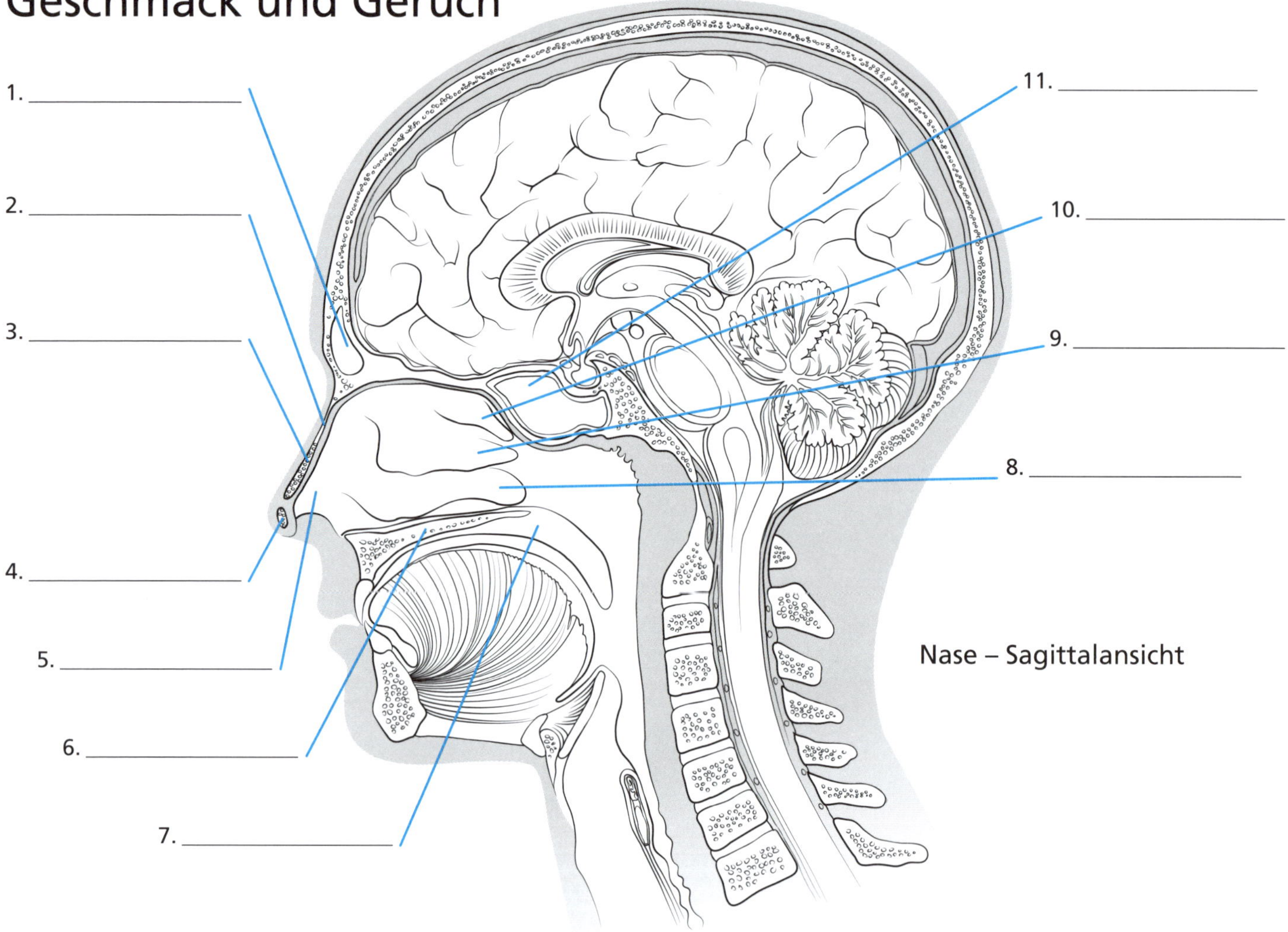

Nase – Sagittalansicht

Das olfaktorische System ist für die Geruchswahrnehmung zuständig. Die Geruchsrezeptoren befinden sich im Riechepithel (Regio olfactoria), das im Bereich der oberen Nasenmuscheln sowie der oberen Nasenscheidewand angesiedelt ist. Das knapp 2-4 cm² große Areal der Riechschleimhaut enthält rund 10-30 Millionen olfaktorische Rezeptorneuronen (Riechzellen). Die Riechzellen verlaufen mit ihren zu Nervenfasern gebündelten Axonen als N. olfactorius durch die Öffnungen der Siebbeinplatte und enden synaptisch an den Mitralzellen des Riechkolbens (Bulbus olfactorius) im Gehirn. Die Axone der Mitralzellen bilden den Tractus olfactorius (Riechbahn) und ziehen zum Riechdreieck, wo sich der Tractus in einen lateralen und einen medialen Strang teilt. Die beiden Stränge erreichen die Riechrinde (olfaktorischer Cortex) und einige benachbarte Strukturen im Schläfenlappen, wo die zentrale Verarbeitung der Gerüche stattfindet.

Anosmie

Die Information eines Riecheindruckes bedarf der Übermittlung von der Riechschleimhaut am Dach der Nasenhöhle zum Riechkolben. Häufige kurzzeitige Gründe für einen Geruchsverlust (temporäre Anosmie) können u. a. eine allergische oder infektiöse Rhinitis, Sinusitis oder starke Erkältung sein. Riechzellen können sich selbst regenerieren, auch wenn das Riechepithel beschädigt ist. Dauerhafte Ursachen für eine Anosmie sind u. a. Schädelbasisfrakturen (bei denen die feinen Nervenfasern durchtrennt werden, die durch den Knochen des Nasendaches ziehen), Schädigungen des Riechzentrums im Schläfenlappen, die Parkinson-Krankheit oder die Alzheimer-Krankheit.

Antworten

1. Stirnhöhle (Sinus frontalis), 2. Nasenbein (Os nasale), 3. Nasenknorpel (Cartilagines nasi), 4. großer Nasenflügelknorpel (Cartilago alaris major), 5. Nasenvorhof (Vestibulum nasi), 6. Oberkiefer (harter Gaumen) (Maxilla [Palatum durum]), 7. weicher Gaumen (Palatum molle), 8. untere Nasenmuschel (Concha nasi inferior), 9. mittlere Nasenmuschel (Concha nasi media), 10. obere Nasenmuschel (Concha nasi superior), 11. Keilbeinhöhle (Sinus sphenoidalis)

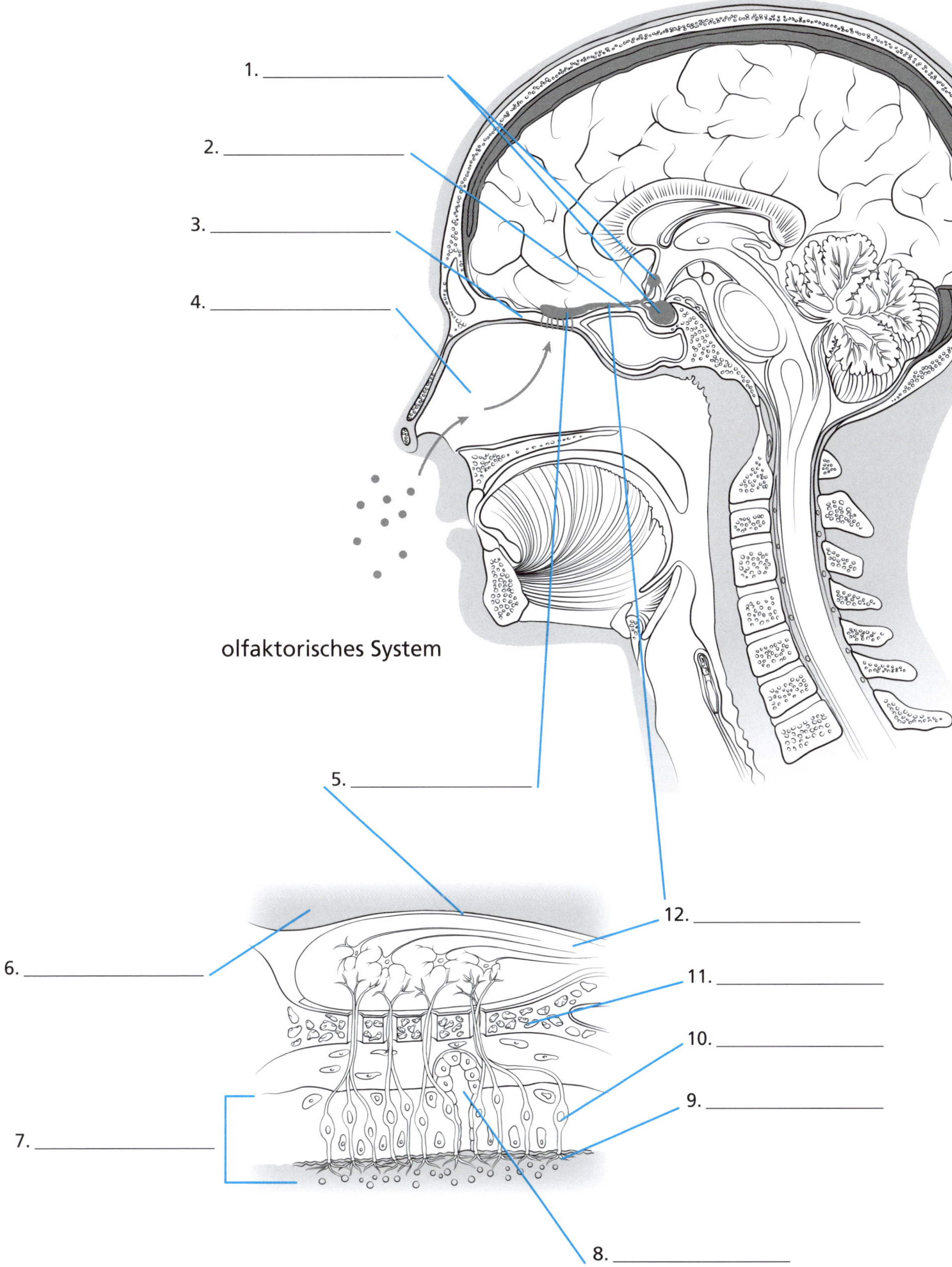

olfaktorisches System

Antworten

1. Riechzentren im Gehirn, 2. Keilbein (Os sphenoidale), 3. Geruchsrezeptoren, 4. Nasenhöhle (Cavitas nasi), 5. Riechkolben (Bulbus olfactorius), 6. Stirnlappen (Lobus frontalis), 7. Riechschleimhaut (Regio olfactoria), 8. Bowman-Drüse (Glandula olfactoria), 9. Riechhärchen (Zilien), 10. Riechzelle, 11. Siebbeinplatte (Lamina cribrosa des Os ethmoidale), 12. Riechstrang (Tractus olfactorius)

Lymphatisches System

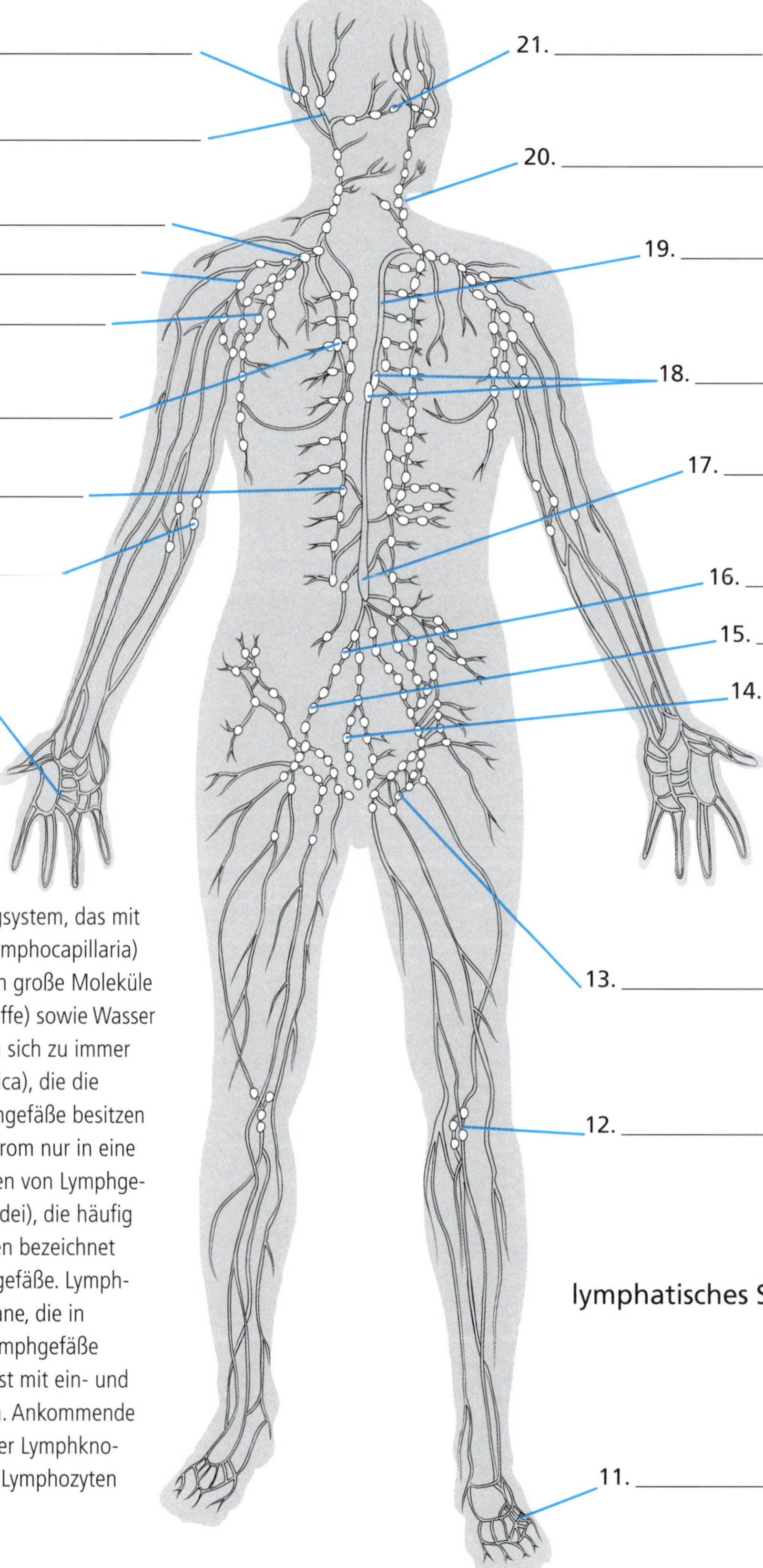

lymphatisches System

Das lymphatische System ist ein Einwegsystem, das mit einem Netzwerk aus Kapillaren (Vasa lymphocapillaria) blind beginnt. Diese Kapillaren sammeln große Moleküle und Teilchen (Fremdkörper und Nährstoffe) sowie Wasser (interstitielle Flüssigkeit) und vereinigen sich zu immer größeren Lymphgefäßen (Vasa lymphatica), die die Lymphe zum Herz transportieren. Lymphgefäße besitzen Klappen (Valvulae), sodass der Lymphstrom nur in eine Richtung verlaufen kann. Ansammlungen von Lymphgewebe oder Lymphknoten (Nodi lymphoidei), die häufig und umgangssprachlich als Lymphdrüsen bezeichnet werden, finden sich entlang der Lymphgefäße. Lymphknoten sind kleine bohnenförmige Organe, die in Gruppen an Stellen liegen, an denen Lymphgefäße zusammenfließen. Jeder Lymphknoten ist mit ein- und austretenden Lymphgefäßen verbunden. Ankommende Lymphe mündet in das Maschenwerk der Lymphknoten und durchströmt Anhäufungen von Lymphozyten und Makrophagen.

Antworten

1. Lymphknoten hinter dem Ohr (Nodi lymphoidei retroauriculares), 2. Ohrspeicheldrüsenlymphknoten (Nodi lymphoidei parotidei bzw. preauriculares), 3. Achsellymphknoten (Nodi lymphoidei axillares), 4. apikale oder subklavikuläre Gruppe der Achsellymphknoten (Nodi lymphoidei axillares apicales), 5. brachiale oder laterale Gruppe der Achsellymphknoten (Nodi lymphoidei axillares brachiales), 6. pektorale oder anteriore Gruppe der Achsellymphknoten (Nodi lymphoidei axillares pectorales), 7. parasternale Lymphknoten (Nodi lymphoidei parasternales), 8. Zwischenrippenlymphknoten (Nodi lymphoidei intercostales), 9. Lymphknoten in der Ellenbeuge (Nodi lymphoidei cubitales), 10. Venengeflecht von Handrücken und Hohlhand, 11. Venengeflecht von Fußrücken und Fußsohle,12. Kniekehllymphknoten (Nodi lymphoidei poplitei), 13. Leistenlymphknoten (Nodi lymphoidei inguinales), 14. Lymphknoten an den inneren Beckengefäßen (Nodi lymphoidei iliaci interni), 15. Lymphknoten an den äußeren Beckengefäßen (Nodi lymphoidei iliaci externi), 16. Lymphknoten an den gemeinsamen Beckengefäßen (Nodi lymphoidei iliaci communes), 17. Lendenzisterne (Cisterna chyli), 18. hintere Mediastinallymphknoten (Nodi lymphoidei mediastinales posteriores),19. Milchbrustgang (Truncus thoracicus), 20. Halslymphknoten (Nodi lymphoidei cervicales), 21. Lymphknoten auf dem M. buccinator (Wangenmuskel) (Nodus lymphoideus buccinatorius)

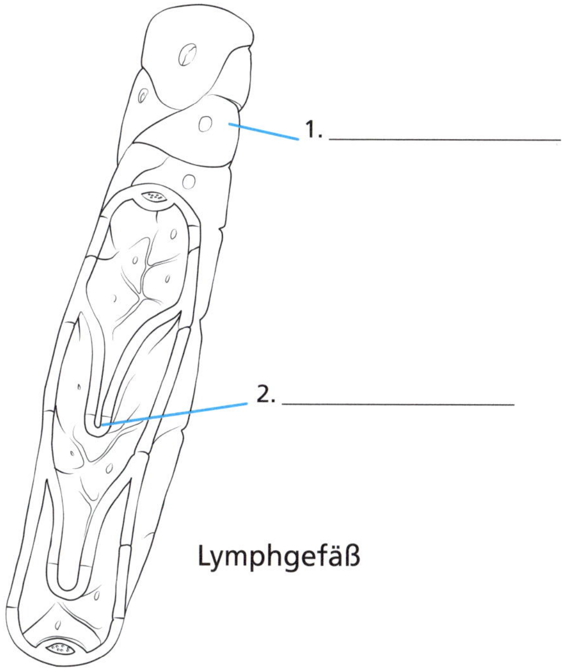

Lymphgefäß

Lymphe ist eine von weißen Blutkörperchen (Lymphozyten) in den Lymphknoten gefilterte und gereinigte Flüssigkeit. Ein Lymphknoten besteht aus retikulärem Bindegewebe, das von einer Kapsel (Capsula) aus zugfestem Bindegewebe umgeben ist, die durch Bindegewebsbalken (Trabeculae) im Inneren in verschiedene Bereiche gegliedert wird. Die Lymphknoten liegen in Gruppen entlang der Lymphgefäße. Jeder Lymphknoten ist mit ankommenden und abgehenden Lymphgefäßen verbunden. Heranführende Lymphgefäße (Vasa lymphatica afferentia) münden mit Lymphflüssigkeit aus den benachbarten Lymphgefäßen in den Lymphknoten ein, während abführende Lymphgefäße (Vasa lymphatica efferentia) die Lymphe zu den Venen transportieren. Zahlreiche Lymphgefäßklappen (Valvulae lymphaticae) verhindern den Rückfluss der Lymphe, während sie die Lymphgefäße durchströmt.

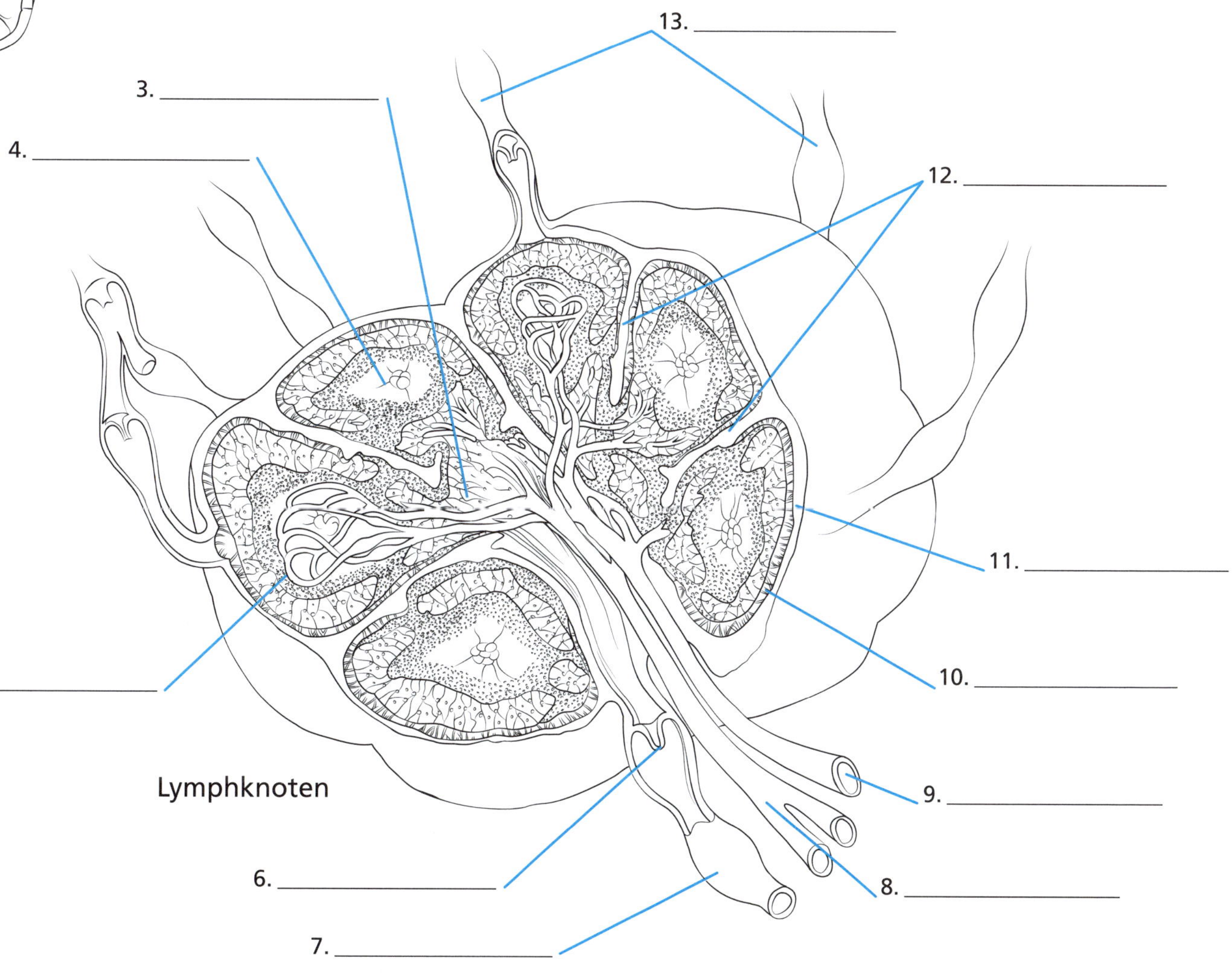

Lymphknoten

Antworten

1. lymphatische Endothelzelle, 2. geschlossene Lymphgefäßklappe (Valvula lymphatica), 3. Marksinus (Sinus medullaris), 4. Sekundärfollikel der Rinde, 5. Blutkapillare, 6. Valvula lymphatica, 7. abführendes Lymphgefäß (Vas lymphaticum efferens), 8. Arterie 9. Vene, 10. Randsinus (Sinus subcapsularis), 11. Kapsel (Capsula), 12. Balken (Trabeculae), 13. heranführendes Lymphgefäß (Vas lymphaticum afferens)

Lymphatische Organe

Die lymphatischen Organe umfassen die Schleimhaut-assoziierten lymphatischen Gewebe, den Thymus und die Milz. Schleimhaut-assoziiertes lymphatisches Gewebe findet sich in hoher Konzentration an den Mandeln (Tonsillen) und im Gastrointestinaltrakt. Die Mandeln liegen im Bereich der Eingänge zum Atem- und zum Verdauungstrakt, um den Körper vor Bakterien und Viren zu schützen, die über Mund oder Nase in den Körper eindringen können. Die Tonsillen sind unter den Schleimhautoberflächen von Mund und Rachen angesiedelt und bilden Lymphozyten, die in Mund und Rachen abgegeben werden. Man unterscheidet je nach Lage drei verschiedene Arten von Mandeln. Die Zungenmandel (Tonsilla lingualis) befindet sich im Zungengrund. Die paarige Gaumenmandel (Tonsilla palatina) ist auf beiden Seiten am Übergang von der Mundhöhle in den Rachen gelegen. Die Rachenmandel (Tonsilla pharyngealis) nimmt den Raum hinter der Nase am Rachendach ein.

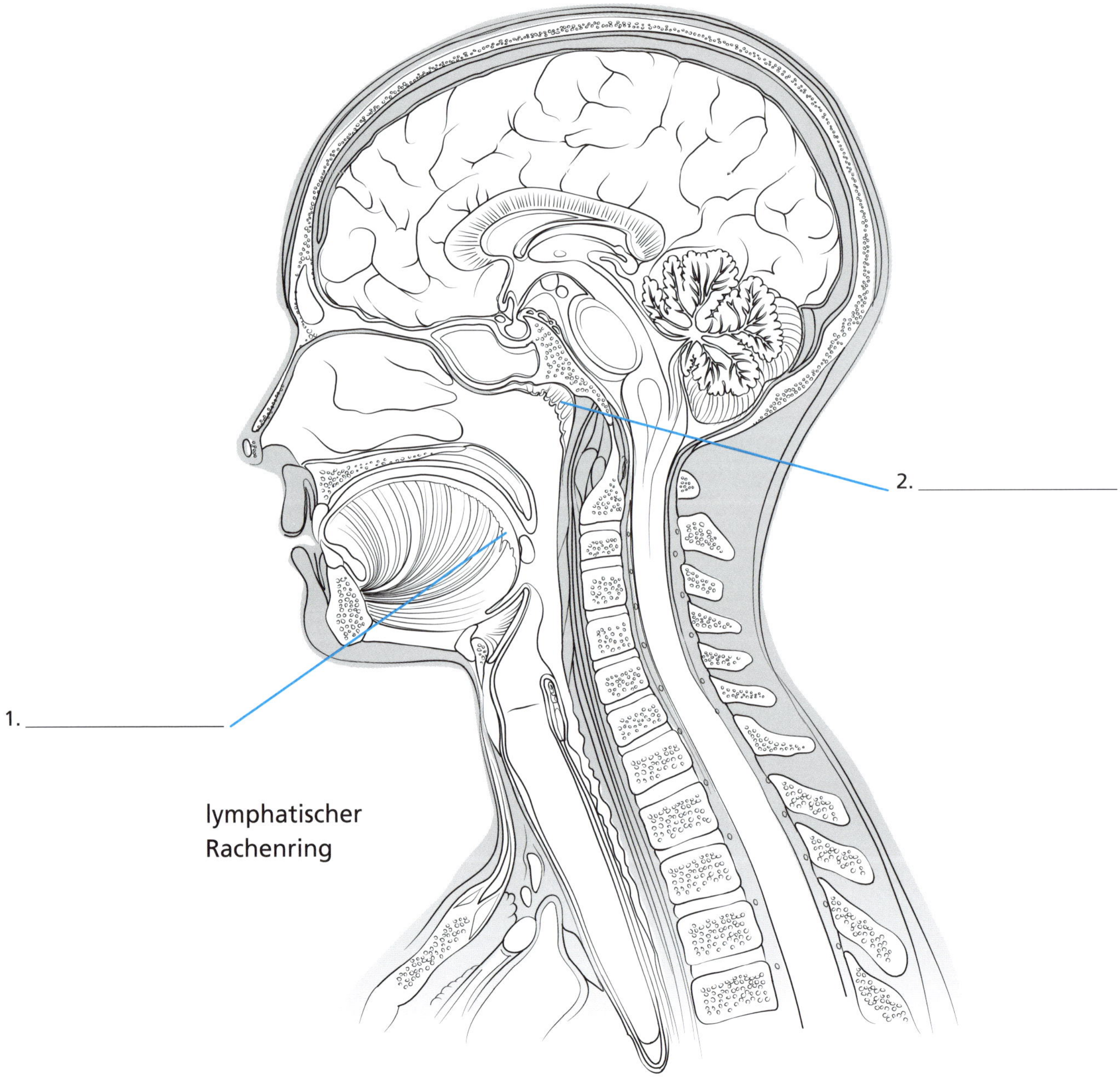

Antworten

1. Zungenmandel (Tonsilla lingualis), 2. Rachenmandel (Tonsilla pharyngealis)

Thymus – Ansicht von vorn

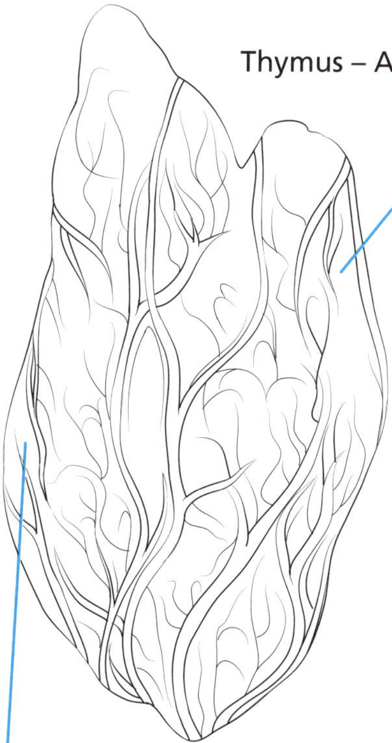

Der Thymus ist im oberen Bereich des Thorax zwischen Herz und Brustbein (Sternum) angesiedelt. Es ist das erste lymphatische Organ, das sich im Embryo entwickelt. Nach der Pubertät wird der Thymus im Wesentlichen durch Fettgewebe ersetzt. Die Milz (Splen, Lien) liegt geschützt vom Rippenbogen (Rippen 9-11) im linken Oberbauch und grenzt an den Pankreasschwanz (Cauda pancreatis). Die Milz besteht aus der roten Pulpa (Pulpa rubra) mit reichlich Erythrozyten in erweiterten Kapillaren (Sinus) und der weißen Pulpa (Pulpa alba) mit Lymphozyten in periarteriellen Lymphozytenscheiden.

Die die Milz umgebenden Organe, Magen, Dickdarm mit linker Kolonflexur und linke Niere, hinterlassen Einbuchtungen auf der Eingeweidefläche (Facies visceralis) der Milz.

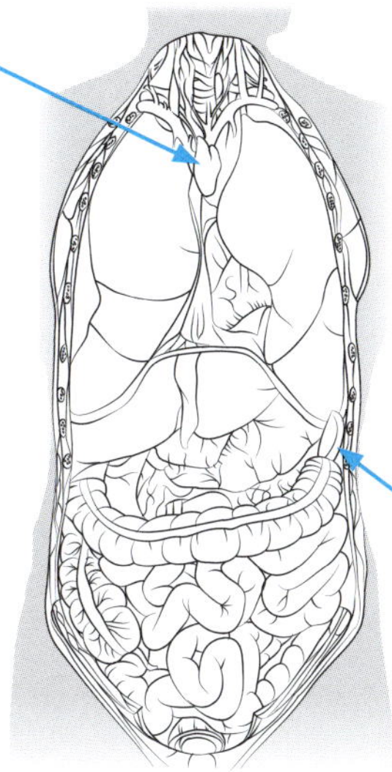

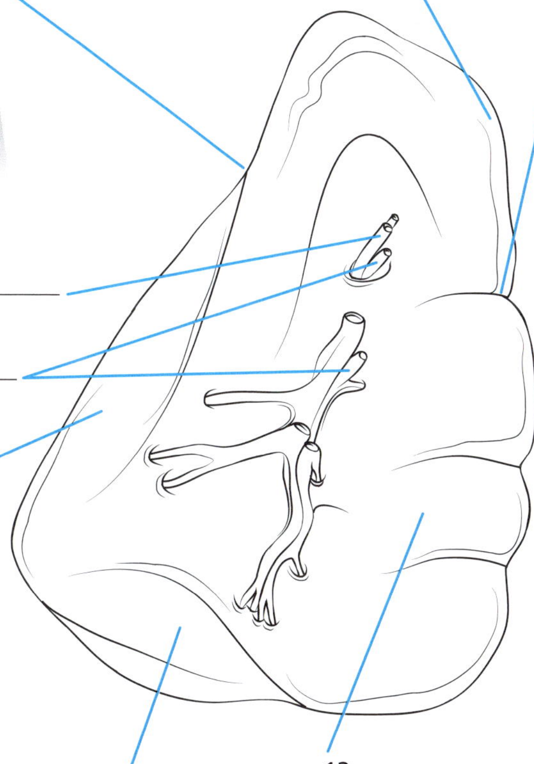

Milz – Eingeweidefläche

Milz – Mikrostruktur

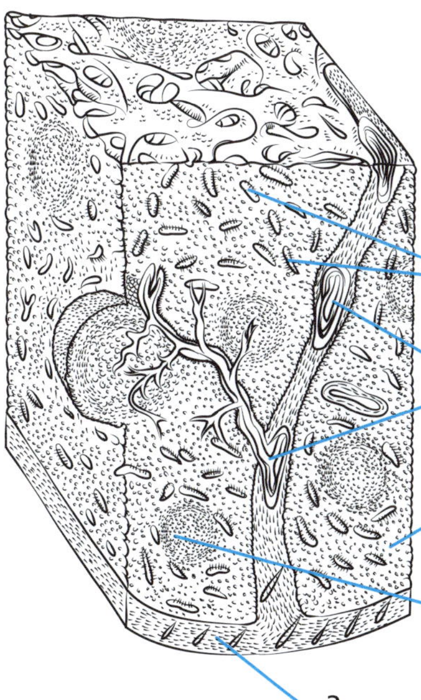

Antworten

1. rechter Thymuslappen, 2. linker Thymuslappen, 3. Bindegewebskapsel (Tunica fibrosa), 4. Milzknötchen, 5. rote Pulpa (Pulpa rubra), 6. Balkenarterien (Trabekelarterien), 7. Milzsinus (Sinus splenicus [lienalis]), 8. Milzvene (Vena splenica [lienalis]), 9. Milzarterie (Arteria splenica [lienalis]), 10. Berührungsfläche mit der Niere (Facies renalis), 11. Berührungsfläche mit dem Kolon (Facies colica), 12. Berührungsfläche mit dem Magen (Facies gastrica), 13. Einschnitt am oberen Rand, 14. oberer Rand (Margo superior)

Kreislaufsystem

Kreislaufsystem – Ansicht von vorn

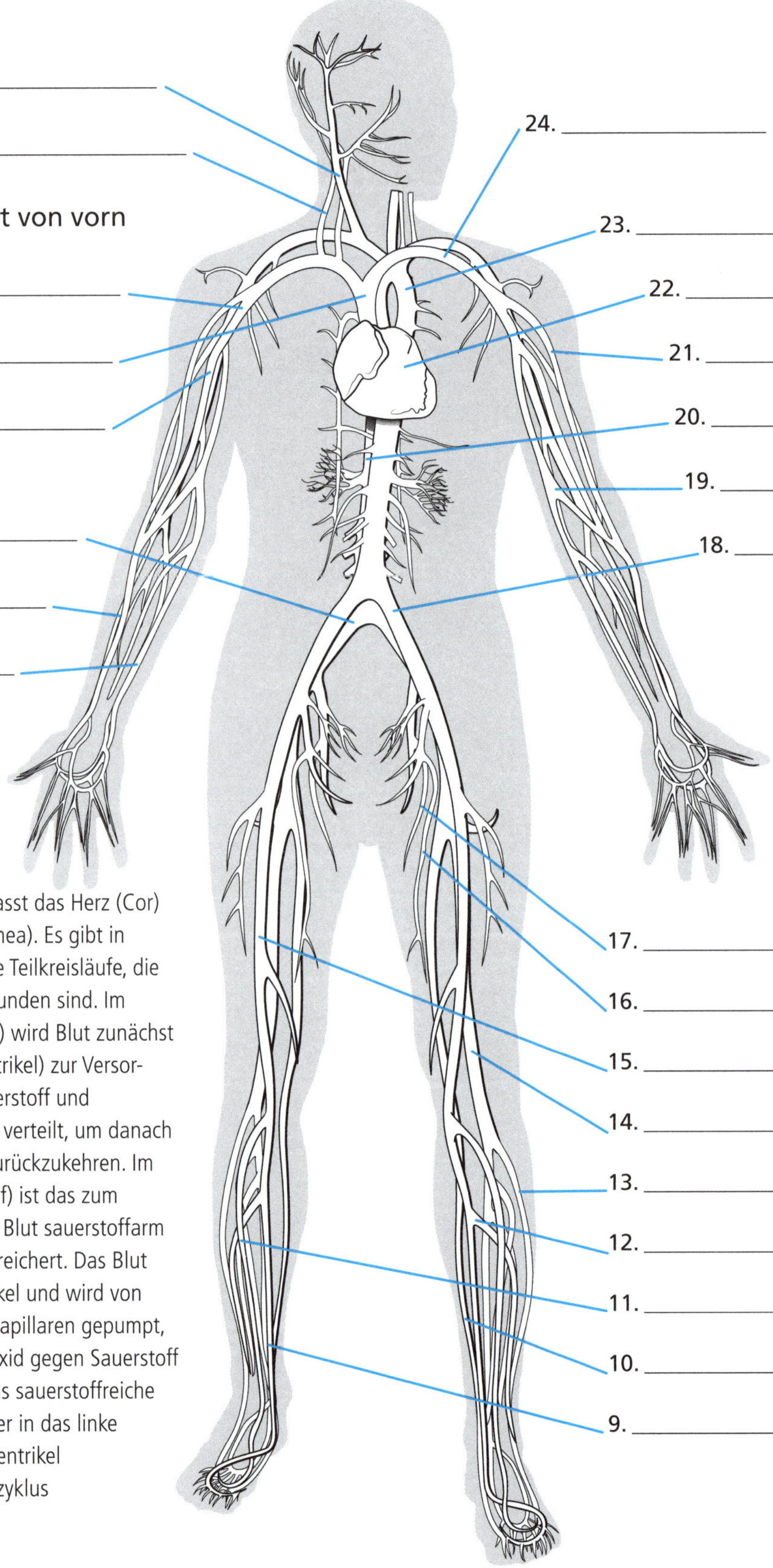

Das kardiovaskuläre System umfasst das Herz (Cor) und die Blutgefäße (Vasa sanguinea). Es gibt in diesem System zwei verschiedene Teilkreisläufe, die durch das Herz miteinander verbunden sind. Im großen Kreislauf (Körperkreislauf) wird Blut zunächst aus der linken Herzkammer (Ventrikel) zur Versorgung sämtlicher Organe mit Sauerstoff und Nährstoffen im gesamten Körper verteilt, um danach in den rechten Vorhof (Atrium) zurückzukehren. Im kleinen Kreislauf (Lungenkreislauf) ist das zum rechten Atrium zurückgeflossene Blut sauerstoffarm und mit Kohlendioxid (Co_2) angereichert. Das Blut strömt nun in den rechten Ventrikel und wird von dort in das Geflecht der Lungenkapillaren gepumpt, wo der Austausch von Kohlendioxid gegen Sauerstoff stattfindet. Anschließend wird das sauerstoffreiche Blut über die Lungenvenen wieder in das linke Atrium und dann in den linken Ventrikel befördert, sodass ein neuer Herzzyklus beginnen kann.

Antworten

1. gemeinsame Halsschlagader (A. carotis communis), 2. äußere Drosselvene (V. jugularis externa), 3. Achselvene (V. axillaris), 4. obere Hohlvene (V. cava superior), 5. Oberarmarterie (A. brachialis), 6. gemeinsame Beckenvene (V. iliaca communis), 7. Speichenarterie (A. radialis), 8. Ellenarterie (A. ulnaris), 9. hintere Schienbeinarterie (A. tibialis posterior), 10. große Rosenvene (V. saphena magna), 11. vordere Schienbeinarterie (A. tibialis anterior), 12. Wadenbeinarterie (A. peronea), 13. kleine Rosenvene (V. saphena parva), 14. Kniekehlenvene (V. poplitea), 15. Oberschenkelarterie (A. femoralis), 16. Hüftlocharterie (A. obturatoria), 17. Hüftlochvene (V. obturatoria), 18. gemeinsame Beckenarterie (A. iliaca communis), 19. Basilarvene (V. basilica), 20. untere Hohlvene (V. cava inferior), 21. Kopfvene (V. cephalica), 22. Herz (Cor), 23. Aortenbogen (Arcus aortae), 24. Schlüsselbeinvene (V. subclavia)

Blut – zelluläre Ebene

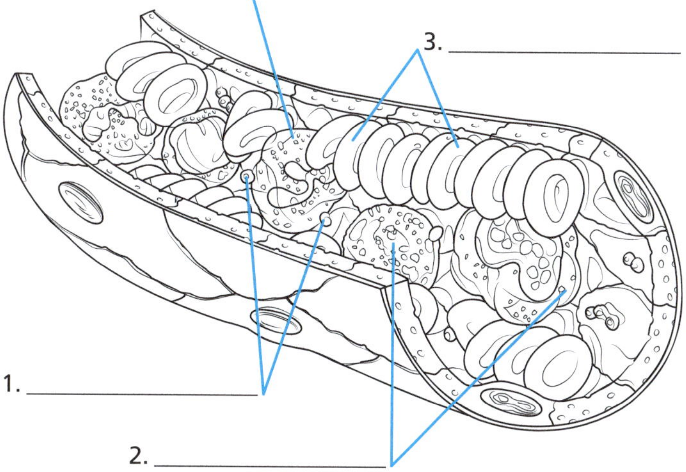

Blut besteht aus den roten Blutzellen (Blutkörperchen), den Erythrozyten, aus verschiedenen Arten von weißen Blutzellen (Blutkörperchen), den Leukozyten, und aus Blutplättchen (Thrombozyten) in einer Lösung aus Wasser, Elektrolyten und Proteinen, Blutplasma genannt. Rote Blutkörperchen transportieren Sauerstoff zu den Geweben, während das Blutplasma essentielle Nährstoffe dorthin befördert. Die weißen Blutkörperchen sind ein zentraler Bestandteil des menschlichen Immunsystems. Blutgefäße bilden ein komplexes System, durch das das Blut zirkuliert. Wenn Arterien sauerstoffreiches Blut vom Herz zu den Geweben leiten, dann verzweigen sie sich zu Arteriolen, die in die Kapillaren münden, die schließlich für den Austausch von Sauerstoff und anderen Nährstoffen in den umgebenden Geweben sorgen. Strömt das sauerstoffarme Blut in den Kapillaren zurück zum Herz, dann schließen sich größer werdende Gefäße an, die Venolen, die sich schließlich zu Venen bündeln. Viele Venen besitzen Klappen, die den Rückstrom des Bluts verhindern. Fenestrierte Kapillaren haben in ihren Wänden kleine Poren („Fenster"), die kontiniuerliche Kapillaren nicht aufweisen.

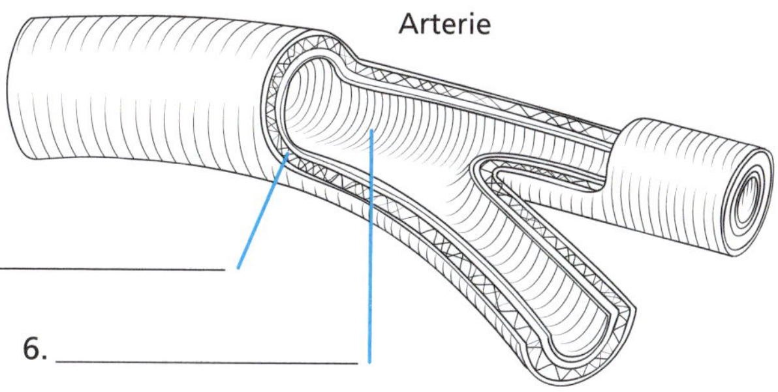

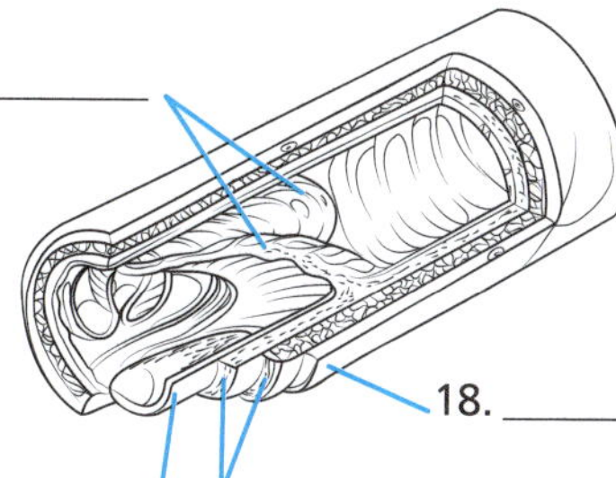

Blutgefäße

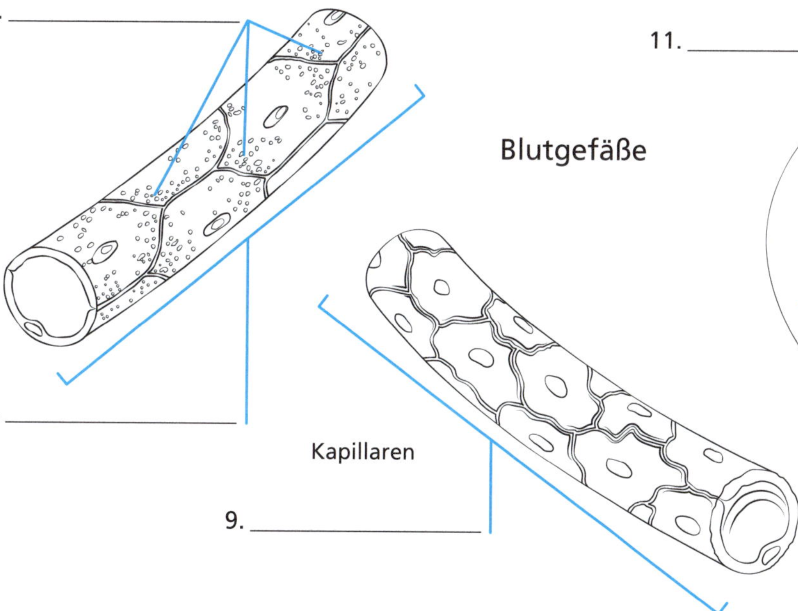

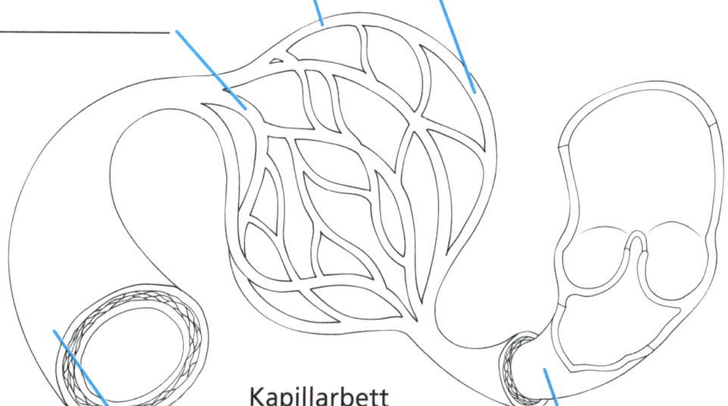

Antworten

1. Blutplättchen (Thrombozyten), 2. Leukozyten (weiße Blutkörperchen), 3. Erythrozyten (rote Blutkörperchen), 4. Leukozyten (neutrophile Granulozyten), 5. glatte Muskelzellen, 6. Endothelzellen, 7. Poren, 8. fenestrierte Kapillare, 9. kontinuierliche Kapillare, 10. Kapillare (Vas capillare), 11. Arteriole (Arteriola), 12. Arterie (Arteria), 13. Vene (Vena), 14. Venole (Venula), 15. geschlossene Venenklappe (Valvula venosa), 16. Intima, innere Schicht (Tunica intima), 17. Media, mittlere Schicht (Tunica media), 18. Adventitia, äußere Schicht (Tunica adventitia)

Kreislaufsystem

Übersicht über die wichtigen Arterien des Kreislaufsystems

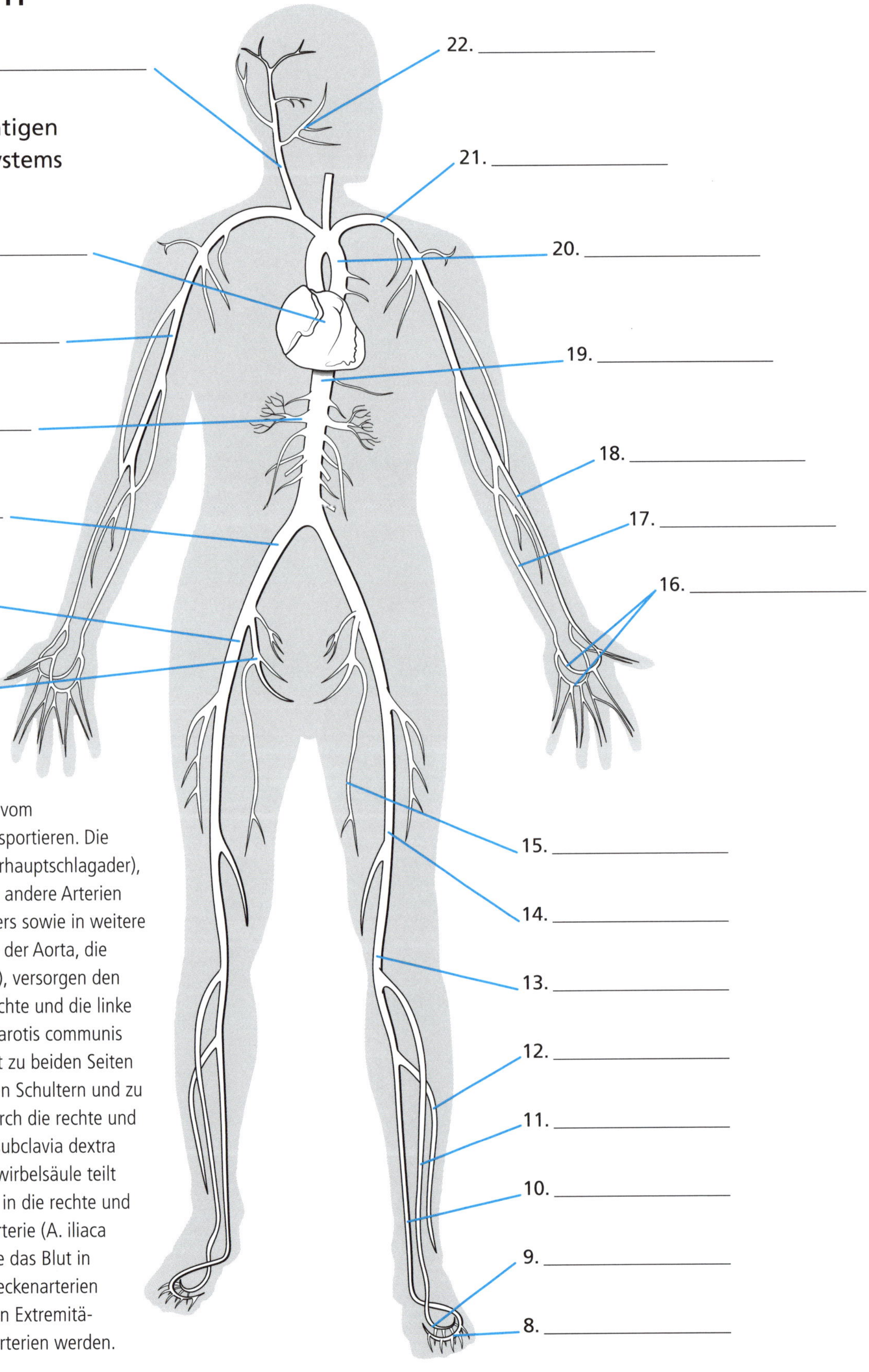

Arterien sind elastische dickwandige Röhren, die das Blut vom Herz in den gesamten Körper transportieren. Die größte Arterie ist die Aorta (Körperhauptschlagader), die das Blut vom Herz zunächst in andere Arterien und dann in die Organe des Körpers sowie in weitere Strukturen leitet. Zwei kleine Äste der Aorta, die Herzkranzarterien (Aa. coronariae), versorgen den Herzmuskel selbst mit Blut. Die rechte und die linke gemeinsame Halsschlagader (A. carotis communis dextra und sinistra) befördern Blut zu beiden Seiten von Kopf und Hals. Das Blut zu den Schultern und zu den oberen Extremitäten fließt durch die rechte und die linke Schlüsselbeinarterie (A. subclavia dextra und sinistra). In Höhe der Lendenwirbelsäule teilt sich die Aorta in zwei große Äste, in die rechte und in die linke gemeinsame Beckenarterie (A. iliaca communis dextra und sinistra), die das Blut in der Beckenregion verteilen. Die Beckenarterien ziehen dann weiter zu den unteren Extremitäten, wo sie zu den Oberschenkelarterien werden.

Antworten

1. gemeinsame Halsschlagader (A. carotis communis), 2. Herz (Cor), 3. Oberarmarterie (A. brachialis), 4. Nierenarterie (A. renalis), 5. gemeinsame Beckenarterie (A. iliaca communis), 6. äußere Beckenarterie (A. iliaca externa), 7. innere Beckenarterie (A. iliaca interna), 8. Bogenarterie (A. arcuata pedis), 9. tiefer Fußsohlenbogen (Arcus plantaris profundus), 10. hintere Schienbeinarterie (A. tibialis posterior), 11. vordere Schienbeinarterie (A. tibialis anterior), 12. Wadenbeinarterie (A. peronea), 13. Kniekehlenarterie (A. poplitea), 14. tiefe Oberschenkelarterie (A. profunda femoris), 15. Hüftlocharterie (A. obturatoria), 16. tiefer und oberflächlicher Hohlhandbogen (Arcus palmaris profundus und superficialis), 17. Ellenarterie (A. ulnaris), 18. Speichenarterie (A. radialis), 19. Bauchaorta (Aorta abdominalis), 20. Aortenbogen (Arcus aortae), 21. Achselarterie (A. axillaris), 22. Gesichtsarterie (A. facialis)

Übersicht über die wichtigen Venen des Kreislaufsystems

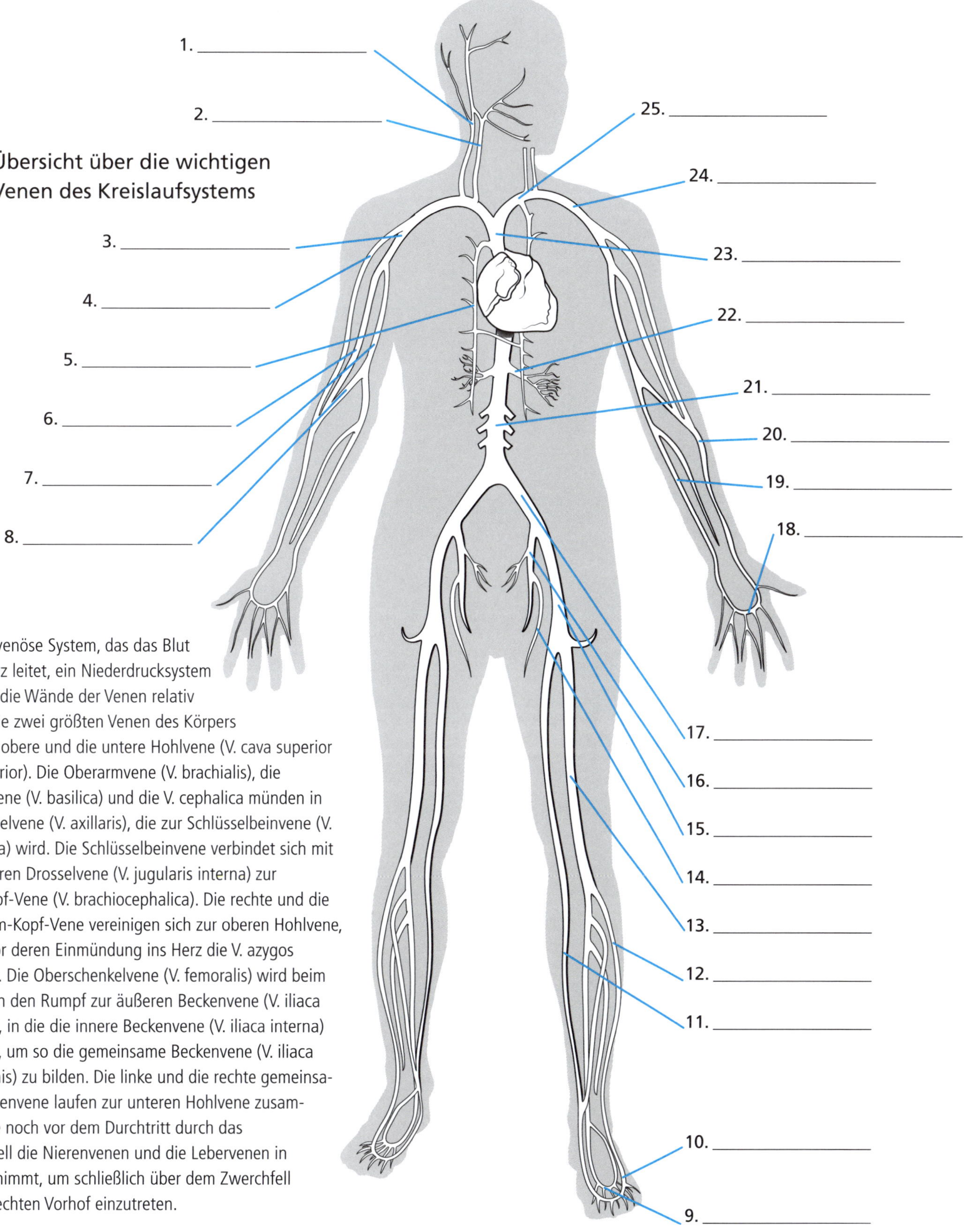

Da das venöse System, das das Blut zum Herz leitet, ein Niederdrucksystem ist, sind die Wände der Venen relativ dünn. Die zwei größten Venen des Körpers sind die obere und die untere Hohlvene (V. cava superior und inferior). Die Oberarmvene (V. brachialis), die Basilarvene (V. basilica) und die V. cephalica münden in die Achselvene (V. axillaris), die zur Schlüsselbeinvene (V. subclavia) wird. Die Schlüsselbeinvene verbindet sich mit der inneren Drosselvene (V. jugularis interna) zur Arm-Kopf-Vene (V. brachiocephalica). Die rechte und die linke Arm-Kopf-Vene vereinigen sich zur oberen Hohlvene, in die vor deren Einmündung ins Herz die V. azygos einfließt. Die Oberschenkelvene (V. femoralis) wird beim Eintritt in den Rumpf zur äußeren Beckenvene (V. iliaca externa), in die die innere Beckenvene (V. iliaca interna) übertritt, um so die gemeinsame Beckenvene (V. iliaca communis) zu bilden. Die linke und die rechte gemeinsame Beckenvene laufen zur unteren Hohlvene zusammen, die noch vor dem Durchtritt durch das Zwerchfell die Nierenvenen und die Lebervenen in sich aufnimmt, um schließlich über dem Zwerchfell in den rechten Vorhof einzutreten.

Antworten

1. äußere Drosselvene (V. jugularis externa), 2. innere Drosselvene (V. jugularis interna), 3. Achselvene (V. axillaris), 4. Kopfvene (V. cephalica), 5. V. azygos, 6. Oberarmvene (V. brachialis), 7. Basilarvene (V. basilica), 8. mittlere Ellenbeugenvene (V. mediana cubiti), 9. Venenbogen der Fußsohle (Arcus venosus plantaris), 10. Venenbogen des Fußrückens (Arcus venosus dorsalis pedis), 11. große Rosenvene (V. saphena magna), 12. kleine Rosenvene (V. saphena parva), 13. Oberschenkelvene (V. femoralis), 14. Hüftlochvene (V. obturatoria), 15. äußere Beckenvene (V. iliaca externa), 16. innere Beckenvene (V. iliaca interna), 17. gemeinsame Beckenvene (V. iliaca communis), 18. Venenbogen der Hohlhand (Arcus venosus palmaris), 19. Ellenvene (V. ulnaris), 20. Speichenvene (V. radialis), 21. untere Hohlvene (V. cava inferior), 22. Nierenvenen (Vv. renales), 23. obere Hohlvene (V. cava superior), 24. Schlüsselbeinvene (V. subclavia), 25. Arm-Kopf-Vene (V. brachiocephalica)

Hirnarterien

Hirnarterien – Ansicht von unten

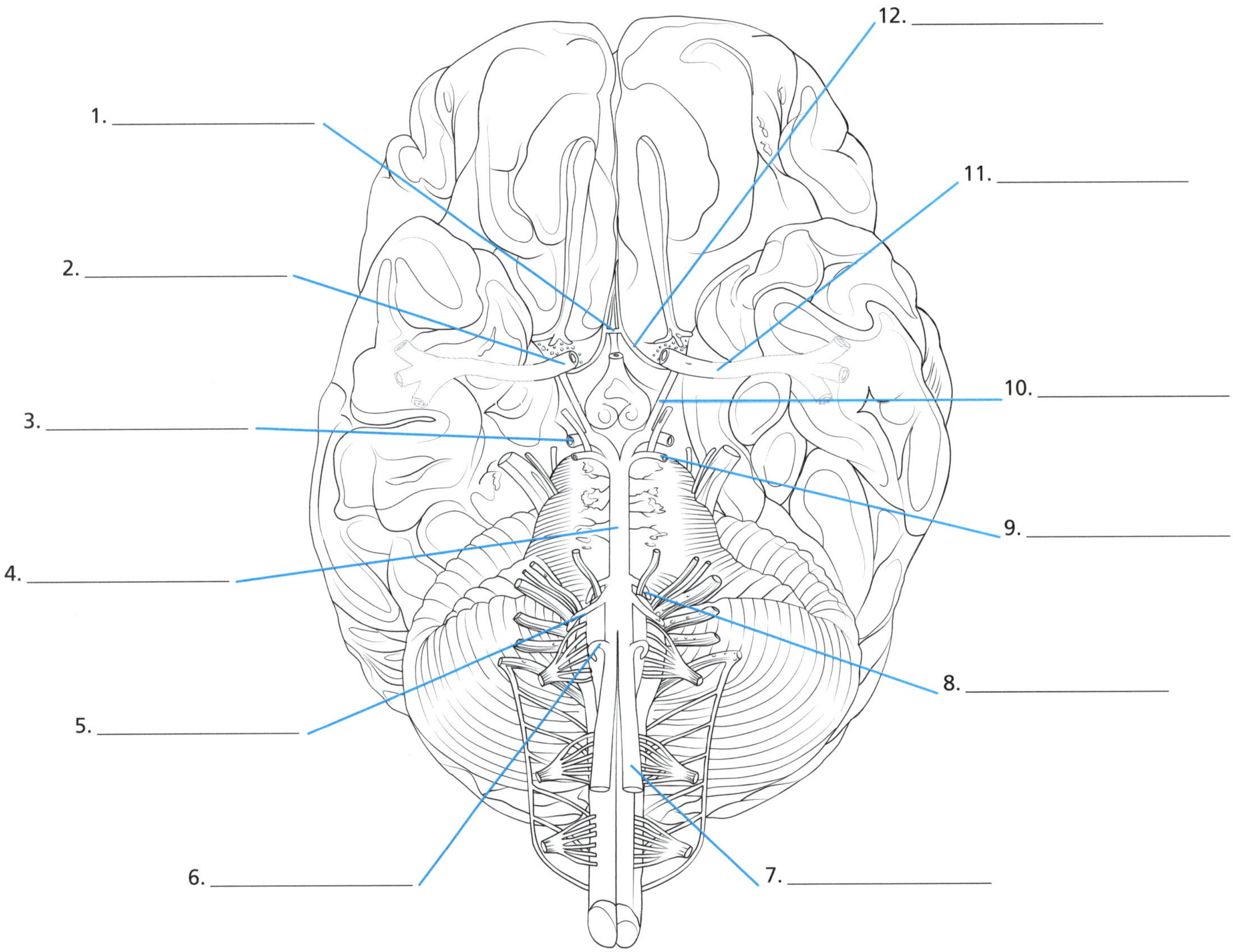

Die arterielle Versorgung des Gehirns erfolgt durch die Hirnarterien. Die Arterien des Gehirns umfassen die beiden inneren Halsschlagadern (Aa. carotes internae) und die beiden Wirbelarterien (Aa. vertebrales). Die inneren Halsschlagadern versorgen den vorderen Teil des Gehirns (vordere Gehirnarterie [A. cerebri anterior]) und den mittleren Abschnitt (mittlere Gehirnarterie [A. cerebri media]), während die Wirbelarterien für den hinteren Teil des Gehirns, das Kleinhirn (Cerebellum) und den Hirnstamm (Truncus encephali) zuständig sind (hintere Gehirnarterie [A. cerebri posterior] und Kleinhirnarterien [Aa. cerebellares]). Die drei paarigen Gehirnarterien (vordere, mittlere und hintere Gehirnarterie) werden durch die vordere und hintere Verbindungsarterie (A. communicans anterior und posterior) zu einem Arterienring (Circulus arteriosus cerebri, Circulus Willisi) zusammengeschlossen.

Antworten

1. vordere Verbindungsarterie (A. communicans anterior), 2. innere Halsschlagader (A. carotis interna), 3. hintere Gehirnarterie (A. cerebri posterior), 4. Basilararterie (A. basilaris), 5. vordere untere Kleinhirnarterie (A. inferior anterior cerebelli), 6. hintere untere Kleinhirnarterie (A. inferior posterior cerebelli), 7. Wirbelarterie (A. vertebralis), 8. A. labyrinthi (Bogengangsarterie), 9. obere Kleinhirnarterie (A. superior cerebelli), 10. hintere Verbindungsarterie (A. communicans posterior), 11. mittlere Gehirnarterie (A. cerebri media), 12. vordere Gehirnarterie (A. cerebri anterior)

Hirnarterien – Sagittalansicht

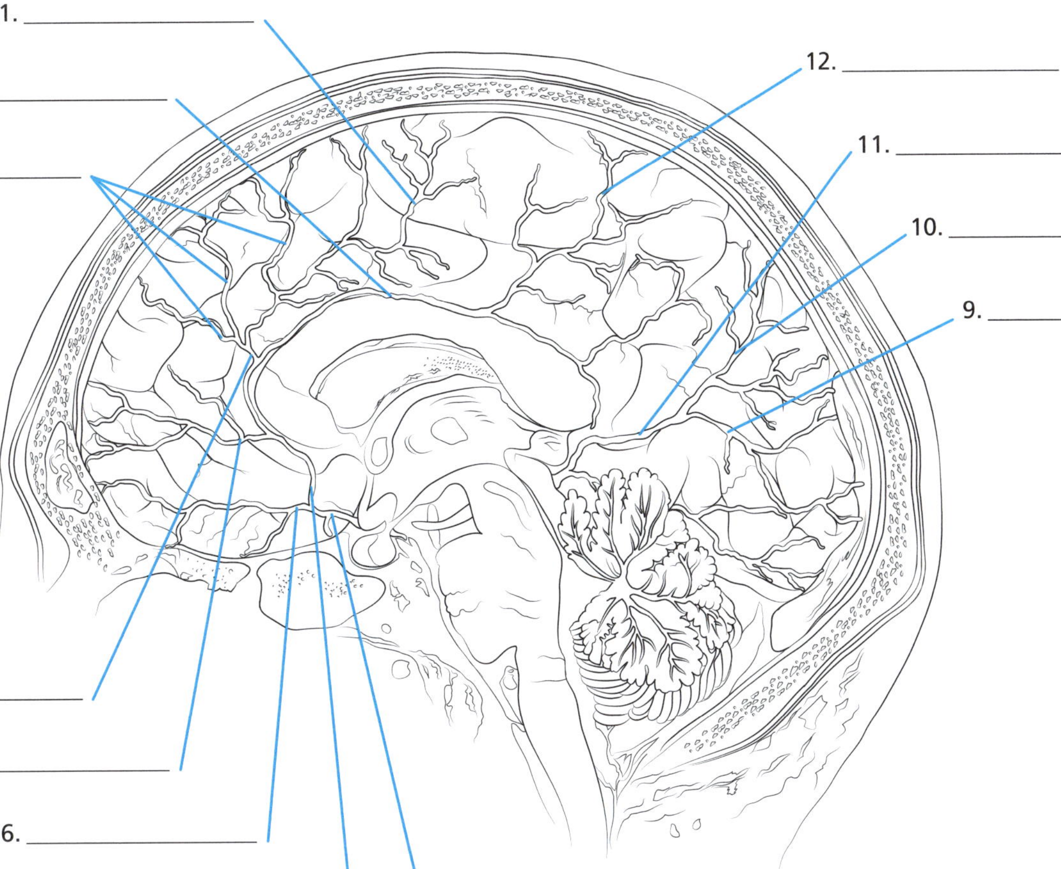

Jede der drei paarigen Gehirnarterien bildet ein Geflecht von Ästen aus, die verschiedene Teile des Gehirns und Hirnstamms mit Blut versorgen. Auch wenn das Gehirn nur 2 Prozent des durchschnittlichen Körpergewichts ausmacht, so verbraucht es jedoch 20 Prozent des verfügbaren Sauerstoffs.

Gehirnaneurysma

Eine angeborene Schwäche in den Gefäßwänden der Hirnarterien kann zur Aussackung von Gefäßen an bestimmten Stellen führen, die beerenförmige Aneurysmen bilden. Diese finden sich oft an den Verzweigungsstellen der großen Arterien, etwa der mittleren Gehirnarterie, der inneren Halsschlagader oder der Basilararterie. Platzt eine Gefäßerweiterung, kann es zu einer Blutung im Subarachnoidalraum kommen (hämmorrhagischer Schlaganfall), die in einem Drittel der Fälle tödlich verlaufen kann. Ein Aneurysmasack wird behandelt, indem er entweder mit einem Clip (Klammer) abgeklemmt oder aber mit Mikrospiralen (Coils) verstopft wird, die die Blutzirkulation unterbinden, sodass Blutgerinnsel entstehen können.

Antworten

1. A. paracentralis, 2. A. pericallosa, 3. Ramus frontalis intermediomedialis der A. callosomarginalis, 4. A. callosomarginalis, 5. A. polaris frontalis, 6. A. frontobasalis medialis, 7. vordere Gehirnarterie (A. cerebri anterior), 8. A. striata medialis distalis, 9. Ramus calcarinus der A. occipitalis medialis, 10. Ramus parietooccipitalis der A. occipitalis medialis, 11. A. occipitalis medialis, 12. A. precunealis

Blutgefäße von Hals und Kopf

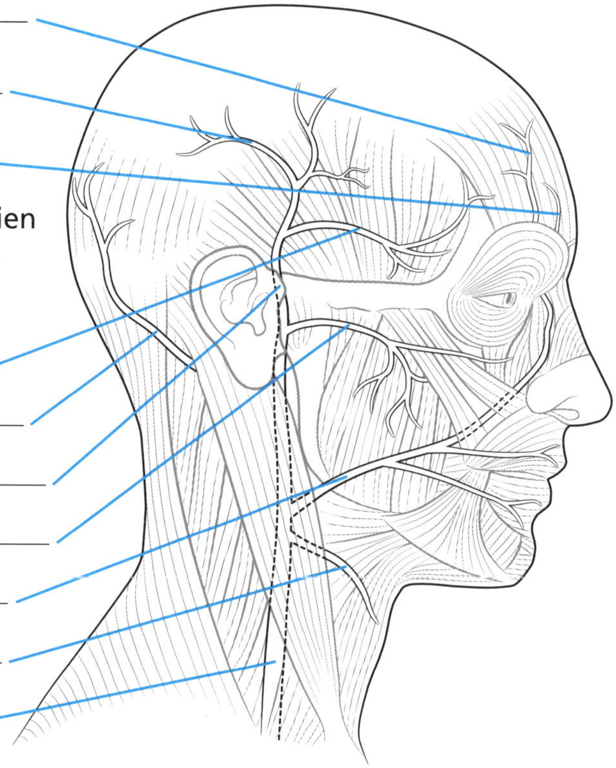

oberflächliche Arterien von Hals und Kopf – Ansicht von lateral

Die oberflächlichen Blutgefäße von Kopf und Hals werden von Ästen der äußeren Halsschlagader (A. carotis externa) versorgt. Zahlreiche Äste ziehen von der äußeren Halsschlagader aus zur Blutversorgung in Richtung von Hals, Schädel und Gesicht. Man unterscheidet dabei die oberflächliche Schläfenarterie (A. temporalis superficialis), die vor der Ohrmuschel zur Schläfenregion aufsteigt, die Gesichtsarterie (A. facialis), die sich über die Wangengegend bis zum inneren Augenwinkel erstreckt, die Hinterhauptarterie (A. occipitalis), die hinter dem Ohr zum Hinterhaupt verläuft, und die Oberkieferarterie (A. maxillaris), die Kiefer, Nase und Zähne erreicht. Die wichtigsten oberflächlichen Venen von Kopf und Hals umfassen die Schläfenvenen (Vv. temporales superficiales), die Gesichtsvene (V. facialis) und die Hinterhauptvene (V. occipitalis). Diese Venen leiten das Blut aus der oberflächlichen Region über, vor, und hinter dem Ohr ab, aus dem Gebiet rund um Nase und Wangen sowie aus der Kieferregion und münden in die äußere Drosselvene (V. jugularis externa).

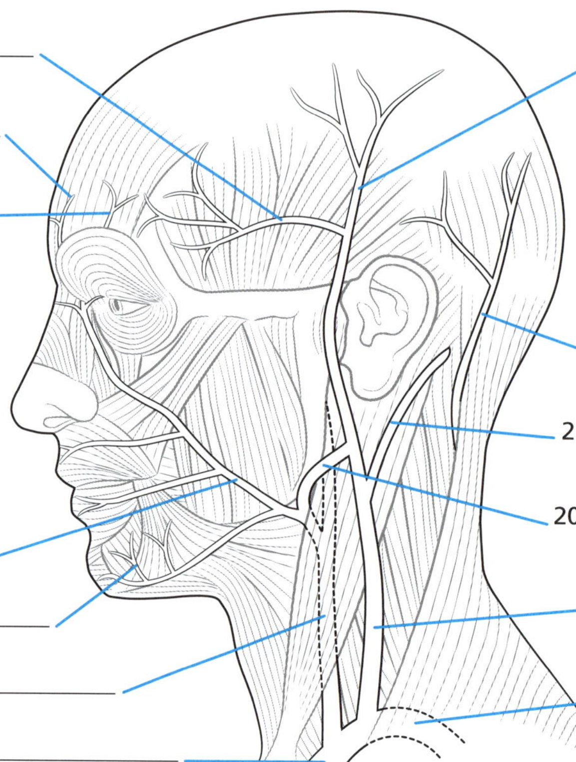

oberflächliche Venen von Hals und Kopf – Ansicht von lateral

Antworten

1. Oberaugenhöhlenarterie (A. supraorbitalis), 2. Scheitelast der oberflächlichen Schläfenarterie (Ramus parietalis arteriae temporalis superficialis), 3. A. supratrochlearis [A. frontalis medialis], 4. Stirnast der oberflächlichen Schläfenarterie (Ramus frontalis arteriae temporalis superficialis), 5. Hinterhauptarterie (A. occipitalis), 6. oberflächliche Schläfenarterie (A. temporalis superficialis), 7. Querverlaufende Gesichtsarterie (A. transversa faciei), 8. Gesichtsarterie (A. facialis), 9. Querverlaufende Halsarterie (A. transversa cervicis [A. transversa colli]), 10. äußere Halsschlagader (A. carotis externa), 11. Stirnast der oberflächlichen Schläfenvene (Ramus frontalis, V. temporalis superficialis), 12. V. supratrochlearis [V. frontalis], 13. Oberaugenhöhlenvene (V. supraorbitalis), 14. Gesichtsvene (V. facialis), 15. V. submentalis, 16. innere Drosselvene (V. jugularis interna), 17. Arm-Kopf-Vene (V. brachiocephalica), 18. Schlüsselbeinvene (V. subclavia), 19. äußere Drosselvene (V. jugularis externa), 20. Hinterunterkiefervene (V. retromandibularis), 21. hintere Ohrvene (V. auricularis posterior), 22. Hinterhauptvene (V. occipitalis), 23. Scheitelast der oberflächlichen Schläfenvene (Ramus parietalis, V. temporalis superficialis)

Blutgefäße des Auges – Ansicht von lateral

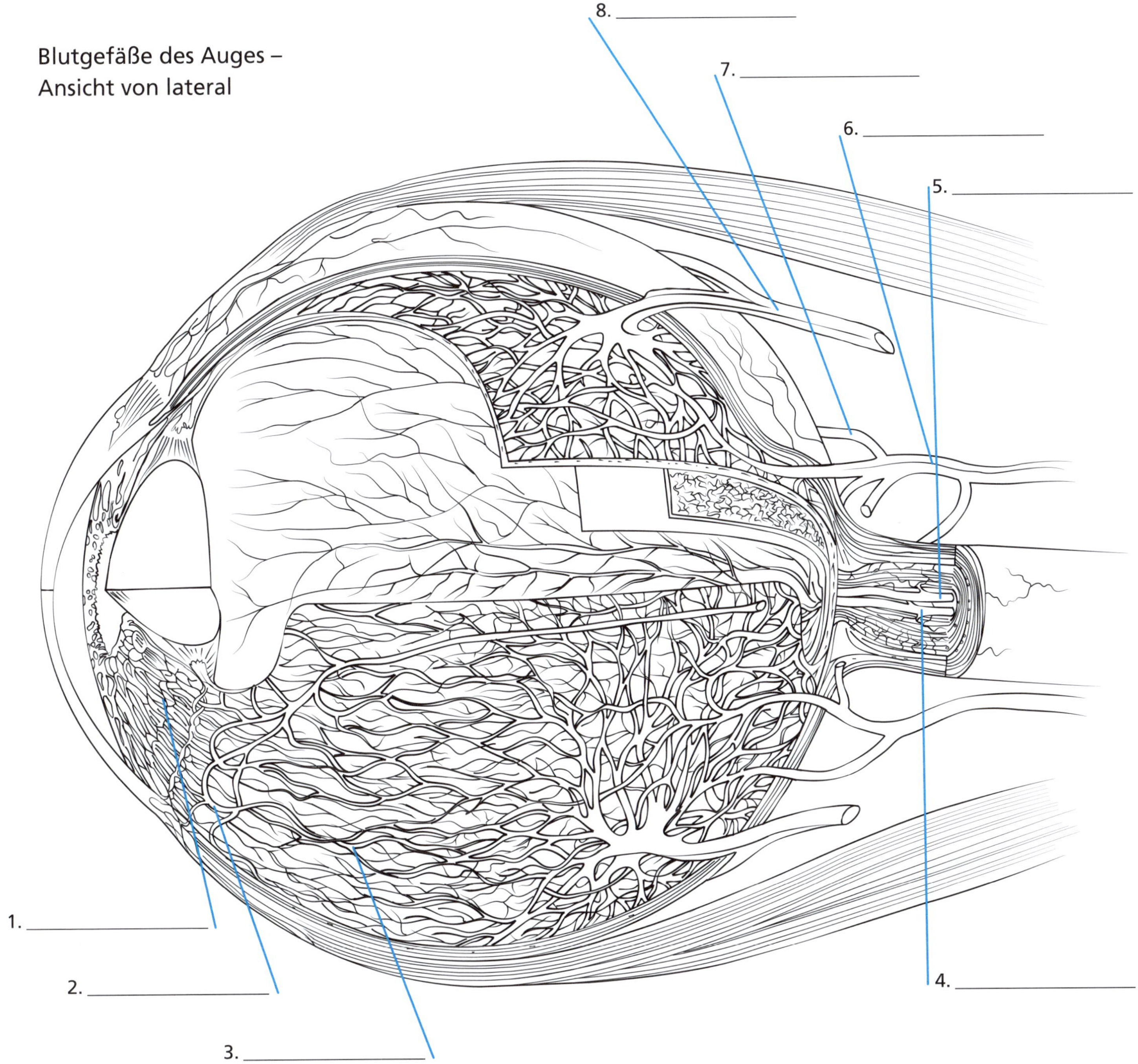

Die zentrale Netzhautarterie (A. centralis retinae) tritt in das Auge über die auch als blinder Fleck bezeichnete Sehnervpapille (Discus bzw. Papilla nervi optici) ein, wo die gebündelten Axone der Ganglienzellen der Netzhaut (Retina) als Sehnerv (N. opticus [II. Hirnnerv]) den Augapfel (Bulbus oculi) verlassen. Wenn die zentrale Netzhautarterie durch die Sehnervpapille ins Augeninnere gelangt ist, fächert sie sich in vier Hauptäste auf, die von ihren Venen begleitet werden. Diese Äste verlaufen an der Innenseite der Retina und verzweigen sich in das Netzwerk der Kapillaren. Die zentrale Netzhautvene (V. centralis retinae) sammelt das Blut der Netzhautvenen, das dann in die obere Augenvene (V. ophthalmica superior) abgeleitet wird.

Antworten

1. kleiner Arterienring der Regenbogenhaut (Circulus arteriosus iridis minor), 2. großer Arterienring der Regenbogenhaut (Circulus arteriosus iridis major), 3. Kapillarschicht der Aderhaut (Lamina choroidocapillaris), 4. zentrale Netzhautvene (V. centralis retinae), 5. zentrale Netzhautarterie (A. centralis retinae), 6. Aa. ciliares posteriores longae, 7. Aa. ciliares posteriores breves, 8. Wirbelvenen (Vv. vorticosae)

Herz

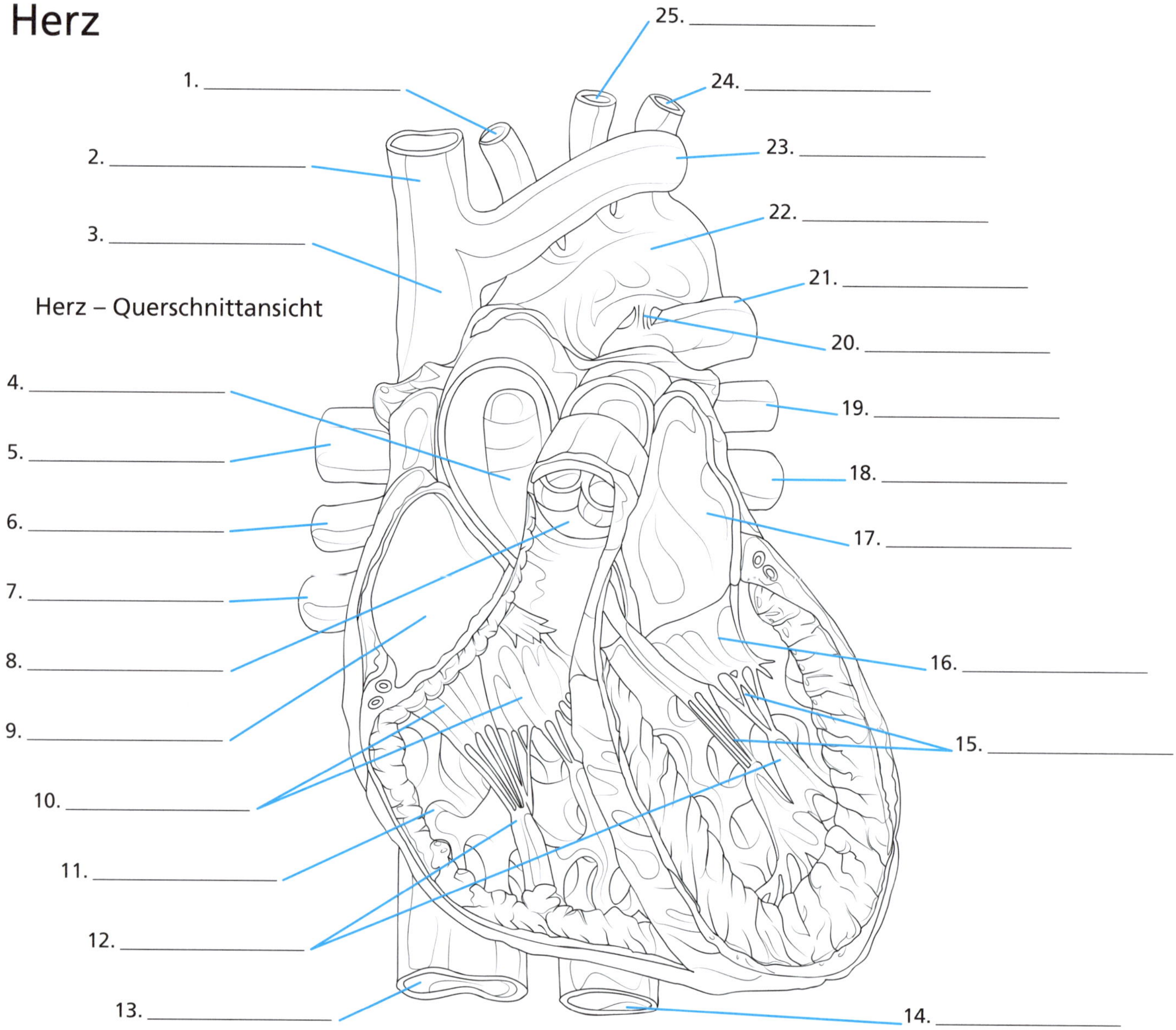

Das Herz (Cor) liegt eingebettet zwischen den Lungen (Pulmones) in der Medianebene des Brustraums (Thorax) und wird von den beiden Blättern des Perikards (Herzbeutel) umschlossen. Der rechte und der linke Vorhof (Atrium) sind hinten angeordnet, während sich die rechte und die linke Herzkammer (Ventrikel) vorn befinden. Eine Scheidewand (Septum) trennt das rechte und das linke Atrium sowie den linken und den rechten Ventrikel. Zwischen beiden Vorhöfen und beiden Kammern besteht jeweils eine Öffnung (Ostium atrioventriculare) mit einer Segelklappe (Atrioventrikularklappe), die das Blut nur in eine Richtung vom Vorhof in die Kammer fließen lässt. Der linke Vorhof (Atrium sinistrum) und die linke Kammer (Ventriculus sinister) haben die Aufgabe, das sauerstoffreiche Blut der Lungen über die Aorta in den gesamten Körper zu pumpen. Der rechte Vorhof (Atrium dextrum) und die rechte Kammer (Ventriculus dexter) sind dafür zuständig, das relativ sauerstoffarme Blut aus dem Körper aufzunehmen und es über den Lungenarterienstamm in die Lungen zur Sauerstoffanreicherung zu befördern. Der Schnitt durch das Herz zeigt die Kammern und die Klappen (Valvae). Die Mitralklappe (Valva mitralis) sitzt zwischen linkem Vorhof und linker Kammer. Blut, das aus der linken Kammer in den Körper abgegeben wird, strömt durch die Aortenklappe (Valva aortae). Die Trikuspidalklappe (Valva tricuspidalis) grenzt den rechten Vorhof von der rechten Kammer ab. Blut, das die rechte Kammer verlässt, wird durch die Pulmonalklappe (Valva trunci pulmonalis) geleitet.

Antworten

1. Arm-Kopf-Gefäßstamm (Truncus brachiocephalicus), 2. rechte Arm-Kopf-Vene (V. brachiocephalica dextra), 3. obere Hohlvene (V. cava superior), 4. aufsteigende Aorta (Aorta ascendens), 5. rechte Lungenarterie (A. pulmonalis dextra), 6. rechte obere Lungenvene (V. pulmonalis dextra superior), 7. rechte untere Lungenvene (V. pulmonalis dextra inferior), 8. Pulmonalklappe (Valva trunci pulmonalis), 9. rechter Vorhof (Atrium dextrum), 10. Segel (Cuspis) der Trikuspidalklappe (Valva tricuspidalis), 11. rechte Kammer (Ventriculus dexter), 12. Papillarmuskeln (Mm. papillares), 13. untere Hohlvene (V. cava inferior), 14. Brustaorta (Aorta thoracica), 15. Sehnenfäden (Chordae tendineae), 16. Segel (Cuspis) der Mitralklappe (Valva mitralis), 17. linker Vorhof (Atrium sinistrum), 18. linke untere Lungenvene (V. pulmonalis sinistra inferior), 19. linke obere Lungenvene (V. pulmonalis sinistra superior), 20. Ligamentum arteriosum, 21. linke Lungenarterie (A. pulmonalis sinistra), 22. Aortenbogen (Arcus aortae), 23. linke Arm-Kopf-Vene (V. brachiocephalica sinistra), 24. linke Schlüsselbeinarterie (A. subclavia sinistra), 25. linke gemeinsame Halsschlagader (A. carotis communis sinistra)

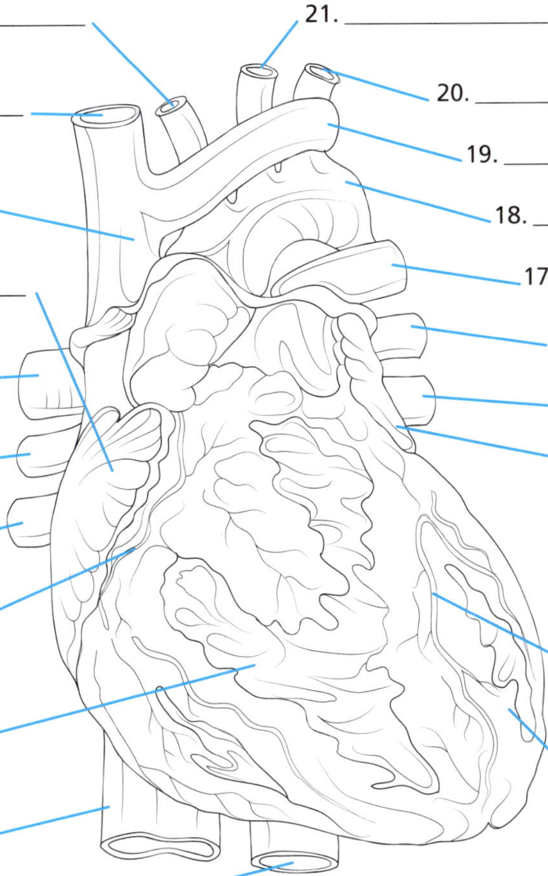

Herz – Ansicht von vorn

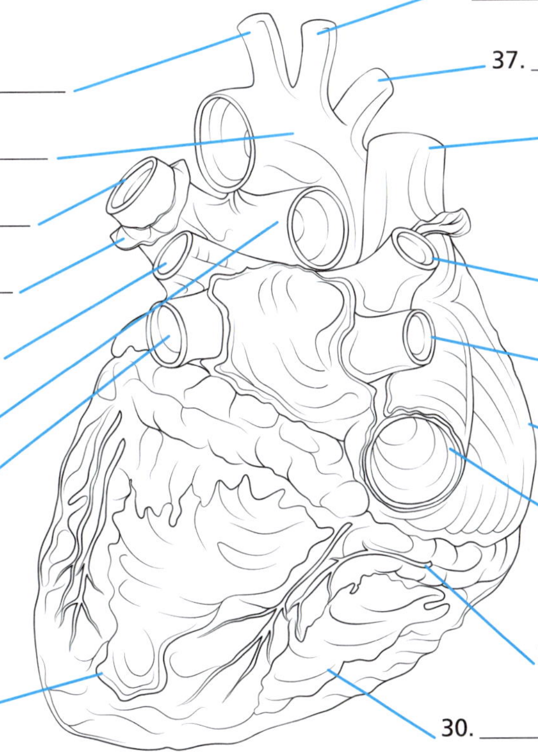

Herz – Ansicht von hinten

Antworten

1. Arm-Kopf-Gefäßstamm (Truncus brachiocephalicus), 2. rechte Arm-Kopf-Vene (V. brachiocephalica dextra), 3. obere Hohlvene (V. cava superior), 4. rechter Vorhof (Atrium dextrum), 5. rechte Lungenarterie (A. pulmonalis dextra), 6. rechte obere Lungenvene (V. pulmonalis dextra superior), 7. rechte untere Lungenvene (V. pulmonalis dextra inferior), 8. rechte Herzkranzarterie (A. coronaria dextra), 9. rechte Kammer (Ventriculus dexter), 10. untere Hohlvene (V. cava inferior), 11. Brustaorta (Aorta thoracica), 12. linke Kammer (Ventriculus sinister), 13. linke Herzkranzarterie, vorderer Zwischenkammerast (A. coronaria sinistra, Ramus interventricularis anterior), 14. linker Vorhof (Atrium sinistrum), 15. linke untere Lungenvene (V. pulmonalis sinistra inferior), 16. linke obere Lungenvene (V. pulmonalis sinistra superior), 17. linke Lungenarterie (A. pulmonalis sinistra), 18. Aortenbogen (Arcus aortae), 19. linke Arm-Kopf-Vene (V. brachiocephalica sinistra), 20. linke Schlüsselbeinarterie (A. subclavia sinistra), 21. linke gemeinsame Halsschlagader (A. carotis communis sinistra), 22. A. subclavia sinistra, 23. Arcus aortae, 24. A. pulmonalis sinistra, 25. Herzbeutel (Pericardium), 26. V. pulmonalis sinistra superior, 27. A. pulmonalis dextra, 28. V. pulmonalis sinistra inferior, 29. Ventriculus sinister, 30. Ventriculus dexter, 31. A. coronaria dextra, 32. V. cava inferior, 33. Atrium dextrum, 34. V. pulmonalis dextra inferior, 35. V. pulmonalis dextra superior, 36. V. cava superior, 37. Truncus brachiocephalicus, 38. A. carotis communis sinistra

Herz

Herzklappen – Systole

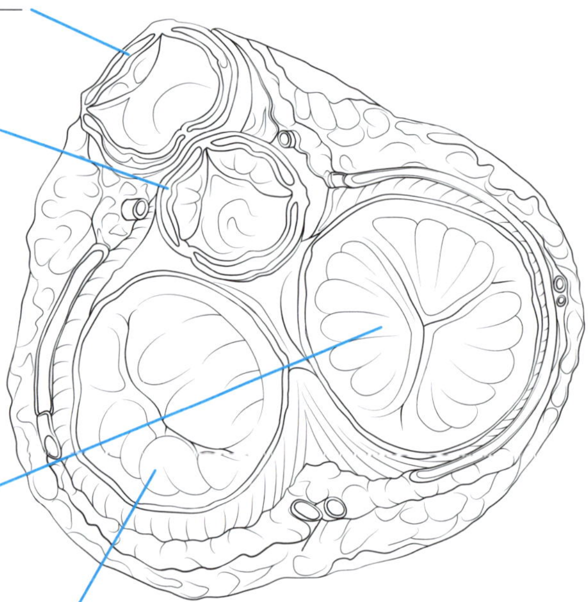

Die vier Herzklappen sind so angelegt, dass das Blut nur in eine Richtung fließen kann. Die beiden Segelklappen (Atrioventrikularklappen) – die Trikuspidalklappe (Valva tricuspidalis) und die Mitralklappe (Valva mitralis) – trennen auf der linken und der rechten Herzseite den Vorhof (Atrium) von der jeweiligen Kammer (Ventrikel). Während der Systole kommt es durch die Kontraktion des Herzmuskelgewebes zunächst zum Verschluss der Segelklappen und zur Öffnung der beiden Taschenklappen (Semilunarklappen), der Aortenklappe (Valva aortae) und der Pulmonalklappe (Valva trunci pulmonalis), sodass in der nun folgenden Austreibungsphase das Blut in den Körperkreislauf und in den Lungenkreislauf gepumpt werden kann. Anschließend folgt die Diastole, die Entspannungsphase, während derer die Taschenklappen geschlossen und die Segelklappen geöffnet werden, um die Kammern wieder mit Blut zu befüllen. Die Segel (Cuspes) der Atrioventrikularklappen sind über Sehnenfäden (Chordae tendineae) an Papillarmuskeln (Mm. papillares) befestigt, wodurch ein Zurückschlagen der Segelklappen während der Austreibungsphase verhindert wird.

Herzklappen – Diastole

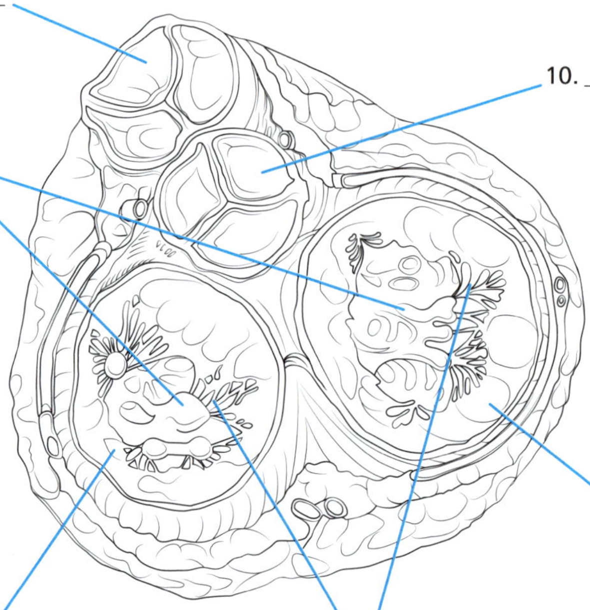

Antworten

1. Pulmonalklappe (Valva trunci pulmonalis), 2. Aortenklappe (Valva aortae), 3. Trikuspidalklappe (Valva tricuspidalis), 4. Mitralklappe (Valva mitralis), 5. Valva trunci pulmonalis, 6. Papillarmuskeln (Mm. papillares), 7. Valva mitralis, 8. Sehnenfäden (Chordae tendineae), 9. Valva tricuspidalis, 10. Valva aortae

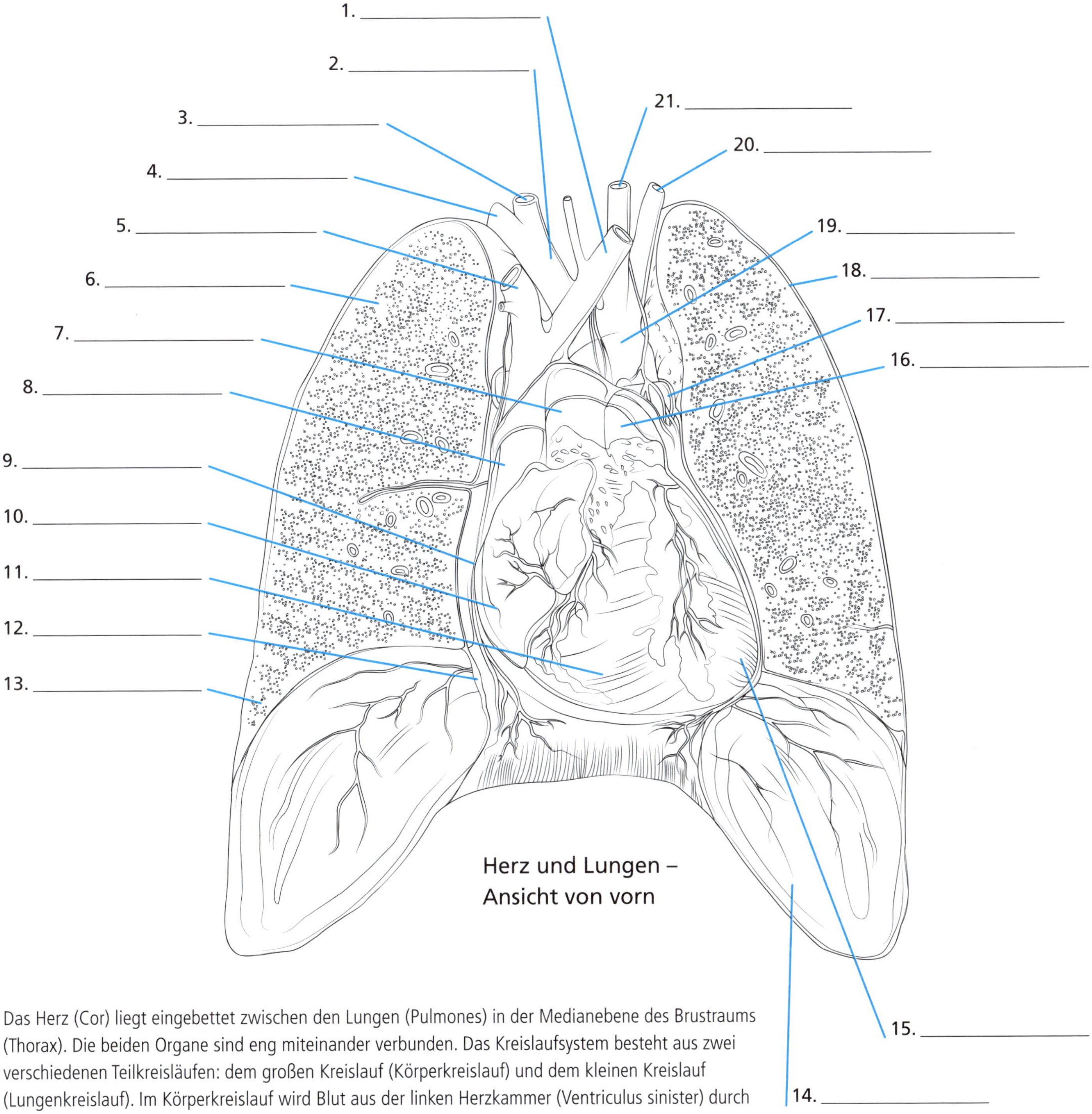

Herz und Lungen – Ansicht von vorn

Das Herz (Cor) liegt eingebettet zwischen den Lungen (Pulmones) in der Medianebene des Brustraums (Thorax). Die beiden Organe sind eng miteinander verbunden. Das Kreislaufsystem besteht aus zwei verschiedenen Teilkreisläufen: dem großen Kreislauf (Körperkreislauf) und dem kleinen Kreislauf (Lungenkreislauf). Im Körperkreislauf wird Blut aus der linken Herzkammer (Ventriculus sinister) durch den Körper zu den Kapillaren gepumpt, um den gesamten Körper mit Sauerstoff und Nährstoffen zu versorgen. Das sauerstoffarme und mit Kohlendioxid (Co_2) angereicherte Blut fließt danach durch die Venen in den rechten Vorhof (Atrium dextrum) zurück. Das Blut strömt nun in den rechten Ventrikel (Ventriculus dexter) und wird von dort im sich anschließenden Lungenkreislauf in das Geflecht der Lungenkapillaren transportiert, wo der Austausch von Kohlendioxid gegen Sauerstoff stattfindet. Das sauerstoffreiche Blut wird über die Lungenvenen wieder in das linke Atrium und von dort in den linken Ventrikel befördert, sodass ein neuer Herzzyklus beginnen kann.

Antworten

1. linke Arm-Kopf-Vene (V. brachiocephalica sinistra), 2. Arm-Kopf-Gefäßstamm (Truncus brachiocephalicus), 3. rechte gemeinsame Halsschlagader (A. carotis communis dextra), 4. rechte Schlüsselbeinarterie (A. subclavia dextra), 5. rechte Arm-Kopf-Vene (V. brachiocephalica dextra), 6. rechte Lunge, Oberlappen (Pulmo dexter, Lobus superior), 7. aufsteigende Aorta (Aorta ascendens), 8. obere Hohlvene (V. cava superior), 9. Herzbeutel (Pericardium), 10. rechter Vorhof (Atrium dextrum), 11. rechte Kammer (Ventriculus dexter), 12. Lungenfell (Pleura pulmonalis), 13. rechte Lunge, Unterlappen (Pulmo dexter, Lobus inferior), 14. Zwerchfell (Diaphragma), 15. linke Kammer (Ventriculus sinister), 16. Lungenarterienstamm (Truncus pulmonalis), 17. linke Lungenarterie (A. pulmonalis sinistra), 18. linke Lunge, Oberlappen (Pulmo sinister, Lobus superior), 19. Aortenbogen (Arcus aortae), 20. linke Schlüsselbeinarterie (A. subclavia sinistra), 21. linke gemeinsame Halsschlagader (A. carotis communis sinistra)

Blutgefäße des Bauchraums

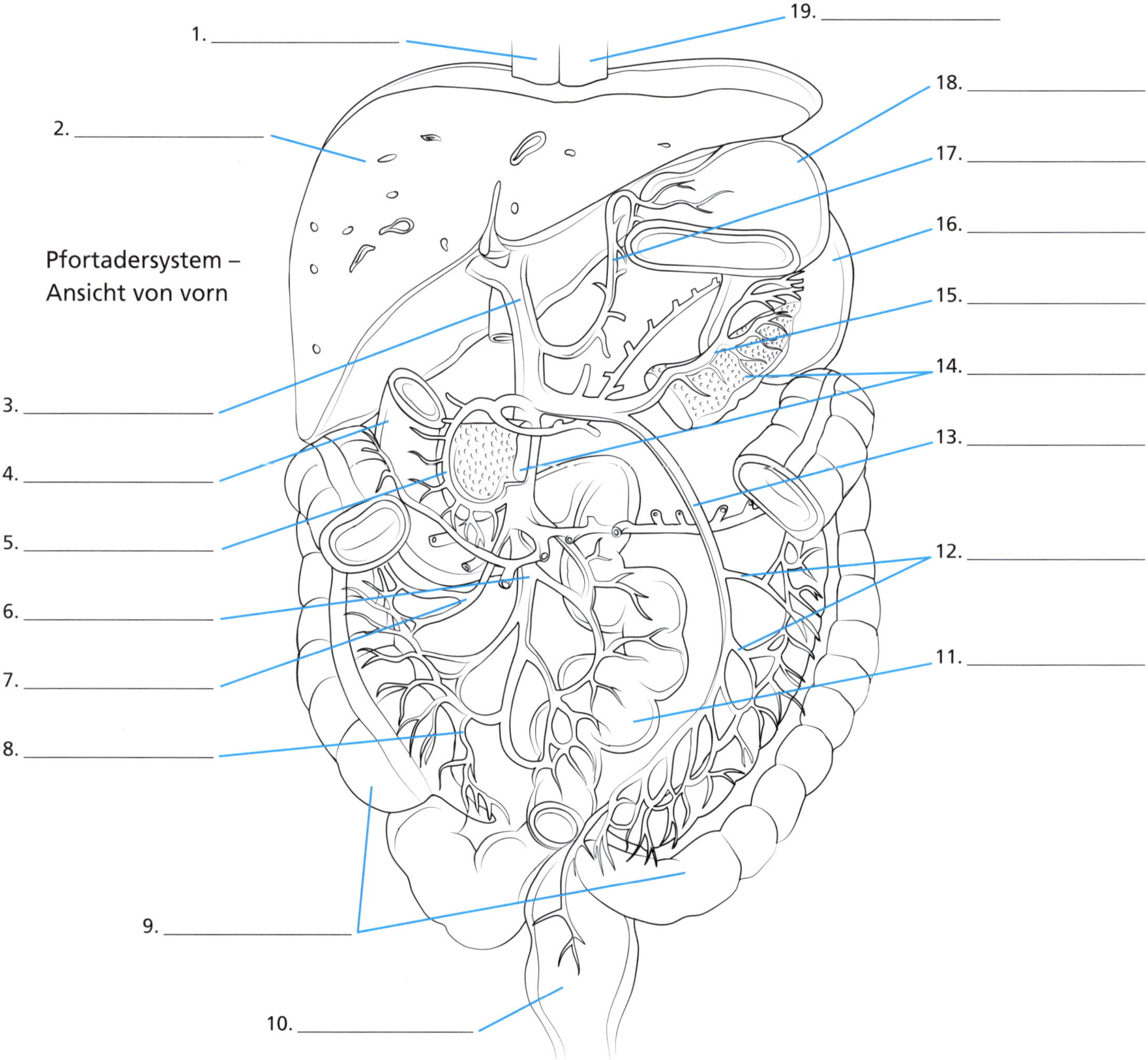

Das Venensystem der Pfortader (Pfortadersystem) führt der Leber (Hepar) nährstoffreiches Blut aus dem Gastrointestinaltrakt zu. Venöses Blut wird über die Milzvene (V. splenica [lienalis]) und die obere und untere Eingeweidevene (V. mesenterica superior und inferior) zur Pfortader (V. portae hepatis) befördert und von dort weiter zur Leber. Der Gastrointestinaltrakt wird von drei unpaaren ventralen Arterien der Bauchaorta (Aorta abdominalis) versorgt, dem Truncus coeliacus und der oberen und unteren Eingeweidearterie (A. mesenterica superior und inferior). Die Blutversorgung der Nieren, Nebennieren, Keimdrüsen und Beckenorgane wird von paarigen lateralen Arterien der Bauchaorta übernommen, den Nebennierenarterien (Aa. suprarenales), der Nierenarterie (A. renalis) und der Hodenarterie (A. testicularis) bzw. der Eierstockarterie (A. ovarica) sowie den Beckenarterien (Aa. iliacae).

Antworten

1. untere Hohlvene (V. cava inferior), 2. Leber (Hepar), 3. Pfortader (V. portae hepatis), 4. Zwölffingerdarm (Duodenum), 5. Bauchspeicheldrüsendünndarmvenen (Vv. pancreaticoduodenales), 6. obere Eingeweidevene (V. mesenterica superior), 7. rechte Dickdarmvene (V. colica dextra), 8. Wurmfortsatzvene (V. appendicularis), 9. Kolon (Colon), 10. Mastdarm (Rectum), 11. Dünndarm (Intestinum tenue), 12. linke Dickdarmvene (V. colica sinistra), 13. untere Eingeweidevene (V. mesenterica inferior), 14. Bauchspeicheldrüse (Pancreas), 15. Milzvene (V. splenica [lienalis]), 16. Milz (Splen, [Lien]), 17. linke Magenvene (V. gastrica sinistra), 18. Magen (Gaster), 19. Brustaorta (Aorta thoracica)

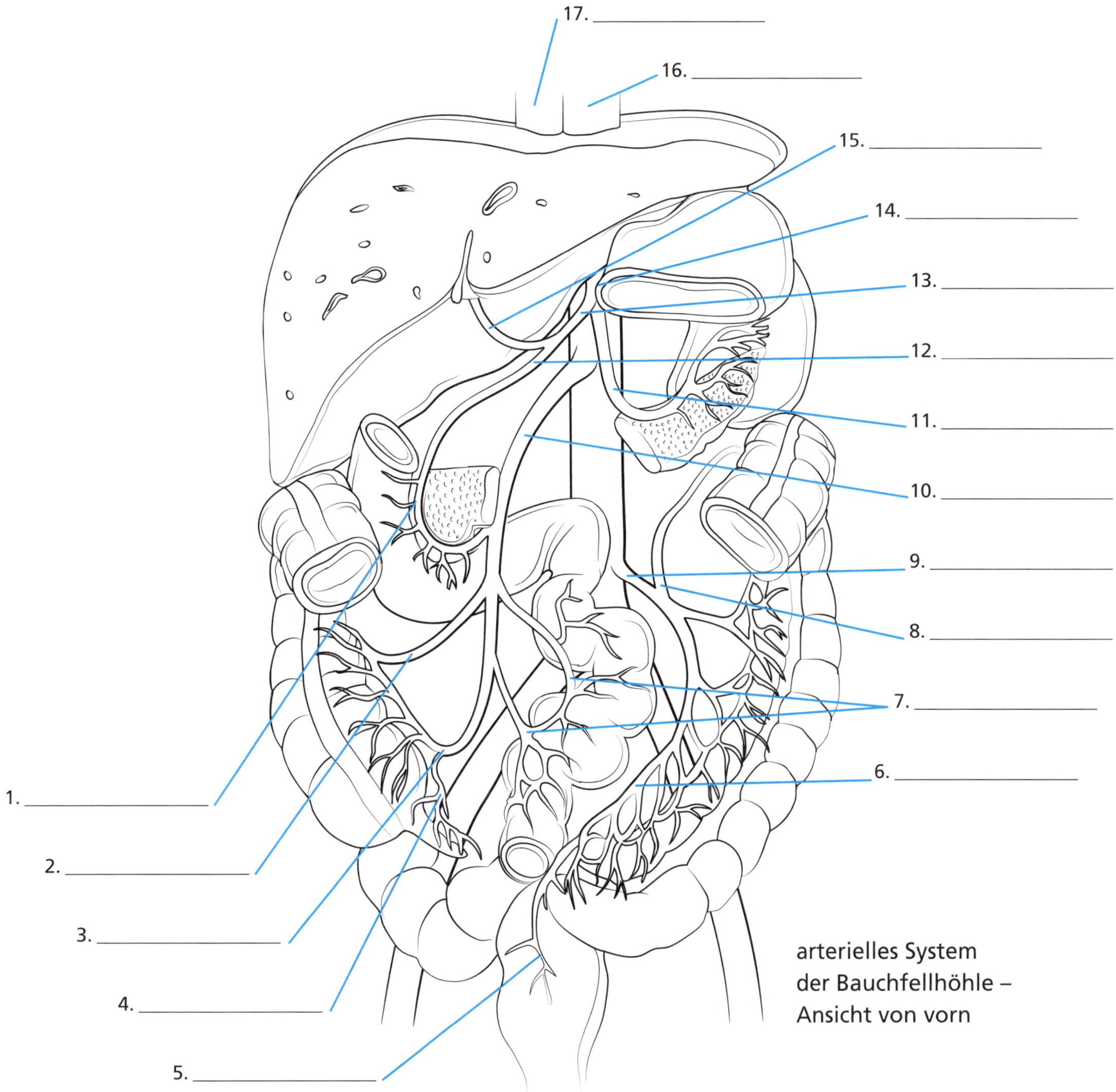

arterielles System
der Bauchfellhöhle –
Ansicht von vorn

Antworten

1. Bauchspeicheldrüsendünndarmarterie (A. pancreaticoduodenalis), 2. rechte Dickdarmarterie (A. colica dextra), 3. Krummdarmdickdarmarterie (A. ileocolica), 4. Wurmfortsatzarterie (A. appendicularis), 5. obere Mastdarmarterie (A. rectalis superior), 6. Sigmoidarterien (Aa. sigmoideae), 7. Leerdarmarterien (Aa. jejunales), 8. linke Dickdarmarterie (A. colica sinistra), 9. untere Eingeweidearterie (A. mesenterica inferior), 10. obere Eingeweidearterie (A. mesenterica superior), 11. Milzarterie (A. splenica [lienalis], 12. Magenzwölffingerdarmarterie (Arteria gastroduodenalis), 13. gemeinsame Leberarterie (A. hepatica communis), 14. Bauchhöhlenstamm (Truncus coeliacus), 15. Leberarterie (A. hepatica propria),16. Brustaorta (Aorta thoracica), 17. untere Hohlvene (V. cava inferior)

Blutgefäße des Bauchraums

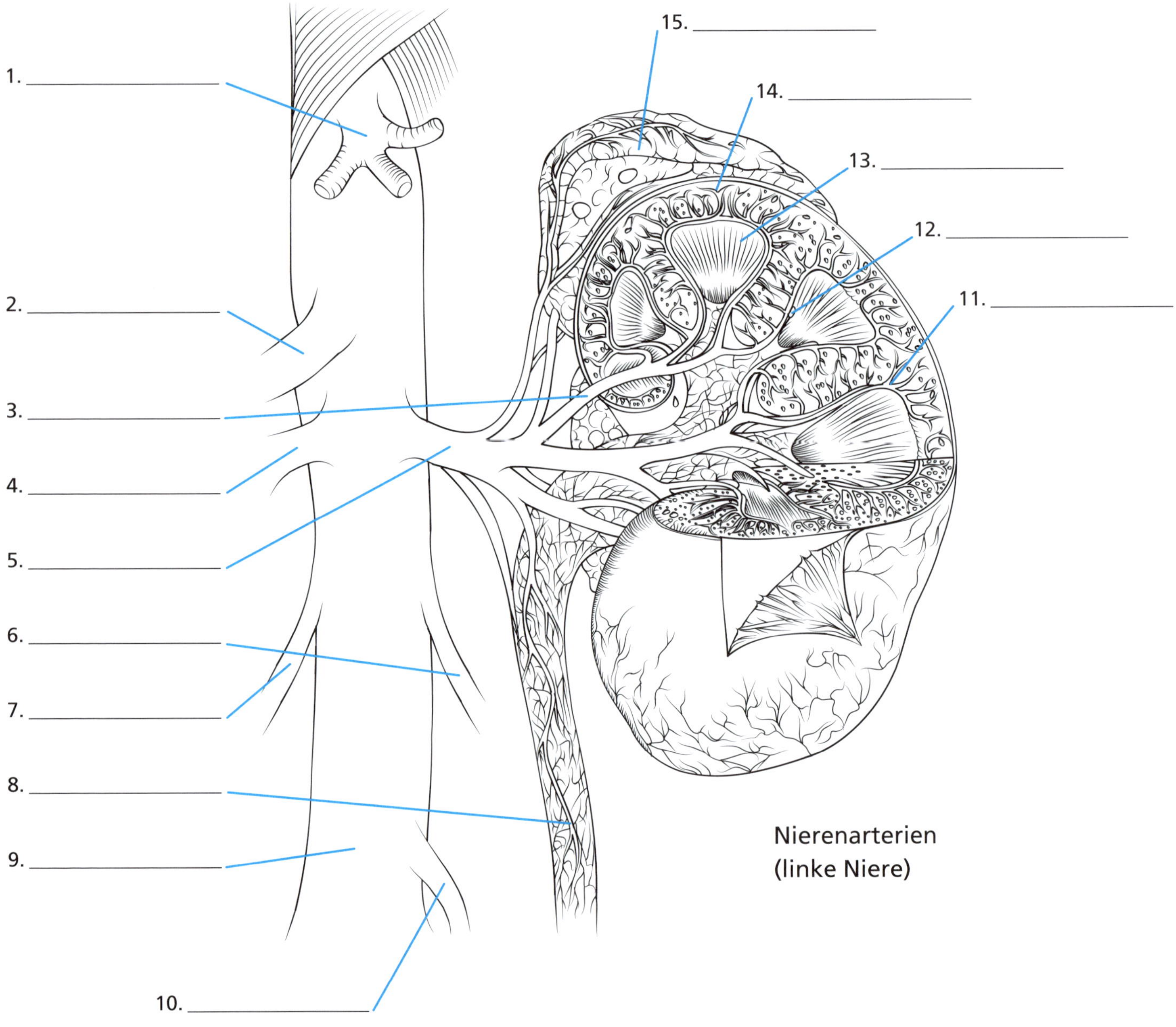

Die beiden Nierenarterien (Aa. renales) zweigen seitlich von der Bauchaorta (Aorta abdominalis) ab. Jede der Nierenarterien gabelt sich noch vor Eintritt in die jeweilige Niere (Ren [Nephros]) in einen vorderen und in einen hinteren Ast (Ramus anterior und posterior), aus denen mehrere Segmentarterien (Aa. segmenti) entspringen, die durch die Nierenpforte (Hilum renale) in die Nieren ziehen und sich dann im Verlauf weiter aufteilen, bis sie schließlich zu Kapillaren werden. Die Blutversorgung des Beckens wird von der rechten und der linken inneren Beckenarterie (A. iliaca interna) übernommen, die von der jeweiligen gemeinsamen Beckenarterie (A. iliaca communis) abgegeben werden. Die Anordnung der Äste der inneren Beckenarterie ist sehr variabel, überlicherweise unterscheidet man einen hinteren Ast (zu den Beckenwandstrukturen) und einen vorderen Ast (zu den Beckenorganen und in die Gesäß- und Dammregion.

Antworten

1. Bauchhöhlenstamm (Truncus coeliacus), 2. obere Eingeweidearterie (A. mesenterica superior), 3. Segmentarterie (A. segmenti), 4. rechte Nierenarterie (A. renalis dextra), 5. linke Nierenarterie (A. renalis sinistra), 6. linke Hodenarterie (A. testicularis sinistra) bzw. linke Eierstockarterie (A. ovarica sinistra), 7. rechte Hodenarterie (A. testicularis dextra) bzw. rechte Eierstockarterie (A. ovarica dextra), 8. Harnleiter (Ureter), 9. Bauchaorta (Aorta abdominalis), 10. untere Eingeweidearterie (A. mesenterica inferior), 11. Bogenarterie der Niere (A. arcuata renis), 12. Zwischenlappenarterie der Niere (A. interlobaris renis), 13. Nierenpyramide, Nierenmark (Pyramis renalis, medulla renalis), 14. Nierenrinde (Cortex renalis), 15. linke Nebenniere (Glandula suprarenalis sinistra)

Arterien der Beckenwand

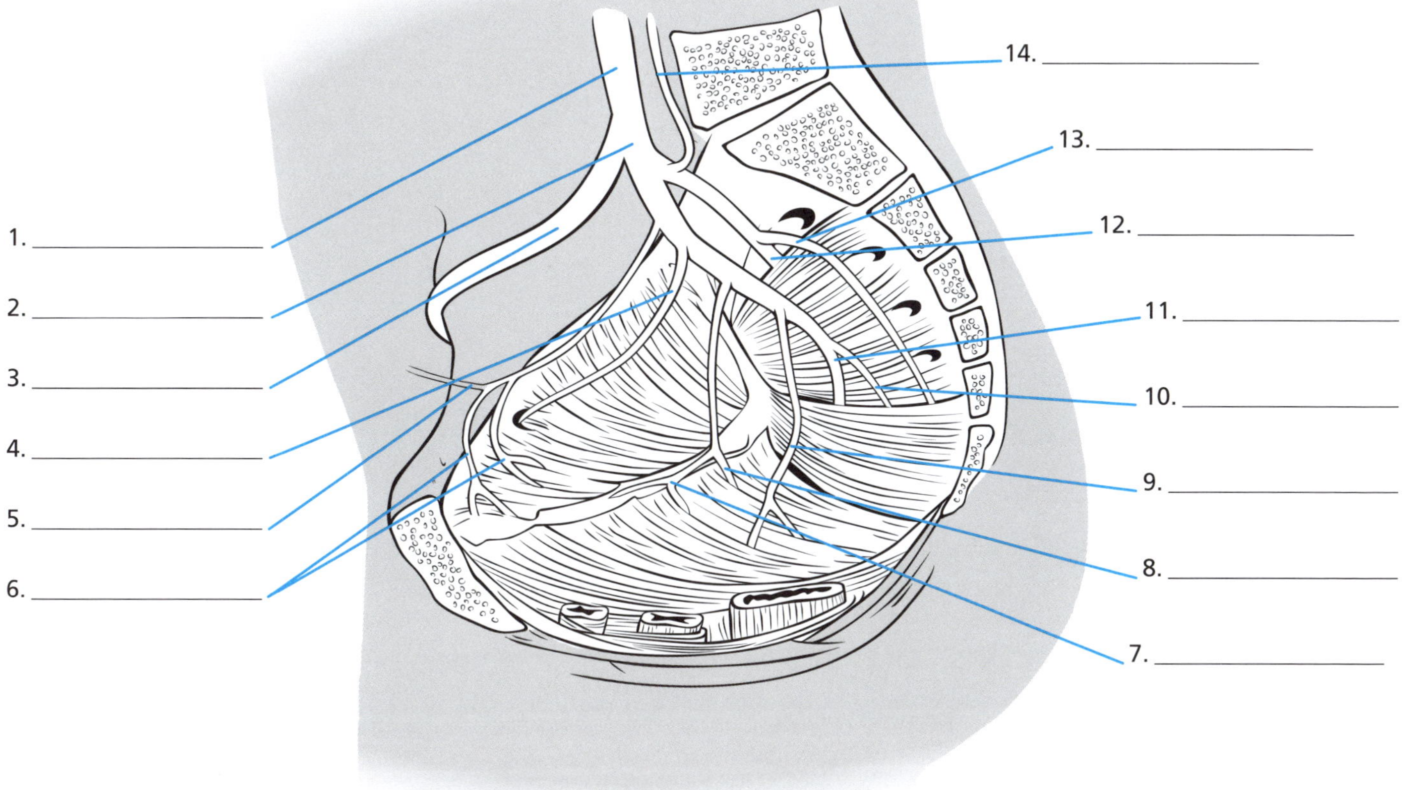

Erektile Dysfunktion (Erektionsstörung)

Der arterielle Blutfluss zu den Penis-Schwellkörpern ist entscheidend, ob sich eine Erektion aufbaut und bestehen bleibt. Arterielles Blut fließt zum Penis durch die innere Beckenarterie und die Schamarterie. Weisen diese Arterien Arteriosklerose auf, kann sich ihr Lumen so weit verengen, dass nicht genügend Blut zu den Schwellkörpern gelangt, um den Druck zu erhöhen und eine Versteifung herbeizuführen. Eine weitere häufige Ursache für Erektionsstörungen ist Diabetes mellitus, der die autonomen Nerven schädigen kann, die den arteriellen Blutfluss steuern (diabetische Neuropathie), sodass die Beckenarterien nicht erweitert werden können. Es gibt allerdings eine Reihe von Behandlungsmöglichkeiten, um den Blutfluss zu verbessern und eine Erektion aufrechtzuerhalten.

Antworten

1. gemeinsame Beckenarterie (A. iliaca communis), 2. innere Beckenarterie (A. iliaca interna), 3. äußere Beckenarterie (A. iliaca externa), 4. Hüftlocharterie (A. obturatoria), 5. Nabelarterie (A. umbilicalis), 6. obere Harnblasenarterie (A. vesicalis superior), 7. Gebärmutterarterie (A. uterina), 8. Scheidenarterie (A. vaginalis), 9. mittlere Mastdarmarterie (A. rectalis media), 10. innere Schamarterie (A. pudenda interna), 11. untere Gesäßarterie (A. glutea inferior), 12. obere Gesäßarterie (A. glutea superior), 13. seitliche Kreuzbeinarterie (A. sacralis lateralis), 14. Darmbeinlendenarterie (A. iliolumbalis)

Blutgefäße der oberen und unteren Extremitäten

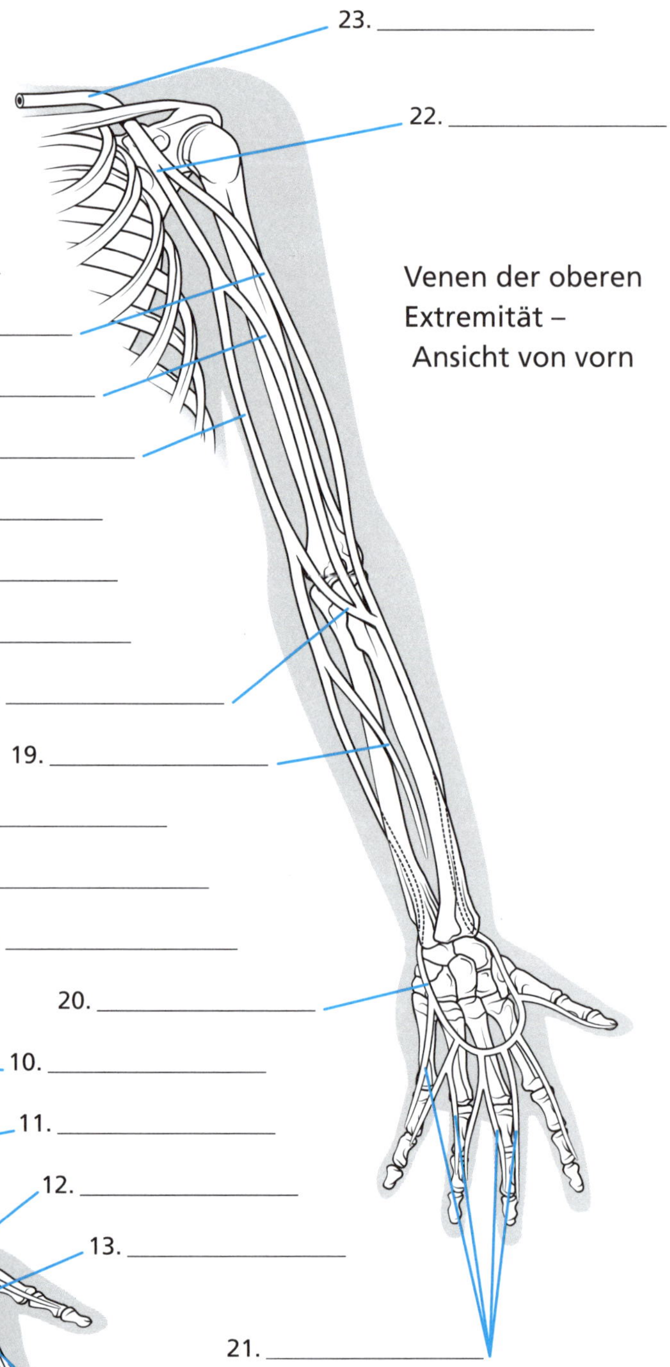

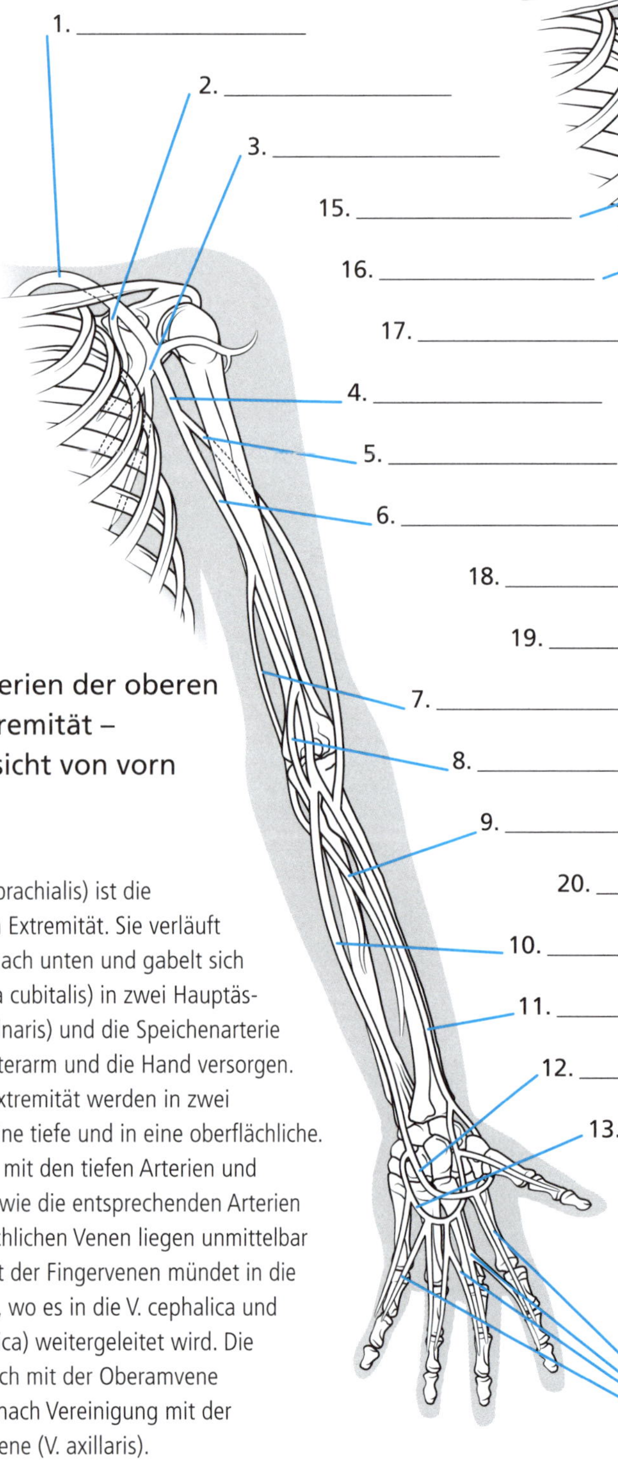

Die Oberarmarterie (A. brachialis) ist die Hauptarterie der oberen Extremität. Sie verläuft entlang des Oberarms nach unten und gabelt sich in der Ellenbeuge (Fossa cubitalis) in zwei Hauptäste, die Ellenarterie (A. ulnaris) und die Speichenarterie (A. radialis), die den Unterarm und die Hand versorgen. Die Venen der oberen Extremität werden in zwei Gruppen unterteilt: in eine tiefe und in eine oberflächliche. Die tiefen Venen ziehen mit den tiefen Arterien und werden daher genauso wie die entsprechenden Arterien bezeichnet. Die oberflächlichen Venen liegen unmittelbar unter der Haut. Das Blut der Fingervenen mündet in die beiden Hohlhandbogen, wo es in die V. cephalica und die Basilarvene (V. basilica) weitergeleitet wird. Die Basilarvene verbindet sich mit der Oberamvene (V. brachialis) und wird nach Vereinigung mit der V. cephalica zur Achselvene (V. axillaris).

Antworten

1. Schlüsselbeinarterie (A. subclavia), 2. seitliche Brustkorbarterie (A. thoracica lateralis), 3. Unterschulterblattarterie (A. subscapularis), 4. Achselarterie (A. axillaris), 5. tiefe Oberarmarterie (A. profunda brachii), 6. Oberarmarterie (A. brachialis), 7. obere, die Elle begleitende Arterie (A. collateralis ulnaris superior), 8. untere, die Elle begleitende Arterie (A. collateralis ulnaris inferior), 9. Zwischenknochenarterie (A. interossea), 10. Ellenarterie (A. ulnaris), 11. Speichenarterie (A. radialis), 12. oberflächlicher Hohlhandbogen (Arcus palmaris superficialis), 13. tiefer Hohlhandbogen (Arcus palmaris profundus), 14. Fingerarterien der Hohlhand (Aa. digitales palmares), 15. Kopfvene (V. cephalica), 16. Oberarmvene (V. brachialis), 17. Basilarvene (V. basilica), 18. mittlere Ellenbeugenvene (V. mediana cubiti), 19. mittlere Unterarmvene (V. mediana antibrachii), 20. Venenbogen der Hohlhand (Arcus venosus palmaris), 21. Fingervenen der Hohlhand (Vv. digitales palmares), 22. Achselvene (V. axillaris), 23. Schlüsselbeinvene (V. subclavia)

Venen der unteren Extremität – Ansicht von vorn

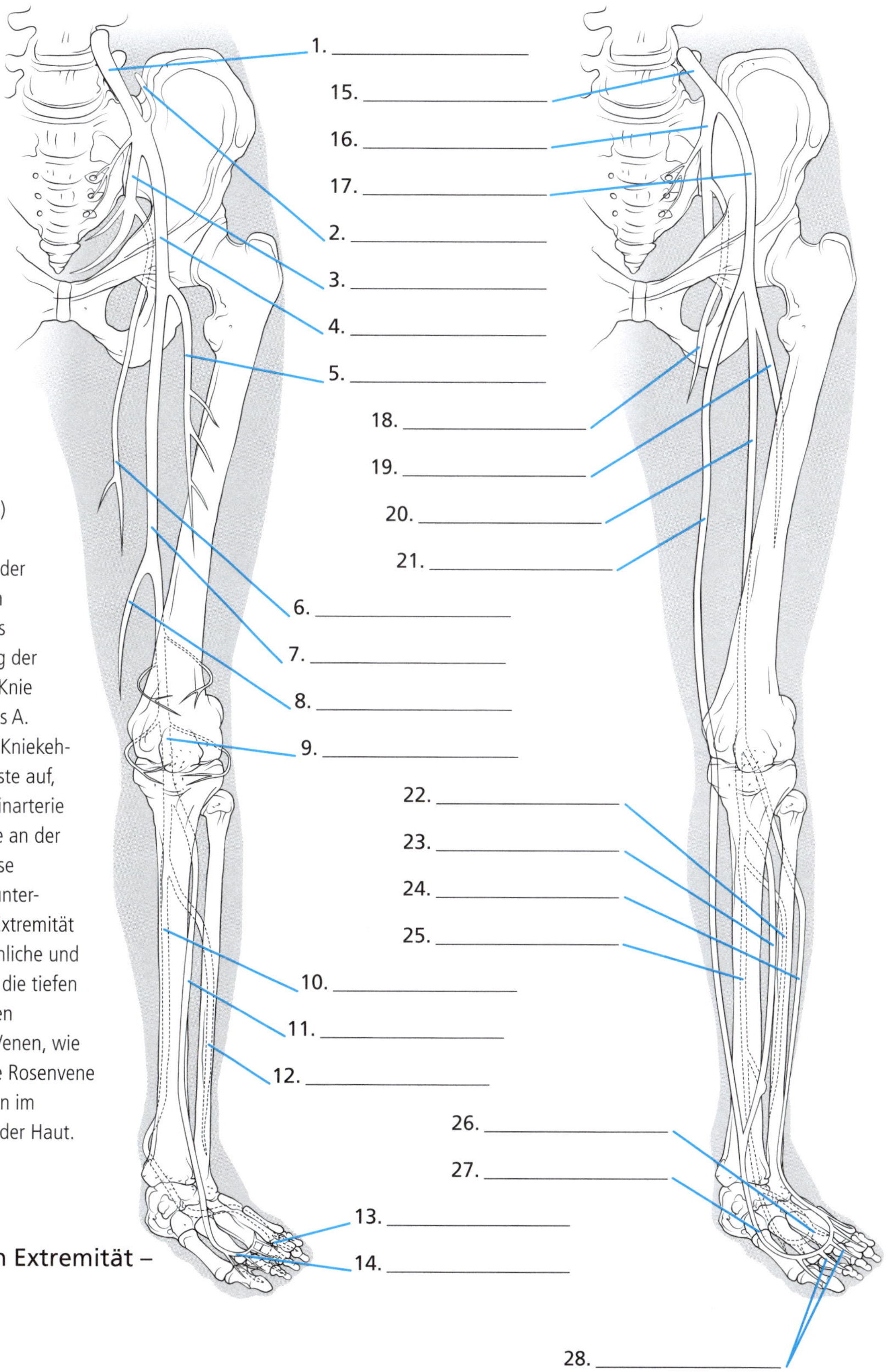

Der größte Anteil des Bluts für die Versorgung der unteren Extremitäten fließt von der Aorta zur äußeren Beckenarterie (A. iliaca externa), die zur Oberschenkelarterie (A. femoralis) wird, wenn sie tief unter dem Lig. inguinale (Leistenband) der Leiste in der Gefäßpforte (Lacuna vasorum) in den Oberschenkel eintritt. Die A. femoralis verläuft zu etwa zwei Dritteln entlang der Oberschenkelvorderseite hinter dem Knie nach unten und setzt sich am Knie als A. poplitea (Kniekehlenarterie) fort. Die Kniekehlenarterie gabelt sich in zwei Hauptäste auf, die vordere und die hintere Schienbeinarterie (A. tibialis anterior und posterior), die an der Unterschenkelvorder- beziehungsweise -rückseite bis zum Fuß ziehen. Man unterscheidet bei den Venen der unteren Extremität zwei Gruppen, nämlich eine oberflächliche und eine tiefe. Die tiefen Venen begleiten die tiefen Arterien und tragen daher die gleichen Bezeichnungen. Die oberflächlichen Venen, wie zum Beispiel die große und die kleine Rosenvene (V. saphena magna bzw. parva), liegen im oberflächlichen Gewebe direkt unter der Haut.

Arterien der unteren Extremität – Ansicht von vorn

Antworten

1. gemeinsame Beckenarterie (A. iliaca communis), 2. Darmbeinlendenarterie (A. iliolumbalis), 3. innere Beckenarterie (A. iliaca interna), 4. äußere Beckenarterie (A. iliaca externa), 5. tiefe Oberschenkelarterie (A. profunda femoris), 6. Hüftlocharterie (A. obturatoria), 7. Oberschenkelarterie (A. femoralis), 8. absteigende Kniearterie (A. descendens genus), 9. Kniekehlenarterie (A. poplitea), 10. hintere Schienbeinarterie (A. tibialis posterior), 11. vordere Schienbeinarterie (A. tibialis anterior), 12. Wadenbeinarterie (A. peronea), 13. tiefer Fußsohlenbogen (Arcus plantaris profundus), 14. Bogenarterie (A. arcuata), 15. gemeinsame Beckenvene (V. iliaca communis), 16. innere Beckenvene (V. iliaca interna), 17. äußere Beckenvene (V. iliaca externa), 18. Hüftlochvene (V. obturatoria), 19. tiefe Oberschenkelvene (V. profunda femoris), 20. Oberschenkelvene (V. femoralis), 21. große Rosenvene (V. saphena magna), 22. Wadenbeinvene (V. peronea), 23. vordere Schienbeinvene (V. tibialis anterior), 24. kleine Rosenvene (V. saphena parva), 25. hintere Schienbeinvene (V. tibialis posterior), 26. Venenbogen der Fußsohle (Arcus venosus plantaris), 27. Venenbogen des Fußrückens (Arcus venosus dorsalis pedis), 28. Venen der Zehenrücken (Vv. digitales dorsales pedis)

Atmungssystem

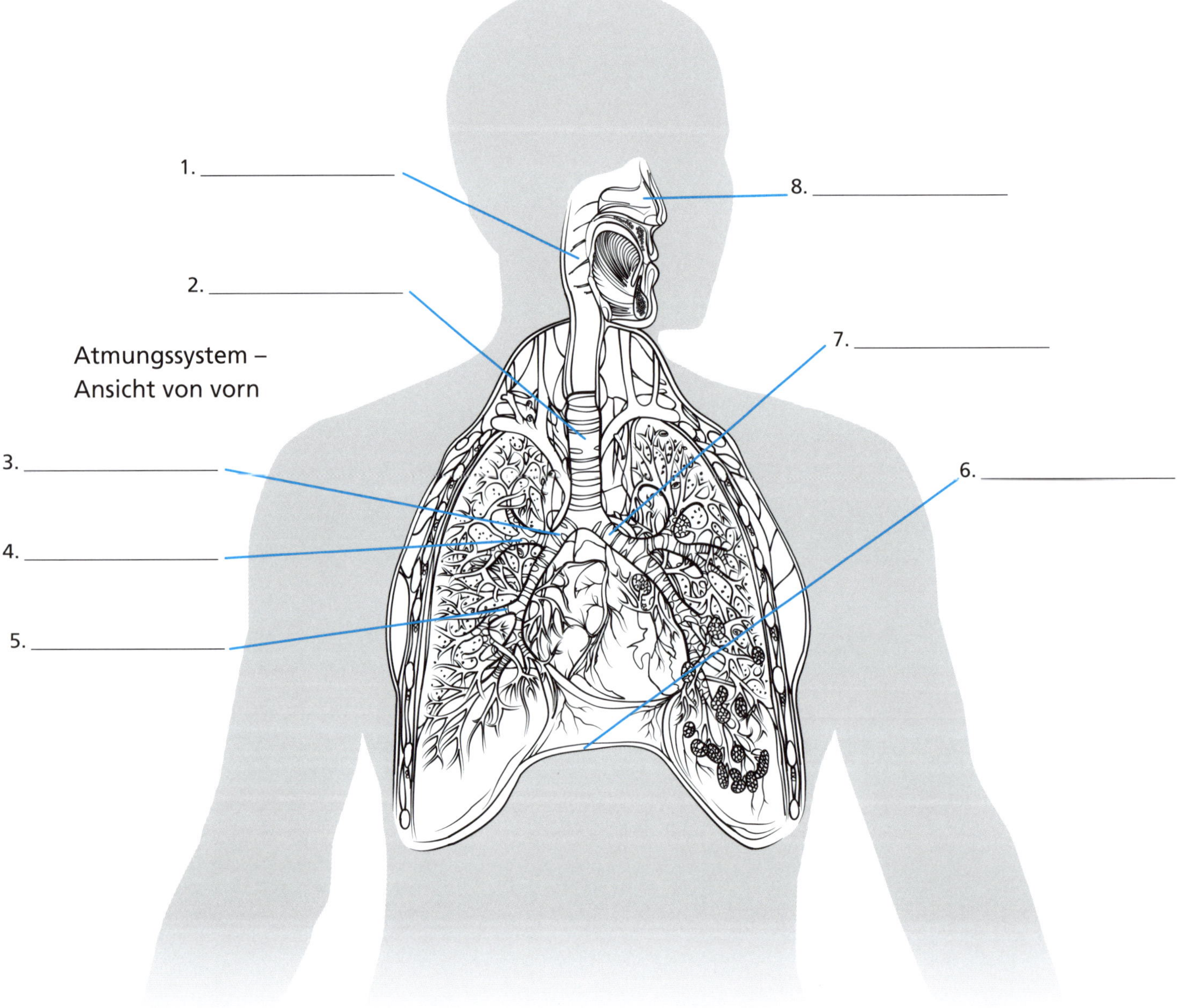

Atmungssystem – Ansicht von vorn

Der menschliche Körper verbraucht infolge der unablässig ablaufenden Stoffwechselprozesse Sauerstoff und produziert dabei überfüssiges Kohlendioxid. Das Atmungssystem (respiratorisches System) hat die Aufgabe, in den Luftwegen Sauerstoff gegen das im Körper angehäufte Kohlendioxid auszutauschen. Die eingeatmete Luft fließt über die Nase (Nasus), den Rachen (Pharynx), den Kehlkopf (Larynx) und die Bronchien (Bronchi) in die Luftwege. Blut durchläuft ununterbrochen zwei verschiedene Teilkreisläufe, den Körperkreislauf und den Lungenkreislauf. Das Herz pumpt sauerstoffarmes Blut aus den Venen des Körperkreislaufs in die Arterien des Lungenkreislaufs. Das Blut wird in der Lunge mit Sauerstoff angereichert und strömt dann zurück zum Herz, das es wieder in den Körperkreislauf abgibt.

Antworten

1. Rachen (Pharynx), 2. Luftröhre (Trachea), 3. rechter Hauptbronchus (Bronchus principalis dexter), 4. oberer Lappenbronchus (Bronchus lobaris superior), 5. mittlerer Lappenbronchus (Bronchus lobaris medius), 6. Zwerchfell (Diaphragma), 7. linker Hauptbronchus (Bronchus principalis sinister), 8. Nasenhöhle (Cavitas nasi)

Atemmuskulatur: Zwischenrippenmuskeln – Ansicht von vorn

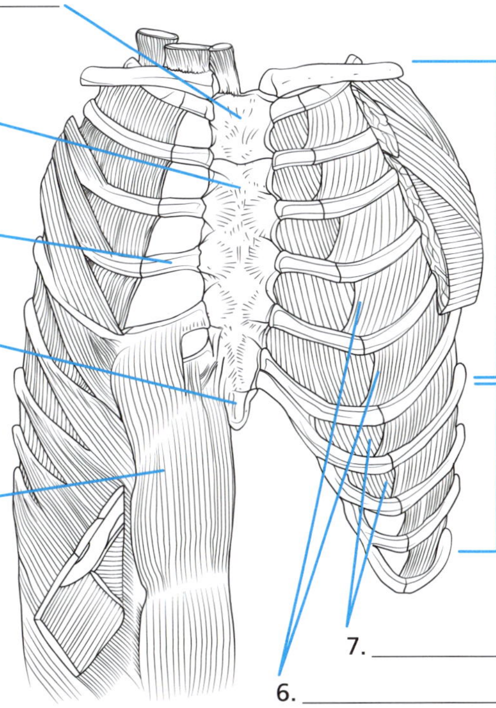

oberer Teil des Atmungssystems – Sagittalansicht

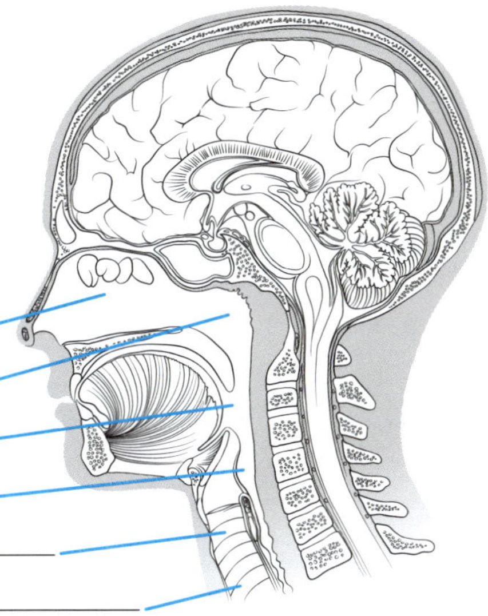

Atemmuskulatur: Zwerchfell – Ansicht von unten

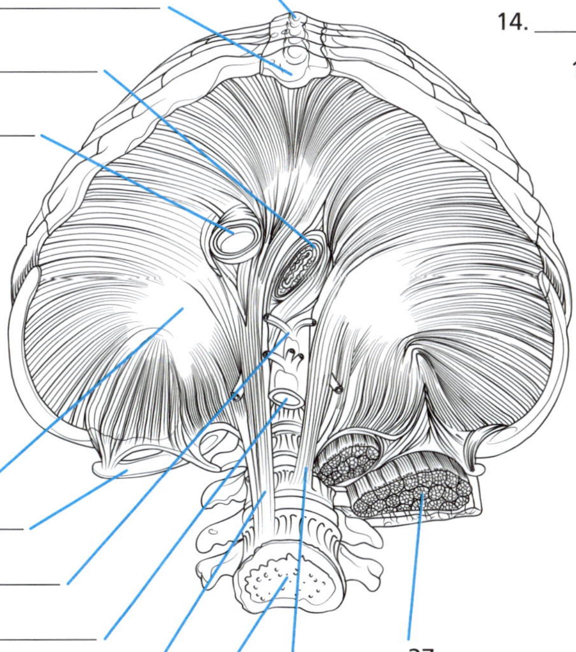

Der obere Teil des Atmungssystems besteht aus der Nase, der Nasenhöhle und dem Rachen. Der Rachen ist der gemeinsame Teil des Atem- und des Nahrungswegs. Die inneren und äußeren Zwischenrippenmuskeln sowie das Zwerchfell sind die Hauptatemmuskeln, deren Bewegungen das Fassungsvermögen des Brustkorbs erhöhen. Wenn sich das Zwerchfell kontrahiert, vergrößert sich der Innenraum des Brustkorbs und Luft strömt von außen in die Lungen (Zwerchfellatmung). Die schräg angeordneten Zwischenrippenmuskeln, die benachbarte Rippen miteinander verbinden und sie bewegen, heben beim Einatmen die Rippen an. Kehren die Rippen und Muskeln des Brustkorbs in ihre Ausgangsposition zurück, verkleinert sich der Binnenraum des Brustkorbs wieder und die Luft wird aus den Lungen herausgedrückt (Brustatmung).

Antworten

1. Brustbeinhandgriff (Manubrium sterni), 2. Brustbeinkörper (Corpus sterni), 3. Rippenknorpel (Cartilago costalis), 4. Schwertfortsatz (Processus xiphoideus), 5. gerader Bauchmuskel (M. rectus abdominis), 6. äußere Zwischenrippenmuskeln (Mm. intercostales externi), 7. innere Zwischenrippenmuskeln (Mm. intercostales interni), 8. Rippenpaare 8-10 (falsche Rippen [Costae spuriae]), 9. Rippenpaare 1-7 (echte Rippen [Costae verae]), 10. Nasenhöhle (Cavitas nasi), 11. Nasenrachenraum (Pars nasalis pharyngis, auch: Naso- oder Epipharynx), 12. Mundrachenraum (Pars oralis pharyngis, auch: Meso- oder Oropharynx), 13. Unterrachenraum (Pars laryngea pharyngis, auch: Hypo- oder Laryngopharynx), 14. Kehlkopf (Larynx), 15. Luftröhre (Trachea), 16. Corpus sterni, 17. Processus xiphoideus, 18. Speiseröhre (Oesophagus), 19. untere Hohlvene (V. cava inferior), 20. Sehnenzentrum des Zwerchfells (Centrum tendineum diaphragmatis), 21. 12. Rippe (freie Rippe), 22. Bauchhöhlenstamm (Truncus coeliacus), 23. Bauchaorta (Aorta abdominalis), 24. rechter Schenkel des Zwerchfells (Crus dextrum diaphragmatis), 25. Wirbelsäule (Columna vertebralis), 26. linker Schenkel des Zwerchfells (Crus sinistrum diaphragmatis), 27. quadratischer Lendenmuskel (M. quadratus lumborum)

Nase, Rachen und Kehlkopf

Die mit Nasenhöhlenschleimhaut ausgekleideten Nasennebenhöhlen (Sinus paranasales) sind luftgefüllte Hohlräume. Sie werden vom Stirnbein (Os frontale), vom Keilbein (Os sphenoidale), vom Siebbein (Os ethmoidale) und vom Oberkiefer (Maxilla) gebildet und besitzen Öffnungen in die Nasenhöhle. Bei der Geburt sind die Nasennebenhöhlen nur rudimentär vorhanden, entwickeln sich aber während der Pubertät sehr schnell. Die Tränendrüsen (Glandulae lacrimales), die seitlich oben von beiden Augäpfeln liegen, produzieren die Tränenflüssigkeit, die durch Lidschlag die gesamte Vorderfläche des Augapfels (Bulbus oculi) befeuchtet und die Hornhaut reinigt und ernährt. Die Tränenflüssigkeit sammelt sich im inneren Augenwinkel (Angulus oculi medialis) und wird durch den Tränennasengang (Ductus nasolacrimalis) in die Nasenhöhle abgeleitet.

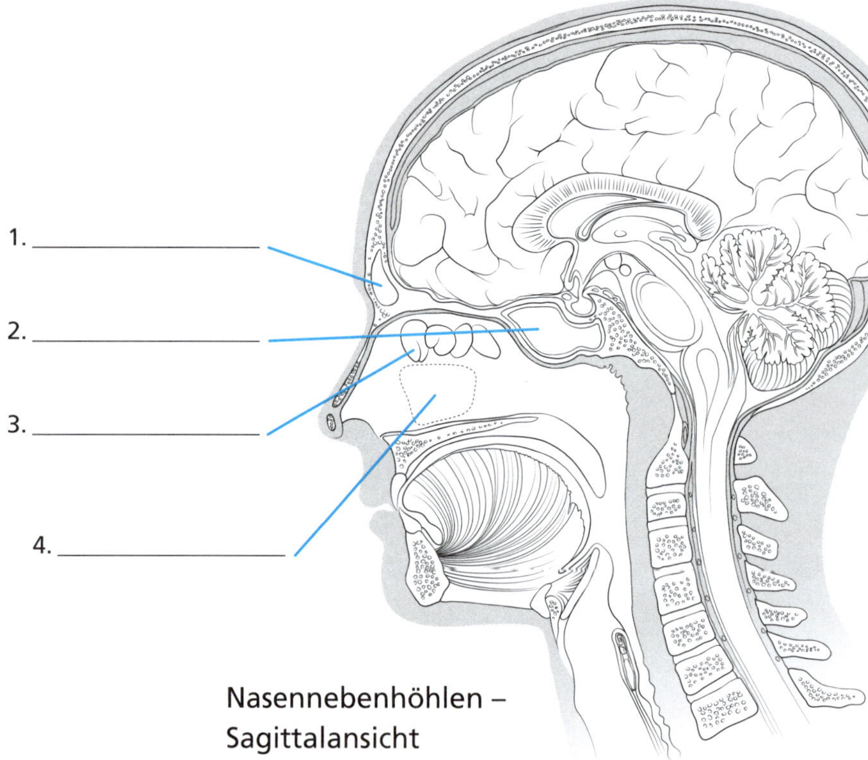

Nasennebenhöhlen – Sagittalansicht

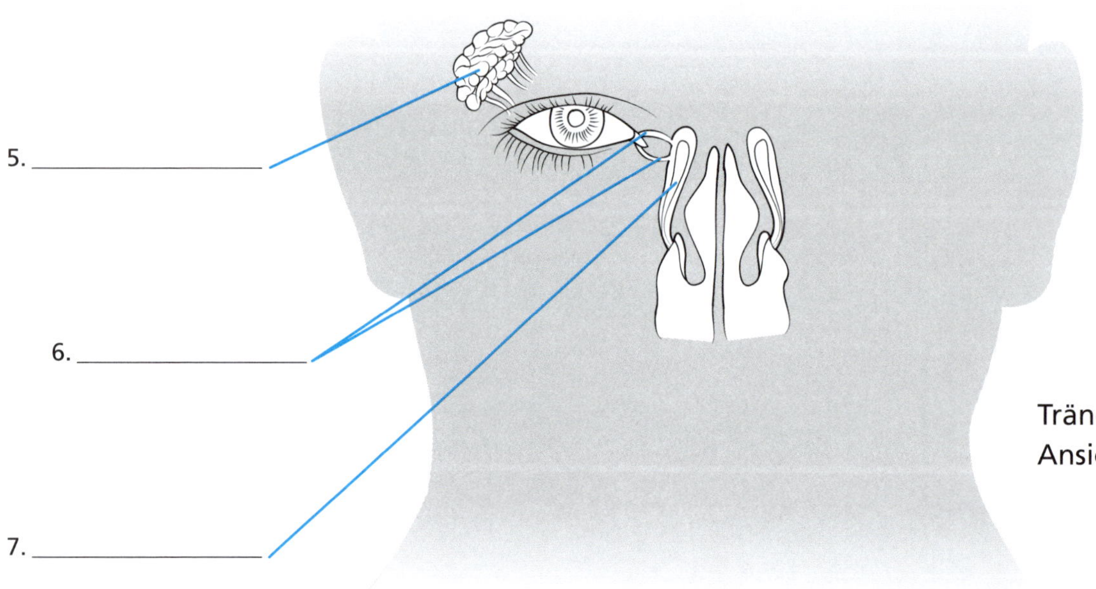

Tränenapparat – Ansicht von vorn

Antworten

1. Stirnhöhle (Sinus frontalis), 2. Keilbeinhöhle (Sinus sphenoidalis), 3. Siebbeinhöhle (Sinus ethmoidalis), 4. Kieferhöhle (Sinus maxillaris), 5. Tränendrüse (Glandula lacrimalis), 6. Tränenkanälchen (Canaliculus lacrimalis), 7. Tränennasengang (Ductus nasolacrimalis)

Rachen – Ansicht von hinten

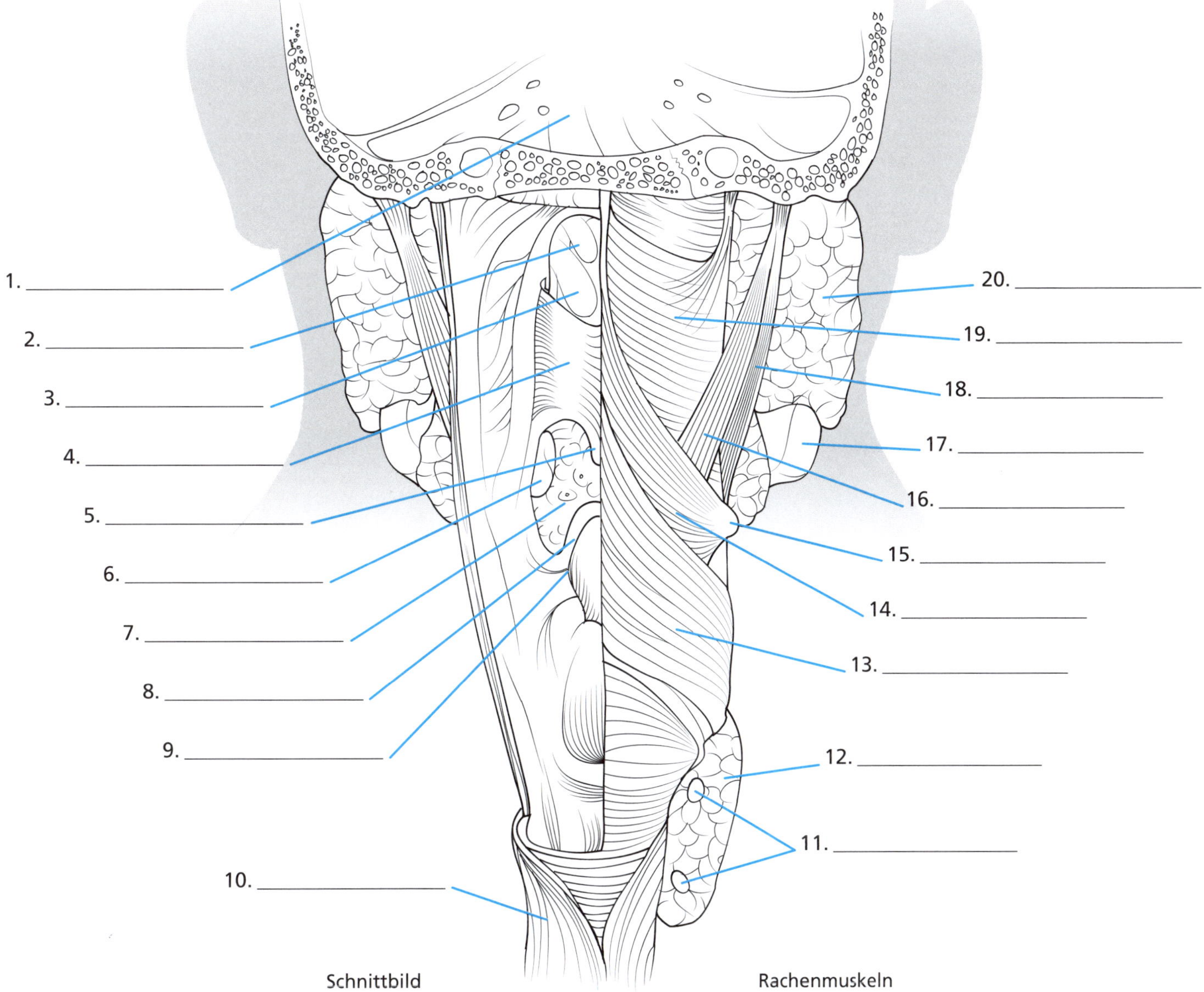

Der Rachen (Pharynx) liegt hinter der Nasenhöhle (Cavitas nasi), der Mundhöhle (Cavitas oris) sowie dem Kehlkopf (Larynx) und geht in die Speiseröhre (Oesophagus) über. Der Pharynx hat Öffnungen in all diese Regionen und bildet den gemeinsamen Durchgang für Luft, Flüssigkeit und Speisen. Kurz hinter der Nasenhöhle befindet sich auf jeder Seite der Rachenwand eine Mündung der Ohrtrompete (Tuba auditiva), die den Pharynx mit der Paukenhöhle (Cavitas tympani) verbindet. Der Rachen besteht aus drei Teilen: dem Nasenrachenraum (Pars nasalis pharyngis, auch: Naso- oder Epipharynx), dem Mundrachenraum (Pars oralis pharyngis, auch: Meso- oder Oropharynx) und dem Unterrachenraum (Pars laryngea pharyngis, auch: Hypo- oder Laryngopharynx). Der Nasopharynx ist unmittelbar unter der Schädelbasis (Basis cranii) und hinter der Nase angeordnet. Der Oropharynx ist hinter dem Mund gelegen. Der Hypopharynx ist der unterste Teil des Pharynx, der sich vom Kehldeckelknorpel (Epiglottis [Cartilago epiglottica]) bis zum oberen Ösophagusmund erstreckt.

Antworten

1. Schädelbasis (Basis cranii), 2. mittlere Nasenmuschel (Concha nasi media), 3. untere Nasenmuschel (Concha nasi inferior), 4. weicher Gaumen (Palatum molle), 5. Gaumenzäpfchen (Uvula palatina), 6. Gaumenmandel (Tonsilla palatina), 7. Zungenrücken (Dorsum linguae), 8. Kehldeckel (Epiglottis), 9. Stellknorpel-Kehldeckel-Falte (Plica aryepiglottica), 10. Speiseröhre (Oesophagus), 11. Nebenschilddrüsen (Glandulae parathyroideae), 12. Schilddrüse, rechter Lappen (Glandula thyroidea, Lobus dexter), 13. unterer Schlundschnürer (M. constrictor pharyngis inferior), 14. mittlerer Schlundschnürer (M. constrictor pharyngis medius), 15. Zungenbein, großes Horn (Os hyoideum, Cornu majus), 16. Griffel-Rachenmuskel (M. stylopharyngeus), 17. Angulus mandibulae (Unterkieferwinkel), 18. Griffel-Zungenbeinmuskel (M. stylohyoideus), 19. oberer Schlundschnürer (M. constrictor pharyngis superior), 20. Ohrspeicheldrüse (Glandula parotidea)

Nase, Rachen und Kehlkopf

Der Kehlkopf (Larynx) liegt unter dem Zungenbein (Os hyoideum) und erstreckt sich bis zur Trachea (Luftröhre). Der Larynx besteht aus einer Reihe von verschiedenen Knorpeln, die dem unteren Atemweg Festigkeit verleihen und Muskeln, Bändern sowie Membranen als Ansatz dienen. Der obere Abschnitt des Larynx beginnt am Kehldeckel (Epiglottis) und endet an den Taschenfalten (Plicae vestibulares), die auch als „falsche Stimmbänder" bezeichnet werden. Der untere Abschnitt setzt an den Stimmfalten (Stimmlippen [Plicae vocales]) an und reicht bis zum Ringknorpel (Cartilago cricoidea), der einzigen geschlossenen Knorpelspange um den Luftweg. Die Stimmfalten sind vorn am Schildknorpel (Cartilago thyroidea) fixiert und hinten an den beiden Stellknorpeln (Cartilagines arytenoideae). Der Schildknorpel, der oben durch eine Membran (Membrana thyrohyoidea) mit dem Zungenbein und unten mit dem Ringknorpel verbunden ist, schützt die Vorderseite des Larynx.

Kehlkopf – Sagittalansicht

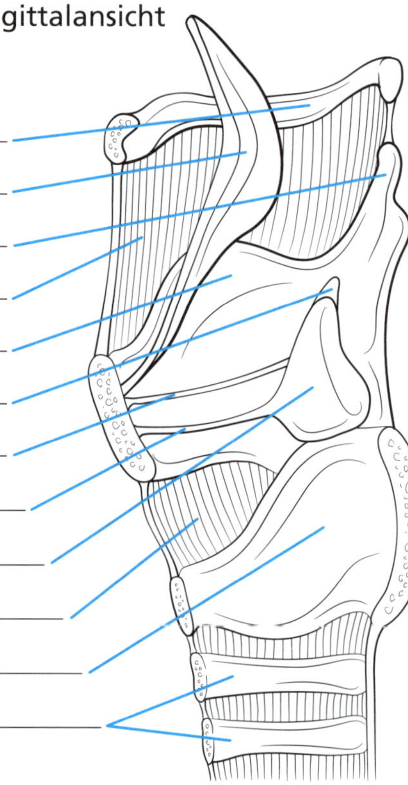

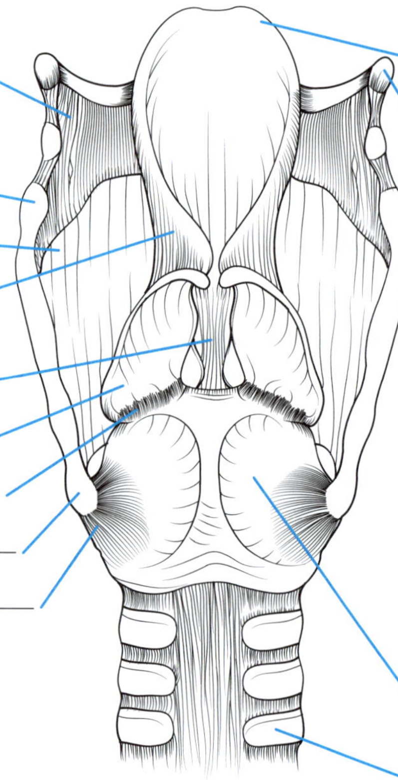

Kehlkopf – Ansicht von hinten

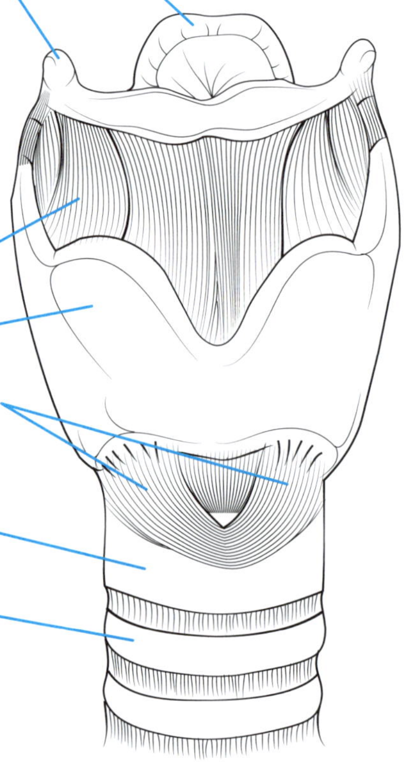

Kehlkopf – Ansicht von vorn

Antworten

1. Zungenbein (Os hyoideum), 2. Kehldeckel (Epiglottis), 3. Schildknorpel, oberes Horn (Cartilago thyroidea, Cornu superius), 4. Schildknorpel-Zungenbeinmembran (Membrana thyrohyoidea), 5. linke Schildknorpelplatte (Cartilago thyroidea, Lamina sinistra), 6. Spitzenknorpel (Cartilago corniculata), 7. Taschenfalte (Plica vestibularis), 8. Stimmfalte (Stimmlippe [Plica vocalis]), 9. Stellknorpel (Cartilago arytenoidea), 10. Mittleres Ringknorpel-Schildknorpel-Band (Lig. cricothyroideum medianum), 11. Ringknorpel (Cartilago cricoidea), 12. Knorpelspangen der Luftröhre (Cartilagines tracheales), 13. Membrana thyrohyoidea, 14. Cartilago thyroidea, Cornu superius, 15. Cartilago thyroidea, Lamina sinistra, 16. viereckige Membran (Membrana quadrangularis), 17. Stiel des Kehldeckels (Petiolus epiglottidis), 18. Cartilago arytenoidea, 19. Kapsel des Ringknorpel-Stellknorpel-Gelenks (Capsula articularis cricoarytenoidea), 20. Schildknorpel, unteres Horn (Cartilago thyroidea, Cornu inferius), 21. Kapsel des Ringknorpel-Schildknorpel-Gelenks (Capsula articularis cricothyroidea), 22. Knorpelspange der Luftröhre (Cartilago trachealis), 23. Cartilago cricoidea, 24. Zungenbein, großes Horn (Os hyoideum, Cornu majus), 25. Epiglottis, 26. Membrana thyrohyoidea, 27. Schildknorpel (Cartilago thyroidea), 28. Ringknorpel-Schildknorpelmuskel (M. cricothyroideus)

Kehldeckel und Stimmfalten – Ansichten von oben

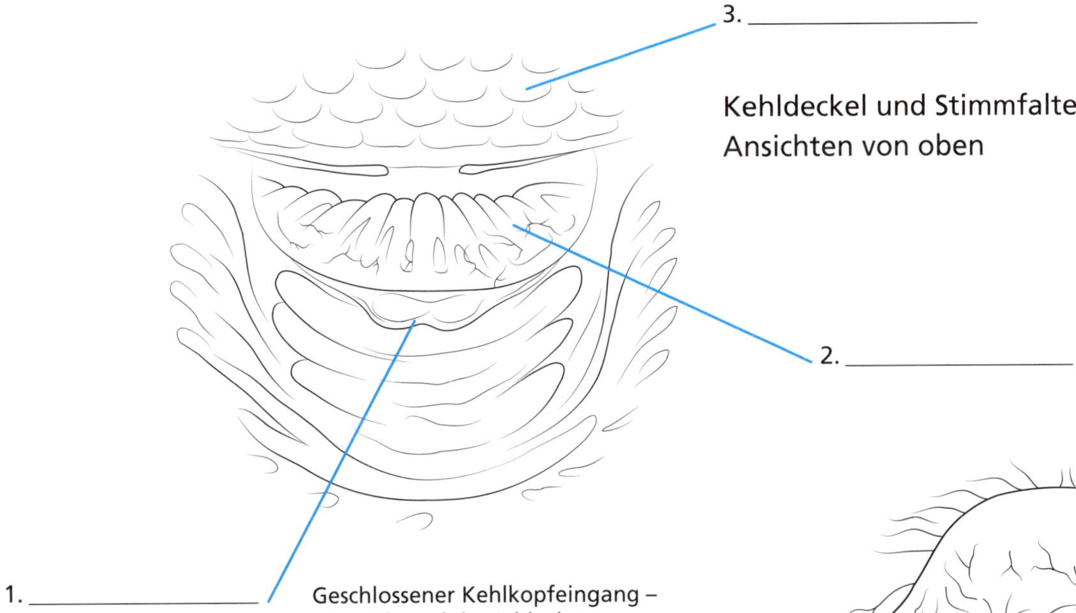

Geschlossener Kehlkopfeingang – wie während des Schluckens

Geöffneter Kehlkopfeingang mit adduzierten Stimmlippen – wie während der Phonation (Stimmerzeugung)

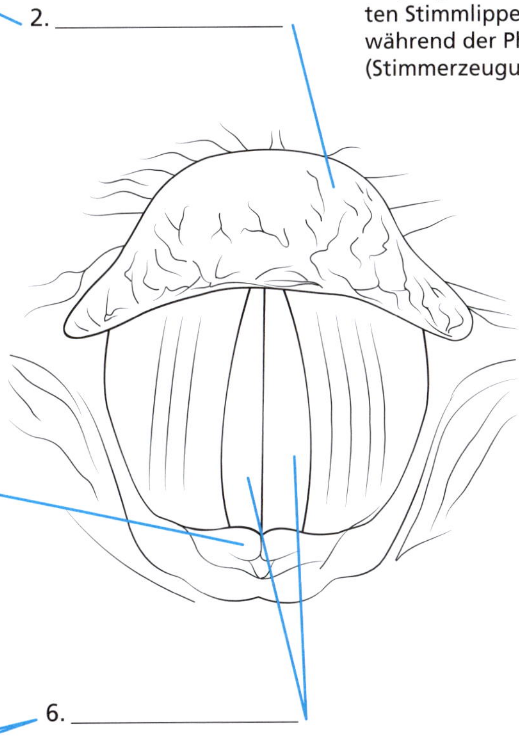

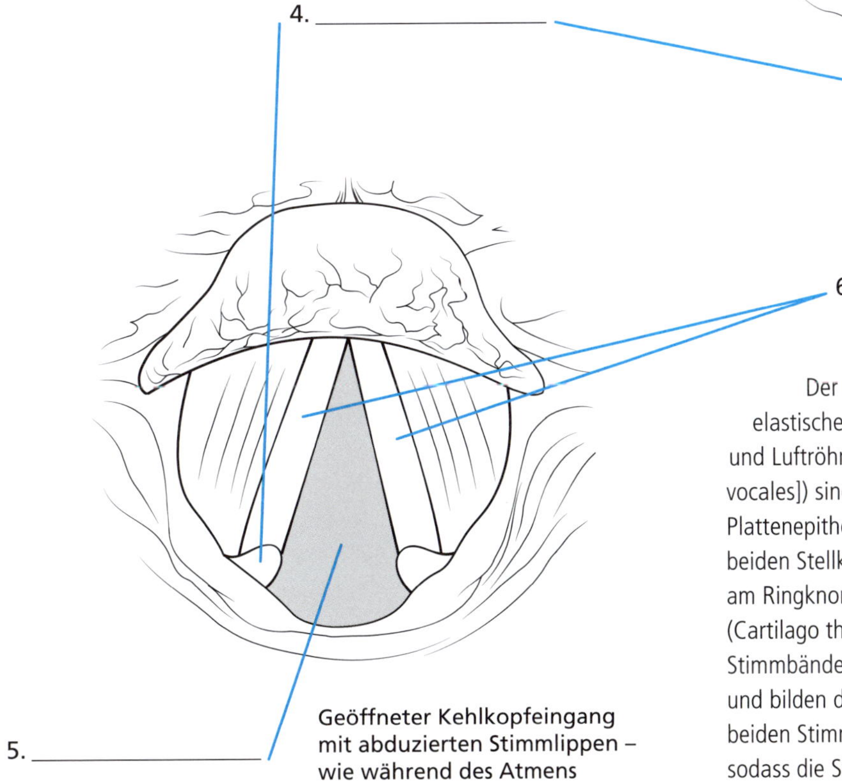

Geöffneter Kehlkopfeingang mit abduzierten Stimmlippen – wie während des Atmens

Der Kehldeckel (Epiglottis) ist eine blattförmige Klappe aus elastischem Knorpel, die über der Öffnung von Kehlkopf (Larynx) und Luftröhre (Trachea) liegt. Die Stimmlippen (Stimmfalten [Plicae vocales]) sind zeltförmige, von einem mehrschichtigen, unverhornten Plattenepithel bedeckte Schleimhautfalten. Sie sind hinten mit den beiden Stellknorpeln (Cartilagines arytenoideae) verbunden und seitlich am Ringknorpel (Cartilago cricoidea) und vorn am Schildknorpel (Cartilago thyroidea) befestigt. Die beiden freien Innenkannten, die Stimmbänder (Ligg. vocalia), sind mit Kehlkopfschleimhaut überzogen und bilden die Stimmplippen. Bei ruhiger und tiefer Atmung stehen die beiden Stimmlippen auseinander, und die Atemluft kann frei passieren, sodass die Stimmlippen nicht in Schwingungen versetzt werden und keine Geräusche verursachen. Wenn die Spalte zwischen den beiden Stimmlippen, die Stimmritze (Rima glottidis), fast geschlossen ist und dann Atemluft durch sie strömt, beginnen die Stimmlippen zu vibrieren, und es werden Schallwellen erzeugt.

Antworten

1. Schleimhauthöcker über dem Spitzenknorpel (Tuberculum corniculatum), 2. Kehldeckel (Epiglottis), 3. Zungenwurzel (Radix linguae), 4. Stimmfortsatz des Stellknorpels (Processus vocalis, Cartilago arytenoidea), 5. Luftröhre (Trachea), 6. Stimmfalten (Stimmlippen [Plicae vocales])

Luftröhre und Bronchien

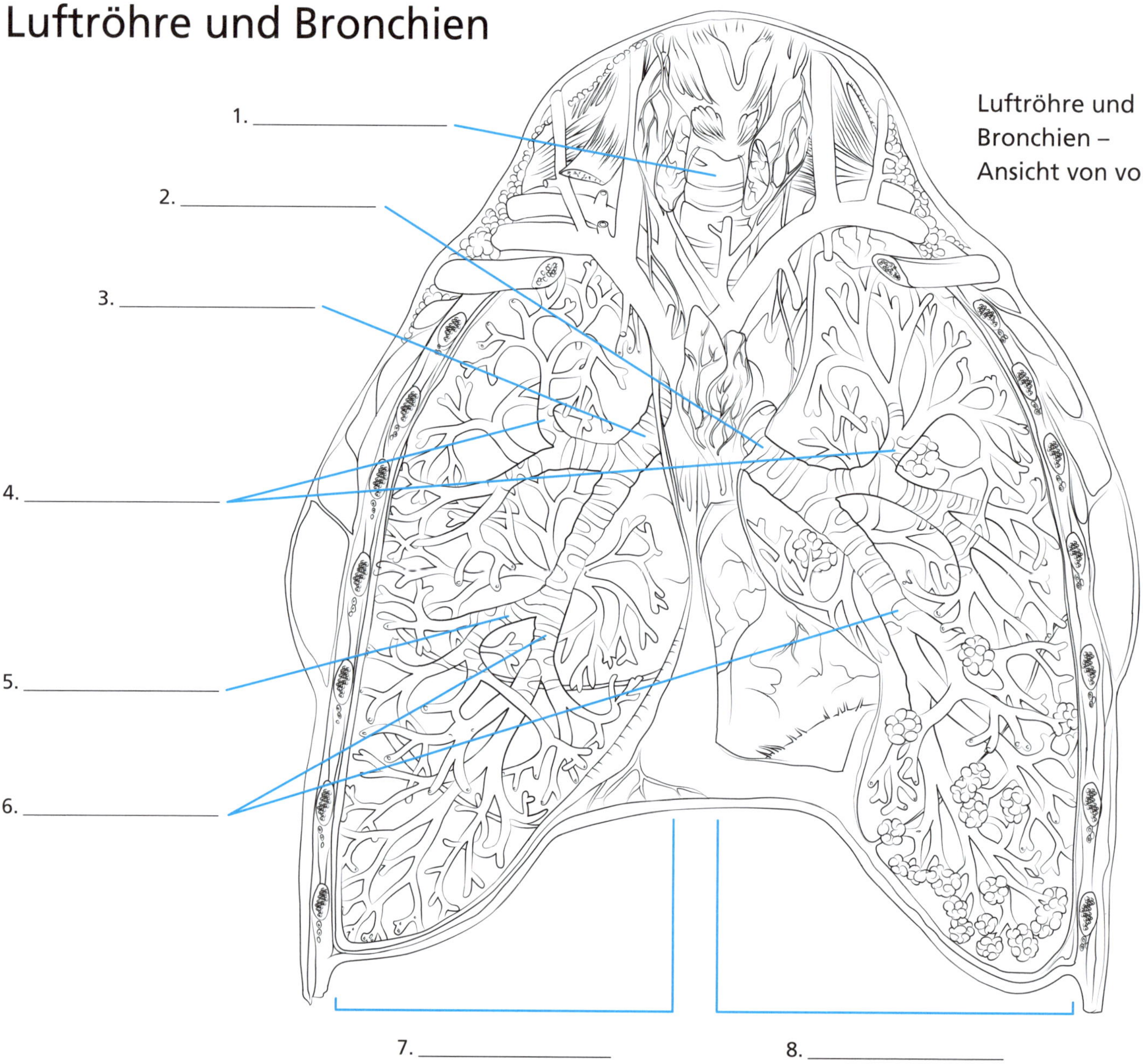

Luftröhre und Bronchien – Ansicht von vorn

Luft wird über die Nase und/oder den Mund eingeatmet und strömt dann weiter durch den Rachen (Pharynx), den Kehlkopf (Larynx), die Luftröhre (Trachea) und die Bronchien (Bronchi). Die Trachea verzweigt sich an ihrem unteren Ende in einen rechten und einen linken Hauptbronchus (Bronchus principalis). Jeder Hauptbronchus gabelt sich in Lappenbronchien (Bronchi lobares) auf, die die Lungenlappen (Lobi) versorgen. Aus den Lappenbronchien entspringen die Segmentbronchien (Bronchi segmentales), die sich in mehreren Schritten in mittlere und kleinere Bronchien aufteilen, die schließlich in Bronchiolen mit ihren Endverzweigungen, den Endbronchioli (Bronchioli terminales), übergehen. Die Endbronchioli geben durch Aufzweigung die respiratorischen Bronchiolen (Bronchioli respiratorii) ab, die in die Alveolargänge (Ductus alveolares) münden. Die Alveolargänge wiederum führen in die blind endenden Alveolarsäckchen (Sacculi alveolares), in deren Wänden die Alveolen (Lungenbläschen) dicht aneinandergedrängt liegen und wo der Austausch von Kohlendioxid gegen Sauerstoff stattfindet. Die Trachea wird durch hufeisenförmige, hyaline Knorpelspangen (Cartilagines tracheales) an der Vorder- und Seitenwand verstärkt, während die offene Rückwand durch glatte Muskulatur (M. trachealis) verschlossen wird. Die Trachea ist innen von einer Schleimhaut mit respiratorischem Epithel ausgekleidet. Ähnlich wie die Trachea besitzen auch die Bronchien und die Bronchioli eine Schleimhautschicht aus respiratorischem Epithel sowie eine glatte Muskelschicht. Ein Teil der Struktur der Bronchien wird zudem aus Knorpel (Cartilago bronchialis) gebildet, allerdings reduziert sich der Knorpelanteil mit zunehmender Verzweigung der Bronchien so stark, dass wenn die Bronchiolen letztlich erreicht werden, kein Knorpel mehr vorhanden ist.

Antworten

1. Luftröhre (Trachea), 2. linker Hauptbronchus (Bronchus principalis sinister), 3. rechter Hauptbronchus (Bronchus principalis dexter), 4. obere Lappenbronchien (Bronchi lobares superior), 5. mittlerer Lappenbronchus (Bronchus lobaris medius), 6. untere Lappenbronchien (Bronchi lobares inferior), 7. rechte Lunge (Pulmo dexter), 8. linke Lunge (Pulmo sinister)

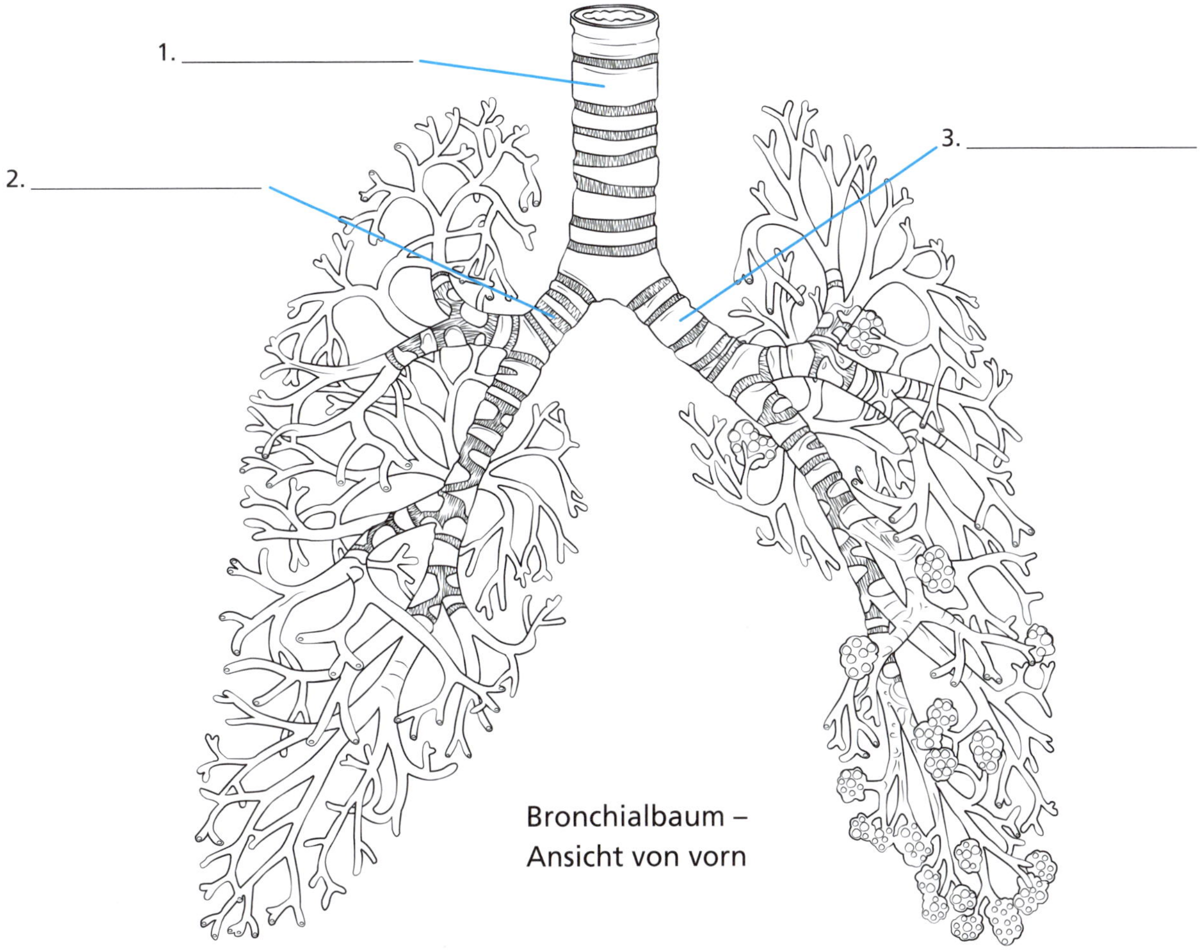

Bronchialbaum –
Ansicht von vorn

Luftröhre – Querschnittansicht

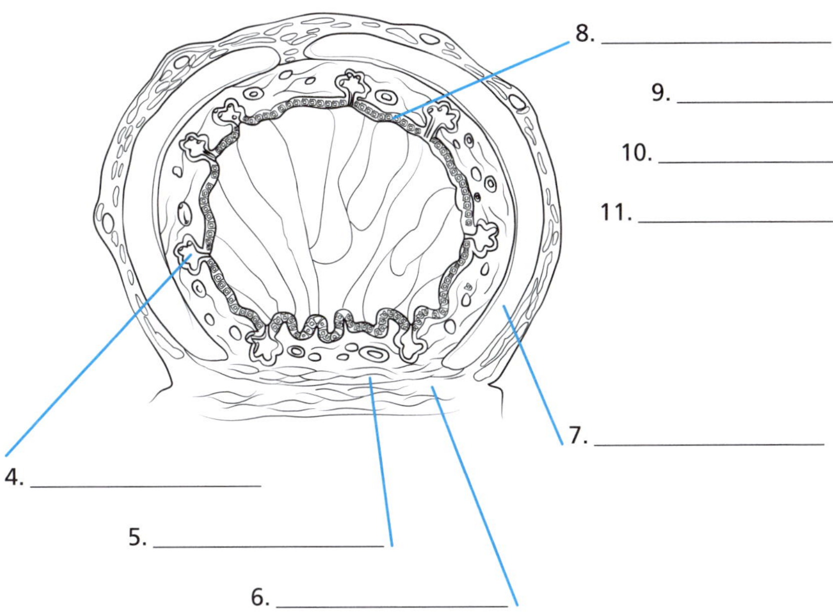

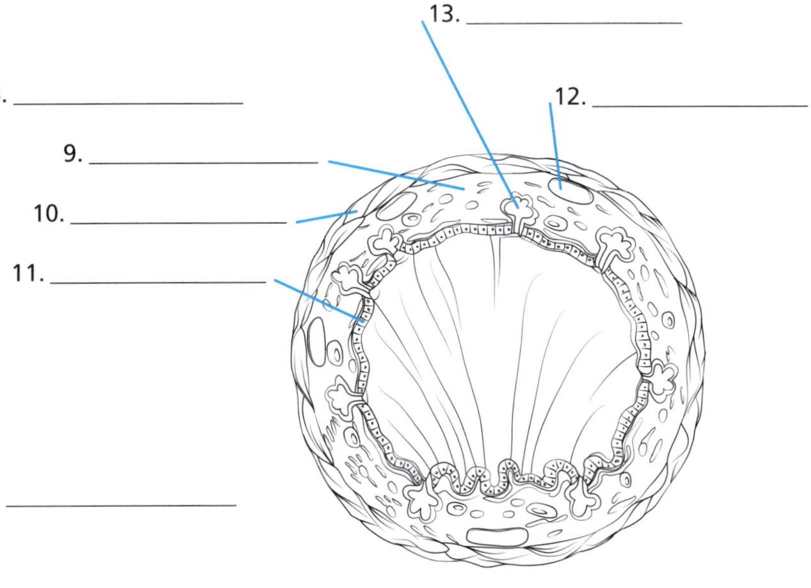

Bronchus – Querschnittansicht

Antworten

1. Luftröhre (Trachea), 2. rechter Hauptbronchus (Bronchus principalis dexter), 3. linker Hauptbronchus (Bronchus principalis sinister), 4. seromuköse Luftröhrendrüse (Glandula trachealis), 5. Luftröhrenmuskel (M. trachealis), 6. Ringband der Luftröhre (Lig. anulare tracheae), 7. Luftröhrenknorpel (Cartilago trachealis), 8. respiratorisches Epithel, 9. Submukosa (Tela submucosa), 10. glatte Bronchialmuskulatur, 11. respiratorisches Epithel, 12. Bronchialknorpel (Cartilago bronchialis), 13. Bronchialdrüse (Glandula bronchialis)

Lungen

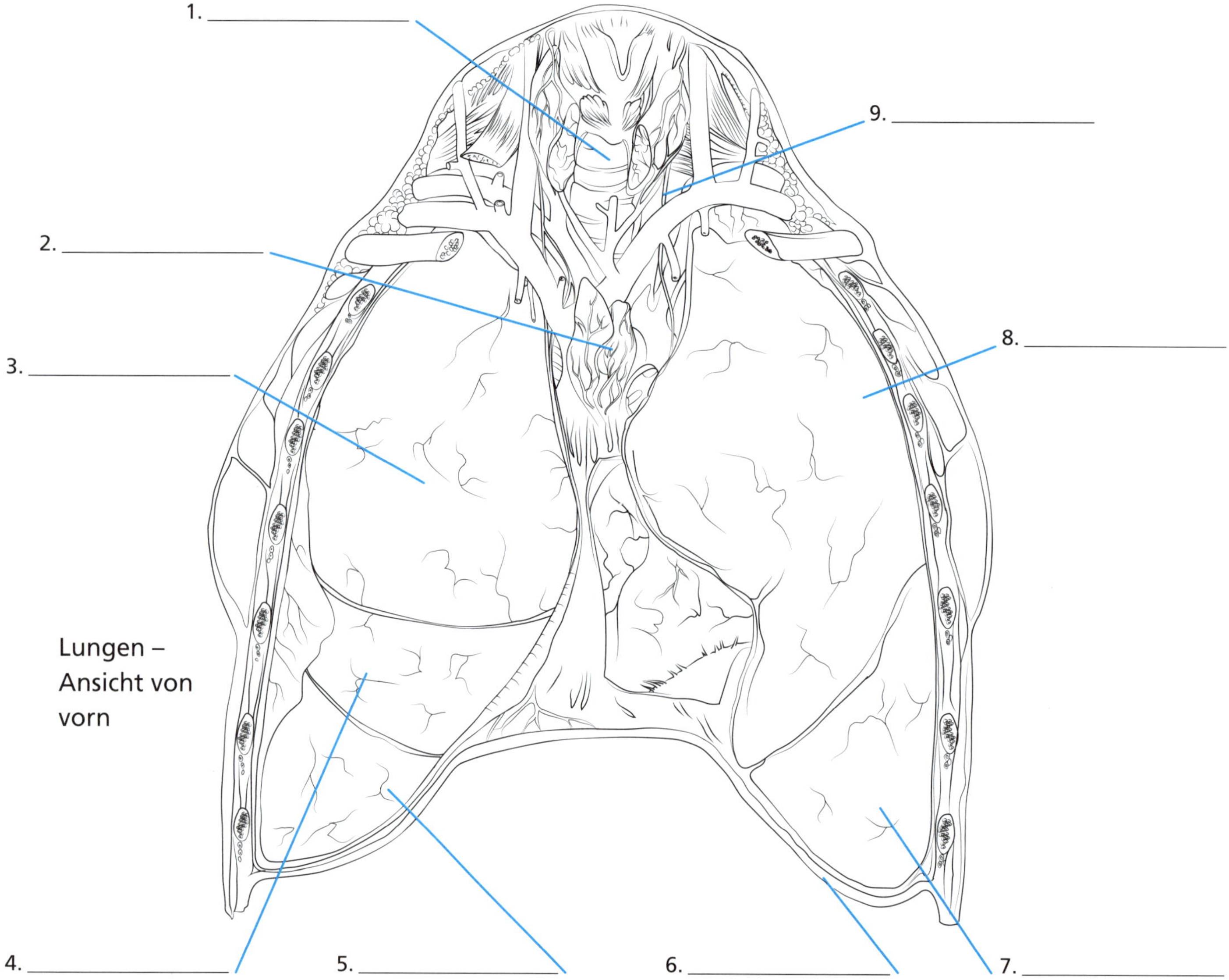

Lungen – Ansicht von vorn

Die Lungen (Pulmones) sind die Hauptorgane des Atmungssystems. Sie liegen zu beiden Seiten des Herzens innerhalb der Brusthöhle (Cavitas thoracis) und sind vom Lungenfell (Pleura visceralis [pulmonalis]) überzogen. Jede Lunge hat ungefähr die Form eines Kegels oder einer Pyramide. Die Lungenbasis (Basis pulmonis) befindet sich über dem Zwerchfell (Zwerchfellseite [Facies diaphragmatica]), während die Seiten in Verbindung stehen mit dem Brustkorb (Rippenseite [Facies costalis]), dem Mittelfellraum (Mediastinum [Facies mediastinalis]) und hinten mit der Wirbelsäule (Pars vertebralis). Die Lungenspitze (Apex pulmonis) erreicht die obere Thoraxöffnung (Thoraxapertur) und überragt die erste Rippe. Auf den Mediastinalseiten der Lungen findet sich das Lungenhilum (Hilum pulmonis), in das auf jeder Seite der Lungen die beiden Hauptbronchien sowie die Lungenarterien und Lungenvenen ein- bzw. austreten. Die Lungen werden in Lappen (Lobi) unterteilt, wobei man üblicherweise drei Lappen der rechten Lunge und zwei Lappen der linken Lunge unterscheidet. Die Lappen sind durch Spalten, Fissuren, voneinander abgegrenzt. Das Mediastinum beherbergt das Herz und den Herzbeutel, die Speiseröhre, die Luftröhre und damit verbundene Blutgefäße sowie Nerven. Die Organe des Mittelfellraums werden vorn vom Brustbein (Sternum) des Brustkorbs umgeben, zu beiden Seiten von der Brustfellhöhle (Cavitas pleuralis) und den Lungen und hinten von der Wirbelsäule.

Antworten

1. Luftröhre (Trachea), 2. Thymus, 3. Oberlappen, rechte Lunge (Lobus superior, Pulmo dexter), 4. Mittellappen, rechte Lunge (Lobus medius, Pulmo dexter), 5. Unterlappen, rechte Lunge (Lobus inferior, Pulmo dexter), 6. Zwerchfell (Diaphragma), 7. Unterlappen, linke Lunge (Lobus inferior, Pulmo sinister), 8. Oberlappen, linke Lunge (Lobus superior, Pulmo sinister), 9. „umherschweifender" Nerv [X] (N. vagus)

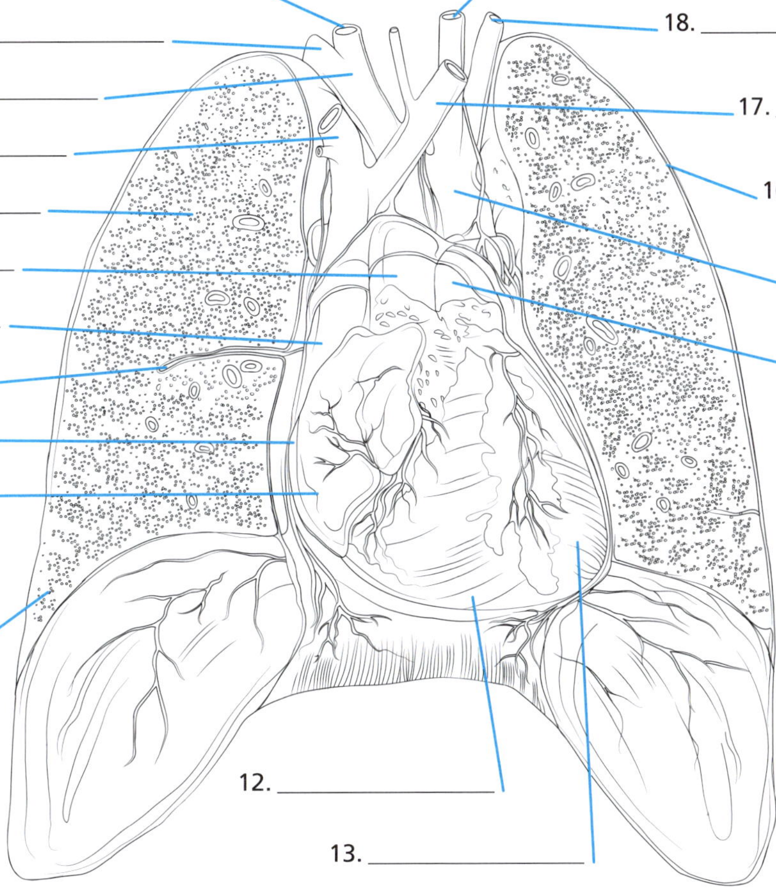

Lungen und Organe des Mediastinums – Ansicht von vorn

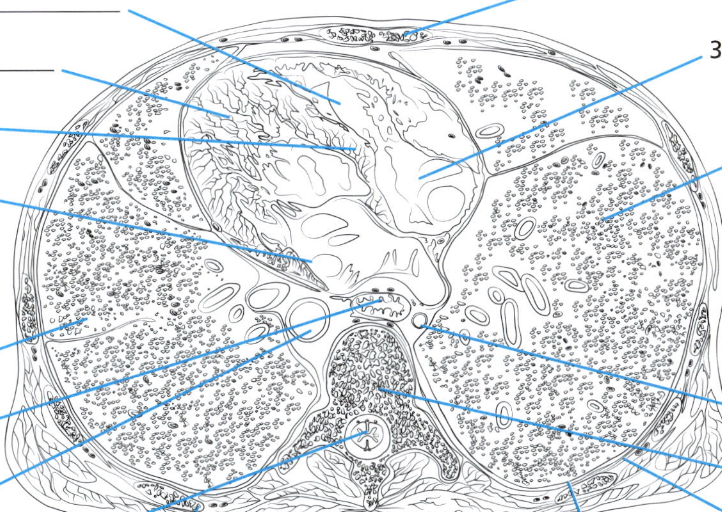

Lungen und Organe des Mediastinums – Querschnittansicht von oben

Antworten

1. rechte gemeinsame Halsschlagader (A. carotis communis dextra), 2. rechte Schlüsselbeinarterie (A. subclavia dextra), 3. Arm-Kopf-Gefäßstamm (Truncus brachiocephalicus), 4. rechte Arm-Kopf-Vene (V. brachiocephalica dextra), 5. Oberlappen, rechte Lunge (Lobus superior, Pulmo dexter), 6. aufsteigende Aorta (Aorta ascendens), 7. obere Hohlvene (V. cava superior), 8. horizontale Lungenspalte zwischen rechtem Ober- und Mittellappen (Fissura horizontalis), 9. Herzbeutel (Pericardium), 10. rechter Herzvorhof (Atrium cordis dextrum), 11. Unterlappen, rechte Lunge (Lobus inferior, Pulmo dexter), 12. rechte Herzkammer (Ventriculus cordis dexter), 13. linke Herzkammer (Ventriculus cordis sinster), 14. Lungenarterienstamm (Truncus pulmonalis), 15. Aortenbogen (Arcus aortae), 16. linke Lunge (Pulmo sinister), 17. linke Arm-Kopf-Vene (V. brachiocephalica sinistra), 18. linke Schlüsselbeinarterie (A. subclavia sinistra), 19. linke gemeinsame Halsschlagader (A. carotis communis sinistra), 20. Ventriculus cordis dexter, 21. Ventriculus cordis sinister, 22. Herzscheidewand (Septum interventriculare cordis), 23. linker Herzvorhof (Atrium cordis sinistrum), 24. Pulmo sinister, 25. Speiseröhre (Oesophagus), 26. absteigende Aorta (Aorta descendens), 27. Rückenmark (Medulla spinalis), 28. Rippe (Costa), 29. Lungenfell (Pleura visceralis [pulmonalis]), 30. Pleura parietalis (Rippenfell), 31. Wirbelkörper, Brustwirbel (Corpus vertebrae, Vertebra thoracica), 32. V. azygos, 33. rechte Lunge (Pulmo dexter), 34. Atrium cordis dextrum, 35. Brustbein (Sternum)

Verdauungssystem

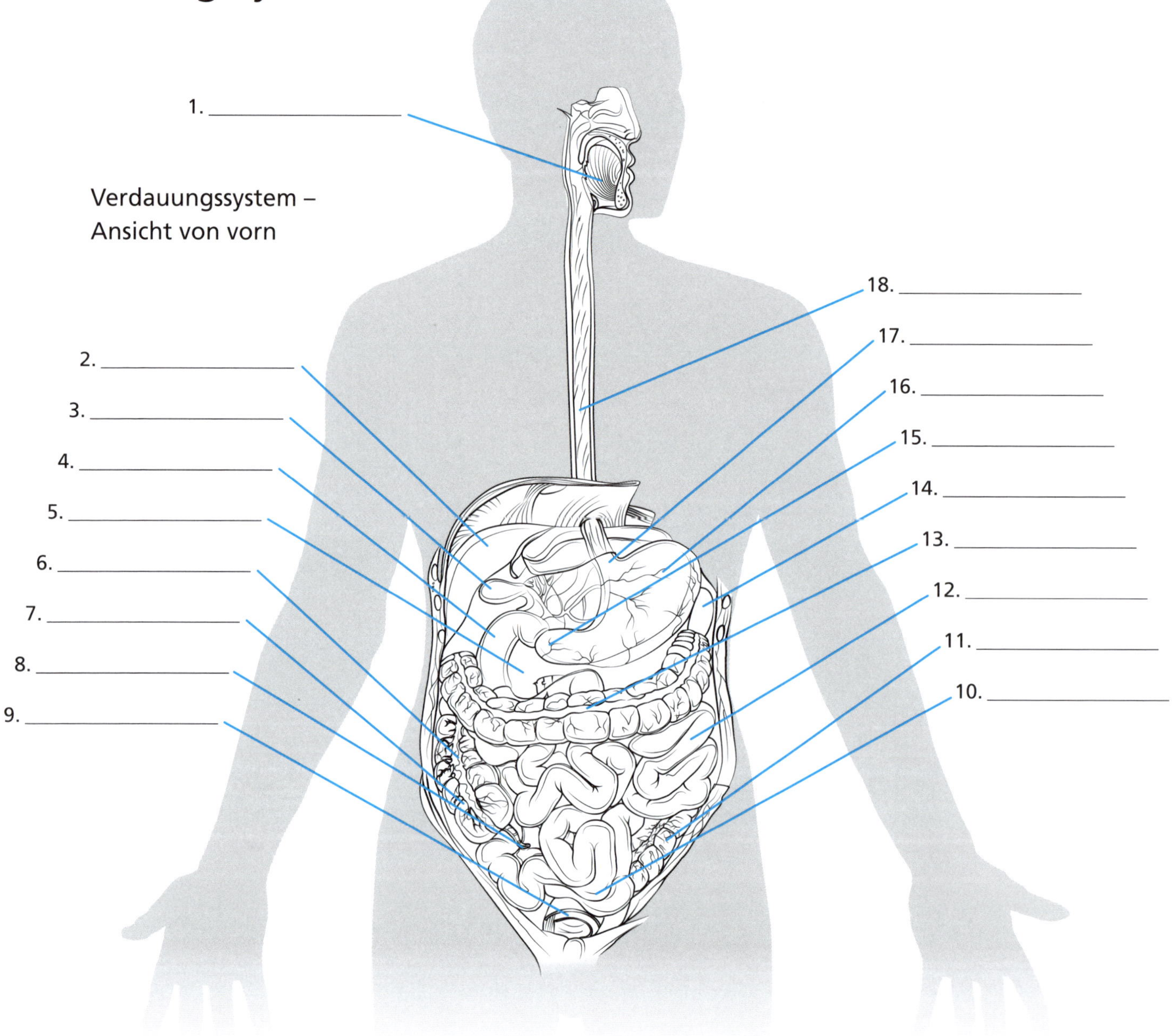

Der Verdauungstrakt, der sich vom Mund bis zum After erstreckt, umfasst die Verdauungsorgane und die Anhangsdrüsen Leber, Gallenblase und Bauchspeicheldrüse. Die mechanischen Vorgänge im Verdauungstrakt optimieren die chemischen Prozesse der Enzyme. Das gesamte Verdauungssystem besteht aus glatten ringförmigen und längsverlaufenden Muskelfasern. Die ringförmigen Fasern kontrahieren sich fortschreitend und wellenförmig entlang des Gastrointestinaltrakts (Peristaltik), um den Darminhalt entweder mit Verdauungsenzymen zu durchmischen oder den Speisebrei innerhalb des Verdauungssystems weiterzutransportieren. Beim Verdauungsprozess wird die Nahrung in kleinere Moleküle zerlegt, um sie als Energiequellen und Bausteine für Zellen zu verwerten.

Antworten

1. Zunge (Lingua), 2. Leber, angehoben (Hepar), 3. Gallenblase (Vesica biliaris [fellea]), 4. Zwölffingerdarm (Duodenum), 5. Bauchspeicheldrüse (Pancreas), 6. aufsteigendes Kolon (Colon ascendens), 7. Blinddarm (Caecum), 8. Wurmfortsatz (Appendix vermiformis), 9. Mastdarm (Rectum), 10. Krummdarm (Ileum), 11. Sigma (Colon sigmoideum), 12. Leerdarm (Jejunum), 13. Querkolon (Colon transversum), 14. Milz (Splen [Lien]), 15. Magenausgang (Magenpförtner [Pylorus]), 16. Magen (Gaster), 17. Speiseröhrenmündung (Ostium cardiacum), 18. Speiseröhre (Oesophagus)

Oberbauch – Transversalschnitt, Ansicht von unten

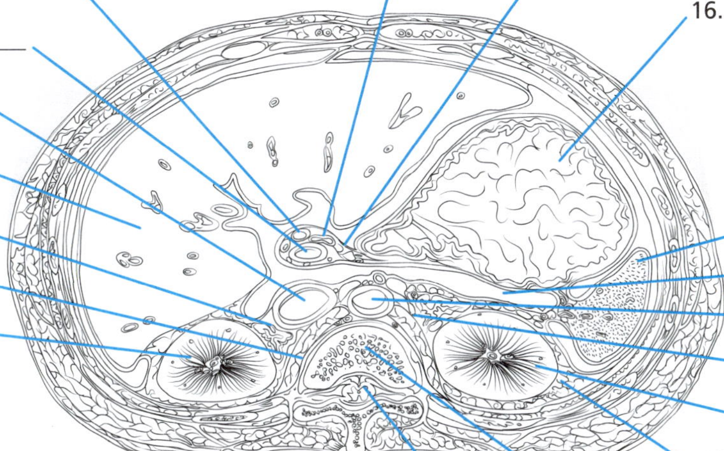

Der Bauch (Abdomen), der zwischen Brustkorb und Becken liegt, bildet mit der Bauchhöhle (Cavitas abdominis) die größte der drei großen Körperhöhlen (die beiden anderen sind die Brusthöhle [Cavitas thoracis] und die Beckenhöhle [Cavitas pelvis]). Der Bauch enthält Organe, die einerseits mit der Verdauung verbunden werden (Magen, Dick- und Dünndarm, Leber, Gallenblase und Bauchspeicheldrüse) und andererseits mit der Harnbildung und -ableitung (Niere und Harnleiter). Die Transversalschnitte durch die beiden Bauchabschnitte zeigen die Lage der Organe und Blutgefäße in diesen Bauchregionen sowie deren Beziehungen zueinander. Der Bauch wird zur einfacheren Identifizierung der inneren Organe und zu diagnostischen Zwecken in vier Quadranten eingeteilt, nämlich einen rechten oberen, einen rechten unteren, einen linken oberen und einen linken unteren.

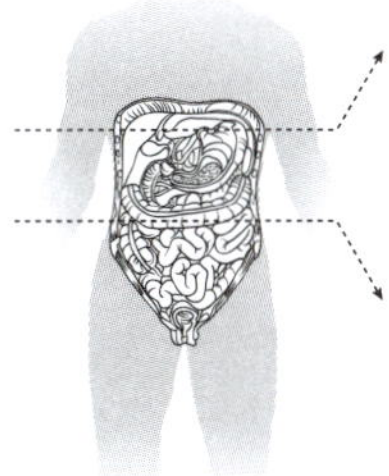

mittlerer Oberbauch – Transversalschnitt, Ansicht von unten

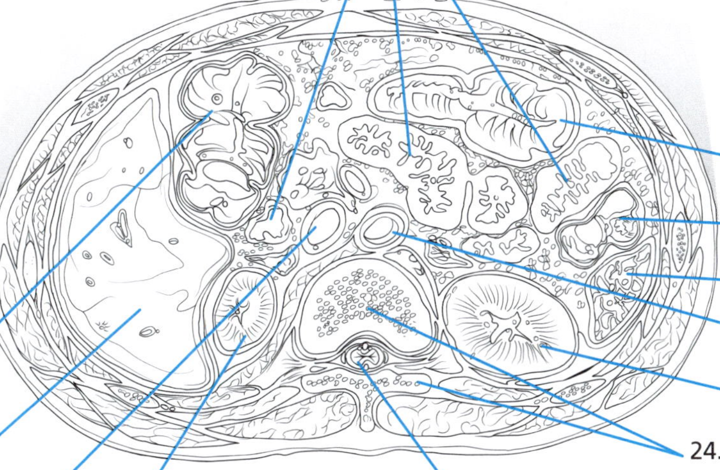

Antworten

1. Hauptgallengang (Ductus choledochus), 2. Pfortader (V. portae hepatis), 3. untere Hohlvene (V. cava inferior), 4. Leber (Hepar), 5. rechte Nebenniere (Glandula suprarenalis dextra), 6. rechter Schenkel des Zwerchfells (Crus dextrum diaphragmatis), 7. rechte Niere (Ren dexter), 8. Rückenmark (Medulla spinalis), 9. Wirbelkörper (Corpus vertebrae), 10. Nierenfett, 11. linke Niere (Ren sinister), 12. linker Schenkel des Zwerchfells (Crus sinistrum diaphragmatis), 13. Bauchaorta (Aorta abdominalis), 14. Netzbeutel (Bursa omentalis), 15. Milz (Splen [Lien]), 16. Magen (Gaster), 17. kleines Netz (Omentum minus), 18. Leberarterie (A. hepatica propria), 19. aufsteigendes Kolon (Colon ascendens), 20. rechter Leberlappen (Lobus hepatis dexter), 21. V. cava inferior, 22. Ren dexter, 23. Medulla spinalis, 24. Wirbel (Vertebra) mit Wirbelkörper, Bogenplatte und Dornfortsatz (Corpus vertebrae, Lamina arcus vertebrae et Processus spinosus), 25. Ren sinister, 26. Aorta abdominalis, 27. Splen [Lien], 28. absteigendes Kolon (Colon descendens), 29. Querkolon (Colon transversum), 30. Dünndarm (Intestinum tenue)

Verdauungssystem

Die Mundhöhle (Cavitas oris) umfasst den Mund und die dazugehörenden Strukturen: den harten und den weichen Gaumen, den Zahnhalteapparat, die Zunge, die Gaumenmandeln sowie die Speicheldrüsen. Beim Erwachsenen sind 32 bleibende Zähne in zwei Zahnbögen zu je 16 Zähnen angeordnet. Die Zunge ist ein muskulöses Organ, das am Mundboden befestigt ist. Sie ist beidseitig mit dem Gaumen durch die Gaumenbögen verbunden, hinter denen sich unmittelbar die beiden Gaumenmandeln befinden. Die großen Speicheldrüsen sind die Ohrspeicheldrüse, die Unterkieferspeicheldrüse und die Unterzungenspeicheldrüse, die mit ihren kurzen Ausführungsgängen in der Mundschleimhaut liegen. Die Bauchhöhle wird von einer serösen dünnen Haut ausgekleidet, dem Peritoneum, das die Rumpfwand von innen überzieht (Peritoneum parietale) und einen Großteil der Bauchorgane ganz umhüllt (Peritoneum viscerale). Einige Organe zwischen Peritoneum und hinterer Bauchwand sind nur auf einer Seite mit Peritoneum bedeckt. Andere Falten des Peritoneums, die Mesenterien (Gekröse) und das Omentum minus oder majus (kleines und großes Netz), sind Durchgangs- und Verteilungsstellen für Nerven, Blut- und Lymphgefäße.

Mundhöhle – Sagittalansicht

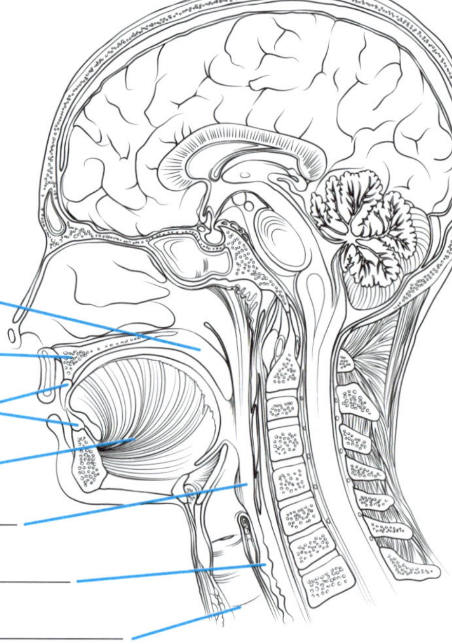

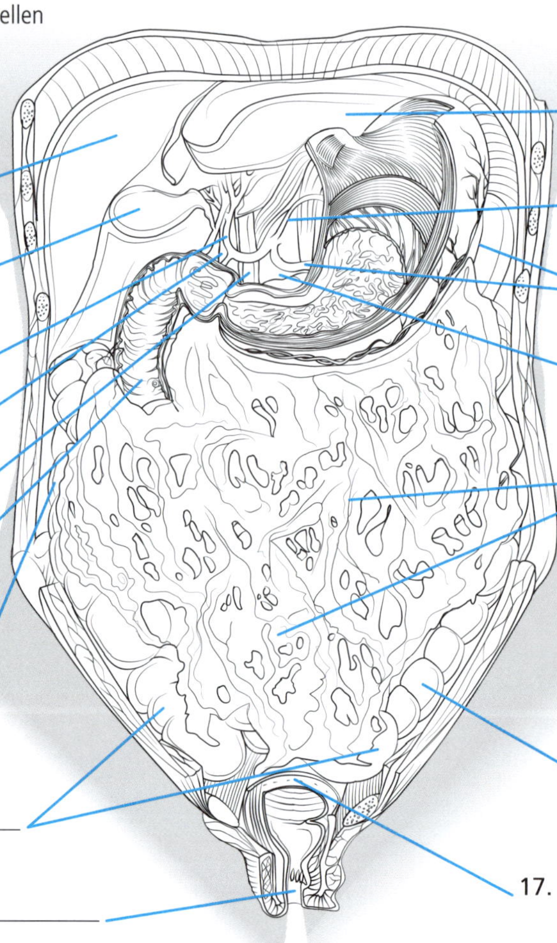

Verdauungsorgane und großes Netz – Ansicht von vorn

Antworten

1. weicher Gaumen (Palatum molle), 2. harter Gaumen (Palatum durum), 3. Schneidezähne (Dentes incisivi), 4. Zunge (Lingua), 5. Unterrachenraum (Laryngopharynx), 6. Speiseröhre (Oesophagus), 7. Luftröhre (Trachea), 8. rechter Leberlappen (Lobus hepatis dexter), 9. Gallenblase (Vesica biliaris [fellea]), 10. Leberarterie (A. hepatica propria), 11. Pfortader (V. portae hepatis), 12. untere Hohlvene (V. cava inferior), 13. Zwölffingerdarm (Duodenum), 14. aufsteigendes Kolon (Colon ascendens), 15. Dünndarm (Intestinum tenue), 16. After (Anus), 17. Mastdarm (Rectum), 18. Sigma (Colon sigmoideum), 19. großes Netz (Omentum majus), 20. Bauchaorta (Aorta abdominalis), 21. Milzarterie (A. splenica [lienalis]), 22. linke Magenarterie (A. gastrica sinistra), 23. linker Leberlappen (Lobus hepatis sinister)

Mundhöhle

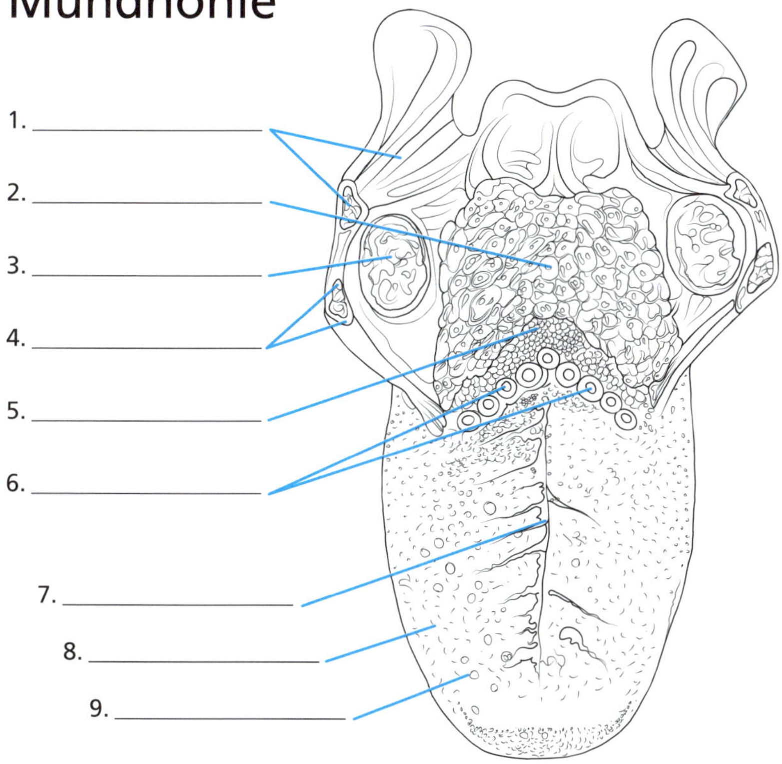

Zunge – Ansicht von oben

Der Großteil der Zunge besteht aus Muskeln. Der Zungenrücken ist mit Papillen überzogen, von denen es vier Arten gibt: Fadenpapillen, Pilzpapillen, Wallpapillen und Blattpapillen. Im Zungengrund liegt die Zungenmandel (Tonsilla lingualis). Zähne dienen der Zerkleinerung der Nahrung und sind daher aus Hartgeweben zusammengesetzt. Die Zahnkrone (Corona dentis) ist mit Zahnschmelz (Enamelum) bedeckt, unter dem sich das Zahnbein (Dentinum) befindet, das die Hauptmasse des Zahns bildet. Im Bereich der Zahnwurzel (Radix dentis) wird das Zahnbein von einer knochenähnlichen Substanz, dem Zahnzement (Cementum), umhüllt. Dentin ist ein sensitives Gewebe, das von Dentinkanälchen mit feinen Nervenfasern aus der Zahnpulpa durchzogen wird. Der Zahnzement wird von kollagenen Faserbündeln (Wurzelhaut, Perodontium) umgeben, die den Zahn im Kiefer verankern.

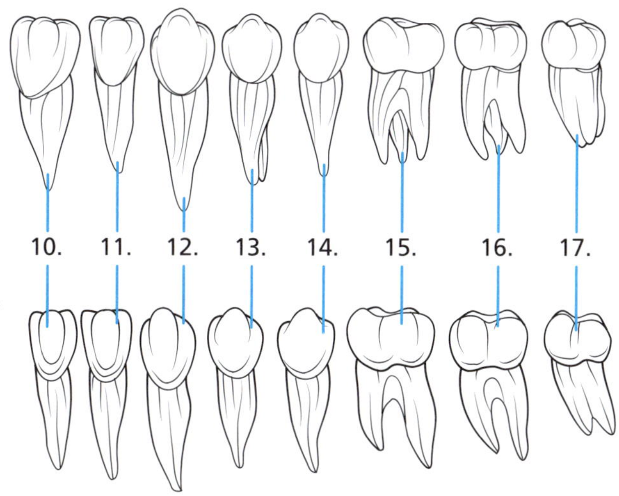

Einzelzähne

10. ____________ 14. ____________
11. ____________ 15. ____________
12. ____________ 16. ____________
13. ____________ 17. ____________

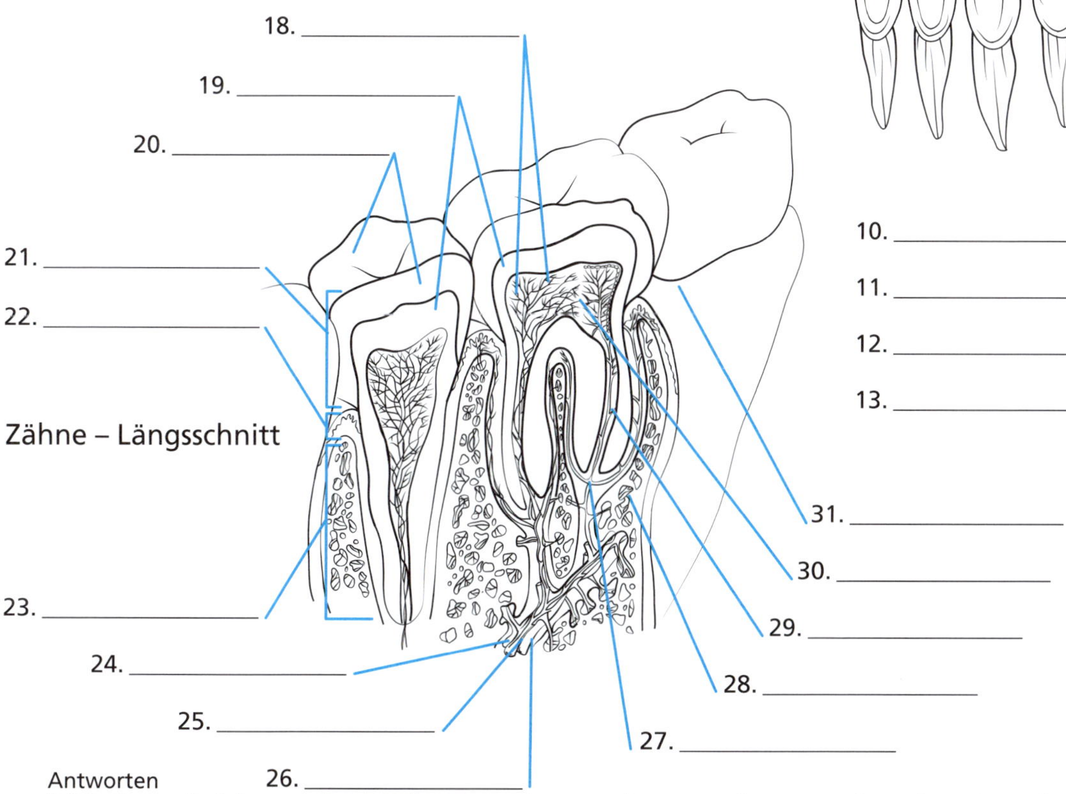

Zähne – Längsschnitt

Antworten

1. hinterer Gaumenbogen (Gaumen-Rachen-Bogen) und Gaumen-Rachenmuskel (Arcus palatopharyngeus, M. palatopharyngeus), 2. Zungenmandel (Tonsilla lingualis), 3. Gaumenmandel (Tonsilla palatina). 4. vorderer Gaumenbogen (Gaumen-Zungen-Bogen) und Gaumen-Zungenmuskel (Arcus palatoglossus, M. palatoglossus), 5. endständige Zungenrinne (Sulcus terminalis linguae), 6. Wallpapillen (Papillae vallatae), 7. mittelständige Zungenrinne (Sulcus medianus linguae), 8. Fadenpapillen (Papillae filiformes), 9. Pilzpapillen (Papillae fungiformes), 10. mittlerer Schneidezahn (Dens incisivus medialis), 11. seitlicher Schneidezahn (Dens incisivus lateralis), 12. Eckzahn (Dens caninus), 13. erster vorderer Backenzahn (erster Prämolar [Dens premolaris I]), 14. zweiter vorderer Backenzahn (zweiter Prämolar [Dens premolaris II]), 15. dritter Mahlzahn (dritter Molar [Dens molaris III]), 16. zweiter Mahlzahn (zweiter Molar [Dens molaris II]) 17, erster Mahlzahn (erster Molar) [Dens molaris I]), 18. Kapillargeflecht, 19. Zahnbein (Dentinum), 20. Zahnschmelz (Enamelum), 21. Zahnkrone (Corona dentis), 22. Zahnhals (Cervix dentis), 23. Zahnwurzel (Radix dentis), 24. untere Zahnfachvene (V. alveolaris inferior), 25. untere Zahnfacharterie (A. alveolaris inferior), 26. Zahnfachnerv des Unterkiefers (N. alveolaris inferior), 27. Wurzelkanalöffnung des Zahns (Foramen apicis dentis), 28. Alveolarfortsatz (Processus alveolaris), 29. Wurzelkanal (Canalis radicis dentis), 30. Zahnhöhle (Cavitas dentis [pulparis]), 31. Zahnfleisch (Gingiva)

Mundhöhle

Mundhöhle und Speicheldrüsen – Ansicht von vorn

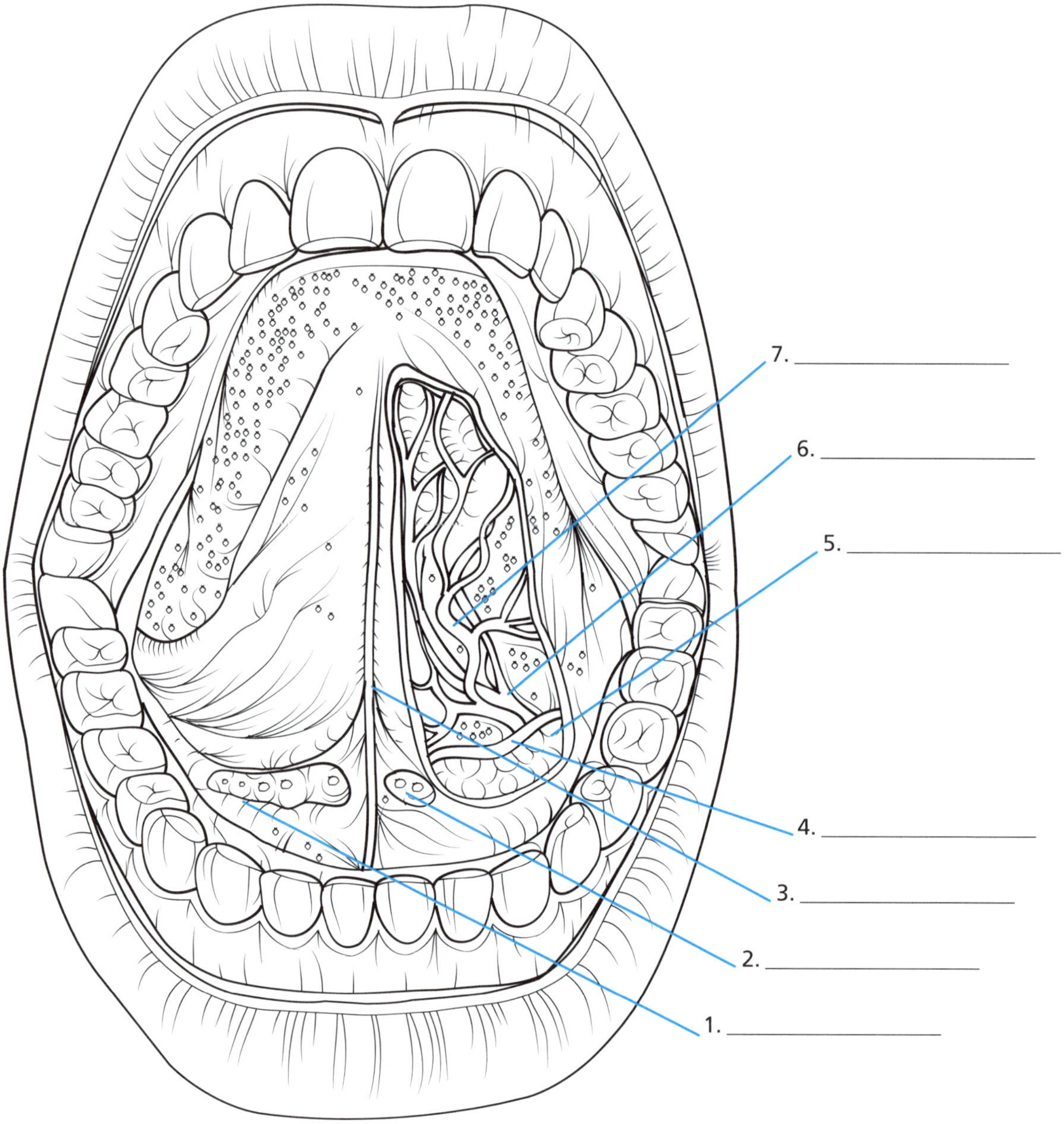

Die Unterseite der Zunge ist weich und wird von Sekreten aus Speicheldrüsen feucht gehalten. Die Speicheldrüsen sind rund um die Mundhöhle angesiedelt und werden in zwei Gruppen unterteilt. Die großen paarig angelegten Speicheldrüsen (Glandulae salivariae majores) umfassen die Ohrspeicheldrüse (Glandula parotidea), die Unterkieferspeicheldrüse (Glandula submandibularis) und die Unterzungenspeicheldrüse (Glandula sublingualis). Die kleineren Speicheldrüsen (Glandulae salivariae minores) sind winzig und befinden sich an den Lippen (Gll. labiales), am Gaumen (Gll. palatinae), an den Wangen (Gll. buccales) und an der Zunge (Gll. linguales). Die beiden Ohrspeicheldrüsen liegen jeweils vor den Ohren. Die Unterkieferspeicheldrüsen sind oberflächlich im Mundboden jeweils seitlich am Hals rund zwei bis drei Zentimeter vor dem Unterkieferwinkel (Angulus mandibulae) angeordnet. Die Unterzungenspeicheldrüsen sind klein und in der Schleimhaut des Mundbodens unter der Zunge gelegen. In der Mitte der Zungenunterfläche findet sich eine Schleimhautfalte, das Zungenbändchen (Frenulum linguae), an dessen Seiten jeweils eine tiefe Arterie und eine tiefe Vene verlaufen.

Antworten

1. Unterzungenfalte mit kleinen Unterzungenspeichelgängen (Plica sublingualis, Ductus sublinguales minores), 2. Hungerwarze mit Mündung des Unterkieferspeichelgangs (Caruncula sublingualis, Ductus submandibularis), 3. Zungenbändchen (Frenulum linguae), 4. Unterkieferspeichelgang (Ductus submandibularis), 5. Unterzungenspeicheldrüse (Gl. sublingualis), 6. Zungennerv (N. lingualis), 7. tiefe Zungenvene (V. profunda linguae)

Speicheldrüsen – Ansicht von lateral

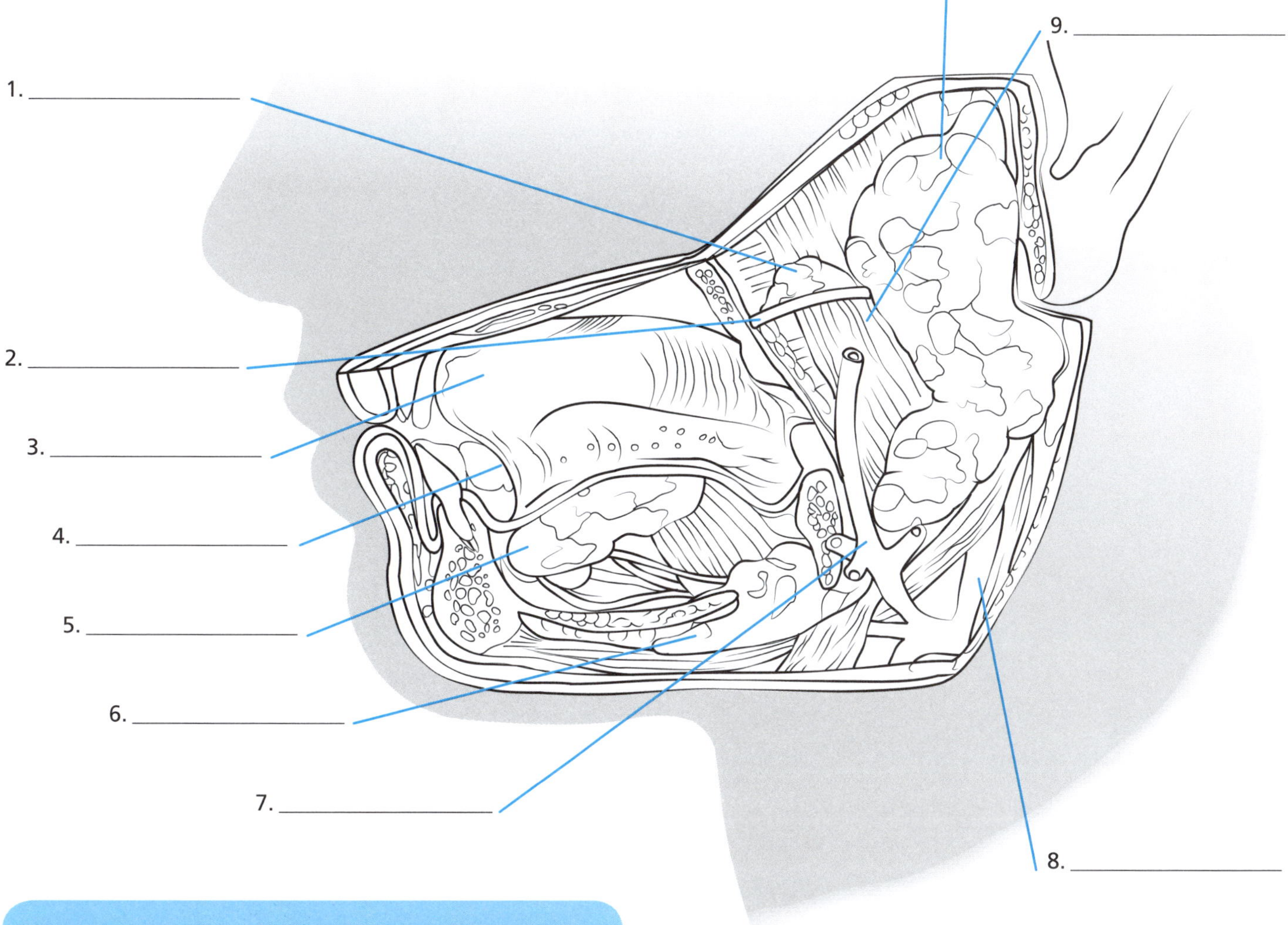

Sialolithiasis (Speichelsteinbildung)

Die Speicheldrüsen sondern durch Ausführungsgänge Speichel in die Mundhöhle ab. Eine Sialolithiasis liegt vor, wenn infolge der Bildung eines kleinen harten Steins (Sialolith) in einem Speichelgang (häufig in der Unterkieferspeicheldrüse) der Speichelfluss blockiert wird, was zu Schmerzen und Anschwellungen in der betroffenen Drüse führt. Schon der Anblick oder Geruch von Speisen regt die Speichelsekretion an und kann das Leiden noch verschlimmern. Die Entfernung des Steins schafft zumeist Abhilfe, nur selten ist die Exzision der befallenen Drüse erforderlich.

Antworten

1. zusätzlicher Drüsenlappen der Ohrspeicheldrüse (Gl. parotidea accessoria), 2. Ohrspeicheldrüsengang (Ductus parotideus), 3. Zunge (Lingua), 4. Zungenbändchen (Frenulum linguae), 5. Unterzungenspeicheldrüse (Gl. sublingualis), 6. Unterkieferspeicheldrüse (Gl. submandibularis), 7. Gesichtsvene (V. facialis), 8. innere Drosselvene (V. jugularis interna), 9. Kaumuskel (M. masseter), 10. Ohrspeicheldrüse (Gl. parotidea)

Mundhöhle

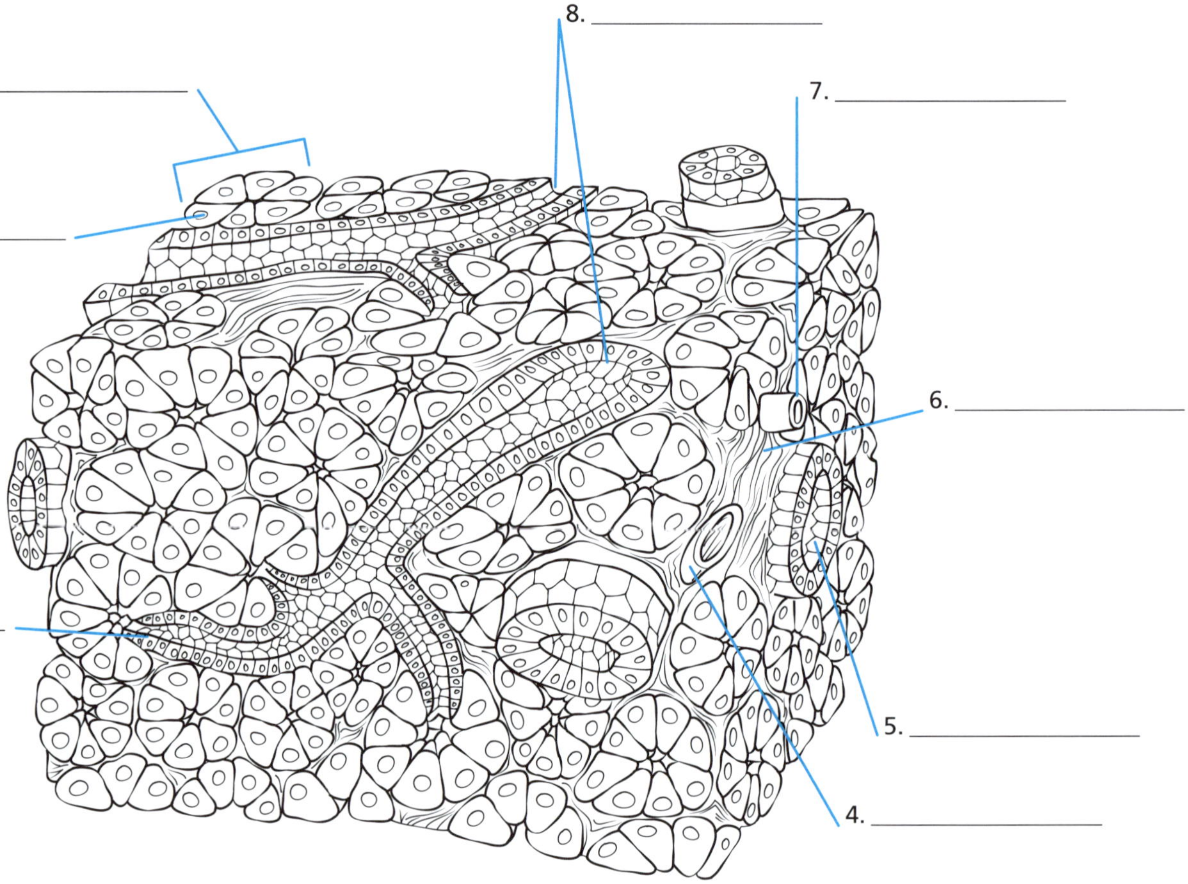

Ohrspeicheldrüse
(zelluläre Ebene)

Die Speicheldrüsen sondern Speichel in den Mund ab. Diese Flüssigkeit wird benötigt, um Speisen einerseits beim Kauen zu durchtränken, damit sie besser geschluckt werden können, andererseits um mit der Zerkleinerung der Nahrung in ihre Bestandteile zu beginnen. Die drei großen paarigen Speicheldrüsen sind die Ohrspeicheldrüse (Glandula parotidea), die Unterkieferspeicheldrüse (Glandula submandibularis) und die Unterzungenspeicheldrüse (Glandula sublingualis). Jede der genannten Speicheldrüsen besitzt eine unterschiedliche Zellstruktur, sodass Speichel mit verschiedenen Eigenschaften hergestellt wird. Der dünnflüssige Speichel der Ohrspeicheldrüse enthält Enzyme, die Kohlenhydrate in Form pflanzlicher Stärke und Glykogen spalten. Die Unterkieferspeicheldrüse besteht aus serösen Zellen, die Enzyme produzieren, sowie mukösen Zellen, die Schleim bilden. Der Speichel der Unterkieferspeicheldrüse setzt sich fast ausschließlich aus Wasser zusammen, allerdings sezerniert die Drüse insbesondere beim Verzehr von Milchprodukten einen dickeren, wässerigen Schleim.

Antworten

1. Azinus, 2. seröse Zelle, 3. Streifenstück (Ductus striatus), 4. Vene, 5. Zwischenläppchengang (Ductus interlobularis), 6. Bindegewebsseptum, 7. Arterie, 8. Schaltstück (Ductus intercalatus)

Unterkieferspeicheldrüse
(zelluläre Ebene)

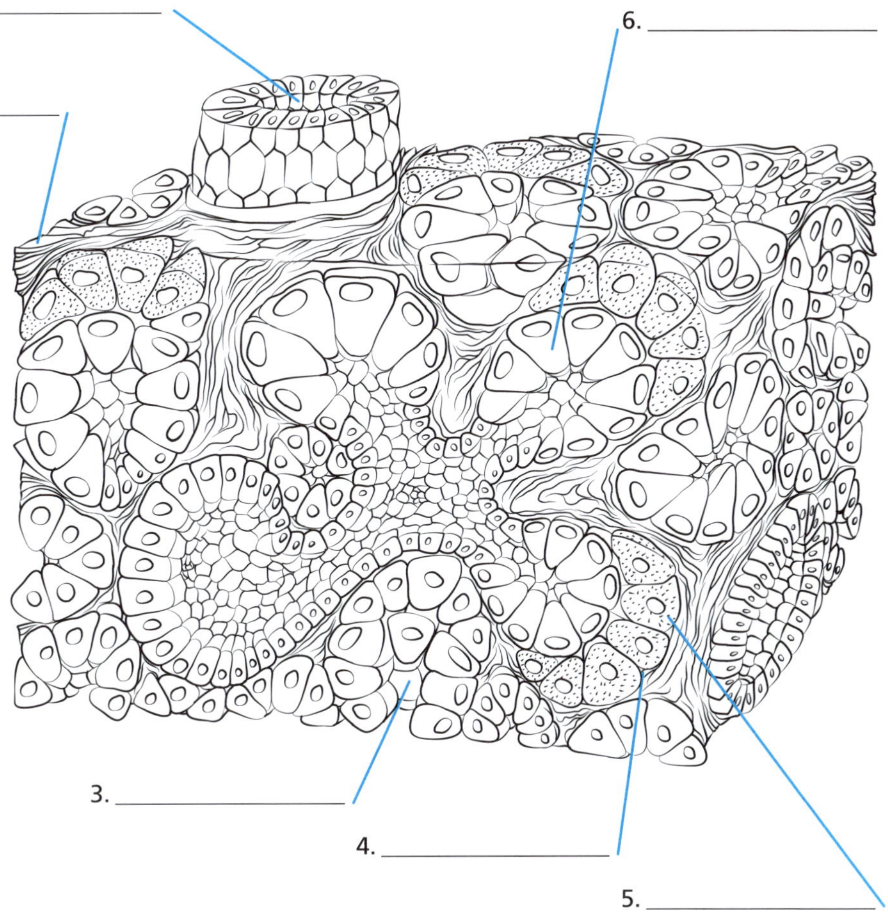

Unterzungenspeicheldrüse
(zelluläre Ebene)

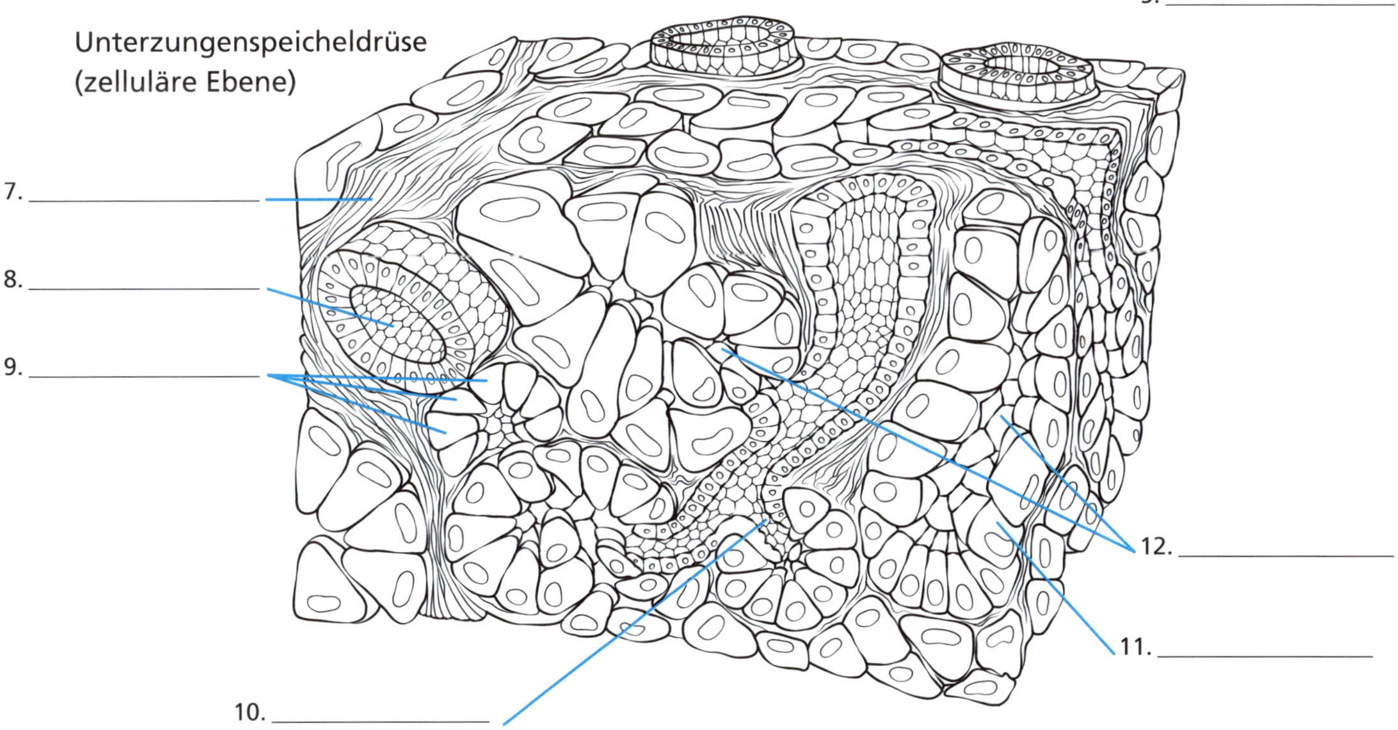

Antworten

1. Zwischenläppchengang (Ductus interlobularis), 2. Bindegewebsseptum, 3. muköse Tubuli, 4. seröser Halbmond, 5. seröse Zelle, 6. muköse Zelle,
7. Septum, 8. Ductus interlobularis, 9. Azinus-Zellen, 10. Schaltstück (Ductus intercalatus), 11. muköse Zelle, 12. muköse Tubuli

Leber und Gallenblase

Die Leber (Hepar) ist das schwerste Organ des Körpers. Sie liegt geschützt von den unteren Rippen im rechten Oberbauch. Die Leber weist eine obere Zwerchfellfläche (Facies diaphragmatica) und eine untere Eingeweidefläche (Facies visceralis) auf, die an der Vorderseite durch einen scharfen Unterrand (Margo inferior) voneinander getrennt sind. Die Leber ist am Zwerchell (Diaphragma) durch das Lig. falciforme (Sichelband), das Lig. triangulare (Dreieickband) und das Lig. coronarium (Kronenband) am Diaphragma befestigt. Sie ist mit dem Magen und dem Zwölffingerdarm durch das Lig. hepatogastricum (Leber-Magenband) und das Lig. hepatoduodenale (Leber-Zwölffingerdarmband) verbunden. Die Eingeweidefläche der Leber steht in Kontakt mit der Gallenblase, der rechten Niere, einem Teil des Zwöffingerdarms, der Speiseröhre, dem Magen und der rechten Dickdarmbiegung (Flexura coli dexter). Die Leberpforte (Porta hepatis), wo Gallenwege, Blutgefäße und Nerven ein- oder austreten, befindet sich auf der Eingeweidefläche. Mikroskopisch betrachtet, enthält die Leber Platten aus Leberepithelzellen (Hepatozyten), die in sechseckigen, prismaförmigen Läppchen (Lobuli hepatis) angeordnet sind. Die Zwischenräume der Platten sind mit Blutkapillaren, den Lebersinusoiden, durchzogen, in die Äste der V. portae hepatis (Pfortader) sowie der A. hepatica propria (Leberarterie) münden. Zwischen den Hepatozyten verläuft ein System von Gallenkanälchen (Canaliculi biliferi), in denen die von den Hepatozyten produzierte Galle transportiert wird. Die Gallenkanälchen vereinigen sich zu intralobulären Gallengängen, die ihrerseits zu Gallenausführungsgängen zusammenfließen. Ein Ast der Pfortader und der Leberarterie sowie Gallengänge finden sich an den Ecken jedes Leberläppchens, das im Zentrum eine Zentralvene (V. centralis) besitzt.

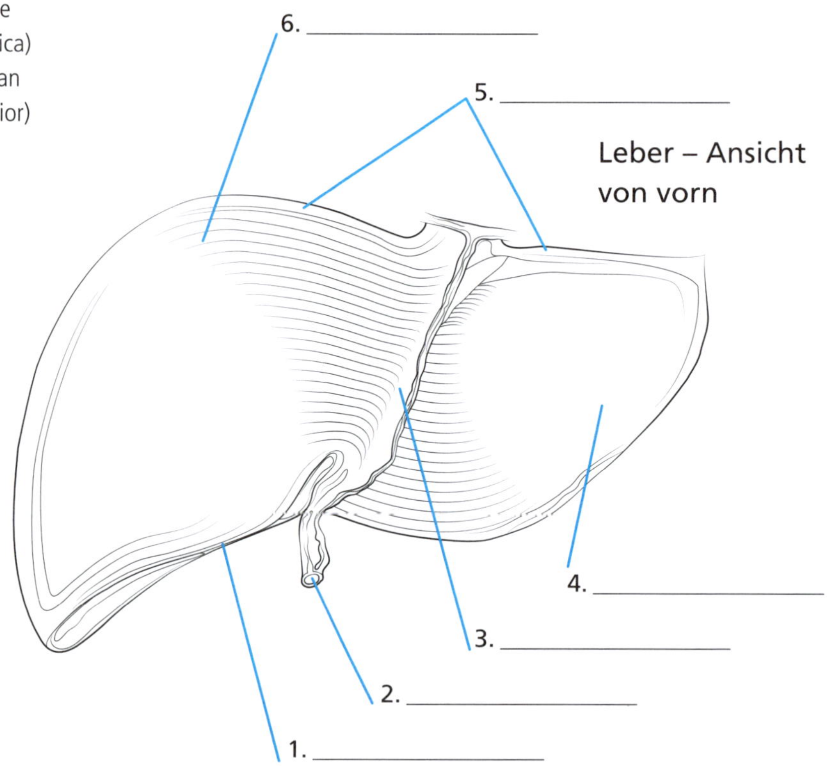

Leber – Ansicht von vorn

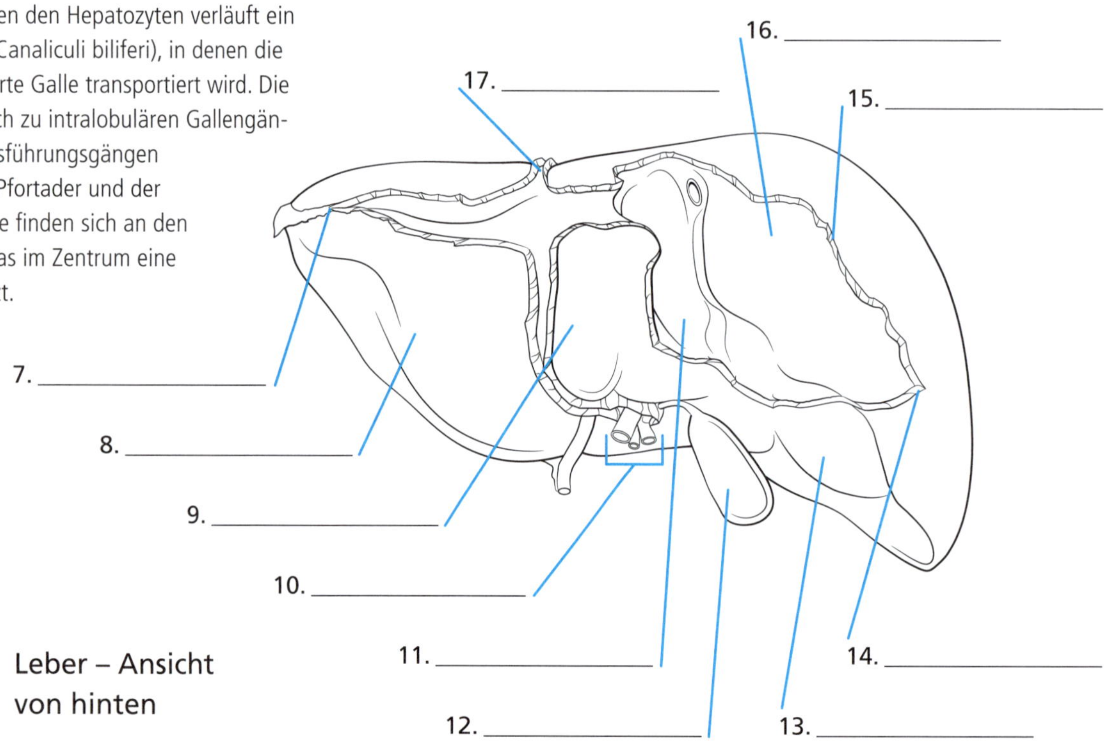

Leber – Ansicht von hinten

Antworten

1. vorderer Unterrand, 2. rundes Leberband (Lig. teres hepatis), 3. Sichelband (Lig. falciforme hepatis), 4. linker Leberlappen (Lobus hepatis sinister), 5. Kronenband (Lig. coronarium hepatis), 6. rechter Leberlappen (Lobus hepatis dexter), 7. linkes Dreieckband (Lig. triangulare sinistrum), 8. Lobus hepatis sinister, 9. geschwänzter Leberlappen (Lobus caudatus hepatis), 10. Leberpforte (Porta hepatis), 11. Rinne der unteren Hohlvene (Sulcus venae cavae), 12. Gallenblase (Vesica biliaris [fellea]), 13. Lobus hepatis dexter, 14. rechtes Dreieckband (Lig. triangulare dextrum), 15. Lig. coronarium hepatis, 16. Verwachsungsfläche mit dem Zwerchfell (Area nuda hepatis), 17. Lig. falciforme hepatis

Lederläppchen – zelluläre Ebene

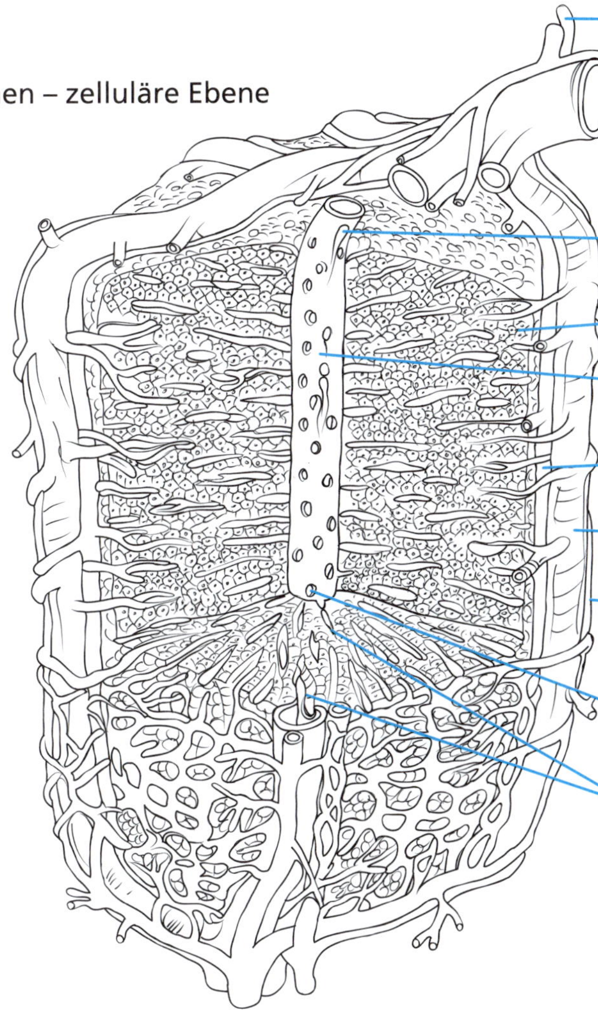

Lederläppchen – Mikrostruktur

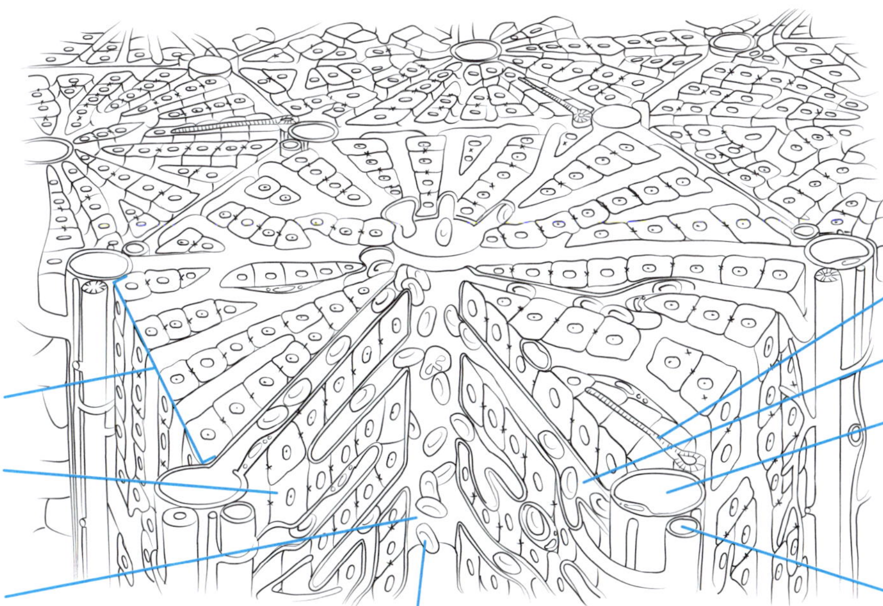

Antworten

1. Gallengang, 2. Arterie, 3. Sammelvene, 4. Schaltvene (V. sublobularis), 5. Leberepithelzelle (Hepatozyt), 6. Zentralvene (V. centralis), 7. Zwischenläppchen-Gallengang (interlobulärer Gallengang [Ductus interlobularis biliferi]), 8. Zwischenläppchenvene (V. interlobularis), 9. Zwischenläppchenarterie (A. interlobularis), 10. Öffnung eines Lebersinusoids, 11. Lebersinusoide, 12. Hepatozytenplatte, 13. Hepatozyt, 14. V. centralis, 15. rotes Blutkörperchen (Erythrozyt), 16. A. interlobularis, 17. V. interlobularis, 18. Lebersinusoid, 19. Gallenkanälchen (Canaliculi biliferi)

Leber und Gallenblase

Die Gallenblase (Vesica biliaris [fellea]) ist ein sackförmiges Organ, das an der Eingeweidefläche (Facies visceralis) der Leber im rechten Oberbauch liegt. Die Gallenblase speichert die Galle und ist ein Teil des Gallenwegssystems. Die Galle der Leber fließt in den linken und in den rechten Lebergallengang (Ductus hepaticus sinister und dexter), die zum gemeinsamen Lebergallengang (Ductus hepaticus communis) zusammenströmen, der sich mit dem Gallenblasengang (Ductus cysticus) zum Hauptgallengang (Ductus choledochus) vereinigt und die Galle je nach Bedarf zum Duodenum (Zwölffingerdarm) befördert. Das Pfortadersystem ist ein Venennetzwerk, das der Leber das Blut aus dem gesamten Magen-Darm-Trakt und der Milz zuführt. Die wichtigsten Venen dieses Systems sind die obere Eingeweidevene (V. mesenterica superior), die Milzvene (V. splenica [lienalis]) und die untere Eingeweidevene (V. mesenterica inferior), die alle in die Pfortader (V. portae hepatis) münden. Die Pfortader nimmt auch die linke Magenvene (V. gastrica sinistra) und die Gallenblasenvene (V. cystica) auf.

Gallenblase – Ansicht von vorn

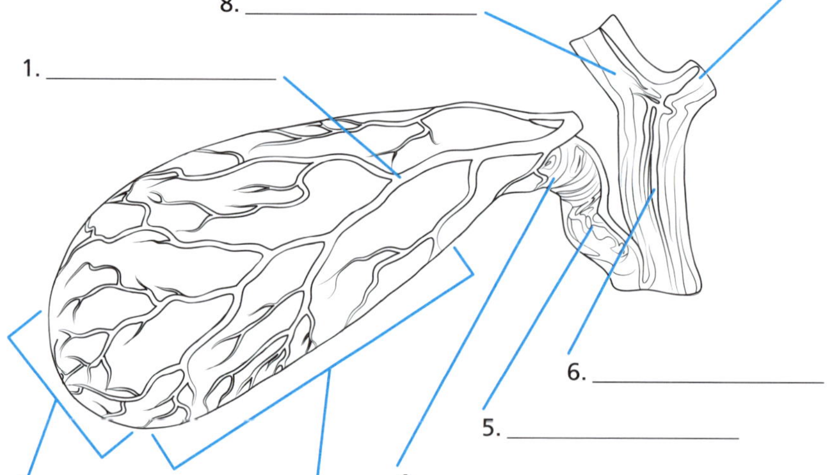

Gallengänge – Ansicht von vor

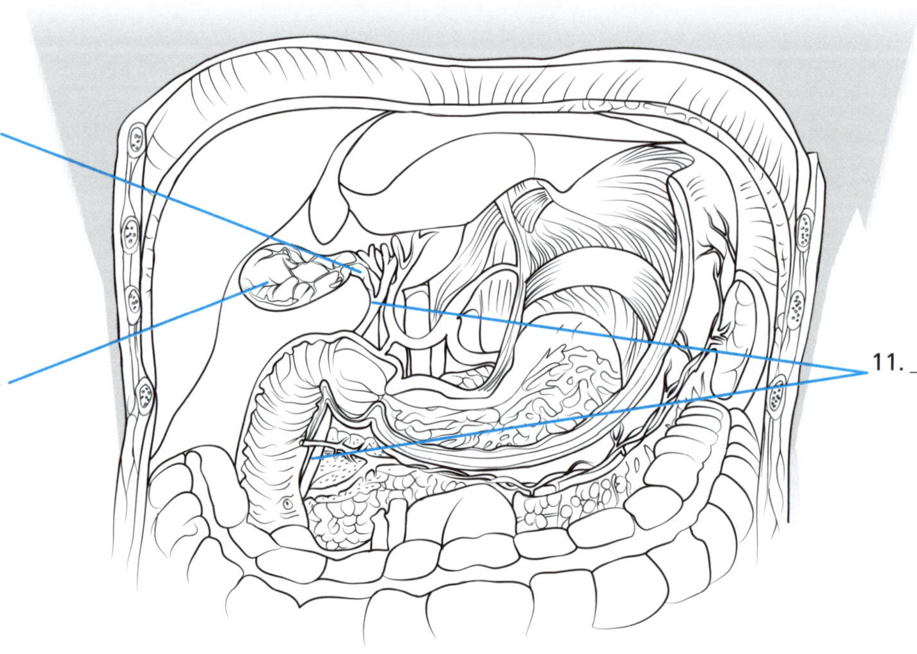

Antworten

1. Gallenblasenarterie (A. cystica), 2. Gallenblasenboden (Fundus vesicae biliaris [felleae]), 3. Gallenblasenkörper (Corpus vesicae biliaris [felleae]), 4. Gallenblasenhals (Collum vesicae biliaris [felleae]), 5. Gallenblasengang (Ductus cysticus), 6. gemeinsamer Lebergallengang (Ductus hepaticus communis), 7. linker Lebergallengang (Ductus hepaticus sinister), 8. rechter Lebergallengang (Ductus hepaticus dexter), 9. Ductus cysticus, 10. Gallenblase (Vesica biliaris [fellea]), 11. Hauptgallengang (Ductus choledochus)

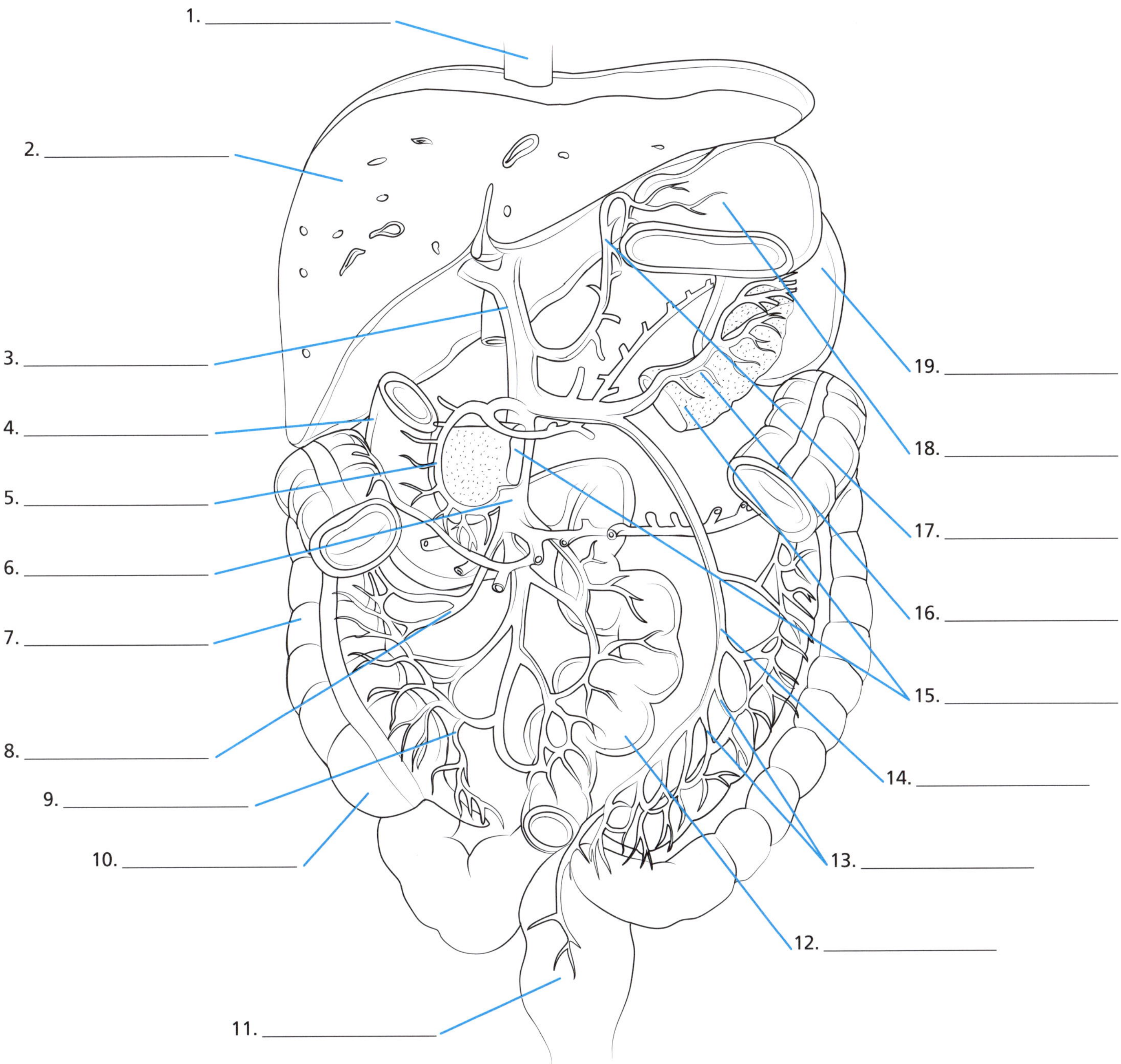

Pfortadersystem
(Verdauungsfunktion) –
Ansicht von vorn

Antworten

1. untere Hohlvene (V. cava inferior), 2. Leber (Hepar), 3. Pfortader (V. portae hepatis), 4. Zwölffingerdarm (Duodenum), 5. Bauchspeicheldrüsen-Zwölffingerdarmvenen (Vv. pancreaticoduodenales), 6. obere Eingeweidevene (V. mesenterica superior), 7. aufsteigendes Kolon (Colon ascendens), 8. rechte Dickdarmvene (V. colica dextra), 9. Wurmfortsatzvene (V. appendicularis), 10. Blinddarm (Caecum), 11. Mastdarm (Rectum), 12. Leerdarm (Jejunum), 13. linke Dickdarmvene (V. colica sinistra), 14. untere Eingeweidevene (V. mesenterica inferior), 15. Bauchspeicheldrüse, angeschnitten (Pancreas), 16. Milzvene (V. splenica [lienalis]), 17. linke Magenvene (V. gastrica sinistra), 18. Magen (Gaster), 19. Milz (Splen [Lien])

Bauchspeicheldrüse, Magen und Darm

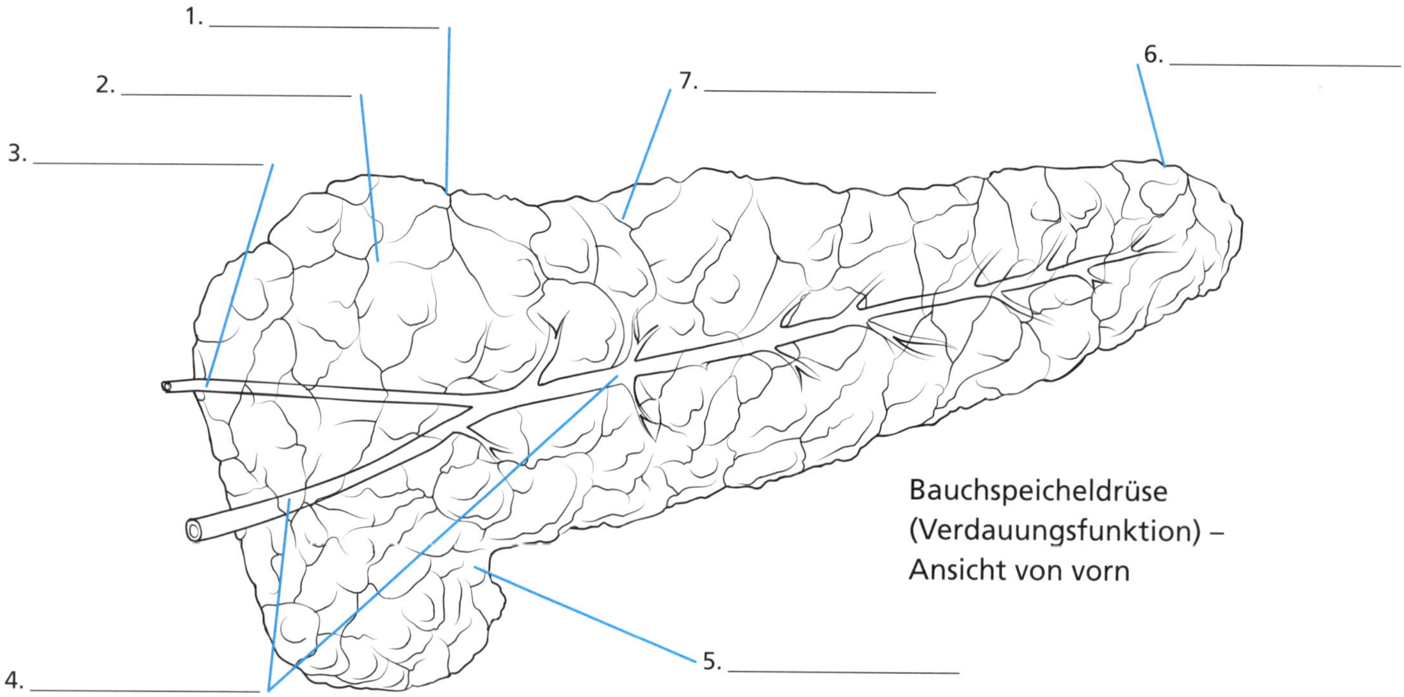

Bauchspeicheldrüse (Verdauungsfunktion) – Ansicht von vorn

Das Pankreas (Bauchspeicheldrüse) ist eine längliche, keilförmige Drüse, die hinter dem Magen und vor der Aorta sowie der unteren Hohlvene liegt. Sie erstreckt sich vom großen Kopf (Caput pancreatis) über den Körper (Corpus pancreatis) bis zum Schwanz (Cauda pancreatis). Die Sekrete der Bauchspeicheldrüse werden im Bauchspeicheldrüsengang (Wirsung-Gang [Ductus pancreaticus]) und im zusätzlichen Speichelgang (Santorini-Gang [Ductus pancreaticus accessorius]) gesammelt. Die Teile des Magens (Gaster) umfassen den Mageneingang (Cardia [Pars cardiaca]), der sich an der Speiseröhrenmündung (Ostium cardiacum) befindet, den Magengrund (Magenkuppel [Fundus gastricus]), den Magenkörper (Corpus gastricum) und den Magenausgang (Magenpförtner [Pylorus]). Die Magenmuskeln durchmischen den Speisebrei und bewegen ihn weiter vom Magenkörper zum Magenausgang. Der Pförtnerkanal (Canalis pyloricus) ist umgeben von der Ringmuskelschicht des M. sphincter pyloricus, in der der Durchfluss der Magensäfte sowie des Speisebreis reguliert wird.

Bauchspeicheldrüsenkrebs

Krebs kann im exokrinen Anteil der Bauchspeicheldrüse entstehen, und diese Krebsart hat eine der geringsten Überlebensraten aller in der westlichen Welt bekannten Krebserkrankungen. Einige Patienten zeigen Symptome wie Übelkeit, Erbrechen und Kraftlosigkeit, aber häufig sind heftige Bauchschmerzen das erste Zeichen des Tumors, der die nahegelegenen Nerven befällt. Befindet sich das Karzinom im Pankreaskopf, kann es zum Verschluss des Gallengangs kommen und zur Verhinderung des Gallenabflusses, was eine Gelbsucht, Appetitlosigkeit, dunklen Urin und hellen Stuhl verursacht.

Antworten

1. Pankreashals (Collum pancreatis [Isthmus pancreatis]), 2. Pankreaskopf (Caput pancreatis), 3. zusätzlicher Speichelgang (Santorini-Gang [Ductus pancreaticus accessorius]), 4. Bauchspeicheldrüsengang (Wirsung-Gang [Ductus pancreaticus]), 5. hakenförmiger Fortsatz am Pankreaskopf (Processus uncinatus pancreatis), 6. Pankreasschwanz (Cauda pancreatis), 7. Pankreaskörper (Corpus pancreatis)

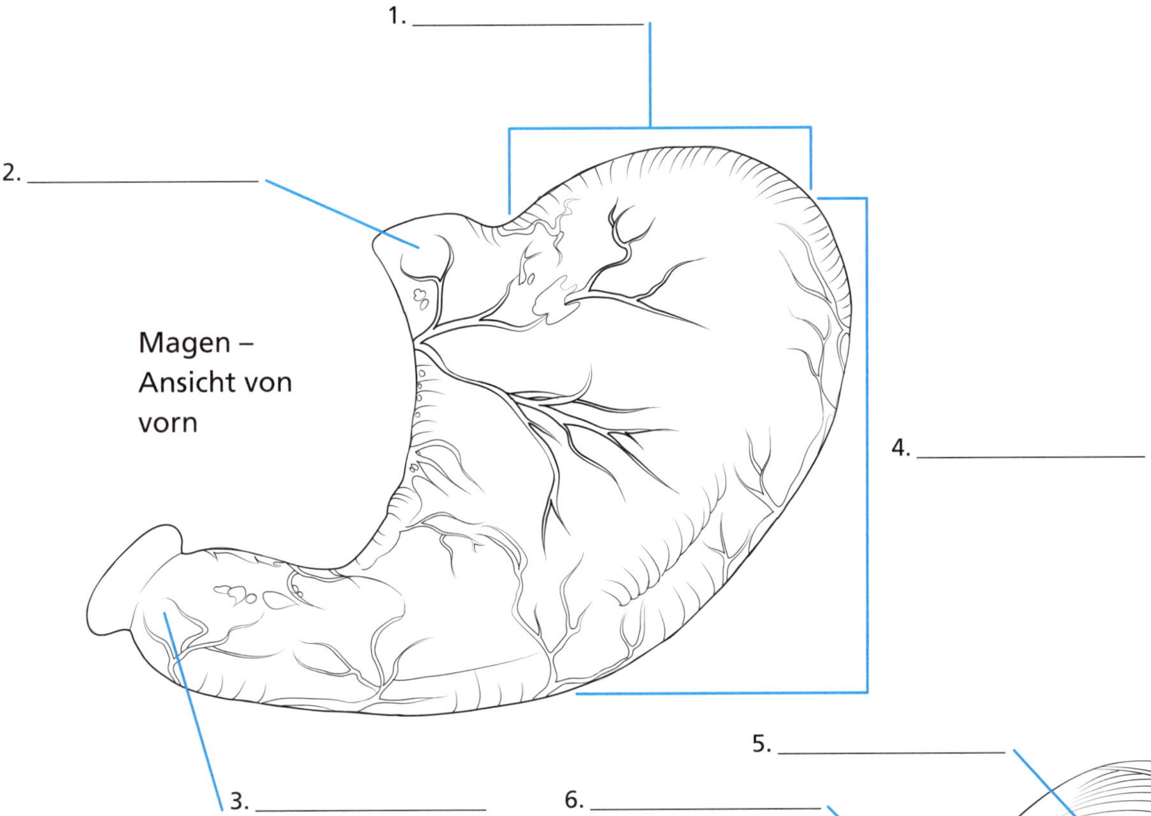

Magen – Ansicht von vorn

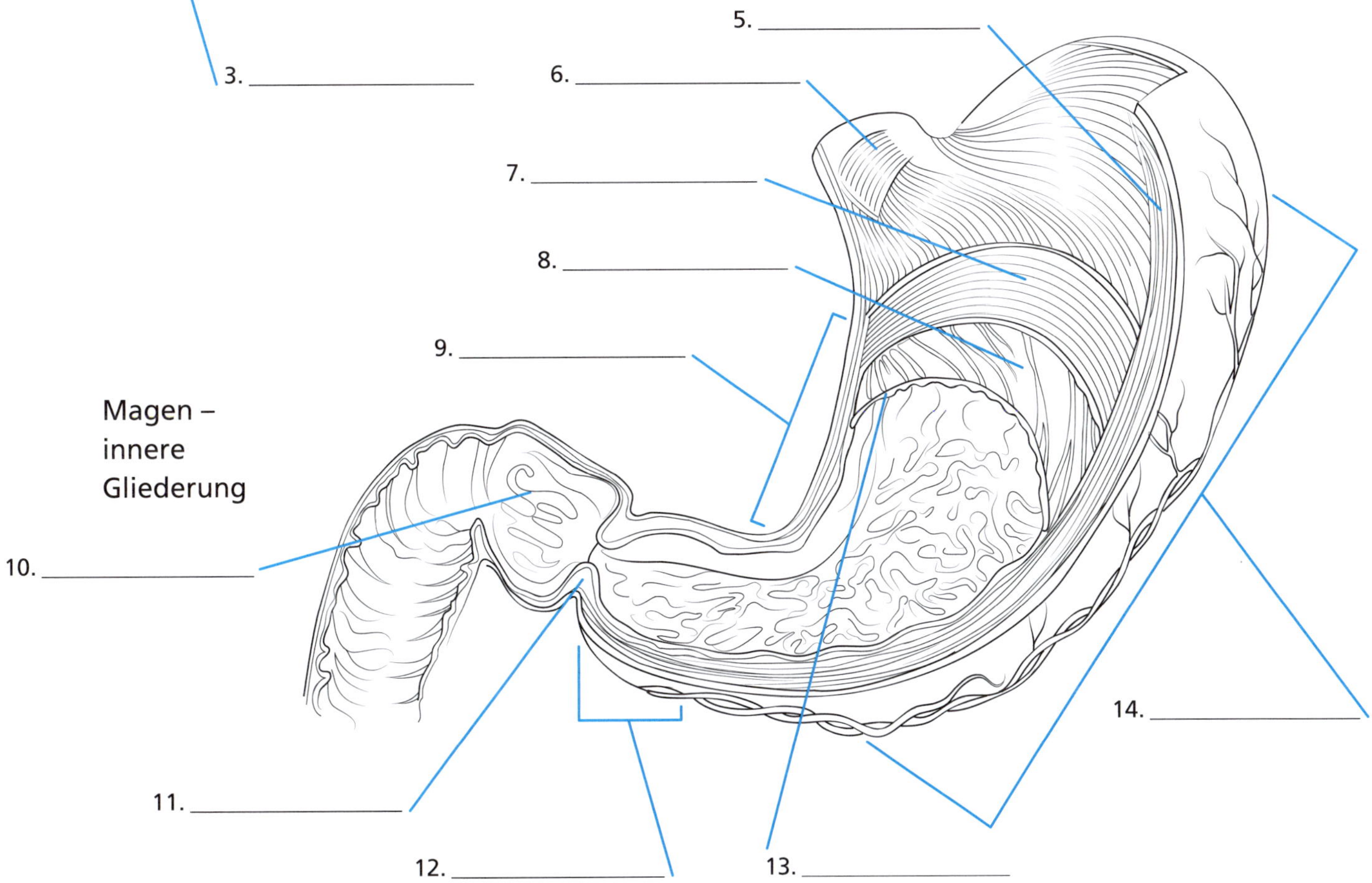

Magen – innere Gliederung

Antworten

1. Magengrund (Magenkuppel [Fundus gastricus]), 2. Mageneingang (Cardia [Pars cardiaca]), 3. Pförtnerabschnitt (Pars pylorica), 4. Magenkörper (Corpus gastricum), 5. Längsmuskelschicht der Magenmuskelwand (Stratum longitudinale tunicae muscularis gastricae), 6. unterer Ösophagussphinkter, 7. Ringmuskelschicht der Magenmuskelwand (Stratum circulare tunicae muscularis gastricae), 8. schräge Muskelfaserzüge der Magenmuskelwand (Fibrae obliquae), 9. kleine Magenkrümmung (Curvatura minor gastricae), 10. Zwölffingerdarm (Duodenum), 11. Schließmuskel (M. sphincter pyloricus), 12. Magenausgang (Magenpförtner [Pylorus]), 13. Magenschleimhaut und Bindgewebsschicht unter der Schleimhaut (Tunica mucosa und Tela submucosa), 14. große Magenkrümmung (Curvatura major gastricae)

Bauchspeicheldrüse, Magen und Darm

Der Magen (Gaster), der Dünndarm (Intestinum tenue) und der Dickdarm (Intestinum crassum) sind die wichtigsten Organe für die Aufspaltung und Verarbeitung der Nahrung. Der Dünn- und der Dickdarm nehmen die unteren zwei Drittel der Bauchhöhle (Cavitas abdominis) ein. Der Dünndarm besteht aus drei Teilen, dem Zwölffingerdarm (Duodenum), dem Leerdarm (Jejunum) und dem Krummdarm (Ileum). Beim Dickdarm unterscheidet man drei Abschnitte, nämlich den Blinddarm (Caecum) mit dem Wurmfortsatz (Appendix vermiformis), das Kolon (Colon) mit dem aufsteigenden Kolon (Colon ascendens), dem Querkolon (Colon transversum), dem absteigenden Kolon (Colon descendens) und dem Sigma (Colon sigmoideum) sowie den Mastdarm (Rectum) mit dem Afterkanal (Canalis analis). Der Dünndarm beginnt am Magen, der Dickdarm setzt am Dünndarm an. Dünn- und Dickdarm sind mit glatter Muskulatur bedeckt, die sich aus einer inneren dickeren Ringmuskelschicht und einer äußeren Längsmuskelschicht zusammensetzt. Die inneren Oberflächen von Dick- und Dünndarm sind mit Falten (Plicae) und kleinen Ausstülpungen, den Zotten (Villi intestinales), besetzt. Die Anzahl der Zotten verringert sich vom Ileum zum Rectum.

Leerdarm – Querschnittansicht

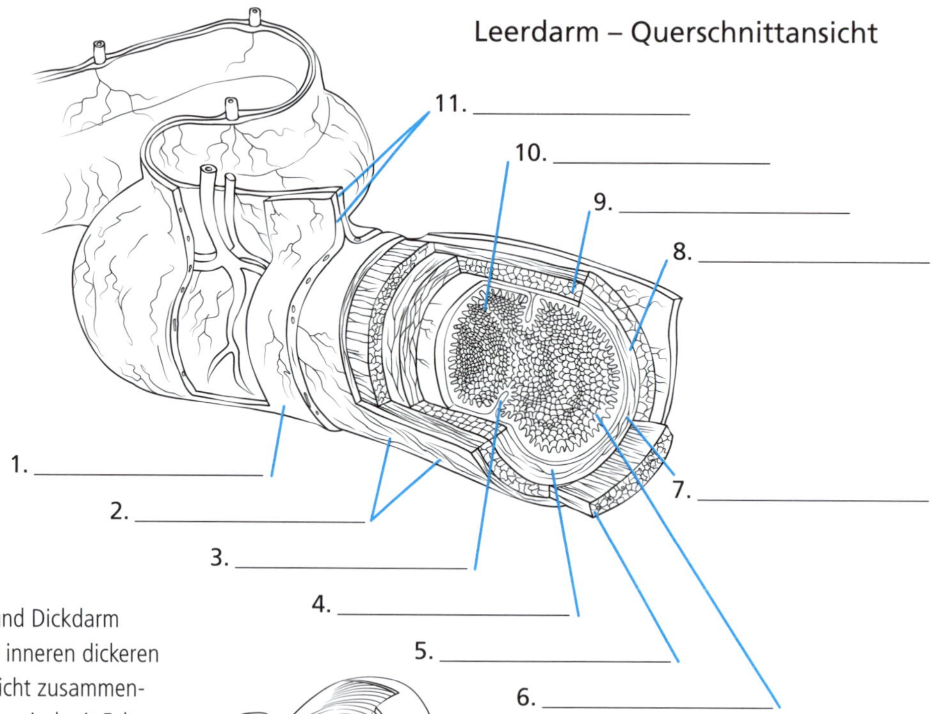

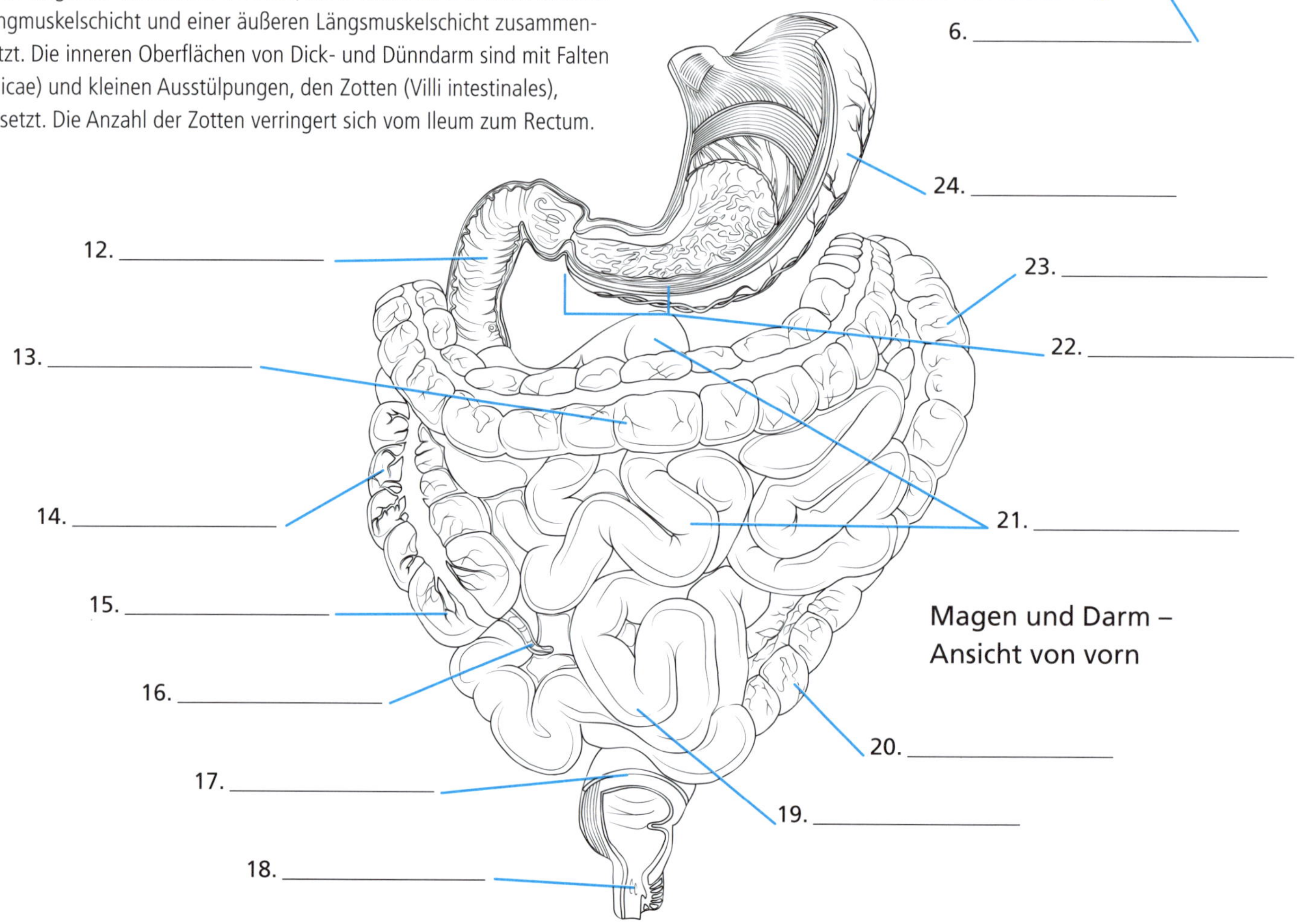

Magen und Darm – Ansicht von vorn

Antworten

1. Serosa (Tunica serosa), einschichtiges Plattenepithel (Mesothel), 2. Serosa (Tunica serosa), Bindegewebeschicht (Lamina propria), 3. Ringfalten (Plicae circulares), 4. Submukosa (Tela submucosa), 5. Muskelwand (Tunica muscularis), Längsmuskelschicht (Stratum longitudinale), 6. Schleimhaut (Tunica mucosa), 7. Muskelschicht der Schleimhaut (Lamina muscularis mucosae), 8. Plexus mesentericus superior, 9. Muskelwand (Tunica muscularis), Ringmuskelschicht (Stratum circulare), 10. Darmzotte (Villus intestinalis), 11. Dünndarmgekröse (Mesenterium), 12. Zwölffingerdarm (Duodenum), 13. Querkolon (Colon transversum), 14. aufsteigendes Kolon (Colon ascendens), 15. Blinddarm (Caecum), 16. Wurmfortsatz (Appendix vermiformis), 17. Mastdarm (Rectum), 18. After (Anus), 19. Krummdarm (Ileum), 20. Sigma (Colon sigmoideum), 21. Leerdarm (Jejunum), 22. Magenausgang (Magenpförtner [Pylorus]), 23. Colon ascendens, 24. Magen (Gaster)

Darmzotte – Querschnittansicht

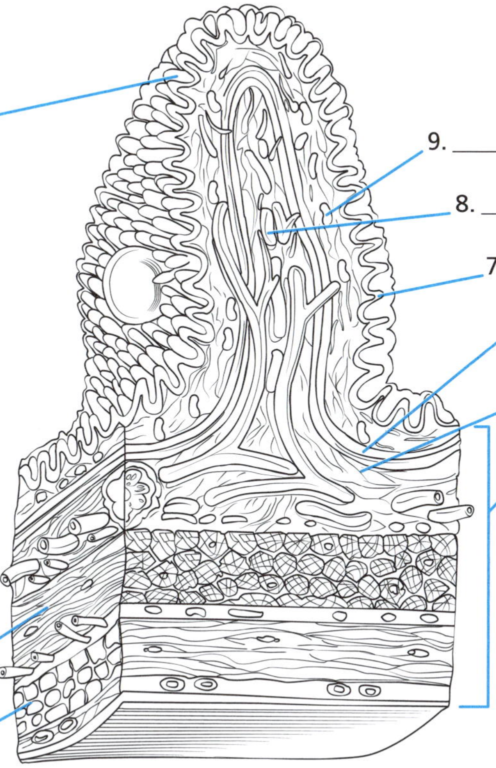

Die Auskleidung des Zwölffingerdarms (Duodenum) und des Leerdarms (Jejunum) mit Ringfalten (Plicae circulares) und Zotten (Villi intestinales) vergrößert deren innere Oberflächen für die Resorption von Nährstoffen. Der Mastdarm (Rectum) bildet den vorletzten Abschnitt des Magen-Darm-Trakts. Im oberen Abschnitt besitzt das Rectum eine Reihe von Falten in seinen Wänden, die Querfalten (Plicae transversae recti). Am unteren Ende des Rectums befinden sich Längsfalten, die man als Columnae anales („Aftersäulen") bezeichnet. Der Afterkanal (Canalis analis) ist der letzte Abschnitt des Darmrohrs, der vom Rectum durch das Schließmuskelsystem am After (Anus) auf die Körperoberfläche mündet. Der After wird durch einen unwillkürlichen und einen willentlich beeinflussbaren Schließmuskel verschlossen, nämlich den M. sphincter ani internus (innerer Afterschließmuskel) und den M. sphincter ani externus (äußerer Afterschließmuskel).

After – Frontalschnitt

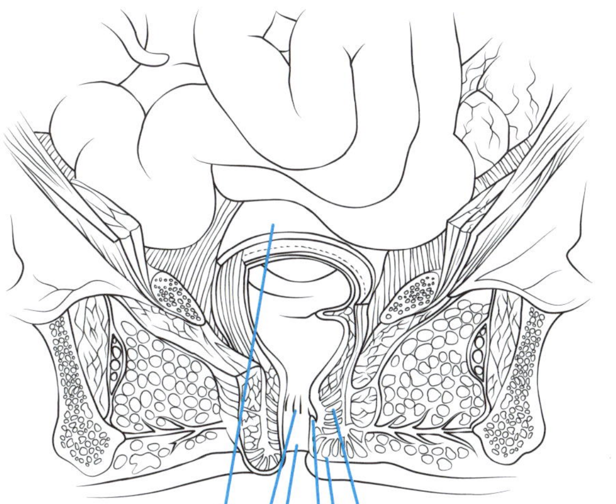

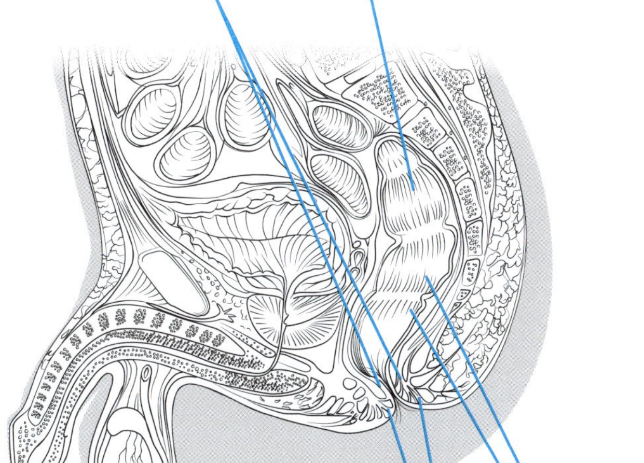

Mastdarm – Sagittalansicht

Antworten

1. Darmzotte (Villus intestinalis), 2. Muskelwand (Tunica muscularis), Ringmuskelschicht (Stratum circulare), 3. Muskelwand (Tunica muscularis), Längsmuskelschicht (Stratum longitudinale), 4. Dünndarmschleimhaut (Tunica mucosa), 5. Schleimhautbindegewebe (Lamina propria mucosae), 6. Basallamina (Lamina basalis), 7. Deckgewebe (einschichtiges Säulenepithel) (Epithelium simplex columnare), 8. zentrales Lymphgefäß (Vas lymphaticum centrale), 9. Lymphozyten, 10. Mastdarm (Rectum), 11. Aftersäulen (Columnae anales), 12. After (Anus), 13. Querfalten zwischen den Columnae anales (Valvulae anales), 14. äußerer Afterschließmuskel (M. sphincter ani externus), 15. innerer Afterschließmuskel (M. sphincter ani internus), 16. M. sphincter ani internus, 17. M. sphincter ani externus, 18. Rectum, 19. Sigma (Colon sigmoideum)

Harnsystem

Harnsystem (männlich) –
Ansicht von vorn

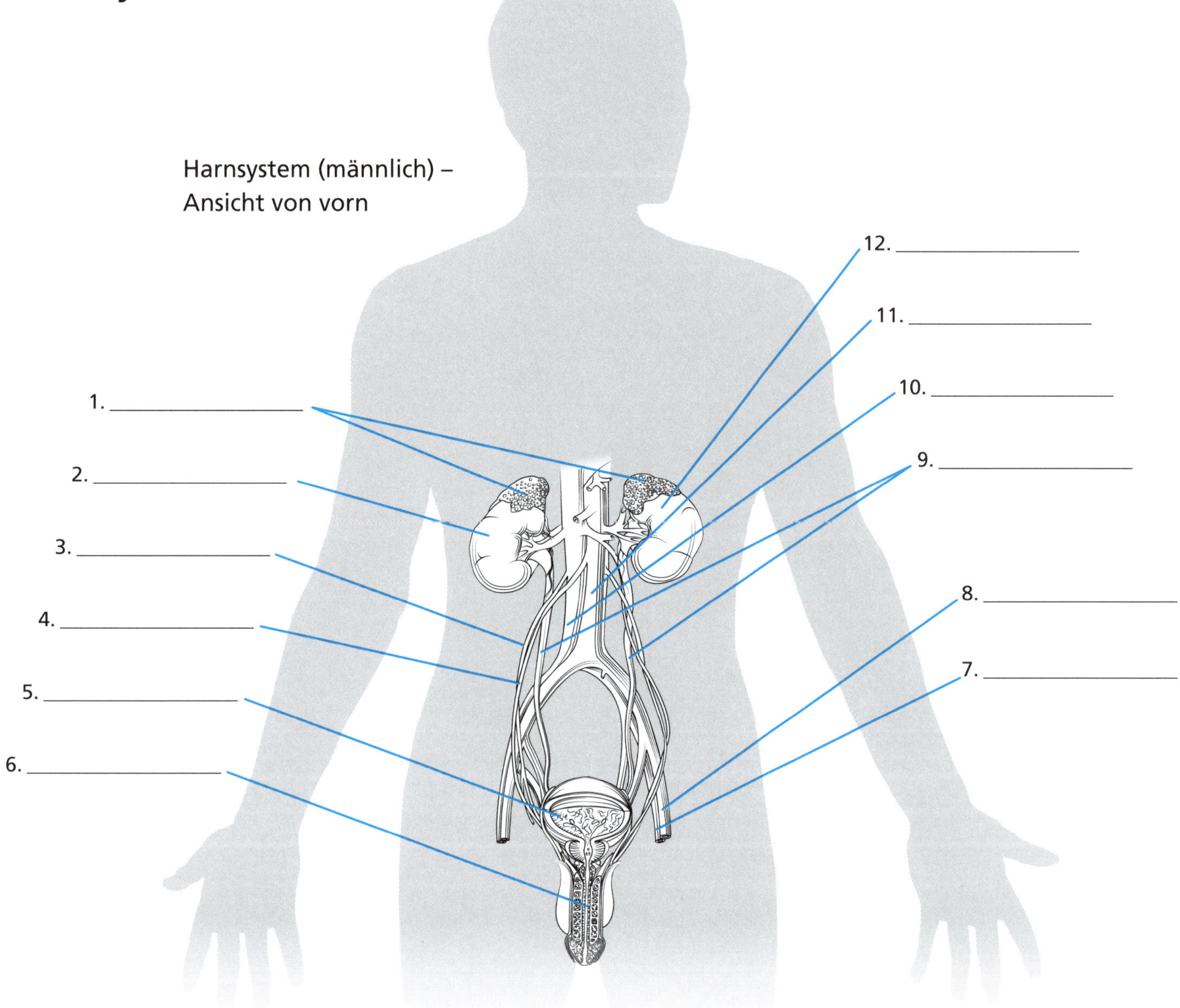

Das Harnsystem scheidet die Abfallprodukte des Stoffwechsels aus und sorgt für die Regulierung des Wasser- und Elektrolythaushalts im Blut. Das Harnsystem besteht aus der paarigen Niere (Ren [Nephros]), dem paarigen Harnleiter (Ureter), der Harnblase (Vesica urinaria) und der Harnröhre (Urethra). Die Abfallprodukte werden von den Nieren aus dem Blut herausgefiltert und in den Urin abgegeben, der von den Harnleitern in die Harnblase befördert wird. Die Harnblase liegt beim Mann mit der Rückwand vor dem Mastdarm (Rectum) und nimmt die Harnleiter dorsal auf. Die Harnleitermündungen (Ostia ureteris) bilden mit dem Harnröhrenabgang (Ostium urethrae internum) das Blasendreieck (Trigonum vesicae). Die männliche Harnröhre (Urethra masculina) tritt am Harnblasenhals (Cervix vesicae) aus der Harnblase aus und verläuft zunächst durch die Vorsteherdrüse (Pars prostatica) und die Muskelfasern des Beckenbodens (Pars membranacea). Sie zieht dann weiter durch den Abschnitt des Harnröhrenschwellkörpers (Pars spongiosa), um schließlich die äußere Harnröhrenöffnung (Ostium urethrae externum) zu erreichen. Die männliche Harnröhre ist nicht nur ein Teil der ableitenden Harnwege, sondern dient auch dem Spermienfluss.

Antworten

1 Nebennieren (Glandulae suprarenales), 2. rechte Niere (Ren dexter), 3. Hodenvene (V. testicularis), 4. Hodenarterie (A. testicularis),
5. Harnblase (Vesica urinaria), 6. Harnröhre (Urethra), 7. äußere Beckenvene (V. iliaca externa), 8. äußere Beckenarterie (A. iliaca externa),
9. Harnleiter (Ureter), 10. untere Hohlvene (V. cava inferior), 11. Bauchaorta (Aorta abdominalis), 12. linke Niere (Ren sinister)

Harnsystem (weiblich) – Ansicht von vorn

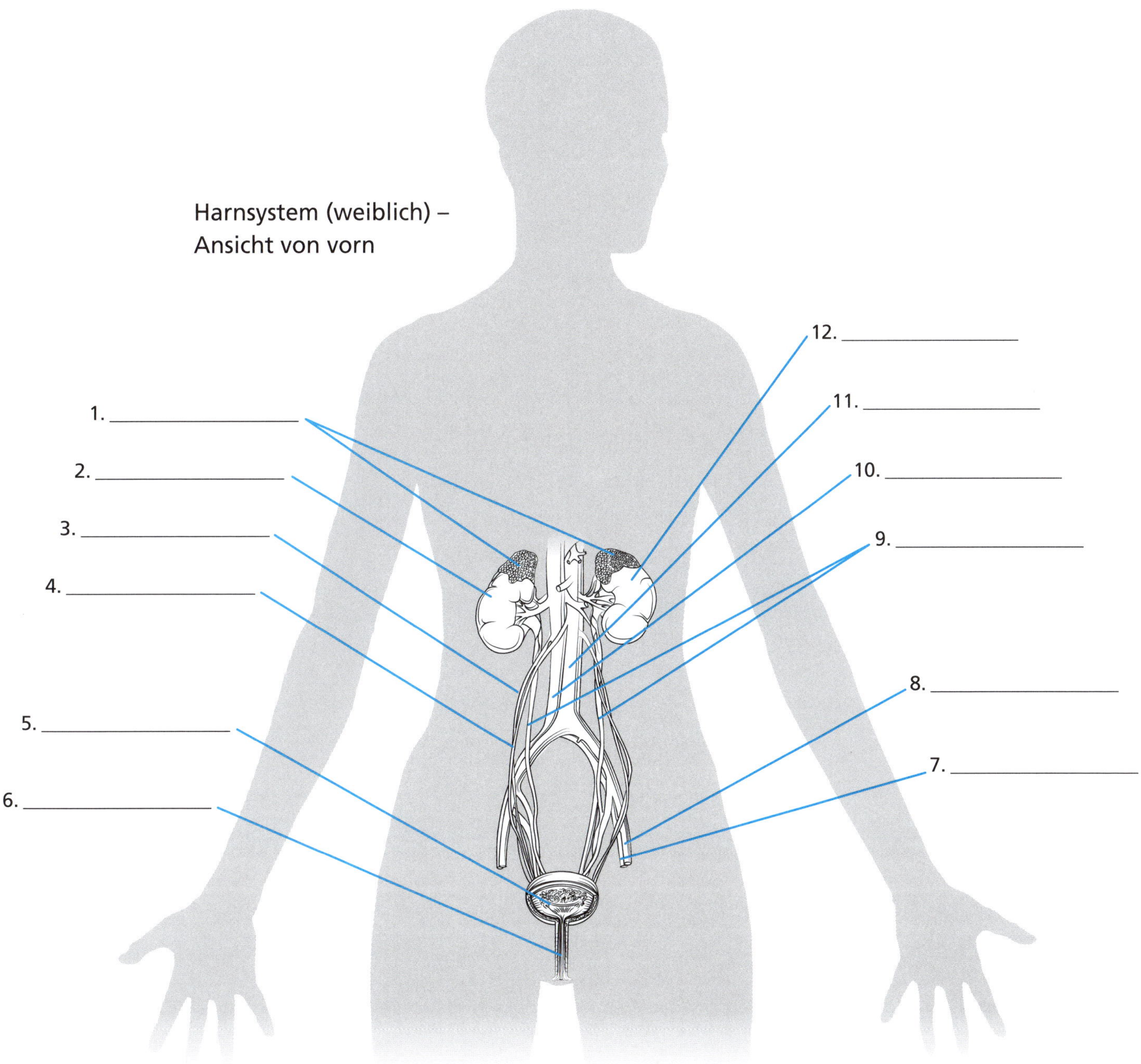

Das Harnsystem, das die Nieren (Renes [Nephri]), die beiden Harnleiter (Ureter), die Harnblase (Vesica urinaria) und die Harnröhre (Urethra) umfasst, ist hinsichtlich seiner Gliederung und seines Aufbaus von der Niere bis zur Harnblase bei beiden Geschlechtern gleich. Die Scheide (Vagina) liegt zwischen dem Mastdarm (Rectum) und der hinteren Harnblasenwand und die am oberen Scheidenende gelegene Gebärmutter (Uterus) grenzt die Harnblase nach oben ab. Die weibliche Harnröhre (Urethra feminina) verläuft unmittelbar durch den Beckenboden. Da die Harnröhre der Frau nicht zum Geschlechtssystem gehört, ist sie sehr kurz und mündet mit der äußeren Harnröhrenöffnung (Ostium urethrae externum) im Scheidenvorhof (Vestibulum vaginae).

Antworten

1. Nebennieren (Glandulae suprarenales), 2. rechte Niere (Ren dexter), 3. Eierstockvene (V. ovarica), 4. Eierstockarterie (A. ovarica), 5. Harnblase (Vesica urinaria), 6. Harnröhre (Urethra), 7. äußere Beckenvene (V. iliaca externa), 8. äußere Beckenarterie (A. iliaca externa), 9. Harnleiter (Ureter), 10. untere Hohlvene (V. cava inferior), 11. Bauchaorta (Aorta abdominalis), 12. linke Niere (Ren sinister)

Nieren und Harnwege

Nieren – Ansicht von vorn

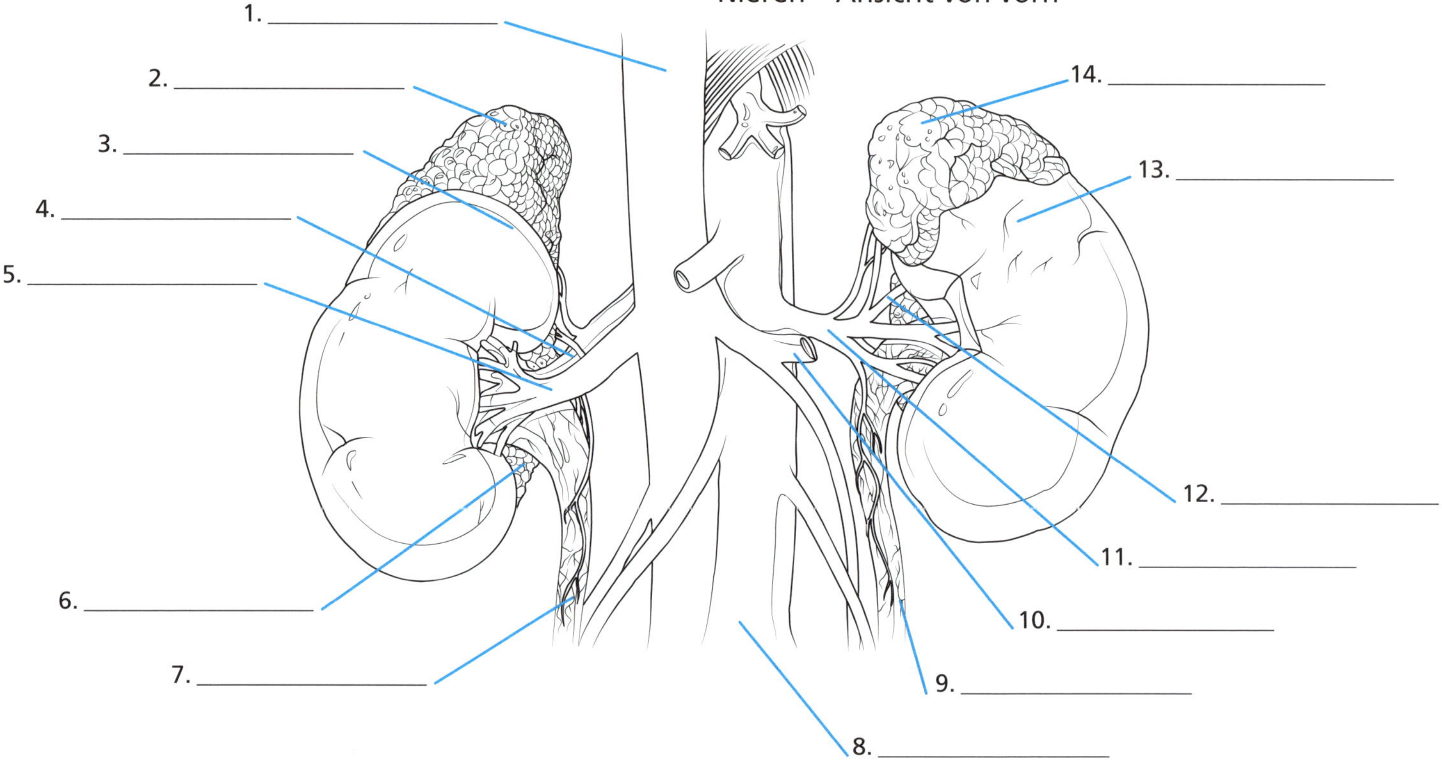

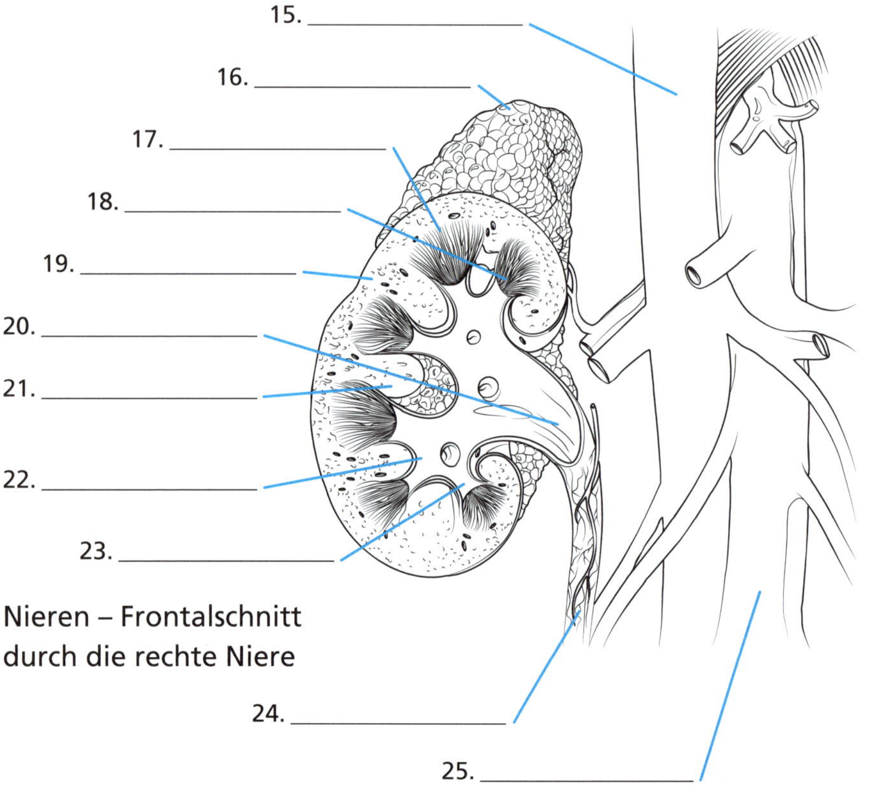

Nieren – Frontalschnitt durch die rechte Niere

Die Nieren (Renes [Nephri]) haben eine bohnenförmige Gestalt. Jede Niere besitzt eine äußere Zone, die Nierenrinde (Cortex renalis), und eine innere Streifenschicht, das Nierenmark (Medulla renalis), sowie ein Nierenbecken (Pelvis renalis), das einen Teil des Hohlraumsystems ganz im Inneren bildet. Die Nierenpforte (Hilum renale) ist die Eintritts- und Austrittsstelle der Nerven, der Blut- und Lymphgefäße sowie des Harnleiters (Ureter). Die beiden Nierenarterien (Aa. renales) versorgen die Nieren mit Blut. Sie zweigen seitlich von der Bauchaorta (Aorta abdominalis) ab und gabeln sich vor der jeweiligen Nierenpforte in Äste, aus denen Segmentarterien (Aa. segmenti) entspringen, die in das Innere der Nieren ziehen und sich im Verlauf weiter teilen und sowohl die Nierenrinde als auch das Nierenmark erreichen. Die Venen begleiten die Arterien und enden in der unteren Hohlvene (V. cava inferior). Jede Niere ist von einer bindegewebigen Kapsel (Capsula fibrosa) umgeben und in eine Fettkapsel (Capsula adiposa) eingebettet.

Antworten

1. untere Hohlvene (V. cava inferior), 2. rechte Nebenniere (Glandula suprarenalis dextra), 3. rechte Niere (Ren dexter), 4. rechte Nierenarterie (A. renalis dextra), 5. rechte Nierenvene (V. renalis dextra), 6. Fettkapsel (Capsula adiposa), 7. rechter Harnleiter (Ureter dexter), 8. Bauchaorta (Aorta abdominalis), 9. linker Harnleiter (Ureter sinister), 10. linke Nierenvene (V. renalis sinistra), 11. linke Nierenarterie (A. renalis sinistra), 12. Segmentarterie (A. segmentalis), 13. linke Niere (Ren sinister), 14. linke Nebenniere (Glandula suprarenalis sinistra), 15. V. cava inferior, 16. Glandula suprarenalis dextra, 17. Nierenpyramide, Nierenmark (Pyramis renalis, medulla renalis), 18. Nierenpapille (Papilla renalis), 19. Nierenrinde (Cortex renalis), 20. Nierenbecken (Pelvis renalis), 21. Bertini-Säulen (Columna renalis), 22. großer Nierenkelch (Calix renalis major), 23. kleiner Nierenkelch (Calix renalis minor), 24. Ureter dexter, 25. Aorta abdominalis

Harnwege – Ansicht von vorn

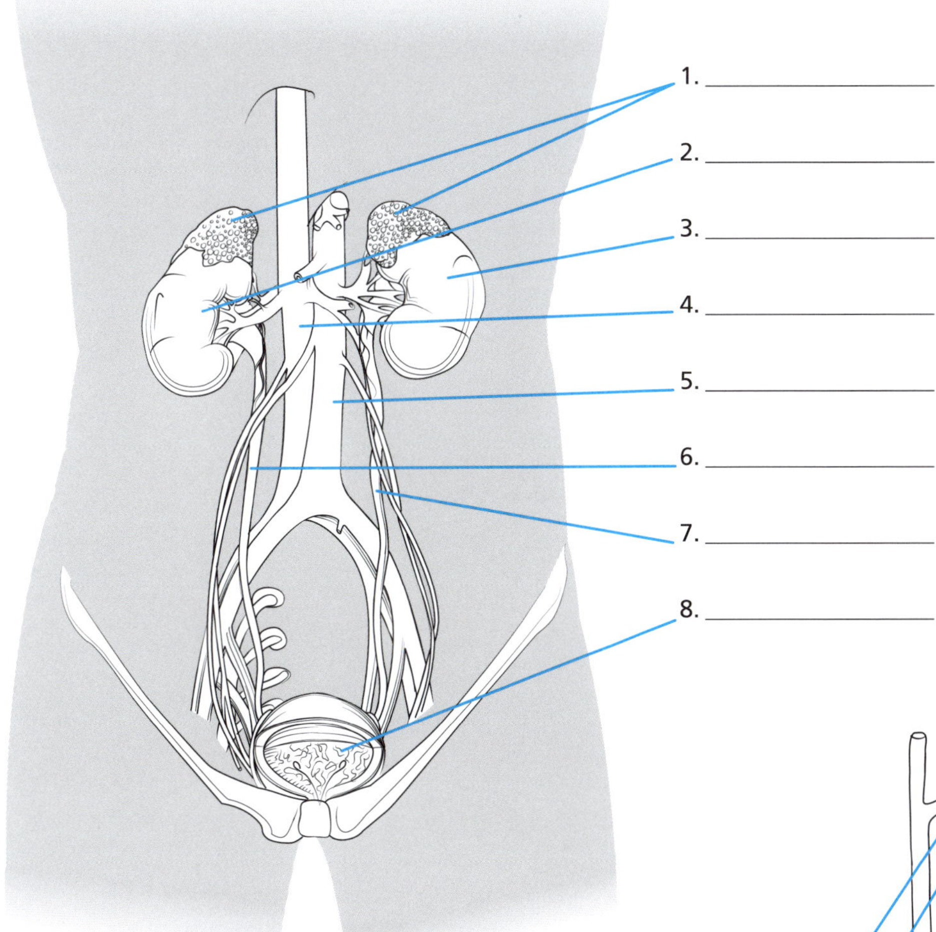

Die Nieren filtern das Blut, indem sie die Abfallprodukte des Stoffwechsels entfernen. Die rechte Niere befindet sich hinter dem Zwölffingerdarm, die linke hinter der Bauchspeicheldrüse und dem Magen. Die Nebennieren liegen als kappenförmige Organe den oberen Nierenpolen an. Das Nierenbecken setzt sich in den Harnleiter fort, der den Harn von der Niere in die Harnblase befördert, wo der Urin schließlich über die Harnröhre aus dem Körper ausgeschieden wird, wenn die Harnblase gefüllt ist. Nephrone sind mikroskopisch kleine, Harn produzierende Bauelemente, die millionenfach in den Nieren vorkommen. Jedes Nephron besteht aus dem Glomerulus, einem Kapillarknäuel, das im Nierenkörperchen lokalisiert ist, und einem Tubulus, dem Nierenkanälchen, das am Glomerulus beginnt. Das Blutfiltrat strömt als Primärharn bezeichnete Flüssigkeit durch das Nierenkanälchen, bei dem man einen proximalen Teil, die Henle-Schleife und einen distalen Teil unterscheidet.

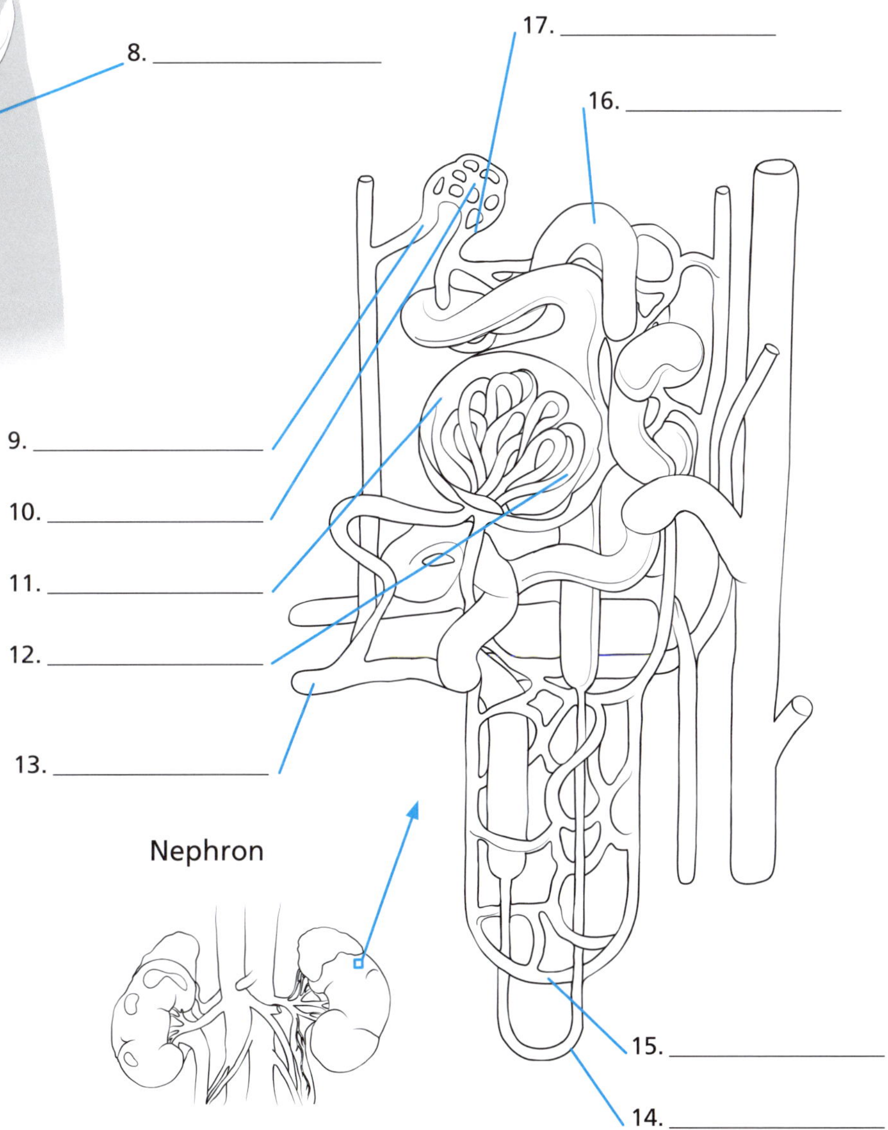

Antworten

1. Nebennieren (Glandulae suprarenales), 2. rechte Niere (Ren dexter), 3. linke Niere (Ren sinister), 4. untere Hohlvene (V. cava inferior), 5. Bauchaorta (Aorta abdominalis), 6. rechter Harnleiter (Ureter dexter), 7. linker Harnleiter (Ureter sinister), 8. Harnblase (Vesica urinaria), 9. zuführende Arteriole (Arteriola glomerularis afferens), 10. glomeruläre Kapillare, 11. Bowman-Kapsel, 12. Kapillarknäuel (Glomerulus), 13. Arterie, 14. Henle-Schleife, 15. Kapillarnetz der Nierenkanälchen (Rete capillare peritubulare), 16. gewundener Teil des proximalen Tubulus (Tubulus contortus proximalis), 17. wegführende Arteriole (Arteriola glomerularis efferens)

Harnwege und Harnblase

Der Harn strömt von den Nieren (Renes [Nephri]) durch den paarigen Harnleiter (Ureter) zur Harnblase (Vesica urinaria). Die Harnleiter sind zwei muskuläre Schläuche, deren Wände aus glatten Muskeln bestehen, die sich kontrahieren und den Harn in Wellen in die Harnblase treiben. Die Harnblase ist ein muskulöser Sack, der einer umgekehrten Pyramide ähnelt. Die beiden Harnleiter treten durch die hintere Harnblasenwand in die Harnblase ein. Die Harnröhre (Urethra) beginnt am Harnblasenhals (Cervix vesicae), der im unteren Teil der Harnblase liegt. Die Harnleitermündungen (Ostia ureteris) bilden mit dem Harnröhrenabgang (Ostium urethrae internum) das Blasendreieck (Trigonum vesicae). Zwei Muskeln, der M. sphincter urethrae internus und externus (innerer und äußerer Harnröhrenschließmuskel) regulieren gemeinsam die Entleerung der Harnblase. Der innere Harnröhrenschließmuskel wird vom autonomen Nervensystem gesteuert, das das Gehirn alarmiert, wenn die Harnblase gefüllt ist. Der äußere Harnröhrenschließmuskel ist willentlich beeinflussbar, und nur wenn dieser Muskel entspannt wird, entspannt sich auch der innere Harnröhrenschließmuskel, sodass Harn abfließen kann. Die Harnröhre transportiert den Harn außerhalb des Körpers. Die männliche Harnröhre (Urethra masculina), die für gewöhnlich rund 20 Zentimeter lang ist, erstreckt sich von der Harnblase über die Vorsteherdrüse (Prostata), wo der paarige Spritzkanal (Ductus ejaculatorius) in die Harnröhre mündet, bis zur äußeren Harnröhrenöffnung (Ostium urethrae externum). Das weibliche Harnsystem gleicht im Wesentlichen dem männlichen, die weibliche Harnröhre (Urethra feminina) ist allerdings viel kürzer als die männliche. Der Harn zieht entlang der Harnleiter zur Harnblase und wird dann über die Harnröhre aus dem Körper im Scheidenvorhof (Vestibulum vaginae) durch die äußere Harnröhrenöffnung ausgeschieden.

Harnwege (männlich) – Sagittalansicht

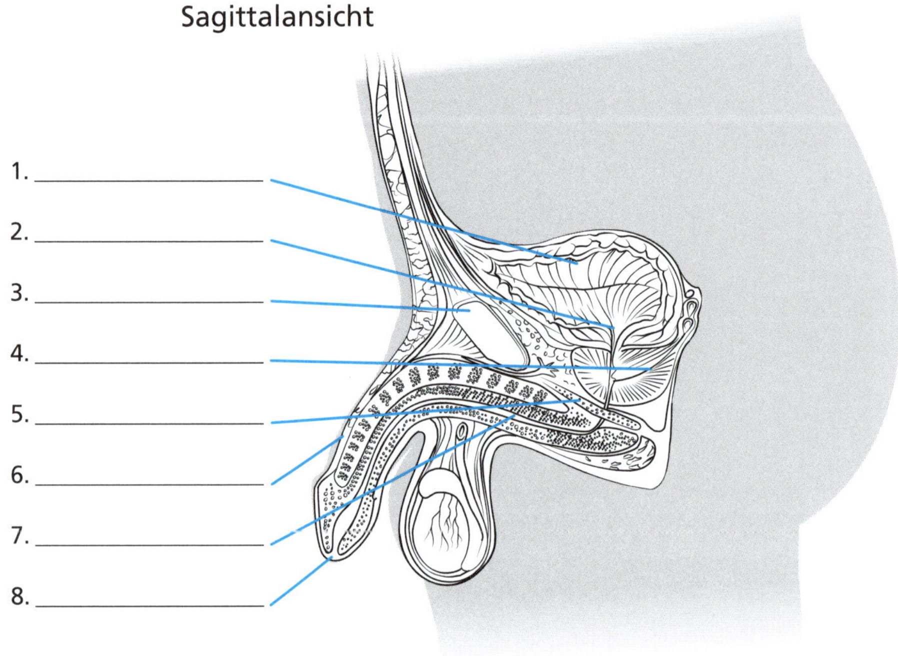

Harnwege (weiblich) – Sagittalansicht

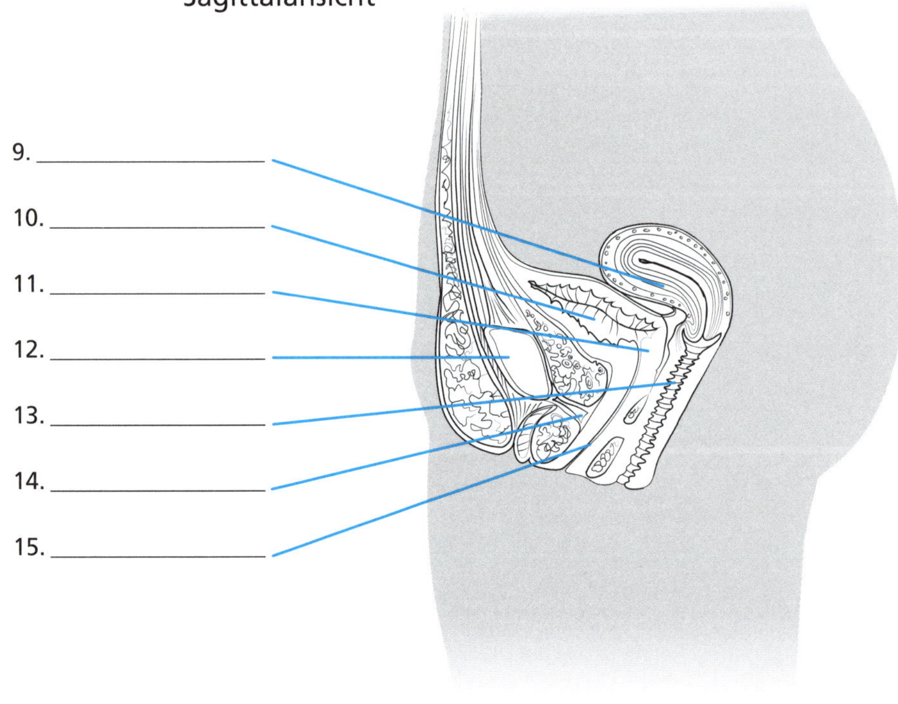

Antworten

1. Harnblase (Vesica urinaria), 2. Lage des inneren Harnröhrenschließmuskels (M. sphincter urethrae internus), 3. Schambeinfuge (Symphysis pubica), 4. Vorsteherdrüse (Prostata), 5. äußerer Harnröhrenschließmuskel (M. sphincter urethrae externus), 6. Penis, 7. Harnröhre (Urethra), 8. äußere Harnröhrenöffnung (Ostium urethrae externum), 9. Gebärmutter (Uterus), 10. Vesica urinaria, 11. M. sphincter urethrae internus, 12. Symphysis pubica, 13. Scheide (Vagina), 14. M. sphincter urethrae externus, 15. Urethra

Harnblase (männlich) – Ansicht von vorn

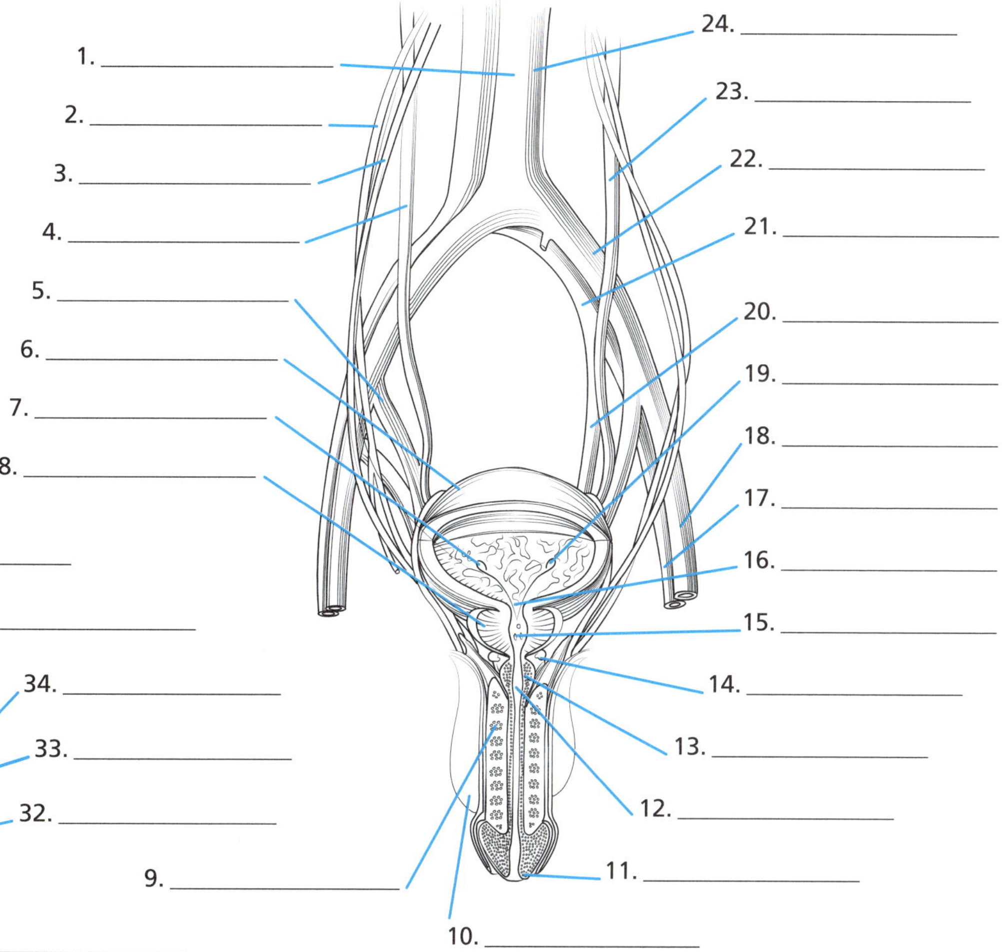

Harnblase (männlich) – Ansicht von hinten

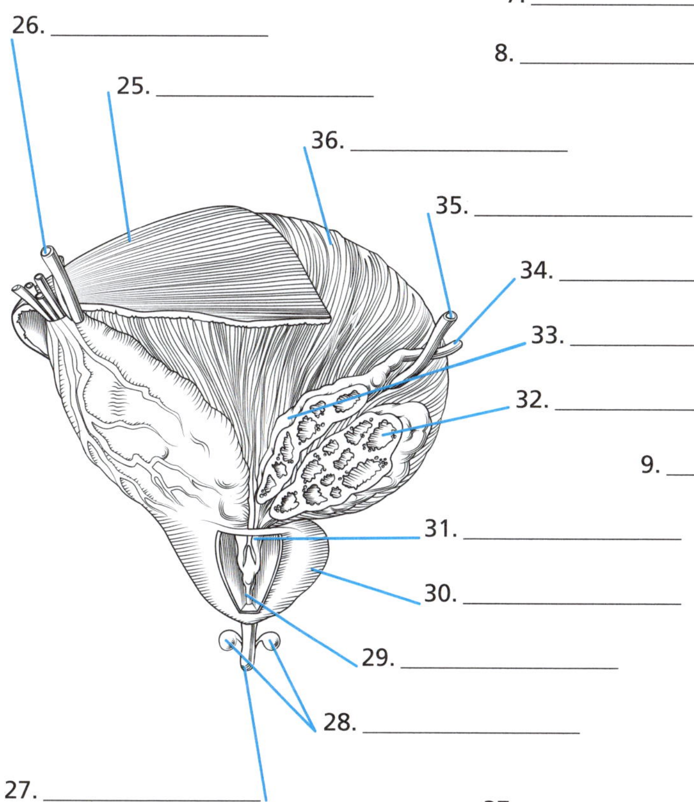

Harnblase (weiblich) – Ansicht von vorn

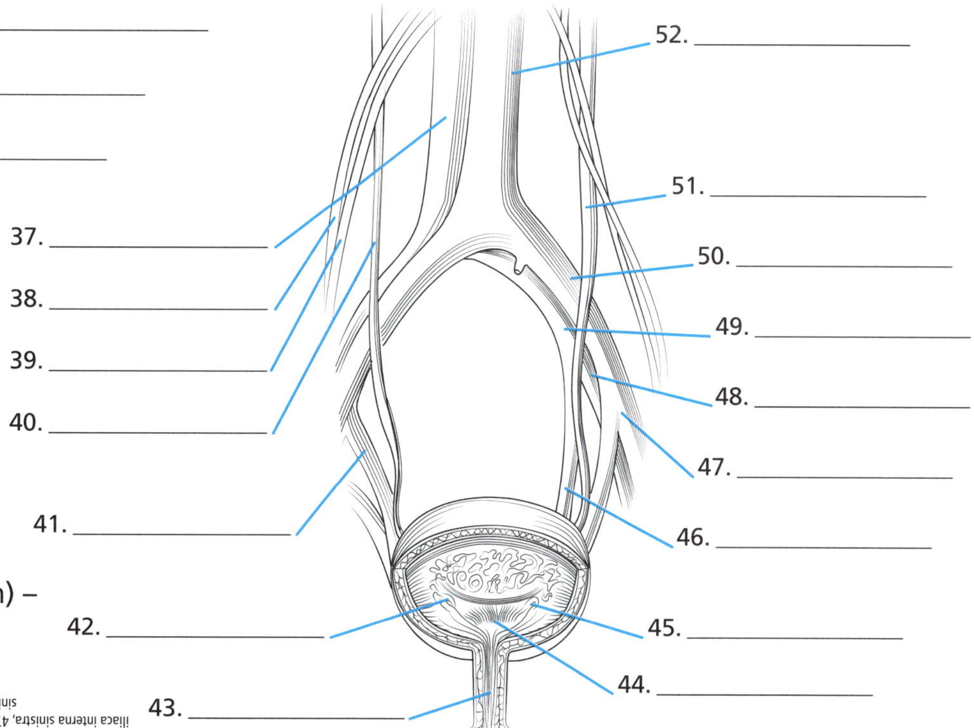

Antworten

1. untere Hohlvene (V. cava inferior), 2. rechte Hodenvene (V. testicularis dextra), 3. rechte Hodenarterie (A. testicularis dextra), 4. rechter Harnleiter (Ureter dexter), 5. rechte innere Beckenarterie (A. iliaca interna dextra), 6. Harnblase (Vesica urinaria), 7. Einmündung des rechten Harnleiters (Ostium ureteris, Ureter dexter), 8. Vorsteherdrüse (Prostata), 9. Penis, 10. Hodensack (Scrotum), 11. äußere Harnröhrenöffnung (Ostium urethrae externum), 12. Schwellkörperabschnitt der Harnröhre (Pars spongiosa urethrae), 13. verdicktes Ende des Harnröhrenschwellkörpers (Penisknolle [Bulbus penis]), 14. Cowper-Drüse (Gl. bulbourethralis), 15. Prostatateil der Harnröhre (Pars prostatica urethrae), 16. Harnblasenhals (Cervix vesicae), 17. linke äußere Beckenvene (V. iliaca externa sinistra), 18. linke äußere Beckenarterie (A. iliaca externa sinistra), 19. Einmündung des linken Harnleiters (Ostium ureteris, Ureter sinister), 20. linke innere Beckenvene (V. iliaca interna sinistra), 21. linke gemeinsame Beckenvene (V. iliaca communis sinistra), 22. linke gemeinsame Beckenarterie (A. iliaca communis sinistra), 23. linker Harnleiter (Ureter sinister), 24. Bauchaorta (Aorta abdominalis), 25. Bauchfell (Peritoneum), 26. Ureter sinister, 27. Beckenbodenabschnitt der Harnröhre (Pars membranacea urethrae), 28. Gl. bulbourethralis, 29. Pars prostatica urethrae, 30. Prostata, 31. Spritzkanal (Ductus ejaculatorius), 32. Bläschendrüse (Glandula vesiculosa), 33. Samenleiterampulle (Ampulla ductus deferentis), 34. Samenleiter (Ductus deferens), 35. Ureter dexter, 36. Harnaustreiber (M. detrusor vesicae), 37. V. cava inferior, 38. rechte Eierstockvene (V. ovarica dextra), 39. rechte Eierstockarterie (A. ovarica dextra), 40. Ureter dexter, 41. A. iliaca interna dextra, 42. Ostium ureteris, Ureter dexter, 43. Harnröhre (Urethra), 44. Blasendreieck (Trigonum vesicae), 45. Ostium ureteris, Ureter sinister, 46. V. iliaca interna sinistra, 47. A. iliaca externa sinistra, 48. V. iliaca externa sinistra, 49. V. iliaca communis sinistra, 50. A. iliaca communis sinistra, 51. Ureter sinister, 52. Aorta abdominalis

Hormonsystem

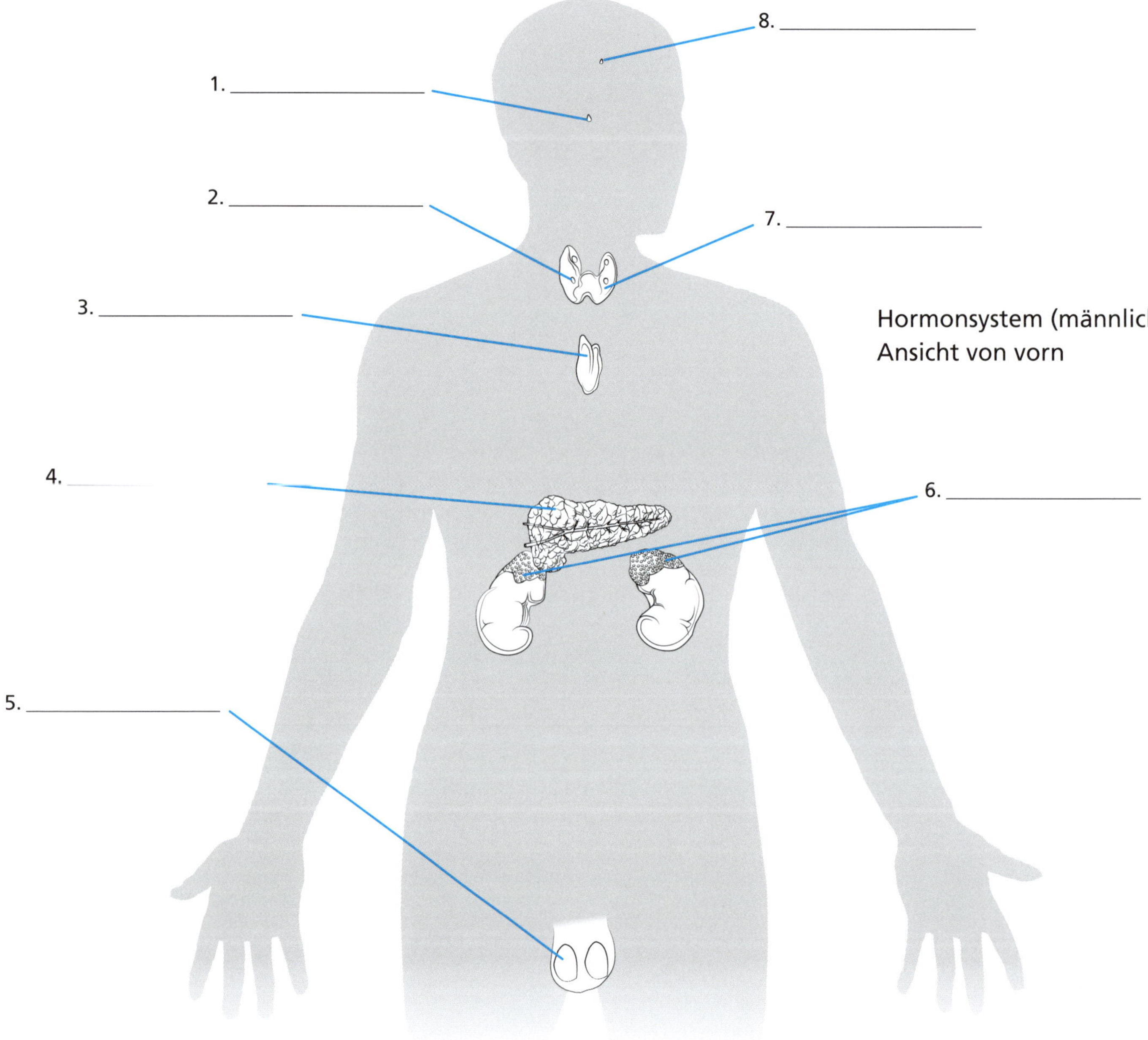

Hormonsystem (männlich) – Ansicht von vorn

Das auch als endokrines System bezeichnete Hormonsystem, das an der Koordination der Aktivitäten von Geweben im gesamten Körper beteiligt ist, realisiert seine Funktionen mithilfe von Hormonen. Hormone werden von endokrinen Zellen zu bestimmten Zeiten und in exakten Mengen ausgeschüttet, um an Zielorganen in einiger Entfernung vom Bildungsort der Hormone zu wirken. Endokrine Organe, die zumeist Hormon- oder endokrine Drüsen genannt werden, geben die Hormone direkt ins Blut ab. Hormone binden sich an Rezeptoren an oder in Zielzellen. Die Organe, die zum Hormonsystem beim Mann gezählt werden, sind die Hirnanhangdrüse (Hypophyse [Glandula pituitaria]), die Zirbeldrüse (Epiphyse [Glandula pinealis]), der Thymus (Bries), die Schilddrüse (Glandula thyroidea), die Nebenschilddrüsen (Glandulae parathyroideae), die Nebennieren (Glandulae suprarenales), das Inselorgan der Bauchspeicheldrüse (Langerhans-Inseln, Pankreasinseln [Insulae pancreaticae]) und der Hoden (Testis). Der Hoden produziert Hormone, die der Fortpflanzung und der Ausbildung der sekundären Geschlechtsmerkmale dienen.

Antworten

1. Hirnanhangdrüse (Hypophyse [Glandula pituitaria]), 2. Nebenschilddrüse (Glandula parathyroidea), 3. Thymus (Bries), 4. Bauchspeicheldrüse (Pancreas), 5. Hoden (Testis), 6. Nebennieren (Glandulae suprarenales), 7. Schilddrüse (Glandula thyroidea), 8. Zirbeldrüse (Epiphyse [Glandula pinealis])

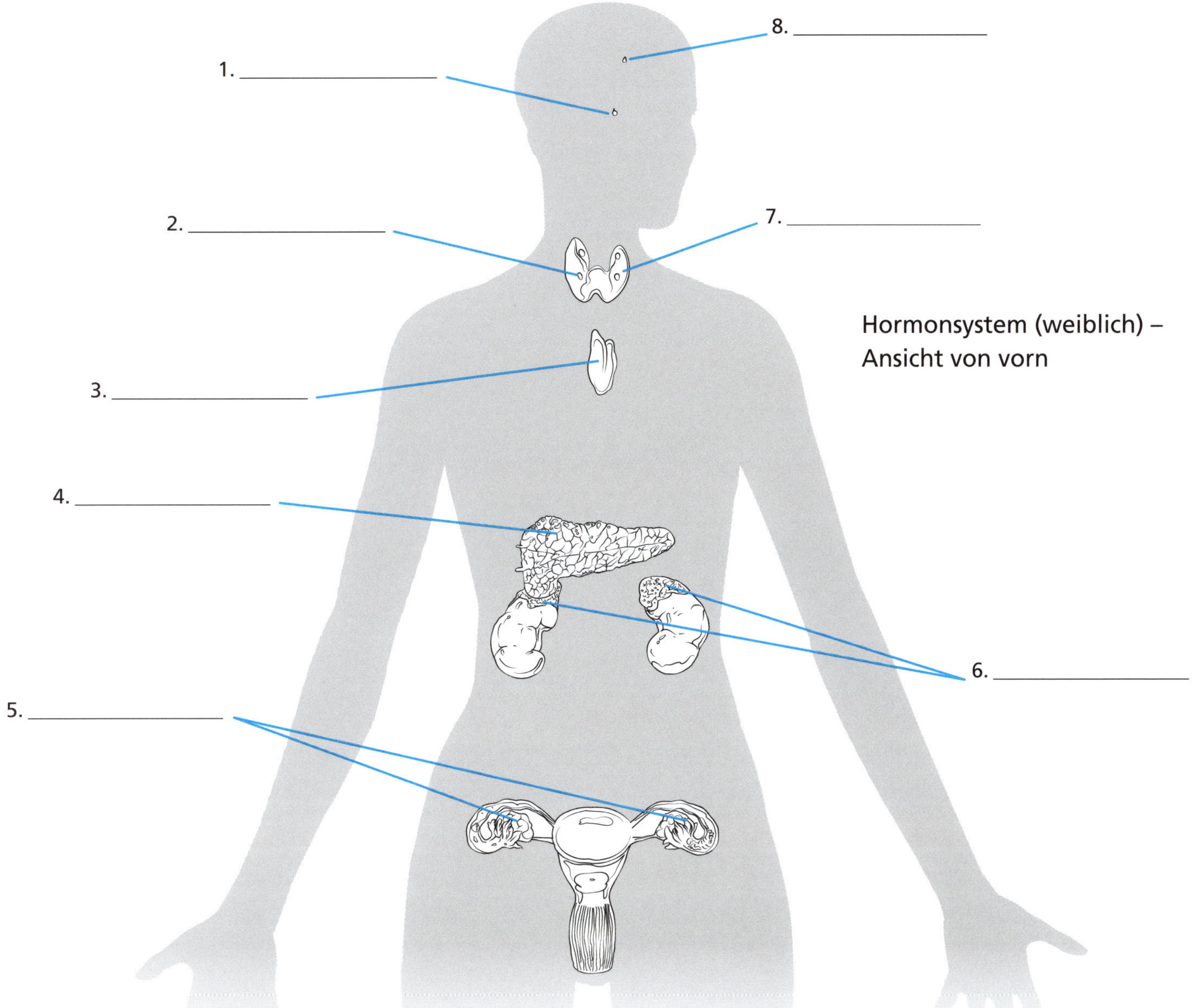

Hormonsystem (weiblich) – Ansicht von vorn

Das Hormonsystem und das Nervensystem teilen sich die Kontrolle der Organfunktionen, indem das Nervensystem für gewöhnlich rasche oder kurzfristige Prozesse steuert, wohingegen das Hormonsystem langsame und langfristige Veränderungen reguliert. Endokrine Hormone beeinflussen das Nervensystem, während Nervenzellen viele endokrine Organe anregen oder hemmen. Der Hypothalamus ist ein Abschnitt des Zwischenhirns und steht in enger Verbindung mit dem zentralen Organ des Hormonsystems, der Hirnanhangdrüse (Hypophyse), die für die Steuerung des endokrinen Systems von übergeordneter Bedeutung ist. Die Organe, die zum Hormonsystem der Frau gehören, sind die Hirnanhangdrüse (Hypophyse [Glandula pituitaria]), die Zirbeldrüse (Epiphyse [Glandula pinealis]), der Thymus (Bries), die Schilddrüse (Glandula thyroidea), die Nebenschilddrüsen (Glandulae parathyroideae), die Nebennieren (Glandulae suprarenales), das Inselorgan der Bauchspeicheldrüse (Langerhans-Inseln, Pankreasinseln [Insulae pancreaticae]), die Eierstöcke (Ovarien) und während der Schwangerschaft die Plazenta (Mutterkuchen). Die Ovarien bilden Hormone, die für die Fortpflanzung und die Entwicklung der sekundären Geschlechtsmerkmale zuständig sind.

Antworten

1. Hirnanhangdrüse (Hypophyse [Glandula pituitaria]), 2. Nebenschilddrüse (Glandula parathyroidea), 3. Thymus (Bries), 4. Bauchspeicheldrüse (Pancreas), 5. Eierstöcke (Ovarien), 6. Nebennieren (Glandulae suprarenales), 7. Schilddrüse (Glandula thyroidea), 8. Zirbeldrüse (Epiphyse [Glandula pinealis])

Hormondrüsen

Die Hirnanhangdrüse (Hypophyse) ist ein etwa bohnengroßes, walzenförmiges Organ, das unterhalb des Hypothalamus im Türkensattel (Sella turcica) des Keilbeins liegt. Man unterscheidet bei der Hypophyse einen Vorderlappen (Lobus anterior), die Adenohypophyse, und einen Hinterlappen (Lobus posterior), die Neurohypophyse. Der Vorderlappen enthält viele verschiedene Zelltypen, die das Wachstumshormon (STH, Somatotropin), Prolaktin (PRL), das follikelstimulierende Hormon (FSH, Follitropin), das luteinisierende Hormon (LH, Lutropin), das thyroideastimulierende Hormon (TSH, Thyrotropin), das adrenokortikotrope Hormon (ACTH, Kortikotropin) und das melanozytenstimulierende Hormon (MSH, Melanotropin) produzieren. Der Hinterlappen beherbergt Oxytozin und Adiuretin (ADH), die der Hypothalamus bildet und über Nervenbahnen an die Neurohypophyse abgibt. Die Zirbeldrüse (Epiphyse) ist ein Teil des Zwischenhirns und oberhalb des Mittelhirns gelegen. Das wichtigste Hormon der Zirbeldrüse ist Melatonin, dessen Konzentration vom Tag-Nacht-Rhythmus (Zirkadianrhythmus) abhängt. Die Bildung von Melatonin ist während der Nacht am höchsten, wenn der Körper ruht, und nimmt ab, sobald der Körper erwacht. Die Zirbeldrüse hat wahrscheinlich Einfluss auf die Eierstöcke und den Hoden sowie auf die Stimmung eines Menschen.

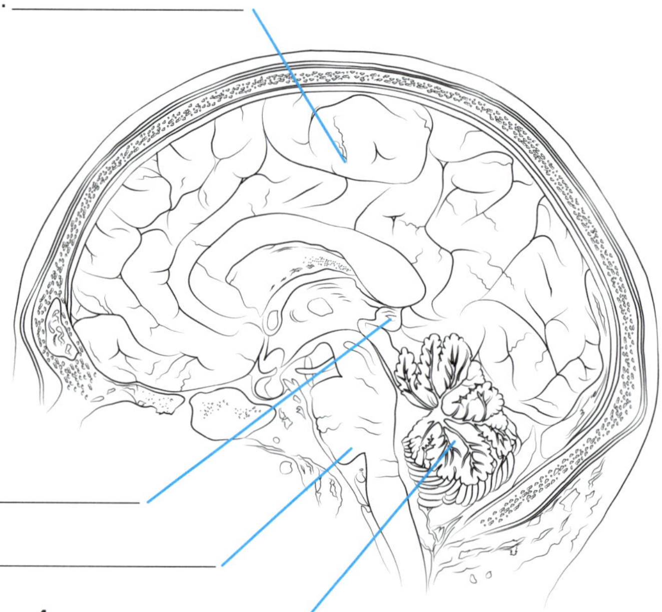

Zirbeldrüse

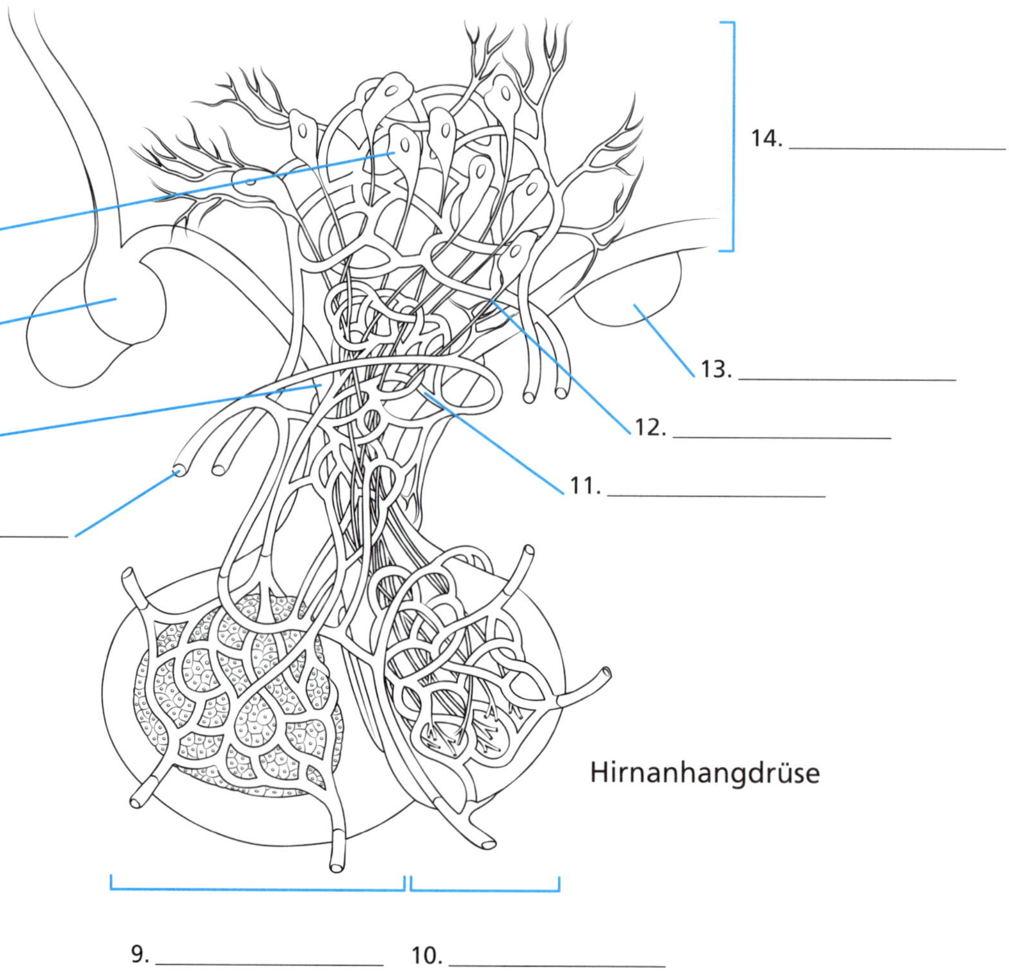

Hirnanhangdrüse

Antworten

1. Großhirn (Cerebrum), 2. Zirbeldrüse (Epiphyse [Glandula pinealis]), 3. Hirnstamm (Truncus encephali), 4. Kleinhirn (Cerebellum), 5. neurosekretorische Zelle, 6. Sehnervenkreuzung (Chiasma opticum), 7. Hypophysenstiel (Infundibulum), 8. obere Hypophysenarterie (A. hypophysialis superior), 9. Hypophysenvorderlappen (Lobus anterior [Adenohypophysis]), 10. Hypophysenhinterlappen (Lobus posterior [Neurohypophysis]), 11. hypophysäres Pfortadersystem, 12. Axon, 13. Mammillarkörper (Corpus mamillare), 14. Hypothalamus

Schilddrüse und Nebenschilddrüsen – Mikrostruktur

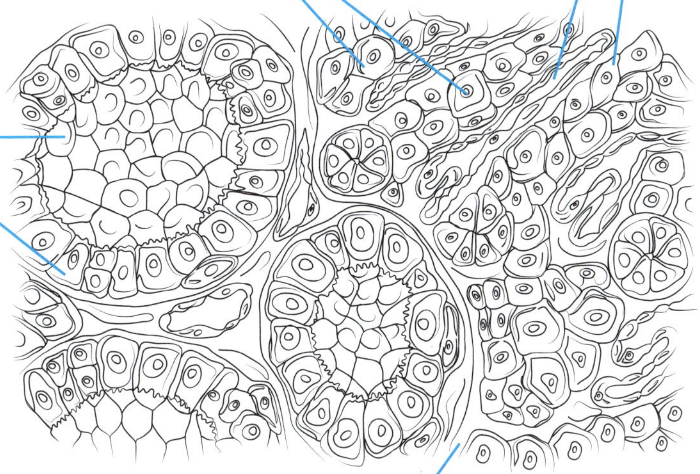

Schilddrüse – Ansicht von vorn

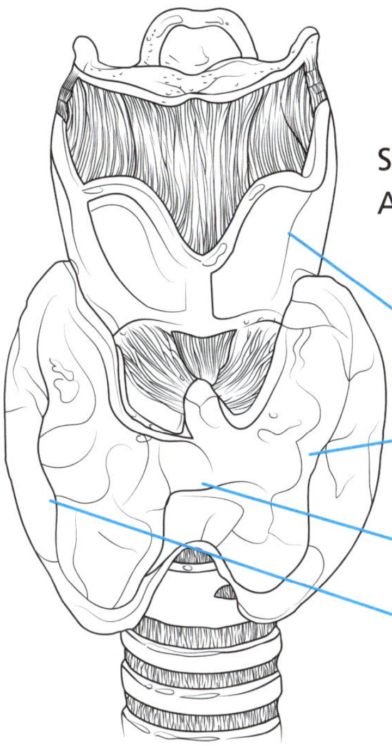

Die Schilddrüse (Glandula thyroidea) besteht aus zwei Lappen, die in der Mitte durch eine schmale Gewebebrücke (Isthmus glandulae thyroideae) miteinander verbunden sind. Sie liegt im Hals unmittelbar am Unterrand des Kehlkopfs (Larynx) und beidseits der Luftröhre (Trachea) und ist aus Follikeln aufgebaut. In den Schilddrüsenfollikeln werden die Schilddrüsenhormone produziert, die vor allem für die Regulierung des Stoffwechsels zuständig sind. Die Nebenschilddrüsen (Glandulae parathyroideae) sind vier (manchmal nur drei) erbsengroße Hormondrüsen, die sich an der Rückseite der Schilddrüse befinden. Jede Nebenschilddrüse besitzt eine Bindegewebskapsel und zwei Arten von Zellen, die Hauptzellen und die oxyphilen Zellen. Die Hauptzellen bilden das Parathormon (PTH, Parathyrin), wenn der Blutkalziumspiegel sinkt. Die Funktion der oxyphilen Zellen ist bislang nicht hinreichend geklärt.

Nebenschilddrüse

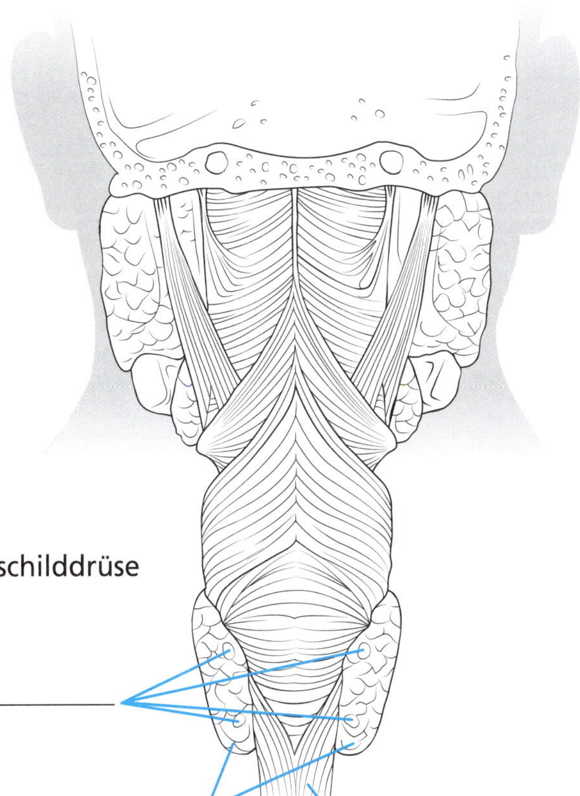

Antworten

1. mit Kolloid gefülltes Follikel, 2. Follikelepithelzelle, 3. Bindegewebskapsel der Nebenschilddrüse, 4. Hauptzelle, 5. Kapillare, 6. oxyphile Zelle, 7. Schildknorpel des Kehlkopfs (Cartilago thyroidea, Larynx), 8. linker Schilddrüsenlappen (Lobus sinister glandulae thyroideae), 9. Schilddrüsenenge (Isthmus glandulae thyroideae), 10. rechter Schilddrüsenlappen (Lobus dexter glandulae thyroideae), 11. Nebenschilddrüsen (Glandulae parathyroideae), 12. Schilddrüse (Glandula thyroidea), 13. Speiseröhre (Oesophagus)

Hormondrüsen

Das Pankreas (Bauchspeicheldrüse) ist eine längliche, keilförmige Drüse, die sich hinter dem Magen befindet und sowohl für das Verdauungs- als auch für das Hormonsystem eine wichtige Rolle spielt. Der endokrine Anteil des Pankreas ist über die Hormone Insulin und Glukagon an der Regulierung des Blutzuckerspiegels (Blutglukosespiegel) beteiligt. Die beiden genannten Hormone werden in speziellen Zelltypen gebildet, den A-Zellen (α-Zellen) und den B-Zellen (β-Zellen), die als winzige runde und zum Teil ovale Areale innerhalb des Pankreasgewebes liegen und als Pankreasinseln oder Langerhans-Inseln bezeichnet werden. Die Inseln werden vom exokrinen Drüsengewebe des Pankreas umgeben.

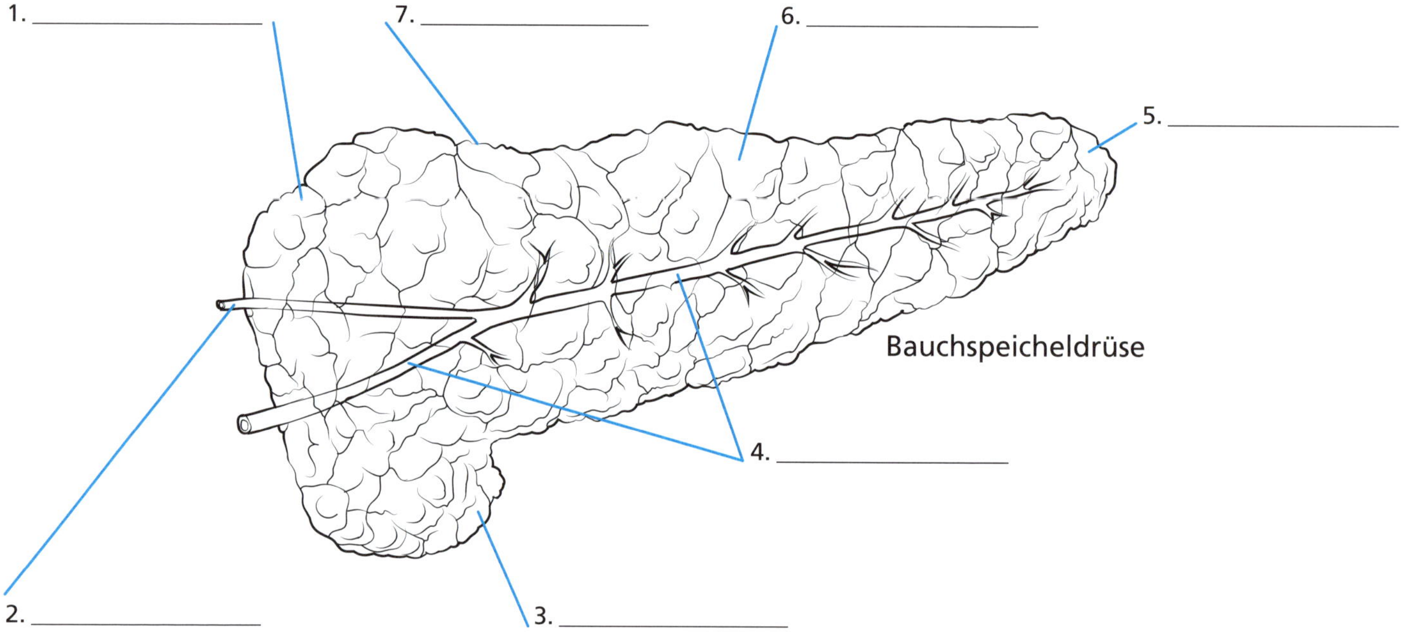

Bauchspeicheldrüse

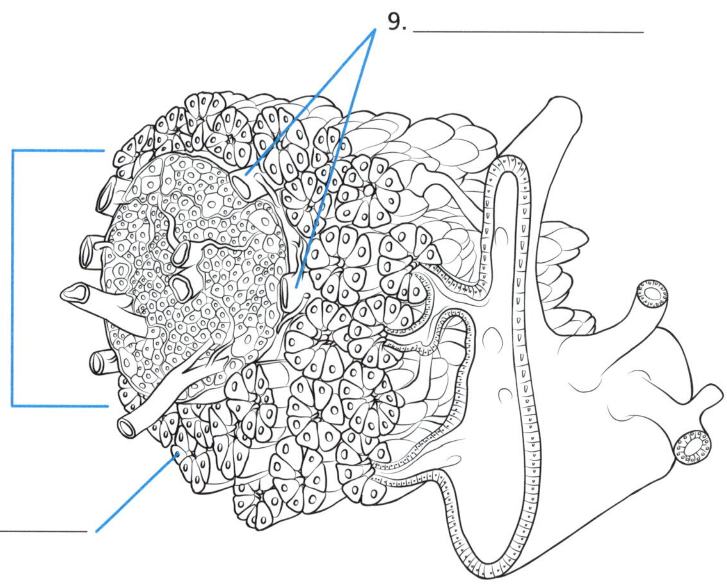

Langerhans-Inseln – Mikrostruktur

Antworten

1. Pankreaskopf (Caput pancreatis), 2. zusätzlicher Speichelgang (Santorini-Gang [Ductus pancreaticus accessorius]), 3. hakenförmiger Fortsatz am Pankreaskopf (Processus uncinatus pancreatis), 4. Bauchspeicheldrüsengang (Wirsung-Gang [Ductus pancreaticus]), 5. Pankreasschwanz (Cauda pancreatis), 6. Pankreaskörper (Corpus pancreatis), 7. Pankreashals (Collum pancreatis [Isthmus pancreatis]), 8. exokrines Pankreas, 9. insuloazinäre Portalgefäße

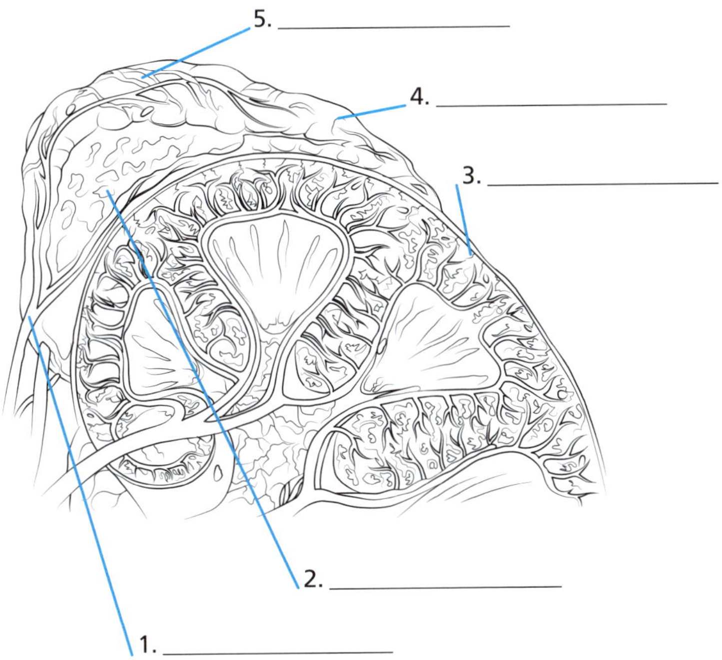

Nebennieren – Frontalschnitt durch die linke Nebenniere

Die beiden Nebennieren (Glandulae suprarenales) sitzen jeweils den beiden oberen Nierenpolen kappenförmig auf und liegen an der hinteren Bauchwand. Jede Nebenniere besitzt einen äußeren Teil, die Nebennierenrinde (Cortex glandulae suprarenalis), und einen Kern, das Nebennierenmark (Medulla glandulae suprarenalis). In der Nebennierenrinde werden drei Arten von Hormonen gebildet: die Mineralokortikoide, die Glukokortikoide und Sexualhormone. Glukokortikoide fördern den Proteinabbau (Proteolyse) und die Abgabe von Fettsäuren und Glukose in den Blutstrom. Mineralokortikoide steuern den Natrium- und Kaliumhaushalt des Körpers durch vermehrte Ausscheidung von Kalium und die Rückresorption von Natrium. Die Sexualhormone tragen zur Entwicklung der Geschlechtsmerkmale bei. Das Nebennierenmark enthält modifizierte Nervenzellen, die Adrenalin und Noradrenalin produzieren. Die beiden Hormone werden schubweise in Stresssituationen und bei emotionaler Erregung ausgeschüttet. Sie steigern die Herzstärke, die Schnelligkeit des Herzschlags sowie die Atemfrequenz und erhöhen den Blutzuckerspiegel sowie den Blutdruck.

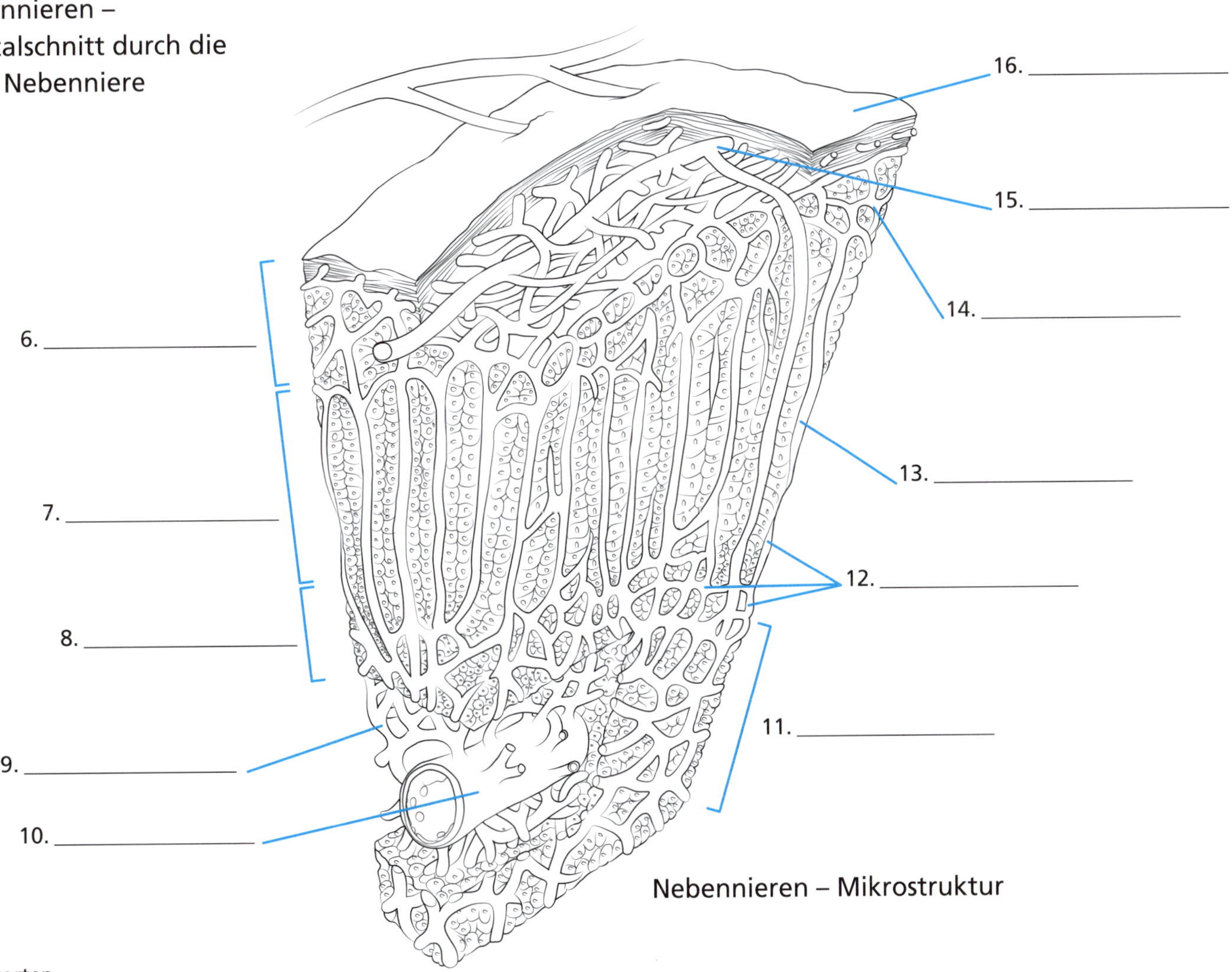

Nebennieren – Mikrostruktur

Antworten

1. Nebennierenarterie der linken Nebenniere (A. suprarenalis, Gl. suprarenalis sinistra), 2. Mark der linken Nebenniere (Medulla, Gl. suprarenalis sinistra), 3. linke Niere (Ren sinister), 4. linke Nebenniere (Gl. suprarenalis sinistra), 5. Rinde der linken Nebenniere (Cortex, Gl. suprarenalis sinistra). 6. Knäuelzone (Zona glomerulosa), 7. Bündelzone (Zona fasciculata), 8. Netzzone (Zona reticularis), 9. Venengeflecht des Marks (Plexus venosus, Medulla) 10. Markvene, 11. Nebennierenmark (Medulla glandulae suprarenalis), 12. tiefes Venengflecht, 13. sinusoide Kapillaren, 14. subkapsulärer Venenplexus, 15. Mittlere Nebennierenarterie (A. suprarenalis media), 16. Bindegewebskapsel

Männliche und weibliche Hormondrüsen

Hoden – endokrine Funktion

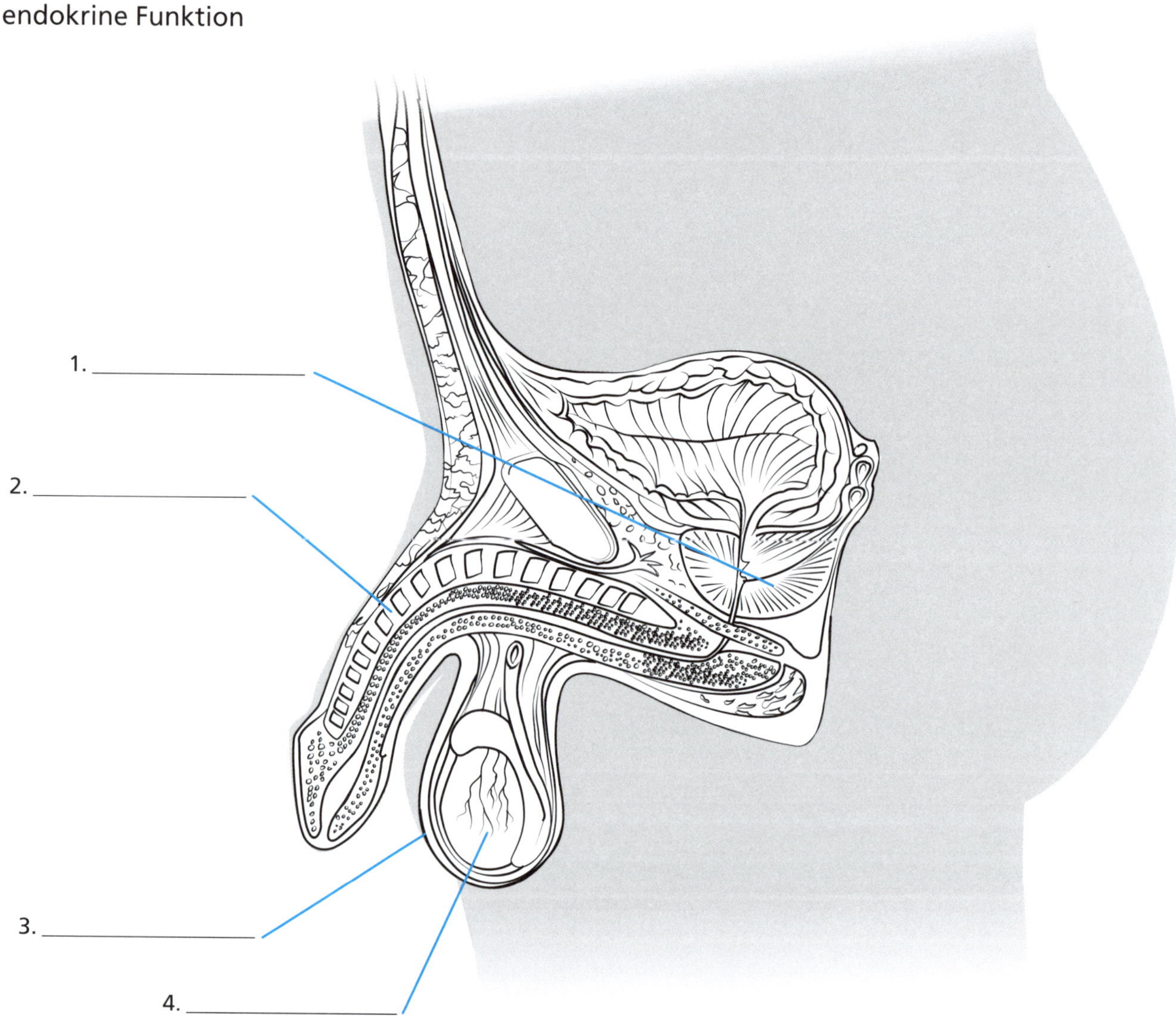

Die beiden eiförmigen Hoden (Testes) sind im Hodensack (Scrotum) enthalten, der direkt hinter und unter dem Penis liegt. Die Hoden produzieren männliche Geschlechtshormone, hauptsächlich Testosteron, das die Entwicklung der sekundären Geschlechtsmerkmale beim Mann stimuliert und den Wuchs der Bart- sowie der Schamhaare, die Vergrößerung des Kehlkopfs, den Stimmbruch und die Zunahme der Muskelmasse bewirkt. Die Ausschüttung von Testosteron wird vom follikelstimulierenden Hormon (FSH, Follitropin) und vom luteinisierenden Hormon (LH, Lutropin) reguliert, die beide von der Adenohypophyse der Hirnanhangdrüse (Hypophyse) abgegeben werden.

Antworten

1. Vorsteherdrüse (Prostata), 2. Penis, 3. Hodensack (Scrotum), 4. Hoden (Testis)

Eierstöcke – Mikrostruktur

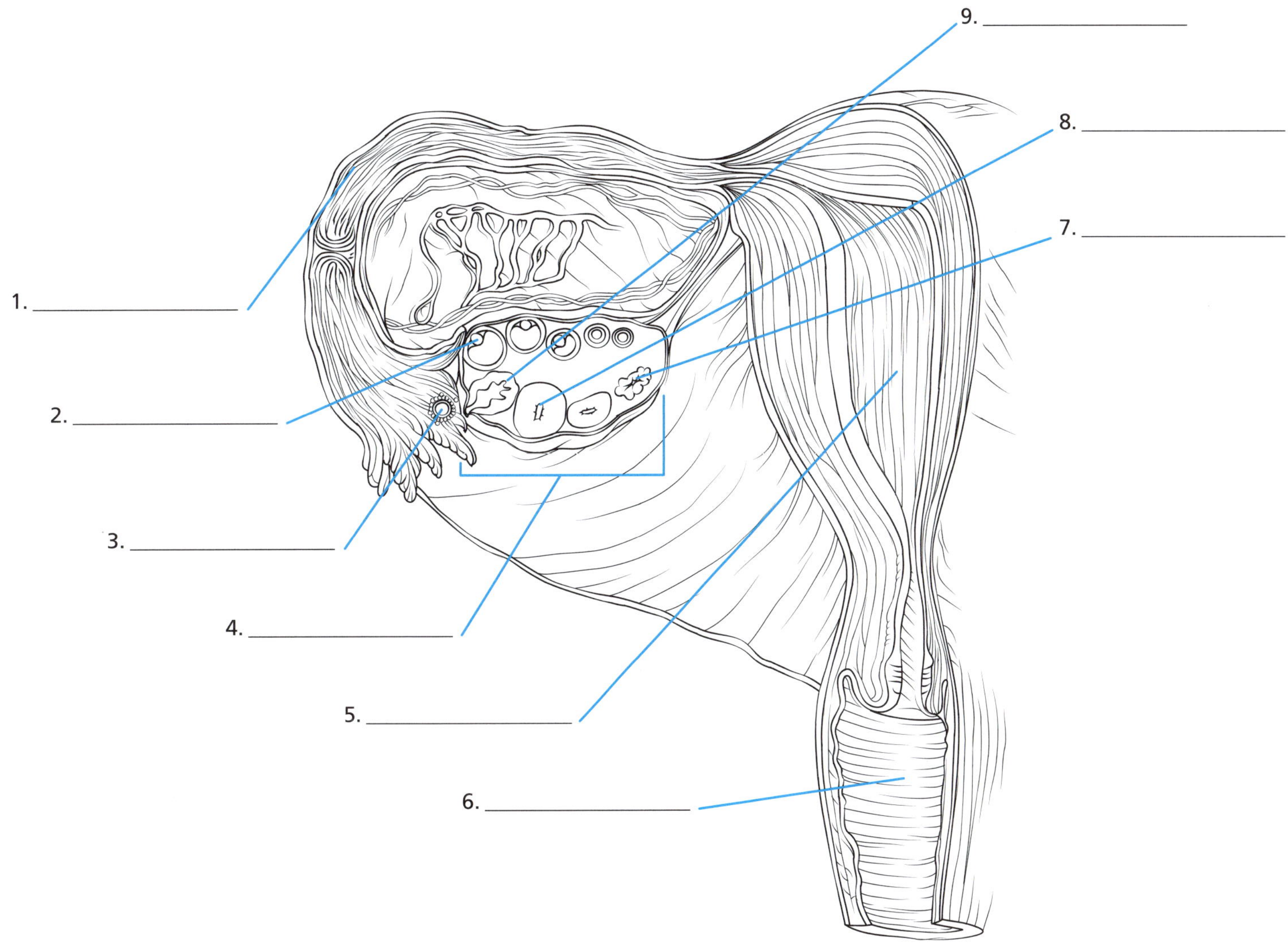

Die beiden Eierstöcke (Ovarien) sind die weiblichen Keimdrüsen, in denen die Eizellen (Oozyten) entstehen und heranreifen. Die Ovarien ähneln zwei Mandeln und befinden sich beidseits der Gebärmutter (Uterus) und bilden die weiblichen Hormone Östrogen und Progesteron. Östrogen ist unter anderem für das Brustwachstum und das der Geschlechtsorgane verantwortlich. Progesteron erhält die Gebärmutterschleimhaut, um die Einnistung eines Embryos im Uterus vorzubereiten.

Antworten

1. Eileiter (Tuba uterina), 2. reifer Tertiärfollikel (Graaf-Follikel), 3. Eizelle direkt nach dem Eisprung (Ovulation), 4. Eierstock (Ovarium), 5. Gebärmutter (Uterus), 6. Scheide (Vagina), 7. Rest eines rückgebildeten Gelbkörpers (Weißkörper [Corpus albicans]), 8. Gelbkörper (Corpus luteum), 9. Graaf-Follikel (beim Eisprung)

Männliche und weibliche Hormondrüsen

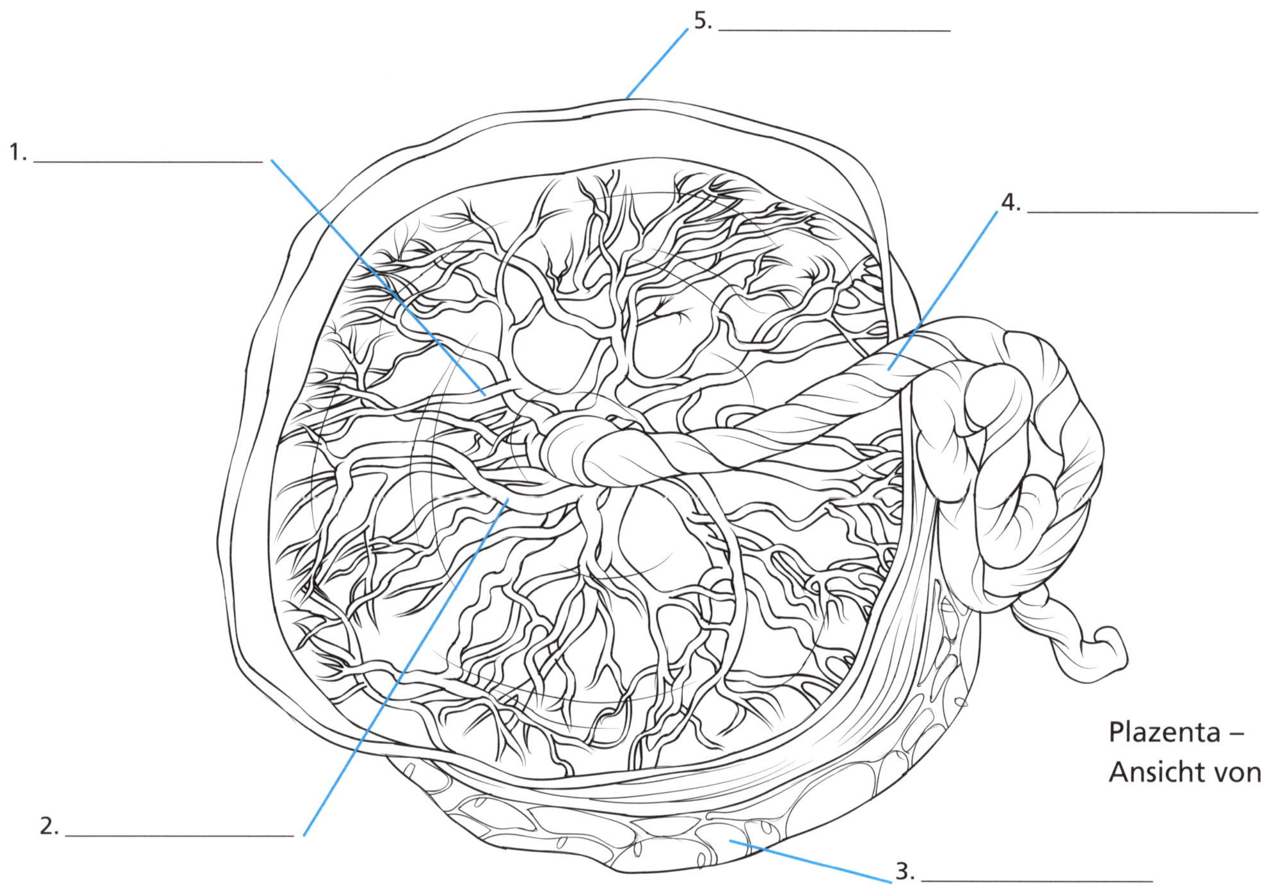

Plazenta –
Ansicht von vorn

Die Plazenta (Mutterkuchen) ist ein Organ während der Schwangerschaft, das den Embryo oder den Fetus mit der Mutter über die Nabelschnur (Funiculus umbilicalis) verbindet. Die Plazenta ist auch ein endokrines Organ, das zur Aufrechterhaltung der Schwangerschaft das humane Choriongonadotropin (HCG) bildet. HCG ist das früheste Plazentahormon, das produziert wird. Bereits am sechsten Tag nach der Befruchtung wird es ausgeschüttet. HCG verhindert den vorzeitigen Abbau des Gelbkörpers (Corpus luteum) – der Follikel (Eibläschen), aus dem die reife Eizelle herausbricht – und stimuliert das Corpus luteum so lange zur weiteren Bildung von Progesteron und Östrogen, bis die Plazenta selbst in der Lage ist, ausreichende Mengen der beiden Hormone herzustellen, was im dritten Schwangerschaftsmonat gewöhnlich der Fall ist. Neben Östrogen und Progesteron werden in der Plazenta unter anderem das Hormon Relaxin, das die Lockerung der Bänder des Beckengürtels bewirkt, und das humane Plazentalaktogen (HPL) synthetisiert, das das Wachstum der Brustdrüse und des Fetus fördert.

Antworten

1. Ast der Nabelvene (V. umbilicalis), 2. Ast der Nabelarterie (A. umbilicalis), 3. Kotyledon (mütterliche Seite), 4. Nabelschnur (Funiculus umbilicalis), 5. Schafshaut (Amnion, Eihaut der Fruchtwasserhöhle)

Plazenta – Frontalschnitt

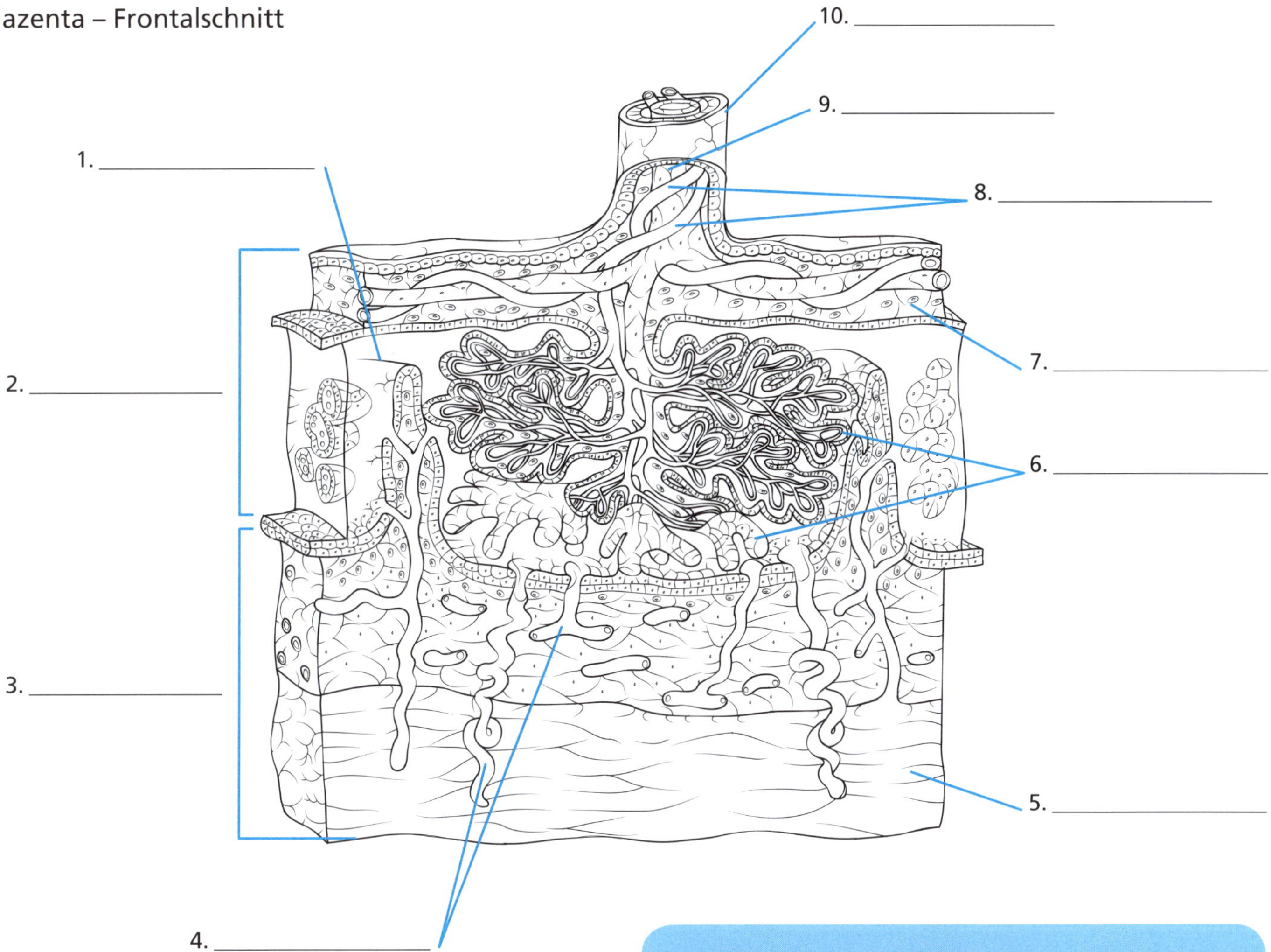

Plazentainsuffizienz

Der Fetus ist angwiesen auf die Sauerstoff- und Nährstoffzufuhr der Plazenta. Eine große Oberfläche der Chorionzotten auf der fetalen Seite der Plazenta ist wichtig für eine effiziente Übertragung von Nährstoffen zwischen Mutter und Fetus. Plazentainsuffizienz (auch uteroplazentare (vaskuläre) Insuffizienz) bezeichnet eine Funktionsstörung der Plazenta, wenn dem Fetus nicht ausreichend Nährstoffe zugeleitet werden können. Eine chronische Sauerstoffunterversorgung des Fetus kann eine Verzögerung der Gehirnreifung, eine verminderte fetale Aktivität und Herzfrequenz verursachen. Die Folgen einer Plazentainsuffizienz können sog. fetaler Distress, eine Verringerung des Fruchtwassers (Oligohydramnion), eine Fehl- oder Totgeburt sein.

Antworten

1. mit mütterlichem Blut gefülltes Areal, 2. Plazenta, 3. Gebärmutterschleimhaut (Endometrium), 4. mütterliche Blutgefäße, 5. Gebärmuttermuskulatur (Myometrium), 6. Chorionzotten, 7. Synzytiotrophoblast, 8. Nabelarterien (Aa. umbilicales), 9. Nabelvene (V. umbilicalis), 10. Nabelschnur (Funiculus umbilicalis)

Männliches Geschlechtssystem

männliches Geschlechtssystem – Ansicht von vorn

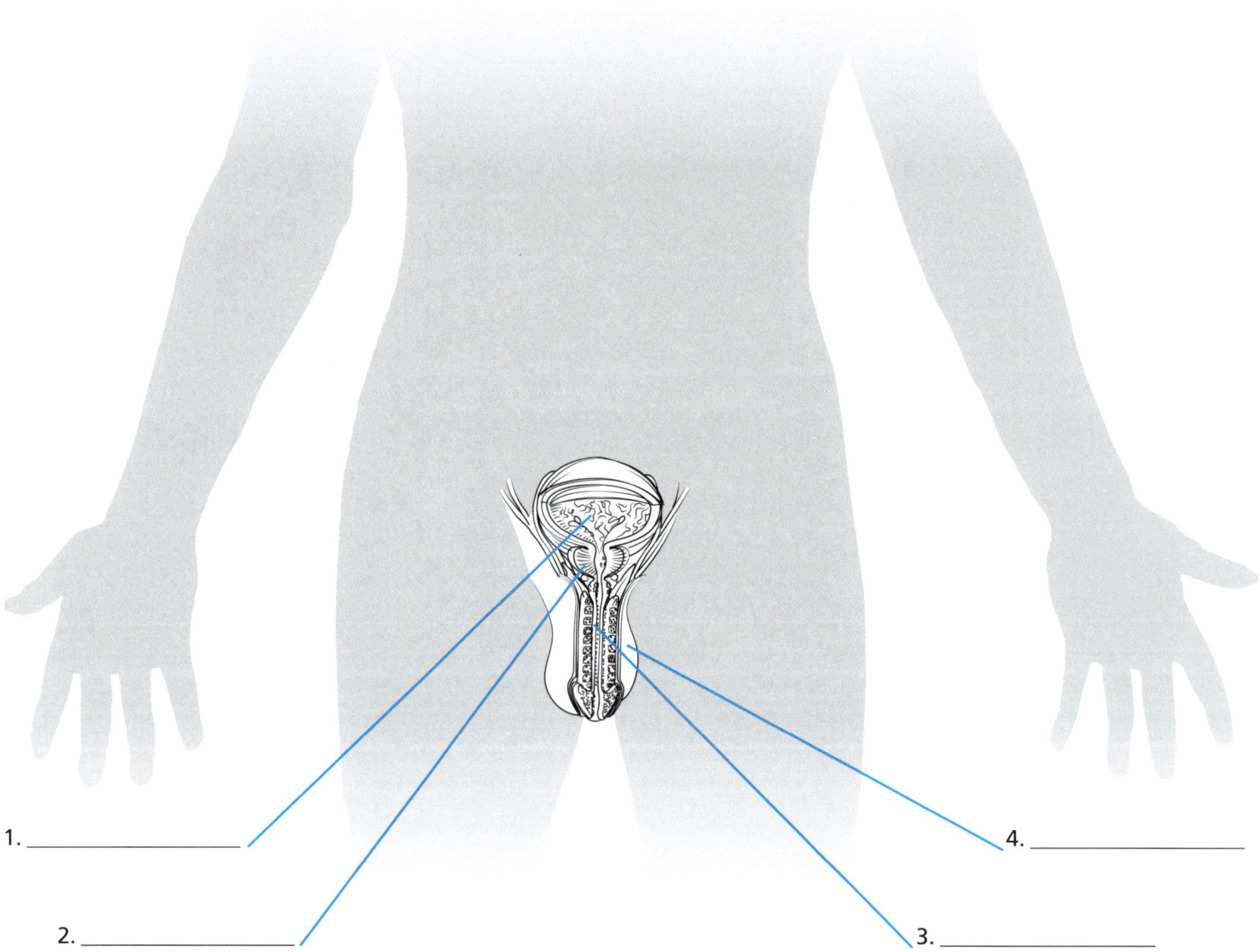

Das männliche Geschlechtssystem umfasst die beiden Hoden (Testes), die die Keimzellen (auch als Spermatozoen, Spermien oder Samenzellen bezeichnet) und die männlichen Geschlechtshormone produzieren, ein System von Geschlechtswegen, in dem die Spermien befördert werden, die Drüsen, die den Spermien Sekrete beimischen, und die äußeren Geschlechtsorgane, den Hodensack (Scrotum) und das männliche Glied (Penis). Den Spermien, die in den Hoden entstehen, werden bei einer Ejakulation Sekrete aus der Vorsteherdrüse (Prostata) und den Bläschendrüsen (Glandulae vesiculosae) beigegeben, sodass es zur Bildung der Samenflüssigkeit (Ejakulat) kommt. Die beiden Hoden sind eiförmige Organe, die im Hodensack liegen. Jedem Hoden sitzt ein Nebenhoden (Epididymis) kappenförmig auf. Der Nebenhoden geht in den Samenleiter (Ductus deferens) über, der zusammen mit den zum Hoden verlaufenden Gefäßen und Nerven zum Samenstrang (Funiculus spermaticus) gebündelt wird. Der Samenleiter nimmt den Ausführungsgang der Bläschendrüse (Ductus excretorius) auf und wird zum Spritzgang (Ductus ejaculatorius). Der Spritzgang mündet in den Prostata-Abschnitt (Pars prostatica) der Harnröhre (Urethra), die in den Penis eintritt und bis zur äußeren Harnröhrenöffnung (Ostium urethrae externum) durch ihn verläuft.

Antworten

1. Harnblase (Vesica urinaria), 2. Vorsteherdrüse (Prostata), 3. Penis, 4. Hodensack (Scrotum)

männliches Geschlechtssystem – Sagittalansicht

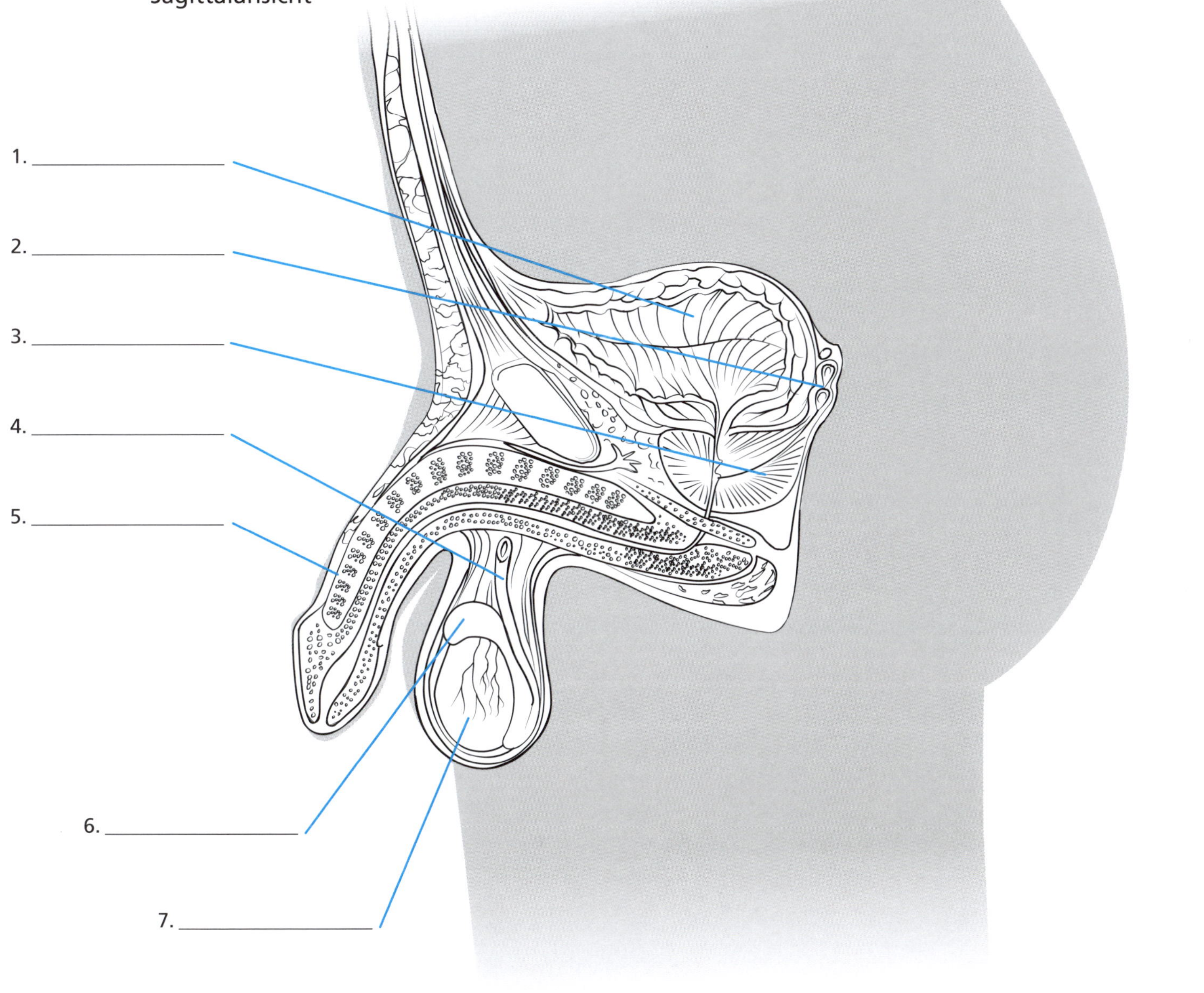

Antworten

1. Harnblase (Vesica urinaria), 2. Bläschendrüse (Glandula vesiculosa), 3. Vorsteherdrüse (Prostata), 4. Samenleiter (Ductus deferens), 5. Penis, 6. Nebenhoden (Epididymis), 7. Hoden (Testis)

Männliches Geschlechtssystem

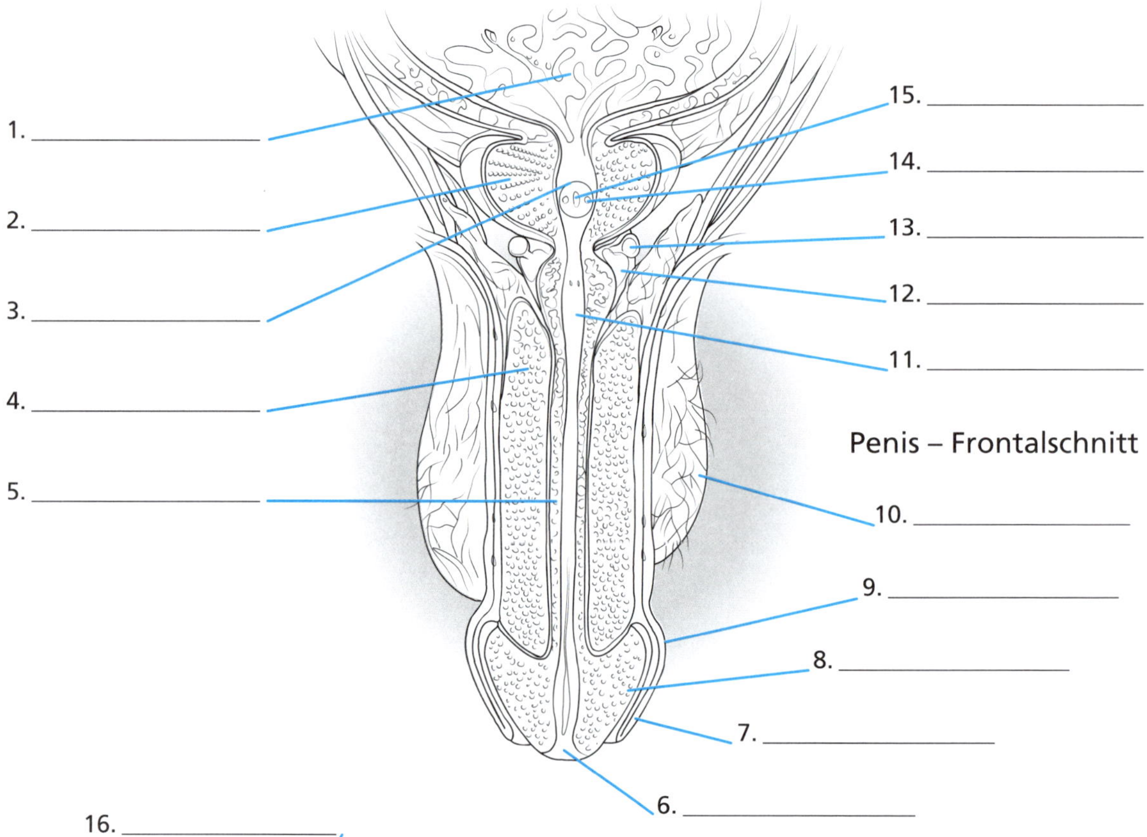

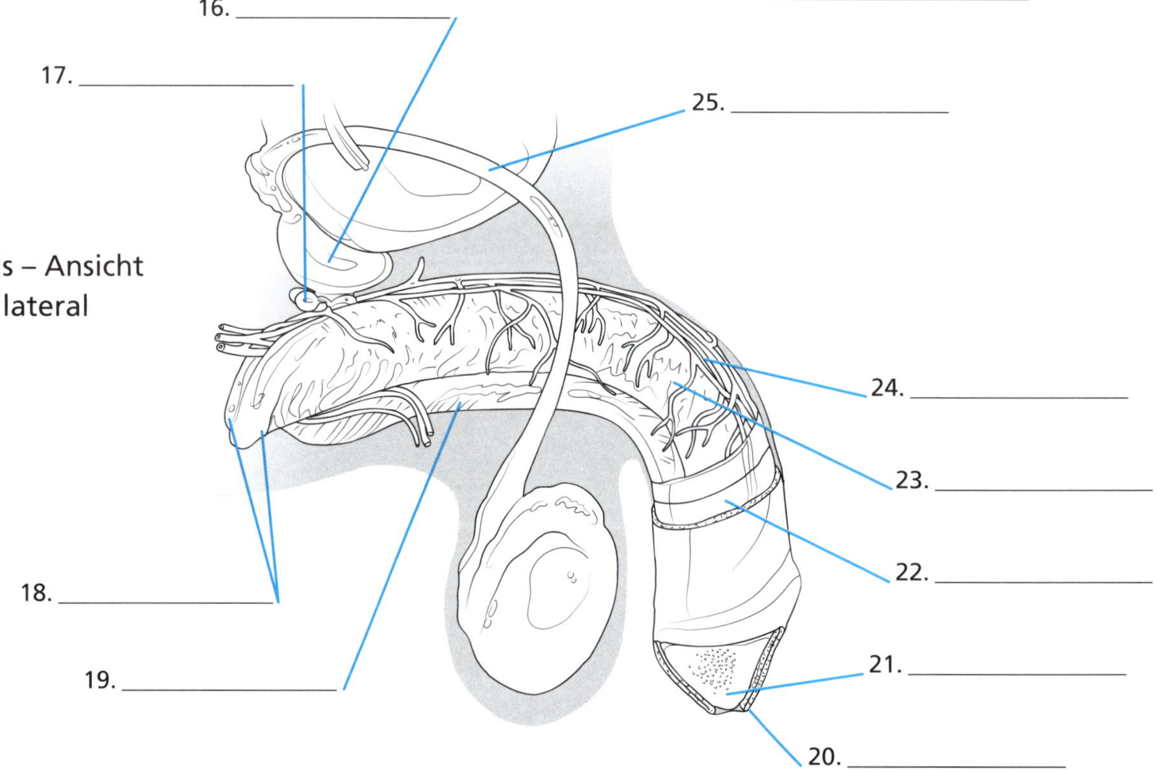

Antworten

1. Harnblase (Vesica urinaria), 2. Vorsteherdrüse (Prostata), 3. Samenhügel (Colliculus seminalis), 4. Penisschwellkörper (Corpus cavernosum penis), 5. Harnröhrenschwellkörper (Corpus spongiosum penis), 6. äußere Harnröhrenöffnung (Ostium urethrae externum), 7. Vorhaut (Preputium penis), 8. Eichel (Glans penis), 9. Eichelkranz (Corona glandis), 10. Hodensack (Scrotum), 11. Harnröhre (Urethra), 12. verdicktes Ende des Harnröhrenschwellkörpers (Penisknolle [Bulbus penis]), 13. Cowper-Drüse (Gl. bulbourethralis), 14. Mündung des Spritzgangs (Ductus ejaculatorius), 15. Blindsack im Samenhügel (Utriculus prostaticus), 16. Prostata, 17. Gl. bulbourethralis, 18. Schwellkörperschenkel (Crura penis), 19. Corpus spongiosum penis, 20. Preputium penis, 21. Glans penis, 22. Fascia penis profunda (Buck'sche Faszie), 23. Corpus cavernosum penis, 24. oberflächliche Penisrückenvene (V. dorsalis superficialis penis), 25. Samenleiter (Ductus deferens)

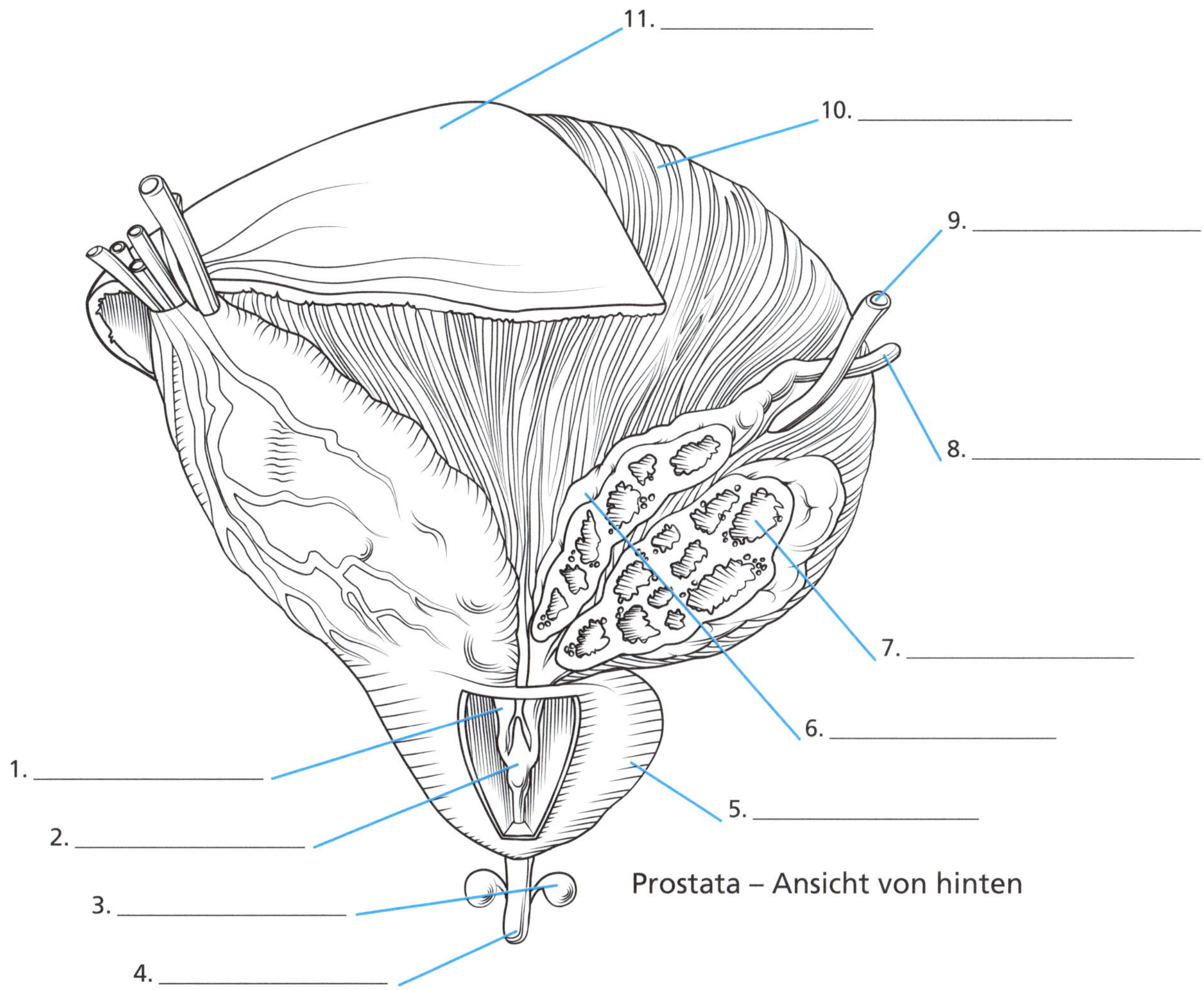

Prostata – Ansicht von hinten

Das männliche Glied (Penis) ist das äußere Geschlechts- und Harnorgan, durch das sowohl der Samen als auch der Harn den Körper verlassen. Der Penis ist mit der Peniswurzel (Radix penis) durch Bindegewebe am unteren Schambeinast und am Beckenboden befestigt. Der Penisschaft (Corpus penis) besteht im Wesentlichen aus zwei Zylindern, den Corpora cavernosa penis (Penisschwellkörper), die im Inneren von Endothel ausgekleidete Hohlräume aufweisen, und einem dritten Zylinder, dem Corpus spongiosum penis (Harnröhrenschwellkörper), das die Harnröhre (Urethra) enthält. Die Harnröhre endet an der Eichel (Glans penis), einer Verdickung am vorderen Ende des Penis, die von einer Hautfalte, der Vorhaut (Preputium penis), bedeckt wird. Die Vorsteherdrüse (Prostata) hat die Form einer Pyramide und Größe einer Esskastanie und liegt unterhalb der Harnblase (Vesica urinaria). Ihre Spitze (Apex prostatae) deutet nach unten in den vorderen Beckenboden. Die Ausführungsgänge der Prostata münden in den Anfangsteil der Harnröhre (Pars prostatica urethrae) und geben die Enzyme saure Phosphatase und Fibrinolysin und andere Proteine ab.

Prostatakrebs

Prostatakrebs (Prostatakarzinom) ist einer der häufigsten Krebsarten in der westlichen Welt. Er tritt für gewöhnlich bei Männern über fünfzig Jahren auf, ist aber umso aggressiver, je jünger die Betroffenen sind. Krebsfrüherkennung durch einen Bluttest auf PSA (prostataspezifisches Antigen) ist zwar verbreitet, jedoch umstritten. Der Krebs entsteht zumeist in der Peripherie der Drüse, sodass ein Abtasten der Größe und Konsistenz der Prostata durch eine digital-rektale Untersuchung ein hilfreiches Diagnoseverfahren darstellt. Der Krebs kann auch nahe gelegene Knochen befallen (Lendenwirbel) oder Lymphknoten.

Antworten

1. Spritzgang (Ductus ejaculatorius), 2. Prostatateil der Harnröhre (Pars prostatica urethrae), 3. Cowper-Drüse (Gl. bulbourethralis), 4. Beckenbodenabschnitt der Harnröhre (Pars membranacea urethrae), 5. Vorsteherdrüse (Prostata), 6. Samenleiterampulle (Ampulla ductus deferentis), 7. Bläschendrüse (Glandula vesiculosa), 8. Samenleiter (Ductus deferens), 9. Harnleiter (Ureter), 10. Harnaustreiber (M. detrusor vesicae), 11. Bauchfell (Peritoneum)

Männliches Geschlechtssystem

Hoden – Ansicht von hinten

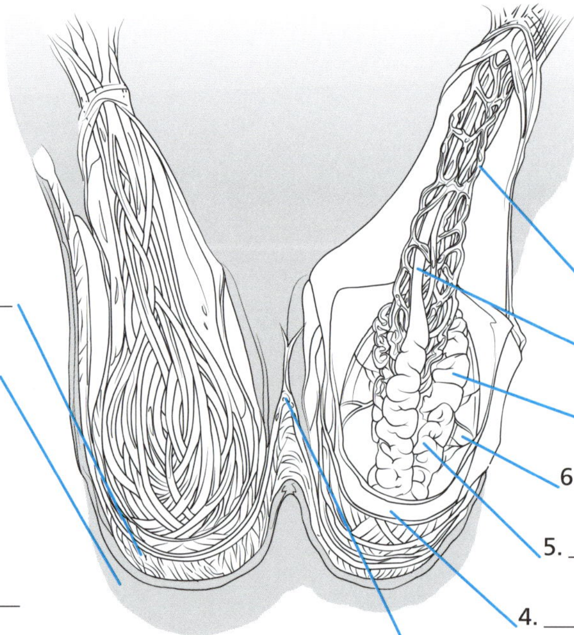

Spermium

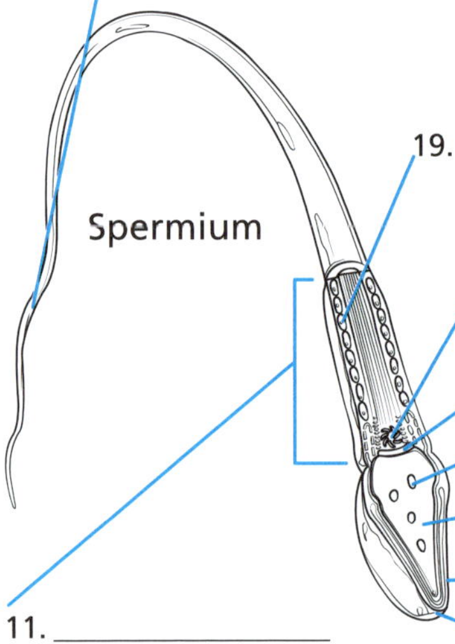

Die beiden Hoden (Testes) sind eiförmige Organe, die im Hodensack (Scrotum) enthalten sind, der sich unmittelbar hinter und unter dem Penis befindet. Durch eine bindegewebige Scheidewand (Septum scroti) wird der Hodensack in zwei Kammern geteilt, in denen die Hoden voneinander getrennt liegen. Jeder Hoden wird von einer straffen Bindegewebskapsel (Tunica albuginea) umhüllt, von der bindegewebige Scheidewände (Septula testis) ins Innere jedes Hodens ziehen und ihn in rund 300 Läppchen (Lobuli testis) gliedern. Jedes Läppchen besteht aus gewundenen Samenkanälchen (Tubuli seminiferi contorti), die in ein Kanälchengeflecht (Hodennetz) münden, aus dem 20 abführende Hodenkanälchen (Ductuli efferentes testis) durch die Bindegewebskapsel zum Nebenhoden (Epididymis) ziehen. Die abführenden Hodenkanälchen werden größer und verwickelter und gehen schließlich in den Samenleiter (Ductus deferens) über. Spermien werden in den Samenkanälchen gebildet. Der Kopf eines jeden Spermiums hat einen Zellkern mit einem einfachen (haploiden) Chromosomensatz. Dem Kopf vorgelagert ist eine kappenförmige Struktur, das Akrosom, das für die Befruchtung wichtige Enzyme beherbergt. Mithilfe ihres Schwanzes können sich die Spermien schlängelnd auf ihrer Reise vom Hoden zu den weiblichen Geschlechtsorganen bewegen.

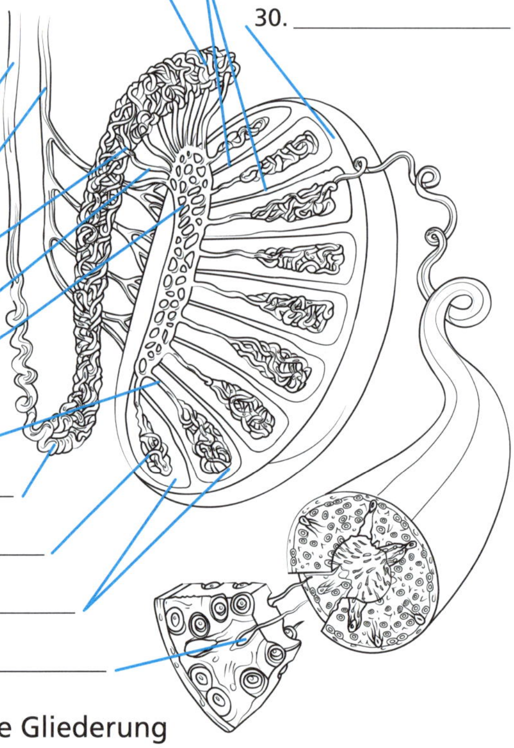

Hoden – innere Gliederung

Antworten

1. Fleischhaut (Tunica dartos), 2. Skrotalhaut, 3. bindegewebige Scheidewand (Septum scroti), 4. parietales Blatt (Lamina parietalis) der serösen Hodenhülle (Tunica vaginalis testis), 5. Nebenhodenkörper (Corpus epididymidis), 6. Hoden (Testis) vom viszeralen Blatt (Lamina visceralis) der serösen Hodenhülle (Tunica vaginalis testis) bedeckt, 7. Nebenhodenkopf (Caput epididymidis), 8. Samenleiter (Ductus deferens), 9. rankenförmiges Venengeflecht (Plexus [venosus] pampiniformis), 10. Schwanz (Cauda), 11. Mitochondrienscheide (Mittelstück), 12. Zellmembran (Membrana cellularis), 13. Akrosom, 14. Zellkern (Nucleus), 15. Kernvakuole, 16. Kopf (Caput), 17. Hals, 18. Zentriol, 19. Mitochondrien, 20. Ductus deferens, 21. Hodenarterie (A. testicularis), 22. Corpus epididymidis, 23. abführende Hodenkanälchen (Ductuli efferentes testis), 24. Hodennetz (Rete testis), 25. Bindegewebskeil (Mediastinum testis), 26. Nebenhodenschwanz (Cauda epididymidis), 27. gewundene Samenkanälchen (Tubuli seminiferi contorti), 28. Hodenläppchen (Lobuli testis), 29. Spermatozoen, 30. Bindegewebskapsel (Tunica albuginea), 31. bindegewebige Scheidewände (Septula testis), 32. Caput epididymidis

Weibliches Geschlechtssystem

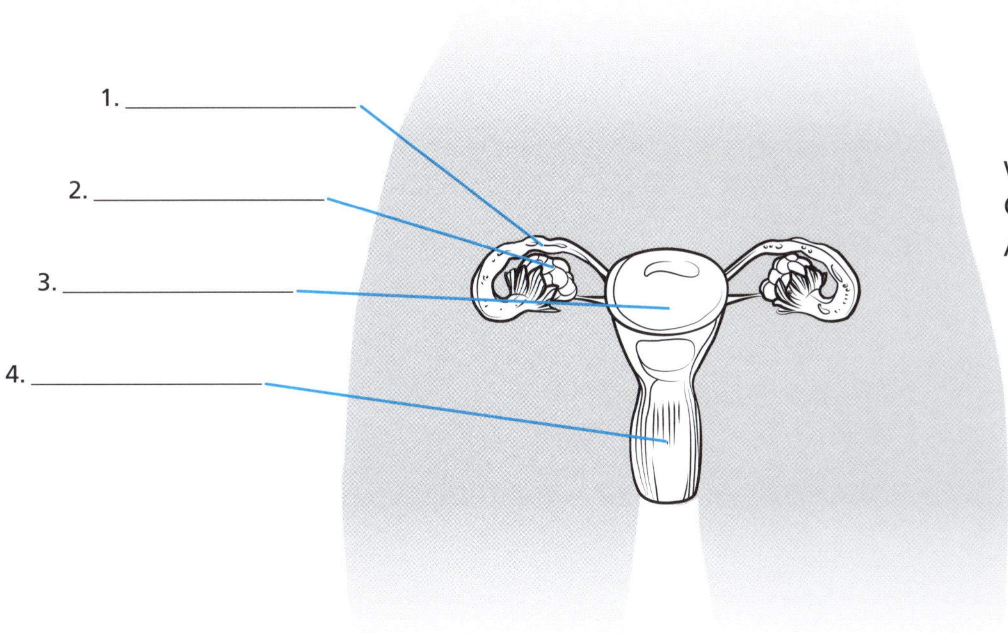

weibliches Geschlechtssystem – Ansicht von vorn

weibliches Geschlechtssystem – Sagittalansicht

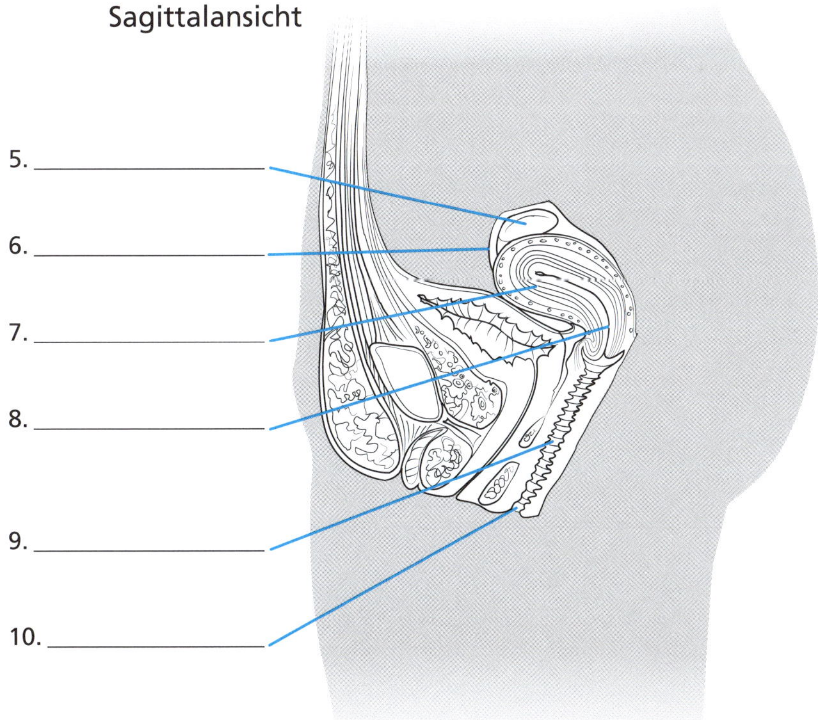

Das weibliche Geschlechtssystem umfasst die beiden Eierstöcke (Ovarien), in denen die Eizellen (Oozyten) und die weiblichen Geschlechtshormone gebildet werden, die paarigen Eileiter (Tubae uterinae), über die die Eizellen zur Gebärmutter (Uterus) befördert werden, den Uterus selbst und die Scheide (Vagina), die mit den äußeren Geschlechtsorganen verbunden ist. Die Eierstöcke haben die Form und Größe von Mandeln und liegen im kleinen Becken etwa auf Höhe der Aufzweigung der gemeinsamen Beckenarterie in die innere und äußere Beckenarterie. In den Eierstöcken produzierte Eizellen werden von den vorderen fransenförmigen Fortsätzen (Fimbriae tubae) der Eileiter „eingefangen", die sich hinten am Tubenwinkel in die Gebärmutterhöhle (Cavitas uteri) öffnen. Der Gebärmutterkörper (Corpus uteri), die oberen zwei Drittel der Gebärmutter, liegt der Harnblase auf und besitzt eine sehr dicke Wand aus glatten Muskelzellen. Der Gebärmutterhals (Cervix uteri), das untere Drittel der Gebärmutter, gleicht einer muskulären zylinderförmigen Röhre, die mit einem Abschnitt (Portio vaginalis cervicis) in die Scheide hineinragt. Das Lumen des Gebärmutterhalses ist ein spindelförmiger Kanal. Die Scheide ist ein fibromuskulärer Schlauch, der vom Gebärmutterhals bis zur Scheidenöffnung (Ostium vaginae) im Scheidenvorhof (Vestibulum vaginae) verläuft.

Antworten

1. Eileiter (Tuba uterina), 2. Eierstock (Ovarium), 3. Gebärmutter (Uterus), 4. Scheide (Vagina), 5. Ovarium, 6. Tuba uterina, 7. Uterus, 8. Gebärmutterhals (Cervix uteri), 9. Vagina, 10. Scheidenöffnung (Ostium vaginae)

Weibliches Geschlechtssystem

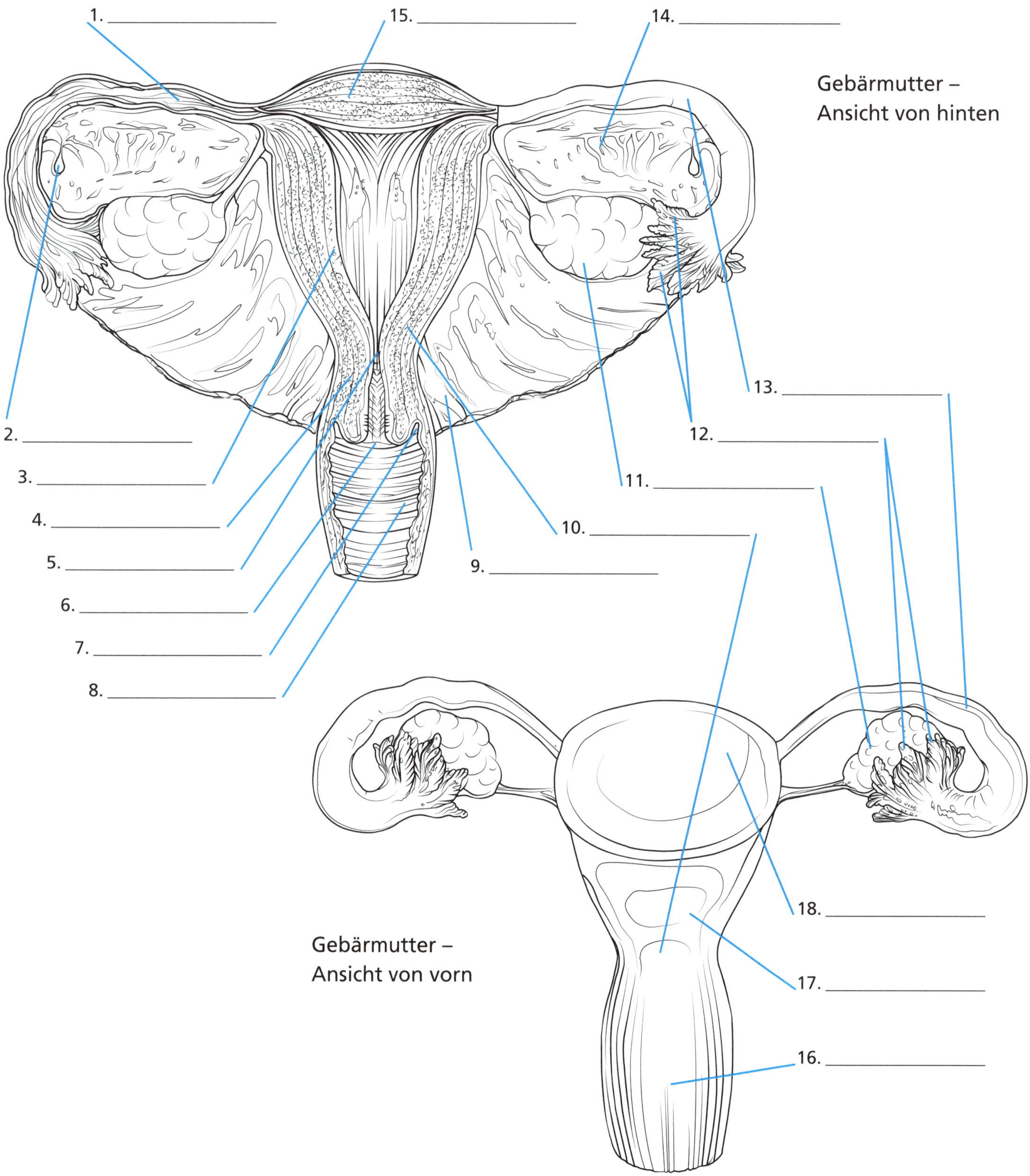

Antworten

1. Eileiter, aufgeschnitten (Tuba uterina), 2. Morgagni-Hydatide, 3. Gebärmutterschleimhaut (Endometrium), 4. Gebärmuttermuskulatur (Myometrium), 5. innerer Muttermund (Ostium uteri internum), 6. äußerer Muttermund (Ostium uteri externum), 7. Scheidengewölbe, seitlicher Teil (Fornix vaginae, Pars lateralis), 8. Scheide (Vagina), 9. breites Mutterband (Lig. latum uteri), 10. Gebärmutterhals (Cervix uteri), 11. Eierstock (Ovarium), 12. Eileiterfransen (Fimbriae tubae), 13. Tuba uterina, 14. Eileitergekröse (Mesoalpinx) im breiten Mutterband (Lig. latum uteri), 15. Gebärmuttergrund (Fundus uteri), 16. Vagina, 17. Gebärmutterkörper (Corpus uteri), 18. Fundus uteri

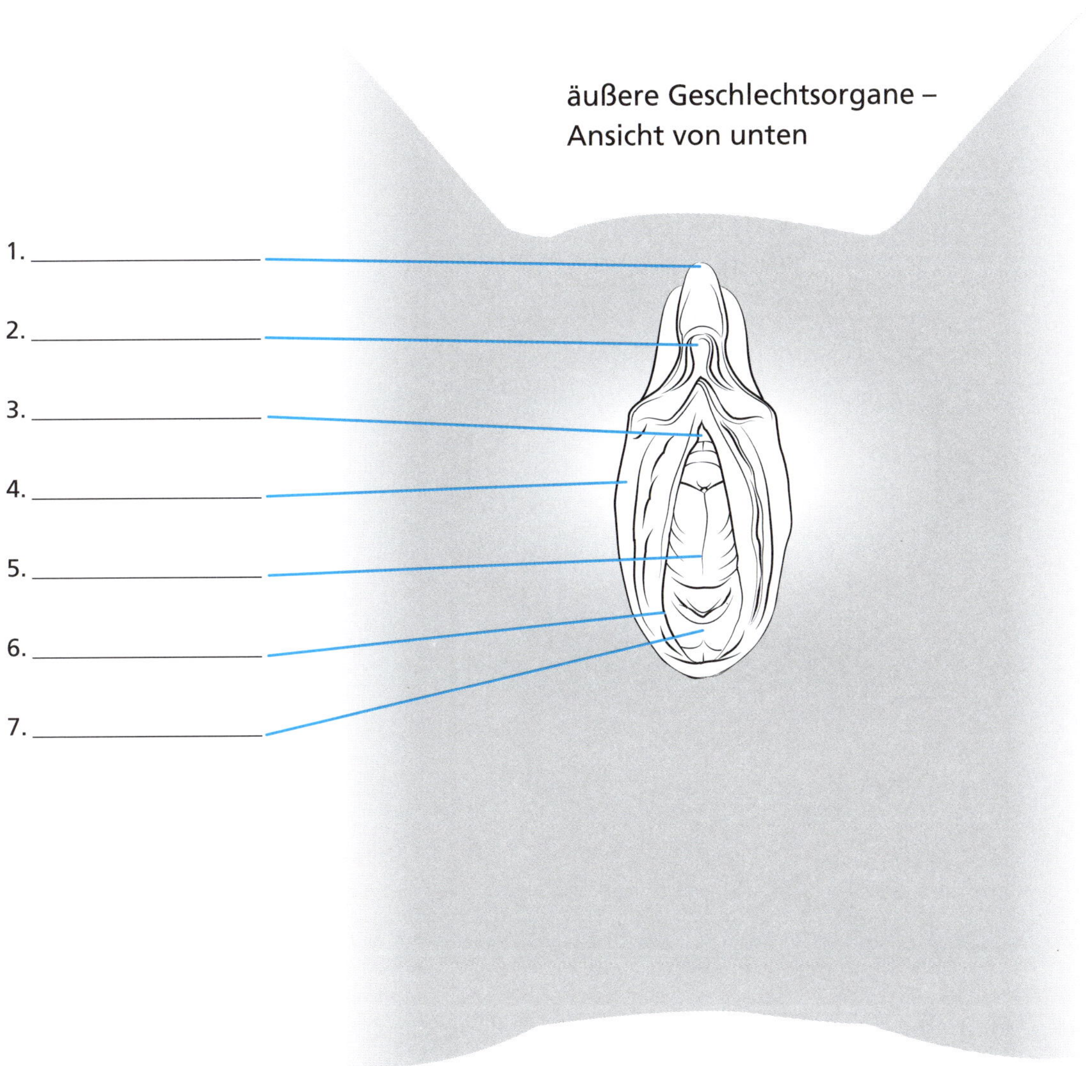

Die Gebärmutter liegt im kleinen Becken. Die Wand des Uterus besteht aus dem Endometrium, dem Myometrium und dem Perimetrium. Der Gebärmutterhals ist eine muskuläre zylinderförmige Röhre, die mit dem unteren Abschnitt in die Scheide hineinragt und vom Scheidengewölbe (Fornix vaginae) umgeben wird. Die Scheide ist ein elastischer Schlauch, der vom Gebärmutterhals bis zur Scheidenöffnung im Scheidenvorhof verläuft. Der Uterus wird durch eine Reihe von Bändern, darunter die Mutterbänder (Lig. teres uteri und Lig. latum uteri), sowie die Beckenbodenmuskulatur in seiner Lage gehalten. Die äußeren weiblichen Geschlechtsorgane umfassen paarige Hautfalten, nämlich die großen Schamlippen, die vorn vom Schamberg (Venushügel) ausgehen und in der Aftergegend auslaufen. Die kleinen Schamlippen sind Falten innerhalb der großen Schamlippen, die beidseits den Scheidenvorhof umrahmen, der die äußere Harnröhrenöffnung, die Scheidenöffnung und die Öffnungen der paarigen großen Scheidenvorhofdrüse enthält.

Antworten

1. Schamberg (Venushügel [Mons pubis]), 2. Kitzler (Clitoris), 3. äußere Harnröhrenöffnung (Ostium urethrae externum), 4. große Schamlippe (Labium majus pudendi), 5. Scheidenöffnung (Ostium vaginae), 6. kleine Schamlippe (Labium minus pudendi), 7. Jungfernhäutchen (Hymen)

Weibliches Geschlechtssystem

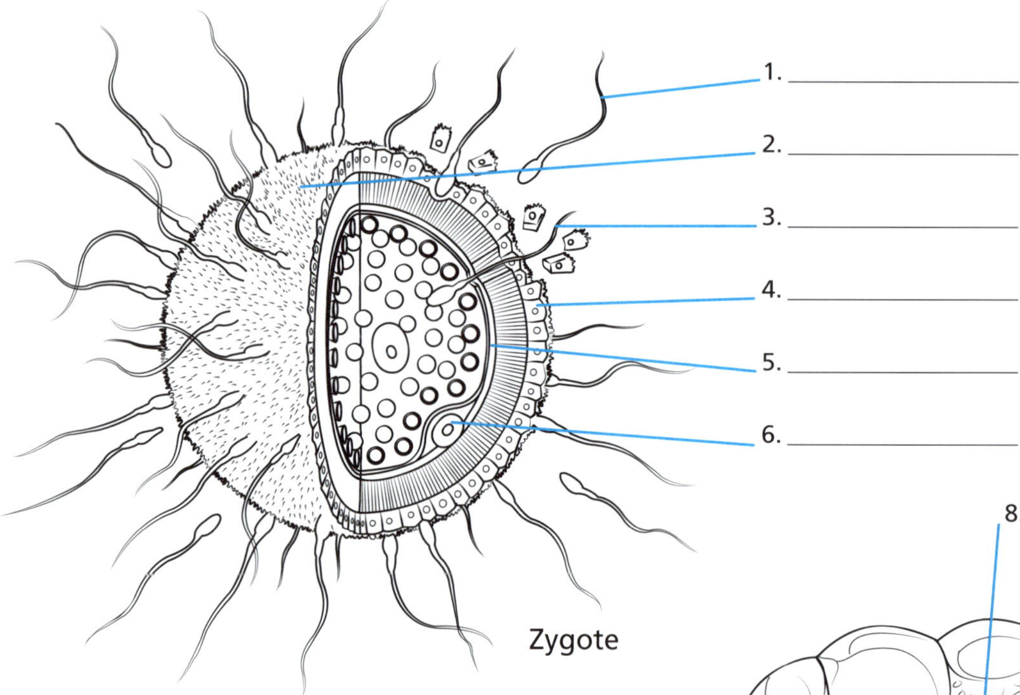

Zygote

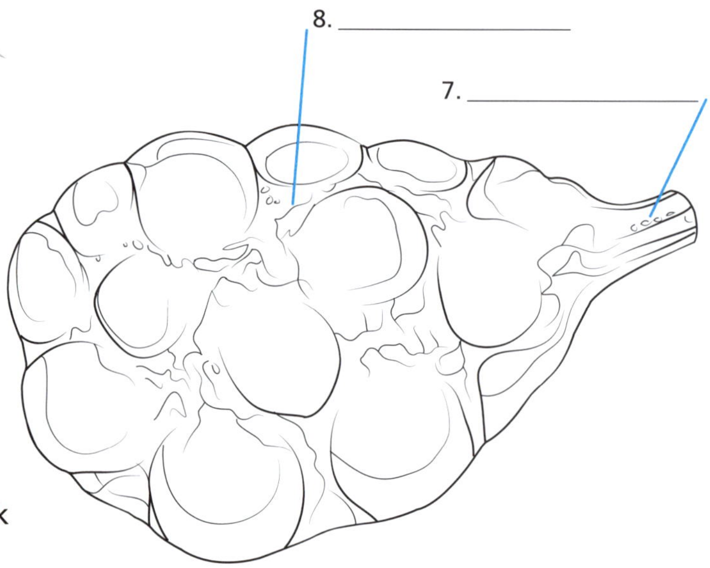

Eierstock

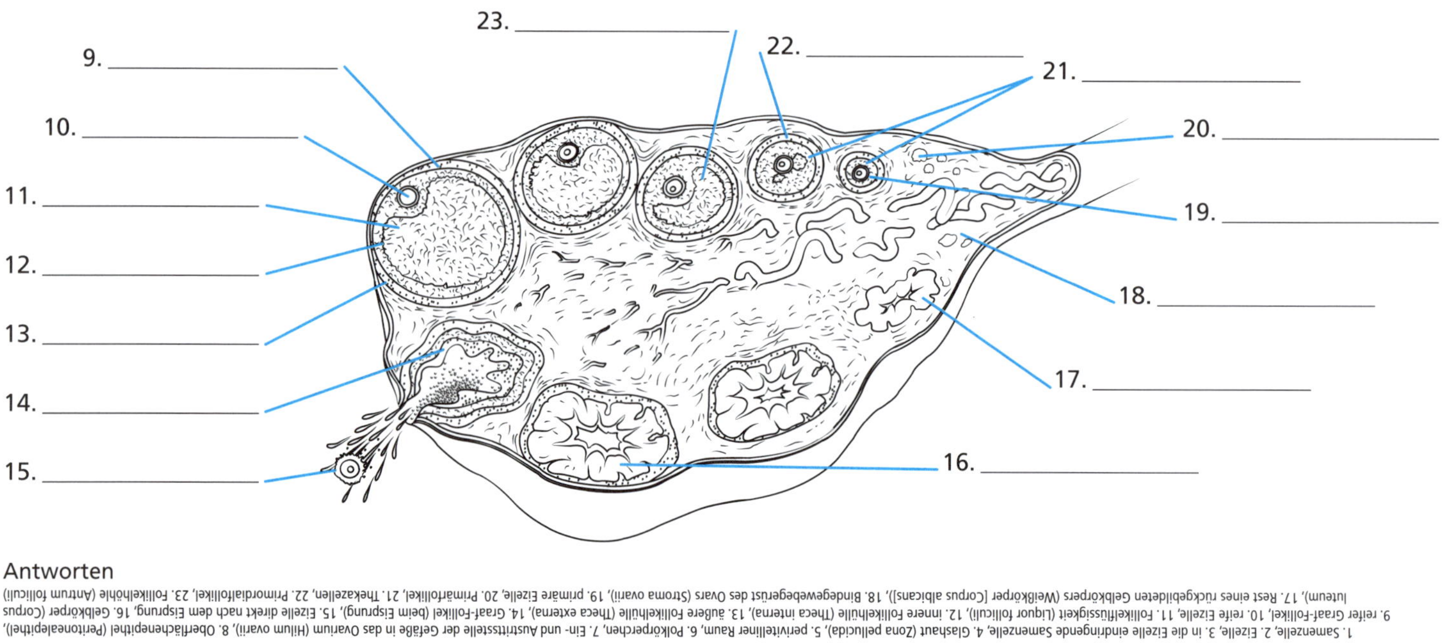

Antworten

1. Samenzelle, 2. Eizelle, 3. in die Eizelle eindringende Samenzelle, 4. Glashaut (Zona pellucida), 5. perivitelliner Raum, 6. Polkörperchen, 7. Ein- und Austrittsstelle der Gefäße in das Ovarium (Hilum ovarii), 8. Oberflächenepithel (Peritonealepithel), 9. reifer Graaf-Follikel, 10. reife Eizelle, 11. Follikelflüssigkeit (Liquor folliculi), 12. innere Follikelhülle (Theca interna), 13. äußere Follikelhülle (Theca externa), 14. Graaf-Follikel (beim Eisprung), 15. Eizelle direkt nach dem Eisprung, 16. Gelbkörper (Corpus luteum), 17. Rest eines rückgebildeten Gelbkörpers (Weißkörper [Corpus albicans]), 18. Bindegewebegerüst des Ovars (Stroma ovarii), 19. primäre Eizelle, 20. Primärfollikel, 21. Thekazellen, 22. Primordialfollikel, 23. Follikelhöhle (Antrum folliculi)

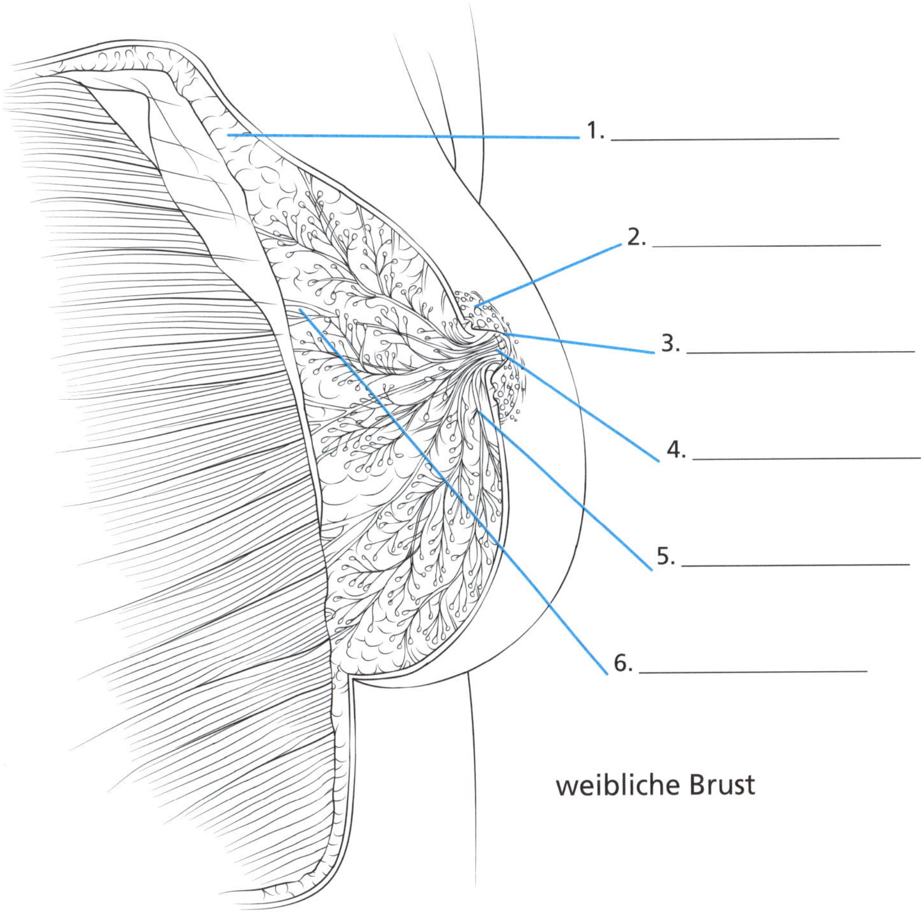

weibliche Brust

Eine Zygote ist die Zelle, die entsteht, wenn eine Samenzelle in eine Eizelle eindringt und sie befruchtet, bevor der Prozess der Zellteilungen (Mitose) beginnt. Unter dem Oberflächenepithel (Peritonealepithel) des Eierstocks (Ovarium) befindet sich die Eierstockrinde (Cortex ovarii), die das Eierstockmark (Medulla ovarii) umgibt. Der größte Teil des Ovars wird aus einem Bindegewebegerüst gebildet, dem Stroma (Stroma ovarii). Die Eierstockrinde enthält Eifollikel in verschiedenen Reifungsstadien. Die weiblichen Brüste (Mammae) liegen auf dem großen Brustmuskel (M. pectoralis major) und bestehen aus Binde- und Fettgewebe, in die die beiden Brustdrüsen (Glandulae mammariae) eingebettet sind. Die Brustdrüsen sind jeweils aus Einzeldrüsen zusammengesetzt, die durch das Bindegewebe in Lappen (Lobi) gegliedert sind. In den Lappen kann Milch produziert werden, wenn sie durch Hormone wie Prolaktin stimuliert werden. Die Lappen münden in ein Netzwerk von Ausführungsgängen, in denen Milch von den Lappen zur Brustwarze transportiert wird. Während der Pubertät wachsen die Brüste infolge von Fetteinlagerungen, die durch das weibliche Geschlechtshormon Östrogen bewirkt werden.

Polyzistisches Ovarsyndrom

Diese Erkrankung beruht auf erhöhten Androgenspiegeln (Steroidhormone). Androgene bewirken männliche Eigenschaften, kommen aber auch bei gesunden Frauen vor. Erhöhte Androgenspiegel führen bei Frauen zu Akne, Fruchtbarkeitsproblemen, Zyklusstörungen und verstärktem Haarwuchs am Körper und im Gesicht. Ursachen können genetische Veranlagung, Übergewicht und mangelnde Bewegung sein. Die Krankheit hat ihren Namen von den Zysten, die sich in den Eierstöcken bilden und mittels Ultraschall festgestellt werden können. Gewichtsabnahme, Sport, orale Kontrazeptiva und Medikamente zur Förderung der Fruchtbarkeit zählen zu den Behandlungsmöglichkeiten.

Antworten

1. Fettgewebe, 2. Warzenhof (Areola mammae), 3. Brustwarze (Papilla mammae), 4. Milchsäckchen (Sinus lactifer), 5. Milchgang (Ductus lactifer), 6. Cooper-Bänder (Ligg. suspensoria mammaria [Retinaculum cutis mammae])

Schädelentwicklung des Fetus

Entwicklung und Wachstum finden in der Gebärmutter (Uterus) statt, von der Befruchtung über die Bildung des Embryos und Fetus bis zur Geburt. Während der Embryonalperiode wird entweder Knorpel oder Bindegewebsmembran aus dem Mesenchym (embryonales Bindegewebe) im entstehenden Kopf niedergelegt und dort zu Anlagematerial für den Schädel. Die Schädelbasis wird zunächst aus Knorpel aufgebaut und dann nach und nach in Knochen umgewandelt, der von den Ossifikationszentren (Knochenkernen) in den Knorpel zieht. In der 12. Schwangerschaftswoche ist die Knorpelstruktur der Schädelbasis im Wesentlichen angelegt. Im Laufe der 16. Schwangerschaftswoche beginnt die Verknöcherung ausgehend von den Ossifikationspunkten auch in anderen 21. ______ Knorpeln und Bindegewebsmembranen. Am Ende der Schwangerschaft ist der Schädel mit Ausnahme der Fontanellen, die erst nach der Geburt geschlossen werden, vollständig knöchern.

12. Schwangerschaftswoche – Ansicht von lateral

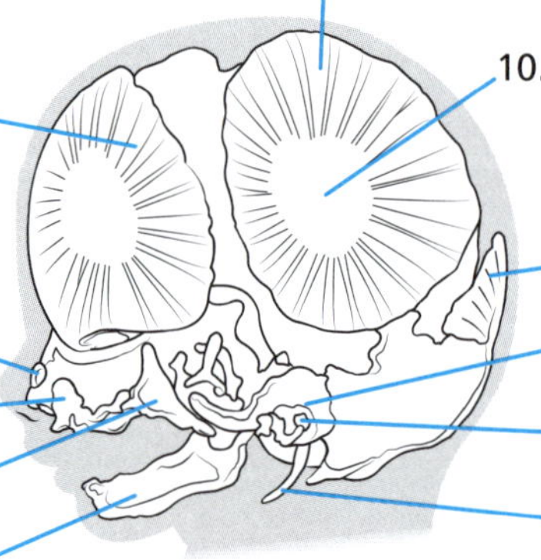

1. ______
2. ______
3. ______
4. ______
5. ______
6. ______
7. ______
8. ______
9. ______
10. ______
11. ______

16. Schwangerschaftswoche – Ansicht von lateral

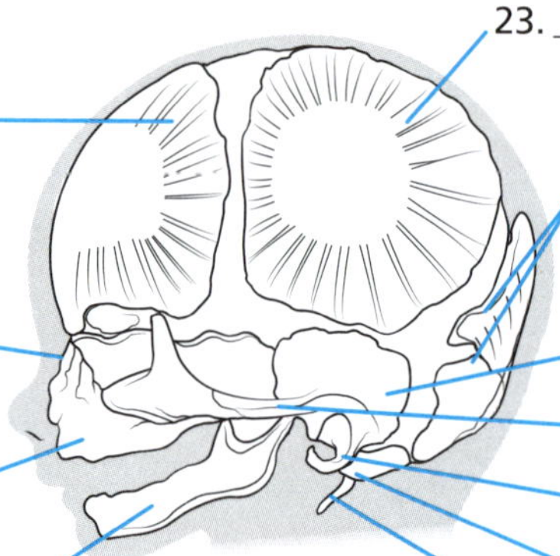

12. ______
13. ______
14. ______
15. ______
16. ______
17. ______
18. ______
19. ______
20. ______
21. ______
22. ______
23. ______

ausgereifter Fetus – Ansicht von lateral

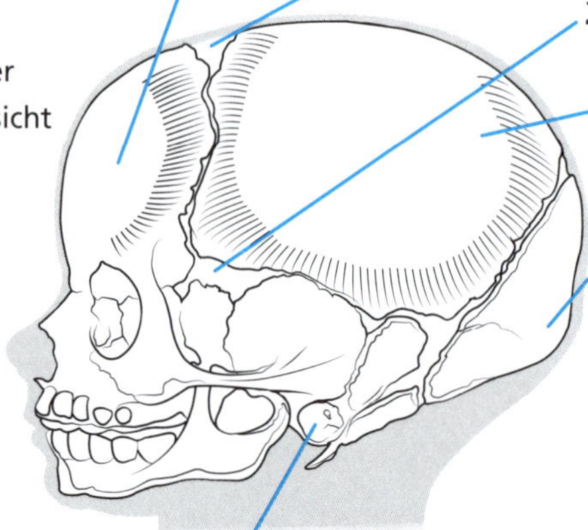

24. ______
25. ______
26. ______
27. ______
28. ______
29. ______

ausgereifter Fetus – Ansicht von oben

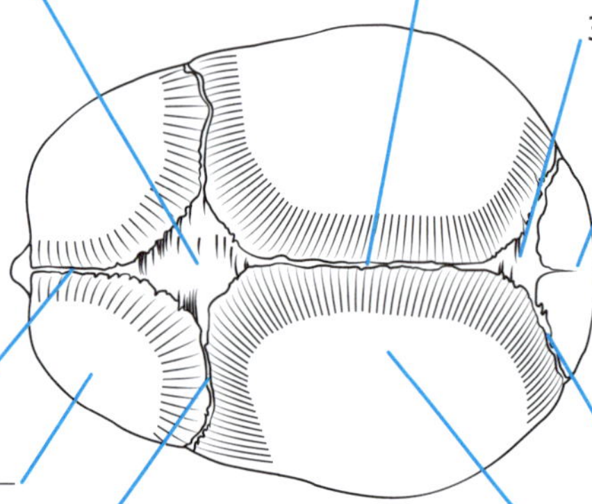

30. ______
31. ______
32. ______
33. ______
34. ______
35. ______
36. ______
37. ______
38. ______

Antworten

1. Stirnbein (Os frontale), 2. Nasenbein (Os nasale), 3. Oberkiefer (Maxilla), 4. Jochbein (Os zygomaticum), 5. Unterkiefer (Mandibula), 6. Griffelfortsatz des Schläfenbeins (Processus styloideus ossis temporalis), 7. Faserknorpelring (Anulus tympanicus), 8. Schläfenbeinschuppe (Pars squamosa ossis temporalis), 9. Hinterhauptschuppe (Squama occipitalis), 10. Knochenerhebung auf der Außenseite des Scheitelbeins (Tuber parietale [Eminentia parietalis]), 11. Scheitelbein (Os parietale), 12. Os frontale, 13. Os nasale, 14. Maxilla, 15. Mandibula, 16. Processus styloideus ossis temporalis, 17. Warzenfortsatz des Schläfenbeins (Processus mastoideus ossis temporalis), 18. Anulus tympanicus, 19. Jochbeinfortsatz des Schläfenbeins (Processus zygomaticus ossis temporalis), 20. Pars squamosa ossis temporalis, 21. Schläfenbein (Os temporale), 22. Hinterhauptbein (Os occipitale), 23. Os parietale, 24. Os frontale, 25. äußerer Gehörgang (Meatus acusticus externus), 26. Os occipitale, 27. Os parietale, 28. Stelle, an der sich Stirn-, Scheitel-, Schläfen- und Keilbein treffen (Pterion), 29. große Fontanelle (Fonticulus anterior), 30. Stirnnaht (Sutura frontalis [Sutura metopica]), 31. Os frontale, 32. Kranznaht (Sutura coronalis), 33. Os parietale, 34. Lambdanaht (Sutura lambdoidea), 35. Os occipitale, 36. kleine Fontanelle (Fonticulus posterior), 37. Pfeilnaht (Sutura sagittalis), 38. Fonticulus anterior

Knochenbildung

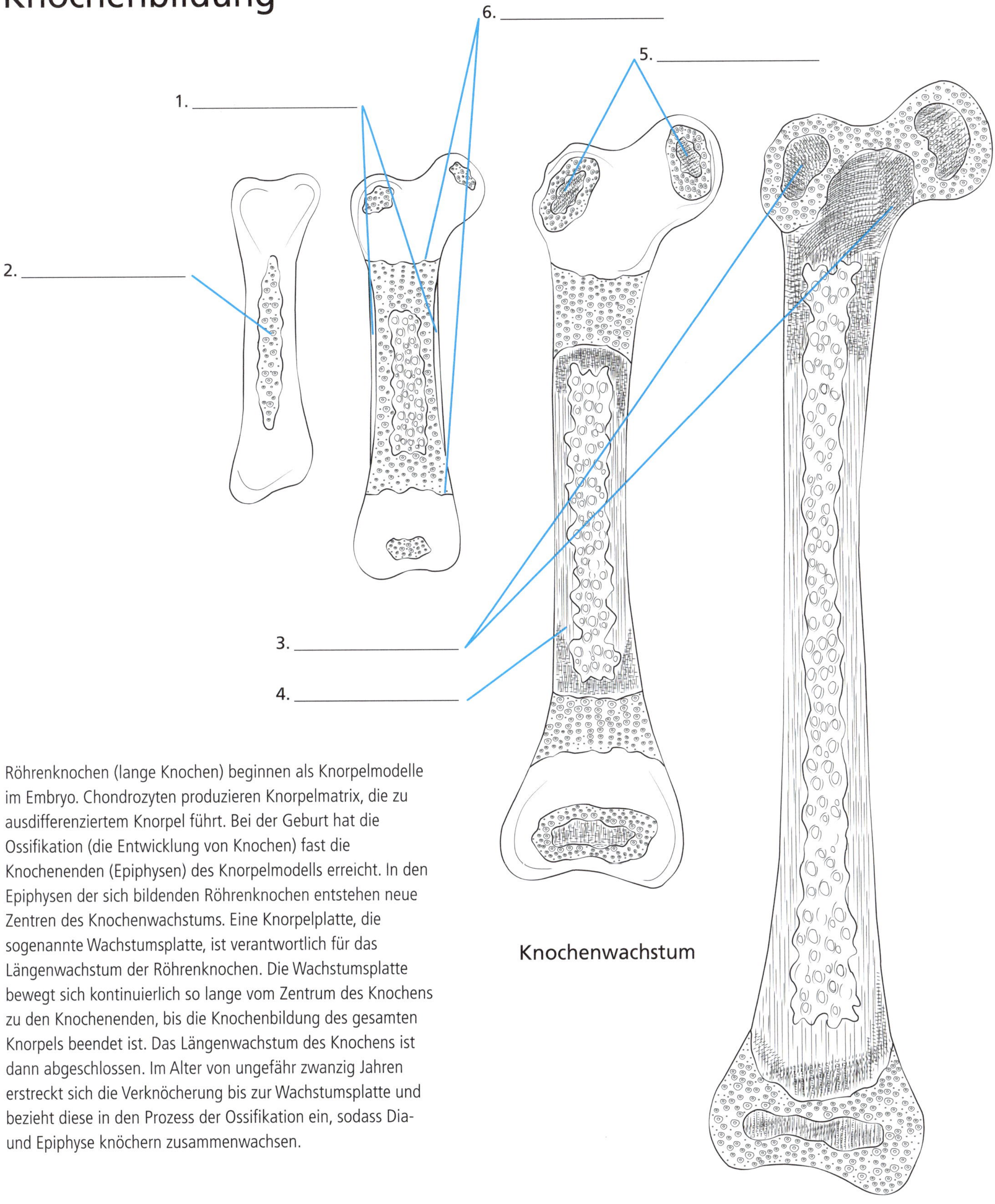

Knochenwachstum

Röhrenknochen (lange Knochen) beginnen als Knorpelmodelle im Embryo. Chondrozyten produzieren Knorpelmatrix, die zu ausdifferenziertem Knorpel führt. Bei der Geburt hat die Ossifikation (die Entwicklung von Knochen) fast die Knochenenden (Epiphysen) des Knorpelmodells erreicht. In den Epiphysen der sich bildenden Röhrenknochen entstehen neue Zentren des Knochenwachstums. Eine Knorpelplatte, die sogenannte Wachstumsplatte, ist verantwortlich für das Längenwachstum der Röhrenknochen. Die Wachstumsplatte bewegt sich kontinuierlich so lange vom Zentrum des Knochens zu den Knochenenden, bis die Knochenbildung des gesamten Knorpels beendet ist. Das Längenwachstum des Knochens ist dann abgeschlossen. Im Alter von ungefähr zwanzig Jahren erstreckt sich die Verknöcherung bis zur Wachstumsplatte und bezieht diese in den Prozess der Ossifikation ein, sodass Dia- und Epiphyse knöchern zusammenwachsen.

Antworten

1. Knochenhaut (Periost), 2. Chondrozyten, 3. schwammartig gebauter Knochen (Substantia spongiosa [trabecularis]), 4. kompakter Knochen (Rindenschicht) (Substantia compacta [corticalis]), 5. sekundäre Ossifikationszentren (Epiphysen), 6. Wachstumsplatte

Sachverzeichnis

A

B

C

D

E

F

G